Das kolorektale Karzinom
und seine Präkanzerosen

Das kolorektale Karzinom und seine Präkanzerosen

Grundlagen, Diagnostik, interdisziplinäre Therapie und Operationstechnik

Herausgegeben von
J. R. Izbicki, D. K. Wilker, L. Schweiberer

Geleitwort von M. Allgöwer

Mit Beiträgen von

L. J. Aronne, B. Barone, H. J. Biersack, A. Bockisch, W. J. Cunliffe, E. E. Deschner, G. Dornschneider, D. A. Dreiling, B. Eibl-Eibesfeld, B. Emmerich, G. Eßer, G. A. Fantini, J. S. Feintuch, G. Fenzl, Ph. R. Fleshner, K. Geissler, A. Goldenberg, S. Goldenberg, R. Häring, M. Hallek, S. R. Hamilton, H. Hansen, P. Hohenberger, L. Hultén, J. R. Izbicki, Th. Karavias, L. Kuhlmann, S. J. Margulis, P. Miskovitz, J. Nayini, H. E. Nieburgs, P. Oehr, K. J. Pfeifer, B. S. Reddy, M. Richter-Turtur, R. Rohloff, J. S. Ross, R. Schlag, L. Schweiberer, G. I. Slater, P. H. Sugarbaker, T. Takahashi, R. Tauber, O. Thetter, Ch. Waydhas, D. K. Wilker, E. L. Wynder

W DE G
Walter de Gruyter
Berlin · New York 1990

Herausgeber

Dr. med. J. R. Izbicki
Priv. Doz. Dr. med. D. K. Wilker
Prof. Dr. med. L. Schweiberer
Chirurgische Klinik Innenstadt und Chirurgische Poliklinik der Universität München, Nußbaumstr. 20, 8000 München 2

Dieses Buch enthält 261 Abbildungen und 75 Tabellen.

CIP-Titelaufnahme der Deutschen Bibliothek

Das **kolorektale Karzinom und seine Präkanzerosen** : Grundlagen, Diagnostik, interdisziplinäre Therapie und Operationstechnik / hrsg. von J. R. Izbicki ... Mit Beitr. von L. J. Aronne ... – Berlin ; New York : de Gruyter, 1990
ISBN 3-11-011575-1
NE: Izbicki, Jakob R. [Hrsg.]; Aronne, L. J. [Mitverf.]

Satz: Arthur Collignon GmbH, Berlin. – Druck: Ratzlow-Druck, Berlin.
Bindung: Dieter Mikolai, Berlin

Geleitwort

Wenn einwandfreie Chirurgie des Magens als eigentliches chirurgisches „Gesellenstück" angesehen werden darf, so zeichnet seit jeher eine komplikationsarme Chirurgie von Dickdarm und Rektum den chirurgischen Meister aus.

Den Herausgebern aus der traditionsreichen Chirurgischen Klinik und Poliklinik Innenstadt der Universität München ist es gelungen, die wissensmäßigen Voraussetzungen solcher Meisterschaft durch eine große Zahl internationaler Experten der kolorektalen Chirurgie zusammentragen zu lassen – nicht ohne auch selber Wesentliches beizutragen und die Beiträge erfolgreich zu koordinieren. Der gastroenterologisch tätige „Allgemeinchirurg" – sit venia verbo – wird dieses sehr vollständige Nachschlagewerk mit seinen zahlreichen Literaturhinweisen gerne zu Rate ziehen und es darum unter seinen Fachbüchern nicht missen wollen.

Reinach, im Mai 1990 *Martin Allgöwer*

Vorwort

Im vorliegenden Buch soll das Gesamtgebiet des kolorektalen Karzinoms und seiner Präkanzerosen interdisziplinär behandelt werden. Das Spektrum reicht von theoretischen Überlegungen über die Operationstaktik bis zu adjuvanten und additiven Therapiemaßnahmen. Die Intention der Herausgeber war es, mit international anerkannten Fachleuten vieler Länder ein Buch zu schreiben, das den derzeitigen Wissensstand in diesem Gebiet widerspiegelt. Ein solches Projekt bringt naturgemäß Überschneidungen und Widersprüche mit sich. Trotzdem wurde der Versuch unternommen, eine Synthese zu schaffen, die die Grundlage für eine rationale Therapie des kolorektalen Karzinoms und seiner Präkanzerosen bietet.

Bei den vielen Autoren möchten wir uns für die Mitarbeit herzlich bedanken. Frau U. Förstl gebührt Dank für den unermüdlichen Einsatz bei der Erstellung des Manuskriptes und Frau I. Wiktorin für die Geduld bei der Herstellung des Bildmaterials. Ganz besonders möchten wir uns bei der Lektorin, Frau J. Halbekath, bedanken. Mit dem Verlag Walter de Gruyter verbindet uns eine konstruktive und angenehme Zusammenarbeit.

München, im Mai 1990 *Die Herausgeber*

Inhalt

1 Einführung

1.1 Bedeutung des kolorektalen Karzinoms

S. R. Hamilton, D. K. Wilker, J. R. Izbicki, L. Schweiberer

Das kolorektale Karzinom ist einer der häufigsten Tumoren in hochindustrialisierten Ländern. Auch in der Todesursachenstatistik maligner Erkrankungen nimmt es einen vorderen Platz ein. Allein die Anzahl der Neuerkrankungen macht diesen Tumor zu einem bedeutenden Gesundheitsproblem.

Die Genetik scheint für Ätiologie und Pathogenese eine wichtige Rolle zu spielen. Der Anteil kolorektaler Karzinome, die auf vererbte Syndrome zurückgeführt werden, steigt erheblich. Früher galt lediglich die familiäre Polyposis coli als genetische Prädisposition für ein kolorektales Karzinom. Besonders durch Lynch sind kürzlich weitere hereditäre Karzinomsyndrome beschrieben worden, die nicht auf eine Polyposis zurückgehen. Möglicherweise werden sogenannte sporadische kolorektale Adenome und Karzinome sehr viel häufiger vererbt als bisher angenommen. Unter dieser Voraussetzung müßten genetische Marker für die Entwicklung eines kolorektalen Karzinoms identifizierbar sein. Bei der adenomatösen Polyposis konnten Abnormitäten auf dem langen Arm des Chromosoms V diagnostiziert werden. Für die Klinik könnten derartige Marker eine erhebliche Bedeutung für das Screening und die Überwachung von Risikopopulationen haben, um die Krebsmortalität zu reduzieren.

Schließlich wurden durch epidemiologische Studien diätetische Faktoren ermittelt wurden, die eine Entstehung maligner Neubildungen im Kolorektum begünstigen. Durch entsprechend angepaßte Ernährung müßte eine primäre Prävention möglich sein. Damit ließe sich die Inzidenz dieser Erkrankung senken.

Eine andere Möglichkeit, die Entstehung eines Tumors zu verhindern, ist die Chemoprävention zum Beispiel durch Vitamin C oder Kalzium. Für die Wirksamkeit dieser Substanzen steht aber der letzte Beweis noch aus.

Das kolorektale Adenokarzinom entwickelt sich aus einer nicht invasiven epithelialen Dysplasie. Diese gutartigen Läsionen – besonders häufig in Form eines Adenoms – können entfernt werden, bevor sie maligne entarten. Bei multiplen Adenomen (familiäre Polyposis coli) ist sogar eine prophylaktische Kolektomie angezeigt. Dies gilt auch für die chronisch entzündlichen Darmerkrankungen, wenn Dysplasien vorhanden sind.

Die Prognose des manifesten kolorektalen Karzinoms wird in erheblichem Maße vom Tumorstadium zum Zeitpunkt der Resektion beeinflußt: Je früher die Behandlung erfolgt, desto günstiger sind die 5-Jahres-Überlebensraten.

Die pathologisch-anatomische Beurteilung von Biopsien und Operationspräparaten ist von entscheidender Bedeutung für das Staging, das Grading und die Beurteilung der Prognose von Präkanzerosen und manifesten Karzinomen. Damit hat die pathohistologische Diagnose unmittelbare Auswirkung auf die Wahl der chirurgischen Behandlungsmethode. Dies gilt ganz besonders für das tiefe Rektumkarzinom mit der Fragestellung der Kontinenzerhaltung bzw. abdomino-perinealen Rektumexstirpation und Anlage eines künstlichen Darmausganges.

In der Entwicklung der Chirurgie des Kolonkarzinoms und seiner Präkanzerosen sind in den letzten Jahren Fortschritte auf folgenden Gebieten erzielt worden:

1. Erhaltung der Kontinenz,
2. Verbesserung der Radikalität durch standardisierte Operationsverfahren und
3. Verbesserung der Anastomosentechniken.

Die Anlage einer Anastomose ist heute auch bei bestehendem Ileus durch intraoperative Darmreinigung möglich. Damit kann ein vorübergehender künstlicher Darmausgang vermieden werden. Bei der familiären Polyposis ebenso wie bei der Colitis ulcerosa eröffnet die ileoanale Pouchanastomose vielen Patienten nach totaler Kolektomie noch die Möglichkeit, den normalen Darmausgang bei zufriedenstellender Kontinenz zu erhalten. Bei den tiefen Rektumkarzinomen ist in vielen Fällen durch koloanale Anastomosierung ebenfalls ein künstlicher Darmausgang zu umgehen. Das gleiche Ziel, nämlich der Kontinenzerhalt, ist auch durch transanale Karzinomresektion möglich, die unter bestimmten Voraussetzungen sogar mit kurativem Anspruch durchgeführt wird.

Bei den Resektionen kolorektaler Karzinome ist heute die Operationstechnik so weit standardisiert, daß damit auch die Radikalität bei kurativen Resektionen immer gleich ist. Im Grunde gibt es bei manifesten Karzinomen des Kolons nur noch zwei Resektionsmöglichkeiten – nämlich die Rechts- und die Linksresektion. Die vollständige Entfernung der entsprechenden Lymphknotenstraße ist dabei obligat. Damit ist nicht nur die Radikalität bezüglich der Lymphknotenexstirpation gewährleistet, sondern auch eine histologische Beurteilung aller Lymphknotenstationen möglich.

Nicht nur die Exstirpation der kolorektalen Tumoren ist heute standardisiert, auch die Wiederherstellung der Darmpassage durch Anastomosierung der Darmenden. Während in älteren Operationslehren multiple Verfahren und Nahttechniken aufgeführt werden, ist heute bei allen Anastomosen vom Oesophagus bis zum Rektum nur noch die einreihige extramuköse Naht erforderlich. Die erhebliche Vereinfachung der Technik führt zu sichereren Anastomosen mit sinkender Insuffizienzrate. Auch die Klammernahtapparate haben zur Verbesserung der Anastomosenheilung beigetragen, wobei ihre Technik geübt und beherrscht werden muß.

Das kolorektale Karzinom zeichnet sich durch ein gesetzmäßiges Fortschreiten aus. Dies zwingt zu einem standardisierten operativen Vorgehen. Wesentliche Verbesserungen der Prognose sind jetzt nur noch durch adjuvante oder additive Therapiekonzepte zu erwarten, deren Grundlagen in diesem Buch zusammengefaßt sind.

2 Allgemeine Übersicht

2.1 Epidemiologie

A. J. Mastromarino

2.1.1 Einleitung

Ganz im Gegensatz zum Bronchialkarzinom, bei dem ein Kausalzusammenhang mit Nikotinabusus besteht, ist bis heute die Identifikation definitiver ätiologischer Faktoren für das kolorektale Karzinom nicht gelungen. Epidemiologische Studien haben aber auf Faktoren hinweisen können, die offenbar an der Pathogenese des kolorektalen Karzinoms beteiligt sind.

Das kolorektale Karzinom, zweithäufigste karzinombedingte Todesursache in den USA, gilt als komplexe multifaktorielle Erkrankung. Obwohl ätiologisch nicht klar definiert, werden zivilisationsbedingte Faktoren postuliert, darunter als bedeutsamster die aufgenommene Nahrung. Epidemiologische Studien haben eine konstante Assoziation der Inzidenz und Mortalität des kolorektalen Karzinoms mit einer fettreichen, kalorienreichen und faserarmen Diät aufzeigen können. Aufgrund methodologischer Schwierigkeiten bei der Durchführung und Analyse diätetischer Studien sind definitive Schlüsse nicht möglich.

Andere Risikofaktoren wurden kürzlich von Weisburger und Wynder [1002] zusammengestellt. Sie werden hier nicht diskutiert. Diese Faktoren umfassen endogene und exogene Sexualhormone sowie reproduktive Faktoren [94, 1003], Beruf, Trinkwasser [808], assoziierte chronisch entzündliche Darmerkrankungen oder assoziierte Neoplasien, Adipositas, körperliche Aktivität [290, 300, 974], iatrogene Faktoren (z. B. Cholezystektomie und Ureterosigmoidostomie) und genetische Faktoren.

2.1.2 Epidemiologie

Für das Jahr 1988 wird die Anzahl von Neuerkrankungen in den USA auf 147 000 geschätzt, etwa 61 500 Personen werden am kolorektalen Karzinom sterben [883]. Schätzungsweise 80% aller neuerkrankten Fälle können auf zivilisationsbedingte Faktoren zurückgeführt werden [208]. Bei 20% der Fälle scheint eine genetische Komponente im Vordergrund zu stehen.

2.1.2.1 Geographische Studien

Anhand deskriptiver epidemiologischer Daten zeigen sich beim Vergleich der Erkrankungshäufigkeit und Mortalität signifikante internationale Unterschiede [1056]. Das kolorektale Karzinom ist ein häufiges Malignom in den meisten Ländern von Nordamerika und Europa, weniger häufig in Asien und selten in Afrika, selbst bei urbanen schwarzen Populationen in Südafrika [872]. Die Inzidenz des *Kolonkarzinoms* variiert international oft um mehr als das 50fache. Sogar innerhalb Europas und den Vereinigten Staaten können in den einzelnen Ländern erhebliche Unterschiede beobachtet werden [1056]. Dagegen variiert die Erkrankungshäufigkeit des *Rektumkarzinoms* im internationalen Vergleich nur um etwa das 20fache. So unterscheidet sich die Erkrankungshäufigkeit des Kolonkarzinoms um das Vierfache, vergleicht man den Norden mit dem Süden Schottlands, während das Rektumkarzinom in beiden Gebieten eine gleichförmig hohe Inzidenz aufweist. Die geographischen Unterschiede legen nahe, daß Umweltfaktoren in der Ätiologie dieser Erkrankung von Bedeutung sein könnten. Die Daten aus verläßlichen Krebsregistern zeigen eine Variation der weltweiten Inzidenz des Kolonkarzinoms pro 100 000 Einwohner um etwa das 10fache; z. B. Indien (3,5) und Connecticut (32,3) [94]. Männer und Frauen erkranken mit ähnlicher Häufigkeit [1002].

Einzelne Subpopulationen, z. B. in den USA, zeigen signifikante Unterschiede in der Mortalität. Diese Subpopulationen zeichnen sich durch besondere religiöse Praktiken oder kulturelle Traditionen, z. B. Vegetariertum, aus. Bei weißen männlichen Sieben-Tage-Adventisten ist die kolorektale Karzinommortalität um etwa 60% niedriger im Vergleich mit der weißen männlichen amerikanischen Normalbevölkerung [748]. Auch bei Mormonen in Utah wird eine reduzierte Inzidenz und Mortalität des Kolonkarzinoms beobachtet [1009]. Dafür werden Unterschiede in der Aufnahme von Vollkornmehl und Gemüse verantwortlich gemacht.

2.1.2.2 Zeitliche Trends

Innerhalb vieler „Low-risk-Länder", so z. B. Japan, hat sich die Inzidenz und Mortalität des kolorektalen Karzinoms erhöht. Diese Veränderungen zeigen sich besonders im urbanen Japan und werden auf eine Zunahme westlicher diätetischer Gewohnheiten zurückgeführt, wobei eine Latenzperiode von etwa 10 Jahren beschrieben wird [483, 927].

In Ländern mit initial niedriger Mortalitätsrate konnten erhebliche Anstiege verzeichnet werden, dagegen ist in Ländern mit mittleren Mortalitätsraten eine Stagnation oder ein nur geringer Anstieg zu beobachten. In westlichen Ländern (Schottland, Kanada, England, Vereinigte Staaten von Amerika), in denen die Mortalitätsraten sehr hoch waren, sind sie aus bisher noch ungeklärten Gründen in den letzten Jahren gesunken. Dieser Trend war besonders bei Frauen zu beobachten. In den USA fiel die alterskorrigierte kolorektale Karzinommortalitätsrate um 3% bei Männern und um 27% bei Frauen beim Vergleich der Periode von 1949 – 1951 mit den Jahren 1979 – 1981 [20, 676].

2.1.2.3 Migrantenpopulationen

Zahlreiche Studien dokumentieren den Anstieg von Inzidenz und Mortalität des kolorektalen Karzinoms innerhalb einer Generation unter Einwanderern aus Regionen niedriger Inzidenz in Regionen erhöhten Risikos [375, 397, 613, 823, 1056]. Die untersuchten Populationen umfassen Emigranten aus Japan in die USA (Hawaii und Kalifornien), Emigranten aus Ost- und Nordeuropa in die USA, Kanada und Australien, sowie puertoricanische Emigranten nach New York City.

Andererseits führt die Emigration aus Regionen hohen Risikos (z. B. Schottland) in eine Region niedriger Inzidenz (z. B. Australien) zu einem Inzidenzabfall [613]. Im Laufe mehrerer Generationen hat sich bei Emigranten unterschiedlichen ethnischen Ursprungs in die USA die Inzidenz und Mortalitätsrate des Kolonkarzinoms schneller erhöht als in den entsprechenden Ursprungsländern [949]. Obwohl die Ursachen dieser Veränderungen noch nicht definiert sind, wird vermutet, daß Veränderungen des Lebensstils, insbesondere der Ernährungsgewohnheiten, eine Rolle spielen.

Untersuchungen an Emigrantenpopulationen konnten die Grundlage für vergleichende analytische Studien diätetischer Faktoren schaffen, auf denen die Veränderung des Risikoprofils des kolorektalen Karzinoms basiert. Weitere epidemiologische und biochemisch-metabolische Untersuchungen könnten ätiologische Faktoren näher definieren.

2.1.3 Diätetische Faktoren

2.1.3.1 Nahrungsfettgehalt, Fasergehalt

Auf der Basis der zuvor genannten epidemiologischen Untersuchungen (Internationale Vergleichsstudien, Emigrantenpopulationen, Zeitverlaufstudien und Unterschiede in Subpopulationen) wurde postuliert, daß der Lebensstil, insbesondere spezifische diätetische Gewohnheiten mit der Inzidenz des Kolonkarzinoms assoziiert ist. Diese diätetischen Faktoren umfassen einen hohen Fettgehalt der Nahrung [122, 510, 520], einen niedrigen Fasergehalt [108, 460, 461, 469, 520] und andere Nahrungsbestandteile (Elektrolyte und Vitamine) [292, 684] (s. Kap. 2.2). Zur Prüfung dieser postulierten diätetischen Faktoren sind mehrere metabolisch-epidemiologische Studien durchgeführt worden. Erste Untersuchungen haben sich auf den Vergleich fäkaler neutraler Sterole und Gallensäuren unter Populationen mit unterschiedlichen Mortalitätsraten beschränkt [789–791]. Weitere Studien haben die relative Häufigkeit untersucht, mit der Mutagene und genotoxische Substanzen in Faeces unterschiedlicher Risikopopulationen nachweisbar sind [799, 800].

2.1.3.2 Mutagene

Die fäkale mutagene Aktivität [371, 422] ist generell höher in Regionen hohen Risikos und niedriger in Regionen niedrigen Risikos. Die Nahrung beeinflußt die Höhe der fäkalen Mutagenaktivität [794–798, 799, 800]. Das genotoxische Potential von Fecapentaen-12, dem Prototyp humaner fäkaler Mutagene, konnte an kultivierten humanen Fibroblasten demonstriert werden [756].

Unterschiedliche Methoden der Zubereitungsart können zur Formierung von starken Mutagenen führen [505, 922], die bei Ratten und Mäusen karzinogen sind [922, 932].

Diese mutagenen Substanzen, zum Beispiel 2-Amino-3-Methylimidazol (4,5-f) Quinolin (IQ) unterscheiden sich in ihrer chemischen Struktur von Fecapentaen ((S)-3-(1,3,5,7,9-Dodecapentienyloxy)-1,2-Propandiol). Es ist bisher ungeklärt, ob IQ oder seine Metaboliten zu der fäkalen Mutagenbelastung beitragen. Die Bildung dieser Mutagene wird durch eine ganze Anzahl von Nahrungsadditiven, wie Sojaprotein und Antioxydantien, moduliert.

2.1.4 Zusammenfassung

Auf der Basis epidemiologischer Studien wurden Lebensstil und Ernährungsgewohnheiten als ätiologische Risikofaktoren für das kolorektale Karzinom postuliert (kalorienreiche Ernährung, hoher Nahrungsfettgehalt, niedriger Fasergehalt, Kalziummangel, Vitaminmangel, Bewegungsarmut).

Diese Hypothesen wurden sowohl durch epidemiologische als auch durch tierexperimentelle Studien überprüft. Die daraus abgeleiteten diätetischen Empfehlungen sollten zu einer Reduktion des Karzinomrisikos führen [156, 1001, 1053]:

1. Reduktion der Gesamtfettaufnahme um 25%, d. h. von z. Zt. 40% auf 30% der Kalorienaufnahme,
2. Steigerung der täglichen Faseraufnahme um 100% auf 30 g/Tag [156, 1001, 1053].

2.2 Ätiopathogenese

B. S. Reddy, J. Nayini, E. L. Wynder

2.2.1 Einleitung

Während der letzten zwei Jahrzehnte konzentrierten sich epidemiologische Studien hauptsächlich auf Umweltfaktoren und ihre Bedeutung für das kolorektale Karzinom. Seit Wynder et al. und Burkitt [1052, 108] erstmals allgemeine diätetische Faktoren und besonders den Fett- und Fasergehalt der Nahrung als ätiologisch bedeutsame Faktoren des Kolonkarzinoms postulierten, konnten erhebliche Fortschritte im Verständnis der Rolle von ernährungsbedingten Faktoren in der Kanzerogenese des kolorektalen Karzinoms beim Menschen erzielt werden.

Ziel dieser Übersicht ist einerseits die Beurteilung der bisher erschienenen Studienergebnisse, die sich mit der Bedeutung der Nahrung für die Ätiologie des Dickdarmkarzinoms beschäftigen, zum anderen soll der Effekt einiger spezieller diätetischer Faktoren auf die Inzidenz des Kolonkarzinoms beschrieben werden. Schließlich werden die Mechanismen, durch die diätetische Faktoren als Modulatoren der Kolonkarzinogenese wirken können, näher betrachtet.

2.2.2 Nahrungsfettgehalt

2.2.2.1 Untersuchungen am Menschen

Basierend auf japanischen Daten und Fall-Kontroll-Studien postulierten Wynder et al. [1052], daß die Inzidenz des kolorektalen Karzinoms mit dem Nahrungsfettgehalt assoziiert ist, der über eine Beeinflussung der Zusammensetzung der Mikroflora des Kolons zur Entstehung des Kolonkarzinoms beitragen könnte. Unabhängig davon kam Lea [528] zu identischen Schlußfolgerungen. Diese ersten Untersuchungen bildeten die Grundlage für nachfolgende epidemiologische Korrelations- und Fall-Kontroll-Studien über eine mögliche Beziehung zwischen Nahrungsfettgehalt und kolorektalem Karzinom.

In Korrelationsstudien kann eine hoch positive Korrelation zwischen Kolonkarzinominzidenz bzw. -mortalität und der nationalen Pro-Kopf-Verfügbarkeit an Gesamtfett und tierischem Fett in der Nahrung demonstriert werden [156].

Fall-Kontroll-Studien haben diese positive Korrelation zwischen Nahrungsfettgehalt und kolorektalem Karzinom bestätigen können [795–798]. Die kanadischen Fall-Kontroll-Studien von Jain et al. [463] und Miller et al. [628] zeigen eine direkte dosisabhängige Korrelation zwischen Gesamtfettverbrauch (speziell gesättigte Fette) und Erkrankungswahrscheinlichkeit für ein kolorektales Karzinom auf. In der Population mit dem höchsten Fettverbrauch besteht, verglichen mit der Population mit dem niedrigsten Fettkonsum, ein auf das 3,3fache erhöhtes Erkrankungsrisiko. Bristol et al. [97] zeigte, daß ein Fettkonsum von mehr als 103 g Fett pro Tag mit einem relativen Erkrankungsrisiko von 7,9 assoziiert ist, während bei Patienten mit einem Fettverbrauch unter 83 g Fett pro Tag das relative Erkrankungsrisiko bei 1 liegt. Fall-Kontroll-Studien von Potter und McMichael [764] in Australien und Martinez et al. [597] in Puerto Rico haben diese Befunde bestätigen können.

Dagegen fand sich in anderen Studien keine Beziehung zwischen Erkrankungsrisiko und Nahrungsfettgehalt [930]. Dieser Widerspruch könnte zum einen dadurch erklärt werden, daß andere diätetische Faktoren, z. B. Fasergehalt der Nahrung, Gehalt an mehrfach ungesättigtem Fischöl und einfach ungesättigtem Olivenöl, die im Hinblick auf das Dickdarmkarzinom einen protektiven Effekt besitzen, keine Berücksichtigung fanden. Zum anderen basiert die Erfassung der Nahrungsaufnahme auf 24-Stunden-Gedächtnisprotokollen, die aufgrund der täglich variierenden Nahrungsaufnahme wenig verläßlich sind.

Ein generelles Problem von Fall-Kontroll-Studien ist die erkrankungsbedingte Veränderung der Ernährungsgewohnheiten eines Individuums. Die lange Latenzzeit zwischen Erstexposition mit potentiellen Karzinogenen, die mit der Nahrung aufgenommen werden und der klinischen Manifestation eines kolorektalen Karzinoms machen die Erfassung der Nahrungsaufnahme während einer Periode lange vor Studienbeginn notwendig. Da dies praktisch nicht durchführbar ist, bedienen sich die meisten Studien der Annahme, daß die gegenwärtigen Ernährungsgewohnheiten eines Individuums die vergangenen widerspiegeln.

Darüber hinaus sind die Ernährungsgewohnheiten des Großteils der Bevölkerung von industrialisierten Ländern durch eine exzessive Fettaufnahme charakterisiert, so daß ein „Überkompensieren" zwischen Fällen und Kontrollen resultiert.

Besser geeignet, eine mögliche Beziehung zwischen Nahrungsfettgehalt und kolorektalem Karzinom aufzuzeigen, sind daher internationale oder nationale Vergleiche von Populationen aus verschiedenen Regionen, deren Nahrung sich traditionell eindeutig unterscheiden. Tabelle 2.2.1 zeigt einen solchen beispielhaften Vergleich für Finnland, bei dem die Nahrungsaufnahme einer ländlichen Bevölkerung (Kuopio) sich hinsichtlich bestimmter diätetischer Parameter deutlich von einer städtischen Bevölkerung (Helsinki) unterscheidet.

2.2.2.2 Experimentelle Untersuchungen

Tierexperimentelle Studien konnten nicht nur die Bedeutung des Fettgehaltes für die Kolonkarzinogenese bestätigen, sondern auch aufzeigen, daß die Struktur des aufgenommenen Fetts (unterschiedliche Fettsäure-Zusammensetzung) offenbar eine wichtige Determinante der Kolonkarzinogenese darstellt [795–798]. Das zugeführte Nahrungsfett scheint seinen maximalen Effekt während der Promotionsphase der Karzinogenese auszuüben, und nicht während der Initiationsphase.

Tab. 2.2.1: Tägliche Nahrungsaufnahme von gesunden Personen im ländlichen Kuopio und in Helsinki, Finnland, basierend auf 3-Tage-Nahrungsprotokollen

Nahrungsaufnahme	*Kuopio*	
	männl. (n = 26)	weibl. (n = 27)
	Mittelwert ± Standardabweichung	
Energie (kcal/Tag)	3207 ± 804	2510 ± 804
Gesamtprotein (g/Tag)	127 ± 41*	95 ± 31
Gesamtfett (g/Tag)	123 ± 44	94 ± 36
gesättigtes Fett	56 ± 21	42 ± 18
einfach ungesättigtes Fett	44 ± 18	34 ± 14
mehrfach ungesättigtes Fett	11 ± 5	10 ± 4
Gesamt-Kohlenhydrat (g/Tag)	383 ± 26*	315 ± 102*
Gesamtfaser (g/Tag)	126,0 ± 10,9	23,3 ± 8,8*
Gesamtfaser (Brot)	17,2 ± 7,1*	13,7 ± 5,7*
Cholesterin (mg/Tag)	502 ± 242	415 ± 197
Nahrungsaufnahme	***Helsinki***	
	männl. (n = 19)	weibl. (n = 30)
	Mittelwert ± Standardabweichung	
Energie (kcal/Tag)	2923 ± 793	2328 ± 872
Gesamtprotein (g/Tag)	108 ± 34	88 ± 37
Gesamtfett (g/Tag)	128 ± 47	99 ± 50
gesättigtes Fett	55 ± 23	44 ± 27
einfach ungesättigtes Fett	48 ± 18	36 ± 17
mehrfach ungesättigtes Fett	14 ± 8	10 ± 7
Gesamt-Kohlenhydrat (g/Tag)	309 ± 99	259 ± 89
Gesamtfaser (g/Tag)	21,5 ± 7,0	18,3 ± 6,2
Gesamtfaser aus Mehl	11,5 ± 5,0	8,9 ± 4,4
Cholesterin (mg/Tag)	482 ± 261	415 ± 233

* = Signifikanter Unterschied zu entsprechenden Teilnehmern aus Helsinki desselben Geschlechts ($p < 0{,}05$)

Studien unserer und anderer Arbeitsgruppen [792, 795–798, 700] demonstrierten, daß eine hohe Zufuhr (23%) von teils tierischen, teils pflanzlichen Fetten (Schmalz, Rinderfett, Maisöl, Sonnenblumenöl) in einer höheren Tumorinzidenz im Kolon Azoxymethan- oder 1,2-Dimethylhydrazin-behandelter Ratten resultierte, verglichen mit Tieren, die eine fettarme Nahrung (5%) erhielten (Tab. 2.2.2).

Tierische Fette (Schmalz und Rinderfett) enthalten überwiegend gesättigte Fettsäuren, während der Gehalt an mehrfach ungesättigten Fettsäuren (z. B. Linolsäure) niedrig ist. Dagegen sind pflanzliche Fette (Maisöl und Sonnenblumenöl) durch einen niedrigen Gehalt an gesättigten Fettsäuren und einen hohen Gehalt an mehrfach ungesättigten Fettsäuren charakterisiert.

Tab. 2.2.2: Inzidenz experimentell induzierter Tumoren bei Fischer-344-Ratten nach fettreicher und fettarmer Nahrungszufuhr

Fettgehalt und -typ	Kolontumor-Inzidenz (%)	Fettgehalt und -typ	Kolontumor-Inzidenz (%)
		Experiment Nr. 1	
5% Maisöl	17	5% Olivenöl	10
23,5% Maisöl	46	23,5% Olivenöl	13
5% Sonnenblumenöl	13	23,5% Kokosnußöl	13
20% Sonnenblumenöl	38		
		Experiment Nr. 2	
5% Maisöl	40	5% Schmalz	53
23,5% Maisöl	93	23,5% Schmalz	90
		Experiment Nr. 3	
5% Maisöl	54	4% Fischöl + 1% Maisöl	50
23,5% Maisöl	92	22,5% Fischöl + 1% Maisöl	33

Experiment 1: Weibliche Fischer-344-Ratten, einmalige s. c.-Injektion Azoxymethan 20 mg/kg Körpergewicht
Experiment 2: Männliche Fischer-344-Ratten, zwei s. c.-Injektionen Azoxymethan 15 mg/kg Körpergewicht im wöchentlichen Abstand
Experiment 3: Wie Experiment 2

Zu einem Anstieg der Tumorinzidenz kam es allerdings nur, wenn die fettreiche Diät nach Beendigung der Karzinogenbehandlung zugeführt wurde, während bei Verabreichung vor oder während der Karzinogenbehandlung kein Einfluß auf die Tumorinzidenz zu beobachten war. Dies weist darauf hin, daß eine exzessive Fettzufuhr nur während der Post-Initiationsphase der Kolonkarzinogenese wirksam wird.

Im Gegensatz zu diesen Untersuchungen, bei denen die Fettzufuhr hauptsächlich aus Schmalz, Rinderfett, Maisöl und Sonnenblumenöl bestand, zeigten andere Studien, bei denen Fett im wesentlichen als Kokosnußöl, Olivenöl oder Fischöl zugeführt wurde (23%), keinen fördernden Effekt auf eine Azoxymethan-induzierte Kolonkarzinogenese (Tab. 2.2.1) [792, 795–798]. Diese Fette zeichnen sich durch hohe Konzentrationen an mittelkettigen Fettsäuren, einfach ungesättigter Ölsäure und mehrfach ungesättigten Omega-3-Fettsäuren (Eicosapentaen- und Docosahexaensäure) aus. Sakaguchi [838] fand, daß eine Diät mit Linolsäure (5%) in einer signifikant höheren Inzidenz experimentell induzierter Kolontumoren resultierte als eine Kontrolldiät mit 4,7% Stearinsäure und 0,2% Linolsäure. Somit wird der Promotor-Effekt des diätetisch zugeführten Fetts auf die experimentelle Kolonkarzinogenese nicht nur durch den Fett-Typ, sondern auch durch die Fettsäurenzusammensetzung bedingt.

2.2.2.3 Wirkungsmechanismen des Nahrungsfetts beim kolorektalen Karzinom

Das mit der Nahrung zugeführte Fett könnte hypothetisch [789–791, 907] über einen Anstieg der intestinalen Konzentration an sekundären Gallensäuren (s. Tab. 2.2.4) und eine Änderung der Mikroflora des Darmes zur Bildung von Substanzen im Kolon führen, die als Tumorpromotoren wirken. Die Bedeutung von sekundären Gallensäuren als Tumorpromotoren ist aus Tierexperimenten bekannt [789–791]. Dieser Effekt scheint auf einer Induktion der Ornithin-Decarboxylase (ODC)-Aktivität in den epithelialen Zellen des Kolons zu beruhen [930]. Erhöhte ODC- und Polyamin-Aktivitäten können in Geweben nachgewiesen werden, die sich durch rasches Wachstum und rasche Differenzierung auszeichnen [798]. Die Zufuhr von Maisöl oder tierischem Fett in der Nahrung erhöht die Aktivität der Kolon-ODC [832].

Auch die Aktivierung der Proteinkinase C durch Gallensäuren in epithelialen Kolonzellen scheint ein kritisches intrazelluläres Ereignis darzustellen, durch das Gallensäuren einen proliferativen Reiz provozieren können. Gallensäuren induzieren die Freisetzung von Arachidonat aus dem Kolon und die Umwandlung von Arachidonsäure zu Prostaglandinen (PG) [187].

Prostaglandine scheinen eine Mediatorfunktion im Rahmen der tumorfördernden Wirkung des Nahrungsfetts, mehrfach ungesättigter Fettsäuren, zu besitzen. So gibt es Hinweise darauf, daß Linolsäure über eine Steigerung der Synthese von Prostaglandinen tumorpromovierende Eigenschaften erhält. Diätetisch zugeführtes Fischöl vermag die Synthese von Eicosanoiden zu hemmen, wobei Eicosapentaensäure als Bestandteil des Fischöls mit der Biosynthese von Prostaglandinen interferiert [481]. Hemmstoffe der Prostaglandinsynthese haben inhibierenden Einfluß auf die experimentell induzierte Kolonkarzinogenese der Ratte. Der hemmende Effekt von Fischöl auf die Kolonkarzinogenese kann deshalb möglicherweise über diätetisch bedingte Aktivitätsänderungen der Ornithin-Decarboxylase und Prostaglandine vermittelt werden. Somit scheint die Beziehung zwischen Nahrung, Fettaufnahme und Ornithin-Decarboxylase-Aktivität im Kolon, sekundären Gallensäuren im Kolon und der Promotion von Kolontumoren hinreichend bewiesen. Diese Ansicht gewinnt um so mehr an Gewicht, als der Effekt von Promotoren in hohem Maß nicht nur von der Dosis, sondern auch von der Expositionsdauer abhängt. Die Änderung der Ernährungsgewohnheiten könnte deshalb also eine Reduktion des Erkrankungsrisikos für ein kolorektales Karzinom bedeuten.

2.2.3 Nahrungsfasergehalt

2.2.3.1 Untersuchungen am Menschen

Von Burkitt und Trowell [109] wurde erstmals 1975 die Hypothese aufgestellt, daß eine faserreiche Nahrung protektive Effekte auf die Kolonkarzinogenese haben könnte. Diese Annahme basierte auf der Beobachtung, daß Schwarzafrikaner, die traditionell eine faserreiche Nahrung zu sich nehmen, niedrigere Mortalitätsraten für das kolorektale Karzinom aufwiesen als weiße Afrikaner mit einer faserarmen Diät. Für die Erklärung dieses Phänomens sind verschiedene Wirkungsmechanismen postuliert worden [795–798].

1. Durch einen hohen Nahrungsfasergehalt wird eine Verkürzung der Transitzeit induziert, was zu einer Verkürzung der Kontaktzeit von Promotoren und Initiatoren (Karzinogenen) mit der Kolonmukosa führt.
2. Durch den Fasergehalt kann die Produktion, Absorption und Exkretion von mutmaßlichen Karzinogenen oder Promotoren im Kolon beeinflußt werden.
3. Schließlich wird ein Einfluß des Fasergehaltes auf die Zusammensetzung der Mikroflora des Darmes und deren metabolische Aktivität, die eine Rolle in der Synthese von Karzinogenen und Promotoren im Kolon spielen könnte, postuliert.

Der Begriff der Nahrungsfasern umfaßt sowohl Polysaccharide der Nicht-Stärke-Gruppe, wie Zellulose, Hemizellulose, Pektine, als auch Nicht-Kohlenhydrat-Substanzen, die gegen endogene Sekrete des menschlichen Verdauungstraktes resistent sind. Die hauptsächlichen Nahrungsmittel mit hohem Fasergehalt sind Gemüse, Früchte und ungemahlenes Getreide. Früchte und Gemüse besitzen einen besonders hohen Gehalt an löslichen Fasern (z. B. Pektine), Getreide dagegen weist einen hohen Anteil an unlöslichen Fasern wie Zellulose, Hemizellulose und Lignin auf.

In internationalen Studien konnte eine negative Korrelation zwischen den Mortalitätsraten für das kolorektale Karzinom und der Getreideverfügbarkeit bzw. dem Pro-Kopf-Getreideverbrauch aufgezeigt werden [611]. In Großbritannien ist die Gesamtfaser-Zellulose- und Gemüseaufnahme signifikant invers mit der Kolonkarzinom-Mortalität korreliert [187]. Die Inzidenz des Kolonkarzinoms in skandinavischen Ländern unterliegt einem deutlichen Risikogradienten. Das niedrigste Risiko wird in ländlichen Gebieten in Finnland (Kuopio und Parikkala) beobachtet, während im städtischen Helsinki ein mittleres Risiko zu verzeichnen ist. Die höchste Inzidenz wird in Kopenhagen festgestellt. Die finnische Bevölkerung ernährt sich hauptsächlich aus fettreicher Nahrung, die überwiegend aus gesättigten Fettsäuren besteht. Der scheinbare Widerspruch zur niedrigen Inzidenz des kolorektalen Karzinoms in diesem Land kann teilweise durch den gleichzeitig hohen Fasergehalt der Nahrung erklärt werden [587]. Auch für das ländliche und urbane Dänemark und Finnland konnte eine negative Korrelation zwischen Kolonkarzinom-Inzidenz und Fasergehalt der Nahrung aufgezeigt werden [71, 787]. In diesen Ländern tragen unverfeinerte Getreideprodukte den Hauptanteil an Fasern. In unserer erst kürzlich beendeten Untersuchung, die die Bevölkerung des ländlichen (Kuopio) und urbanen Finnlands (Helsinki) vergleicht, ist der Verzehr an Vollkorngetreide und Vollkornbrot in Kuopio höher als in Helsinki, obwohl die Gesamtmenge an diätetischem Fett, Protein und Kalorienaufnahme für beide Regionen des Landes identisch ist [793]. Diese Studie bestätigt die zuvor genannten Ergebnisse und erweitert sie. Der Getreidefaserverzehr ist in den Regionen des ländlichen Finnlands, in denen die Kolonkarzinom-Inzidenz sehr niedrig ist, höher, während in den urbanen Teilen von Finnland mit mittlerer Inzidenz eine niedrigere Faserzufuhr beobachtet wird (Tab. 2.2.2).

Die Frage, ob zwischen Kolonkarzinom und Fasergehalt der Nahrung eine inverse Korrelation zu verzeichnen ist, wird allerdings in den bisher publizierten Fall-Kontroll-Studien nicht übereinstimmend beantwortet [635, 613, 764, 964]. Es hat demnach den Anschein, daß die isolierte Untersuchung des Fasergehaltes der Nahrung als Risikofaktor für das Kolonkarzinom beim Menschen nicht zu interpretierbaren Befunden führt, was eine Reanalyse der bereits vorhandenen Daten notwendig macht.

2.2.3.2 Experimentelle Untersuchungen

Die Mehrzahl aller tierexperimentellen Untersuchungen, die sich mit dem Einfluß des Nahrungsfasergehaltes auf die experimentell induzierte Kolonkarzinogenese beschäftigt haben, hat, bis auf wenige Ausnahmen, einen protektiven Effekt von Fasern demonstrieren können (Tab. 2.2.3). 13 von 16 Studien haben dies für Weizenkleie demonstriert, während lediglich drei Studien keinen Effekt aufzeigen konnten [752]. Ein protektiver Effekt von Zellulose und Lignin war in 6 von 9 Studien nachweisbar.

Watanabe et al. [990] untersuchten den Effekt einer halbgereinigten Labornahrung mit einem Gehalt von 15% Pektin oder Weizenkleie und 20% Fett auf die experimentell durch Azoxymethan induzierte Kolonkarzinogenese bei Fischer-Ratten. Dabei konnte für Pektin und Weizenkleie eine inhibitorische Wirkung auf die Kolonkarzinogenese gezeigt werden, was in anderen Studien bestätigt wurde [788]. Kroes et al. [517] wiesen den protektiven Effekt von Weizenkleie bei männlichen Wistar-Ratten nach, bei denen die Kolonkarzinogenese durch 1,2-Dimethylhydrazin induziert wurde. Die

Tab. 2.2.3: Wirkung von Fasertyp und Fasergehalt auf die chemisch induzierte Kolonkarzinogenese bei Ratten

Autor	Faserquelle und Fasergehalt	Faserverfütterungsperiode	Wirkung auf Kolon-Karzinogenese
Wilson (1977)	Weizenmehl, 20%	T	–
Barbolt und			
Abraham (1980)	Weizenmehl = Kleie, 20%	T	–
Bauer (1979)	Weizenmehl = Kleie, 20%	I	0
Abraham (1978)	Weizenmehl = Kleie, 20%	T	–
Jacobs (1983)	Weizenmehl = Kleie, 20%	I	+
Barnes (1983)	Weizenmehl = Kleie, 20%		–
Nigro (1979)	Weizenmehl = Kleie, 20%	P	–
Watanabe (1979)	Weizenmehl = Kleie, 15%	T	–
Reddy (1981)	Weizenmehl = Kleie, 15%	T	–
Reddy und		T	–
Mori (1981)	Weizenmehl = Kleie, 15%		
Barnes (1983)	Maismehl = Kleie, 20%	T	–
Reddy (1983)	Maismehl = Kleie, 10%	T	+
Barnes (1983)	Reismehl = Kleie, 20%	T	+
Jacobs (1986)	Hafermehl = Kleie, 20%	T	0
Reddy (1983)	Lignin, 7,5%	T	+
Freeman (1978)	Zellulose, 4,5%	T	–
Nigro (1979)	Zellulose, 20%	T	–
		T	–

Die Fasern werden während der Initiationsphase (I = vor oder während der Karzinogenbehandlung), während der Promotionsphase (P = nach Beendigung der Karzinogenbehandlung) oder während der gesamten Versuchsdauer (T = während Initiations- und Promotionsphase) verfüttert.
Wirkung: (–) hemmend, (+) fördernd oder (0) kein Effekt auf Kolonkarzinogenese.

Inhibition der Kolonkarzinogenese wurde nicht nur bei niedrigem und mittlerem, sondern auch bei hohem Fettgehalt der Nahrung beobachtet und war dosisabhängig.

Durch die Studien, die sich mit der Wirkung des Fasergehaltes der Nahrung auf die experimentell induzierte Kolonkarzinogenese beschäftigt haben, werden folgende Schlüsse nahegelegt:

1. die Effekte der diätetisch zugeführten Fasern auf die Kolonkarzinogenese sind vom Fasertyp abhängig;
2. die chemische Zusammensetzung der Fasern in Verbindung mit den physikalischen Eigenschaften könnte ein wesentlicher Modulator der Fasereffekte sein;
3. Weizenkleie wirkt in Experimentalmodellen im Gegensatz zu anderen Faserquellen als verläßlicher und reproduzierbarer Inhibitor der Kolonkarzinogenese.

2.2.3.3 Nahrungsfasern und Konzentration von fäkalen Mutagenen und Gallensäuren

Die hypothetische protektive Wirkung des Nahrungsfasergehaltes auf die Kolonkarzinogenese ist offenbar vom Fasertyp und der Faserquelle abhängig. Eine hohe Faserzufuhr von bestimmten Fasern scheint einen größeren Schutz gegen Karzinogene und tumorfördernde Substanzen zu gewährleisten.

In letzter Zeit hat sich die Suche nach genotoxischen Karzinogenen, die als ätiologische Faktoren für das Kolonkarzinom postuliert werden, intensiviert, seit in einigen Laboratorien mit Hilfe des AMES-Salmonella-Typhimurium-Assays die mutagene oder potentiell karzinogene Aktivität der Faezes beziehungsweise des Koloninhaltes untersucht wurde. Dabei häufen sich Hinweise darauf, daß Faezkes einiger gesunder Individuen mit westlichen Nahrungsgewohnheiten Mutagene enthalten, obwohl bisher kein direkter Hinweis dafür vorhanden ist, daß diese Mutagene eine Bedeutung für die humane Kolonkarzinogenese besitzen. In einer erst kürzlich erschienenen Untersuchung von Plummer [557] wurde allerdings ein fäkales Mutagen in menschlichem Stuhl isoliert, das als alkylierendes Agens wirken kann.

Wegen der potentiellen Relevanz fäkaler Mutagene und Gallensäuren für die Pathogenese des Kolonkarzinoms wurde die fäkale mutagene Aktivität und fäkale Gallensäurenkonzentration von Populationen im ländlichen Kuopio und urbanen Helsinki, die ein unterschiedliches Risiko für die Entwicklung eines Kolonkarzinoms besitzen, analysiert. In der Low-risk-Population von Kuopio waren die Konzentration von fäkalen Gallensäuren und Mutagenen niedriger und die Stuhlgewichte höher als in der mittleren Risikopopulation von Helsinki [793]. Darüber hinaus wurde die Wirkung von zusätzlich der Nahrung beigefügten Vollkornfasern in Form von Vollkornweizen oder Roggenbrot auf Individuen untersucht, deren Nahrung einen hohen Fett- und mäßig niedrigen Fasergehalt aufweist und die sich durch eine hohe Exkretion von Gallensäuren und Mutagenen auszeichnen. Während der Periode der zusätzlichen Faserzufuhr konnte ein signifikanter Abfall der fäkalen Konzentration an sekundären Gallensäuren (besonders Desoxycholsäure und Lithocholsäure) sowie von fäkalen Mutagenen beobachtet werden [799, 800]. Diese Untersuchungen weisen darauf hin, daß der Nahrungsfasergehalt, hier insbesondere Vollkornmehle und Brot, die Produktion und/oder Exkretion von fäkalen Mutagenen reduzieren und die fäkale Konzentration von sekundären Gallensäuren, die offensichtlich eine Rolle in der Kolonkarzinogenese spielen, senken kann (Tab. 2.2.4).

Tab. 2.2.4: Fäkale Gallensäurenkonzentration gesunder Probanden aus Kuopio und Helsinki, Finnland

Gallensäuren	mg/g Trockengew. Fäzes		mg/Tag	
	Kuopio (n = 50)	Helsinki (n = 49)	Kuopio (n = 50)	Helsinki (n = 49)
Cholsäure	0,25	0,51	16	24
Chenodeoxychols.	0,32	0,21	20	10
Deoxycholsäure	2,10*	4,00	131*	191
Lithocholsäure	1,90*	3,30	119*	158
12-Ketolithochols.	0,22	0,21	14	10
insgesamt	5,80*	9,65	363*	461

* = Signifikanter Unterschied ($p < 0{,}05$)

2.2.4 Kalorienzufuhr

2.2.4.1 Untersuchungen am Menschen

Das Konzept der Beeinflussung der Kolonkarzinogenese durch die Menge an täglich mit der Nahrung zugeführten Kalorien ist mehr als 40 Jahre alt. Übergewichtige Männer weisen eine höhere Krebsmortalität als normal- oder untergewichtige Männer auf; diese Beobachtung führte zu den Untersuchungen von Tannenbaum [933], der nach Restriktion der Kalorienzufuhr eine Inhibition spontaner und chemisch induzierter Mammatumoren bei Versuchstieren beobachten konnte. Epidemiologische Studien konnten bisher nur indirekte Hinweise darauf geben, daß die Gesamtkalorienzufuhr als Risikofaktor für das Kolonkarzinom bewertet werden kann.

In einer prospektiven Langzeitstudie der American Cancer Society konnte ein Anstieg der Mortalität des kolorektalen Karzinoms bei Individuen mit Übergewicht von mindestens 40% demonstriert werden [541]. Wynder und Shigematsu [1051] konnten eine statistisch signifikante Korrelation zwischen Adipositas und Inzidenz von Sigmakarzinomen bei Männern, nicht jedoch bei Frauen, nachweisen. Körpergewicht und Karzinominzidenz im Sigmoid stehen eher in sekundärer Beziehung zueinander. Nomura et al. [705] beobachteten eine positive Korrelation von Körperindex (Gewicht/Körpergröße^2) und Gewichtszunahme mit dem Erkrankungsrisiko für ein Kolonkarzinom. Eine erst kürzlich erschienene Fall-Kontroll-Studie in Kanada, bei der eine Vielzahl diätetischer Variablen, darunter auch die Gesamtkalorien- und Fettzufuhr, von Patienten mit kolorektalen Tumoren und gepaarten Kontrollen untersucht wurde, vermochte eine direkte Korrelation zwischen kolorektalem Karzinom und Kalorienzufuhr zu demonstrieren, die jedoch nicht so stark ausgebildet war wie etwa die Korrelation mit der Fettaufnahme in Form von gesättigten Fettsäuren [463]. Der relevante Faktor in dieser Studie war eher der Nahrungsfettgehalt als die Kalorienzufuhr.

Individuen mit einer fettreichen Ernährung zeigen auch eine höhere Kalorienaufnahme. Der Abfall der Kohlenhydratzufuhr, der bei fettreicher Ernährung beobachtet wird, resultiert gewöhnlich aus einer reduzierten Zufuhr von komplexen Kohlenhydraten, während die Aufnahme von einfachen Zuckern sogar ansteigt. In diesem Zusammenhang ist von Interesse, daß in einer kürzlich erschienenen Fall-Kontroll-Studie in England [97] gezeigt werden konnte, daß bei Kolonkarzinompatienten eine hochenergetische Ernährung (hoher Fett- und Kohlenhydratanteil, Faserarmut) gefunden wurde.

Insgesamt zeigen die epidemiologischen Untersuchungen eine im wesentlichen indirekte Beziehung zwischen Kalorienzufuhr und Kolonkarzinomrisiko. Die Differenzierung, ob die hohe Kalorienzufuhr per se oder spezifische Effekte des hohen Nahrungsfettgehaltes dafür verantwortlich sind, kann nur durch weitere Analyse epidemiologischer Daten oder durch Untersuchungen erfolgen, die sich spezifischer Veränderungen der Nahrungsgewohnheiten bedienen.

2.2.4.2 Experimentelle Untersuchungen

Zwei tierexperimentelle Studien haben den Effekt einer Kalorienrestriktion auf die experimentelle Kolonkarzinogenese näher untersucht. Eine Studie konnte eine Inhibition der Methylazoxymethanolazetat-induzierten Kolonkarzinogenese bei Ratten, die eine um 25% reduzierte Diät erhielten, demonstrieren [760]. Da in dieser Untersuchung die Zufuhr aller Nahrungsbestandteile inklusive Vitamine und Mineralien simultan reduziert war, könnte die beobachtete Reduktion der Tumorinzidenz auch auf Zufuhränderungen bestimmter diätetischer Komponenten zurückzuführen sein. In einer anderen Studie wurde eine Inhibition der 1,2-Dimethylhydrazin-induzierten Kolonkarzinogenese bei Ratten um 40% beobachtet [516]. Eine erst kürzlich erschienene Studie unserer Arbeitsgruppe gibt Hinweise darauf, daß die Kalorienrestriktion eine um 30% reduzierte Kolonkarzinominzidenz bewirkt [799, 800]. Aufgrund der übermäßigen Nahrungsrestriktion ist das Gewicht der Tiere mit reduzierter Kaloriendiät niedriger als das der Kontrolltiere, die ad libitum gefüttert werden. Auch die Unterschiede im Körpergewicht könnten eine Ursache für die beobachtete Inzidenzreduktion darstellen.

2.2.5 Schlußfolgerungen

Während der letzten 15 Jahre wurden erhebliche Fortschritte im Verständnis einer möglichen Beziehung zwischen Nahrungsbestandteilen einerseits und Entwicklung eines Kolonkarzinoms beim Menschen andererseits erzielt. Im Gegensatz zu Karzinomstudien bei Rauchern und Nichtrauchern zeichnen sich epidemiologische Ernährungsstudien durch eine mangelhafte Erfassung der Nahrungsexposition aus. Deshalb spricht die mangelnde Übereinstimmung zwischen internationalen Korrelationsstudien und Fall-Kontroll-Studien wegen methodologischer Limitierungen nicht notwendigerweise gegen eine diätetische Ätiologie des Kolonkarzinoms. Einige Mängel der epidemiologischen Studien konnten korrigiert werden. Trotzdem scheinen die Ergebnisse der epidemiologischen Studien nur Schätzwerte des Erkrankungsrisikos für ein kolorektales Karzinom in Abhängigkeit von der aufgenommenen Nahrung zu liefern.

Die Bevölkerung mit hoher Inzidenz des Kolonkarzinoms zeichnen sich durch eine hohe tägliche Fettaufnahme aus. Diese stellt einen Risikofaktor dar, wenn protektive Faktoren (z. B. der Verzehr von Vollkornmehlen) nicht gegeben sind. Die Ergebnisse metabolisch-epidemiologischer Studien sind unseres Erachtens überzeugend genug, um eine promotorische Wirkung bestimmter Fettarten (z. B. gesättigte Fette) und eine schützende Wirkung verschiedener diätetischer Fasern (z. B. Weizenkleie) auf die Kolonkarzinogenese annehmen zu lassen.

Experimentelle Untersuchungen haben in erheblichem Maße dazu beigetragen, die ätiologische Bedeutung diätetischer und metabolischer Faktoren für die Kolonkarzinogenese beim Menschen näher zu untersuchen. Es konnten Hinweise darauf gewonnen werden, daß nicht nur die Menge des zugeführten Fetts, sondern auch die Fettsäurenzusammensetzung erheblichen Einfluß auf die Kolonkarzinogenese haben könnte. Darüber hinaus wurde für bestimmte diätetische Fasertypen eine inhibitorische Wirkung aufgezeigt. Vollkornmehl-Faser (Weizenkleie) besitzt im Tierexperiment eindeutig inhibitorische Eigenschaften auf das chemisch induzierte Kolonkarzinom. Die signifikante Korrelation zwischen nutritiven Faktoren und Kolonkarzinomrisiko, die experimentellen Daten und die biologische Plausibilität weisen darauf hin, daß diese Beziehungen ursächlicher Natur sind.

Tierexperimentelle Untersuchungen lassen eine Wirkung dieser nutritiven Faktoren während der Promotionsphase der Karzinogenese annehmen. Dieses Konzept kann auch in epidemiologischen Studien bestätigt werden. Somit könnte die diätetische Intervention vor der Manifestation von Tumoren als durchaus erreichbares und realistisches Mittel der primären Prävention angesehen werden.

2.3 Zellproliferation

E. E. Deschner

2.3.1 Einleitung

Mukosaanalysen von Patienten mit *isolierten Adenomen* sowie mit *familiärer Polyposis coli* und *vererbtem familiär gehäuftem Kolonkarzinom*, die als Präkanzerosen des kolorektalen Karzinoms gelten [219, 577], bilden den Grundstein für ein besseres Verständnis der Mechanismen, die mit der Entstehung von Neoplasien des Kolons einhergehen [190, 80].

Diesen Analysen zufolge sind proliferative Defekte als Vorstufen der Neoplasie anzusehen. Mukosabiopsien von Versuchstieren, bei denen durch Kolonkarzinogene neoplastische Transformationen der Mukosa induziert wurden, sind von großem Wert für das weitere Studium dieser proliferativen Defekte und für die Bestätigung von Befunden, die an humanen Biopsien und Resektionspräparaten erhoben werden können.

2.3.2 Grundlagen

Die Krypte bildet histologisch das strukturelle Element des Kolons. Während der postnatalen Periode ist ein Anstieg der Anzahl und Größe dieser Struktureinheiten zu beobachten [602]. Die Bildung neuer Krypten beruht auf einem Anstieg der Zellproliferation und der Bildung einer Schicht von epithelialen Zellen auf einer fibroblastischen Matrix vom Grund der Krypte aus. So entstehen aus einer Krypte zwei oder mehr Einheiten. Beim Erwachsenen ist dieser Teilungsprozeß mit einer Inzidenz von weniger als 1% selten.

Generell erneuern sich epitheliale Kolonzellen relativ schnell; die Geschwindigkeit dieses Vorganges ist speziesabhängig. So ist die Zellerneuerungsrate des Dickdarmes von Nagetieren erheblich höher als beim Menschen.

Anfänglich wurde zur Markierung von proliferierenden Zellen Phosphor-32 verwendet, um über die mitotische Häufigkeit einen Anhalt für die Zellerneuerungsrate zu bekommen [529]. Später wurde für die Zellmarkierung H-3-Thymidin (H-3TdR) eingeführt. Dieses Isotop ist ein radioaktiv markierter Nukleosid-Baustein der DNA, der über die Inkorporation in DNA-synthetisierende Zellen eine Abschätzung der Zellerneuerungs- und Mitoserate erlaubt.

Die Zellneubildung der Kryptenpopulation steht im Gleichgewicht mit dem Zellverlust infolge Zelltod oder -abschilferung. Der Zellzyklus im allgemeinen wurde durch Howard und Pelc [441] beschrieben. Mit Hilfe der Phosphor-32-Methode konnten diese Autoren eine Phase des Zellzyklus identifizieren, die durch DNA-Synthese imponierte; sie wurde deshalb S-Phase oder Synthese-Phase genannt. Die der S-Phase vorausgehende verlängerte Ruheperiode wird 6-1 oder 6AP-1-Phase genannt. In ihr werden die Proteine synthetisiert, die für die Vorbereitung der Zellen zur S-Phase notwendig sind. Teile der G-1-Population können in eine verlängerte Ruhephase, die als G-0-Phase bezeichnet wird, eintreten. G-0-Zellen fungieren als Stammzellreservoir für Notsituationen, in denen ein enorm großer Influx von neugebildeten Zellen benötigt wird.

Nach der S-Phase durchlaufen die Zellen ein Vorbereitungsstadium für die Mitose; diese Phase ist durch Synthese von Proteinen gekennzeichnet, die durch die Bildung der mitotischen Spindel die Verteilung des Chromatins zwischen den zwei später neugebildeten Zellen ermöglichen. Diese Phase wird G-2- oder GAP-2-Phase genannt und ist üblicherweise ebenso wie die Mitose-Phase von kurzer Dauer. Bei bestimmten Zelltypen kann auch in dieser Phase eine Population von G-0-Zellen nachgewiesen werden [297].

Für die Analyse von Proliferationscharakteristika epithelialer Kolonzellen haben sich verschiedene Techniken bewährt. Die *in-vivo-Markierung* bedient sich der Injektion von *3-H-Thymidin* oder des „Pulse-Labeling" einer Population von Zellen. Die Abtötung von Versuchstieren bzw. die Biopsieentnahme zu definierten Zeitintervallen nach der Injektion des Isotops ermöglicht es, über den Anteil von markierten Mitosen (FLM) in Abhängigkeit von der Zeit die relative Verteilung von markierten Zellen innerhalb des proliferativen Zyklus zu bestimmen. Die Dauer der einzelnen Zyklusphasen und des Zellzyklus selber kann durch die Geschwindigkeit des Auftretens und Verschwindens von markierten Mitosen ermittelt werden. Die Anwendung dieser speziellen Technik bei Versuchstieren und bei einigen wenigen Patienten mit limitierter Lebenserwartung [553, 551] hat eine Dauer des Zellzyklus beim Menschen von etwa 39 Stunden und 19 Stunden bei der Maus ergeben [552].

Bei *in-vitro-Experimenten* werden bioptisches Material oder Resektionspräparate in Nährmedien inkubiert, denen ein radioaktiv markierter DNA-Baustein zugesetzt wird. Nach einer kurzen Markierungsperiode kann durch Bestimmung des sogenannten *Markierungsindex (labeling index, LI)* – d. h. dem prozentualen Anteil von S-Phase-Zellen an der Gesamtzellpopulation – die Verteilung dieser proliferativen Zellen untersucht werden.

Die Doppelmarkierungstechnik als kompliziertes in-vitro-Verfahren ermöglicht eine genaue Bestimmung der Dauer der S-Phase. Sie bedient sich entweder zweier verschiedener Isotope, z. B. H-3 und C-14 oder einer hohen (h) und einer niedrigen (l) Dosis von H-3-Thymidin. Mit dieser Technik werden verschiedene Populationen von S-Phase-Zellen markiert, und bei Kenntnis des Zeitintervalls zwischen den einzelnen Markierungen ist es möglich, nach der Formel

$$Nh/Nl = S/t$$

die Dauer der S-Phase zu berechnen, wobei N die Anzahl der markierten Zellen bezeichnet. Nach Bestimmung der Dauer der S-Phase (Ts) und des Markierungsindex nach 1 Stunde (LI) kann die Gesamtdauer des Zellzyklus (Tc) nach

$$Tc = Ts/LI \times 100$$

berechnet werden.

Die Kryptenregeneration findet ausschließlich an der Kryptenbasis statt. Am häufigsten wird die DNA-Synthese bei den 12 bis 14 basalen Kryptenzellen beobachtet (basales Kryptendrittel). Neue Zellen werden hier gebildet, wandern nach luminal und werden an der Oberfläche der Krypten abgestoßen. Die Proliferationscharakteristika der einzelnen Zellpopulationen in der Mukosa variieren in Abhängigkeit vom Zelltyp, dem untersuchten Tierstamm und der Spezies (Tab. 2.3.1).

Tab. 2.3.1: Markierungsindex (LI) und Verteilung von S-Phase-Zellen im normalen Kolon von Mäusen, Ratten und Menschen

	LI	Verteilung von S-Phase-Zellen in der Krypte		
		basales Kryptdrittel	mittleres Kryptdrittel	luminales Kryptdrittel
	%	%	%	%
CF1 Mäuse	9,9	78,3	21,7	0
AKR Mäuse	7,3	92,0	8,0	0
BD IX Ratten	14,7	59,2	40,8	0,8
Mensch	7,7	65,2	31,8	3,0

Dies wird am Beispiel der Zellumsatzzeit (cell turnover time), d. h. der Zeit, in der alle Zellen eines Zelltyps in der Mukosa einmal ersetzt werden, veranschaulicht: Bei Mäusen beträgt die Zellumsatzzeit etwa 58 Stunden für Zylinderepithelzellen, während sie für Becher-Zellen bei 124 Stunden und für Paneth-Zellen bei 3 Wochen liegt [73]. Die Paneth-Zelle repräsentiert somit einen langsam replizierenden Zelltyp. Sie ist dadurch gekennzeichnet, daß lediglich ein kleiner Zellanteil mit einer Generationszeit von wenigen Tagen proliferiert, während der überwiegende Anteil eine wesentlich längere Regenerationszeit aufweist [189].

2.3.3 Normale Kolonmukosa

2.3.3.1 Experimentelle Tiermodelle

Im Hinblick auf die Zellumsatzzeit sind erhebliche Unterschiede zwischen den einzelnen Kolonregionen zu beobachten. Bei Nagetieren sind die Krypten des distalen Kolons größer und enthalten 60–70% mehr Zellen als die des proximalen Kolons [602, 28]. Das proximale Kolon zeichnet sich durch einen längeren Zellzyklus und weniger proliferierende Zellen aus [28, 924].

Während der Anteil proliferierender Zellen pro Krypte in beiden Kolonsegmenten bei 27% liegt, ist die Anzahl der S-Phase-Zellen im proximalen Kolon erheblich geringer.

Unter Berücksichtigung der geringeren Tumorinzidenz im proximalen Kolon deutet die geringere Anzahl von S-Phase-Zellen darauf hin, daß eine Proliferationshemmung die Wahrscheinlichkeit einer neoplastischen Transformation im proximalen Kolon um etwa die Hälfte herabsetzt.

Die Proliferationscharakteristika sind auch vom Tierstamm abhängig. So gibt es Mäusestämme, die für das distale Kolon einen Markierungsindex von 7% aufweisen, während andere doppelt so hohe Werte besitzen. Entsprechend zeigt die Proliferationsanalyse, daß bei den Tieren mit einem niedrigen Markierungsindex der überwiegende Teil der DNA-synthetisierenden Zellen im basalen Drittel der Krypte lokalisiert ist (Tab. 2.3.1). Stämme mit hohem Markierungsindex zeigen dagegen einen höheren Anteil von proliferierenden Zellen im mittleren Kryptdrittel, und einen geringeren im unteren Kryptdrittel. Bei unbehandelten Mäusen können im Unterschied zu BD-IX-Ratten jedoch nie proliferierende Zellen im luminalen Kryptdrittel der Kolonmukosa beobachtet werden.

Die Proliferationskinetik der Kolonmukosa wird von einer Anzahl endogener Faktoren beeinflußt. Die oberflächenaktive Wirkung von Gallensäuren auf die Kolonmukosa induziert einen Anstieg der Zellproliferation und eine Beschleunigung der Zellmigration [192]. Ähnlich wirken diätetische Veränderungen [460, 251]. Auf der anderen Seite induzieren diätetische Zusätze wie Beta-Sitosterol oder Ascorbinsäure eine Hemmung der Proliferation, wobei im letzteren Fall ein spezifischer Effekt allein auf das Kolon beobachtet wird, während die Zellkinetik im Dünndarm nicht beeinflußt wird [195, 194, 197].

Auch hormonelle Faktoren beeinflussen die Zellkinetik der Kolonmukosa: Extrem hohe Dosen von Pentagastrin und Gastrin resultieren in einem Proliferationsanstieg [593, 250], während Kortikosteroide wie Hydrokortison einen hemmenden Einfluß haben; dieser Effekt ist spezifisch für das distale Kolon, wo ein signifikanter Abfall des Markierungsindex beobachtet wird, während das proximale Kolon unbeeinflußt bleibt [251].

2.3.3.2 Untersuchungen am Menschen

Autoradiographische Untersuchungen von humanen kolorektalen Biopsien gesunder Probanden oberhalb eines Lebensalters von 40 Jahren zeigen, daß bei einigen Individuen das obere Kryptdrittel S-Phase-Zellen enthält [599]. Diese Expansion der proliferativen Zone zum luminalen Drittel der Krypten wurde als Altersphänomen bzw. als Reaktion auf länger einwirkende Umweltfaktoren gedeutet. Daher scheint der Alterungsprozeß des Gastrointestinaltraktes mit dem Verlust einer regulatorischen Kontrolle einherzugehen, die die DNA-Synthese terminiert und die Zelldifferenzierung induziert.

In einer Untersuchung von jüngeren gesunden Probanden (Lebensalter ca. 23 Jahre) zeigte sich, daß der Markierungsindex im Vergleich zu älteren Probanden signifikant geringer ist (5,8% bzw. 7,7%). Allerdings variiert der Markierungsindex bei den älteren Probanden in weiten Grenzen, während bei den jüngeren Probanden eine geringe Streubreite vorlag [198].

Mittels der in-vivo-Markierung mit H-3-Thymidin kann bei Patienten mit limitierter Lebenserwartung die Zellumsatzzeit der normalen Mukosa mit 72 bis 96 Stunden [551] bzw. mit 144 bis 192 Stunden [152] bestimmt werden. Die Dauer der S-Phase wird mit 9 bis 20 Stunden angegeben, der Anteil von DNA-synthetisierenden Zellen liegt bei 12 bis 25%.

In-vitro-Messungen der S-Phase durch Doppelmarkierung ergeben für die normale Mukosa Werte von 7,2 bis 11,2 Stunden, die Dauer des Zellzyklus wird mit 78 bis 90 Stunden angegeben, der Markierungsindex variiert zwischen 6% und 17% [80, 81].

2.3.4 Präneoplastische Veränderungen

Zellkinetische Untersuchungen an S-Phase-Zellen in der Kolonmukosa von Individuen mit einem hohen Risiko für die Entwicklung eines kolorektalen Karzinoms haben die Identifikation von Proliferationsdefekten ermöglicht, die über verschiedene Stadien zur Entstehung einer Neoplasie führen.

Die Identifikation dieser Stadien konnte später auch in experimentellen Modellen bestätigt werden, bei denen die Bildung von Adenomen der Entstehung von Karzinomen vorausgeht.

Dabei stellt die Expansion des proliferativen Kompartiments der Krypte von den basalen zwei Dritteln zum luminalen Drittel der Krypte einen proliferativen Defekt Stadium I dar; diese Abnormität kann bei Patienten mit einer familiären Polyposis coli und mit isolierten Adenomen beobachtet werden [153, 188].

Eine Verschiebung der Zone der Haupt-DNA-Synthese zum mittleren und oberen Drittel der Krypte kennzeichnet den proliferativen Defekt Stadium II [599]; er wird bei Patienten mit einem kolorektalen Karzinom oder Individuen mit hohem Risiko für die Entstehung eines solchen Karzinoms festgestellt. Dabei scheint die Verschiebung der Zone der Haupt-DNA-Synthese nach luminal mit der möglichen Entstehung einer Neoplasie an derselben Stelle assoziiert zu sein.

Der Nachweis von individuellen Krypten mit einem signifikant erhöhten Markierungsindex, der ebenfalls zunächst bei Individuen mit hohem Risiko für ein kolorektales Karzinom gelang, zeigt einen proliferativen Defekt Stadium III an. Während lediglich einer von 13 untersuchten Kontrollprobanden Markierungsindizes von über 15% aufwies, konnten bei 17 von 26 Patienten mit einem Kolonkarzinom oder -adenom diese hohen Markierungsindizes gefunden werden [196]. Bei Krypten mit einem niedrigen Markierungsindex können allenfalls proliferative Defekte des Stadiums I oder II aufgezeigt werden. Im Gegensatz dazu weist ein hoher Krypten-Markierungsindex auf schwerwiegendere proliferative Abnormitäten im Sinne einer Hyperproliferation hin, die eine neoplastische Transformation wahrscheinlich erscheinen lassen.

Die vier Typen von Proliferationscharakteristika sind in Abbildung 2.3.1 schematisch dargestellt.

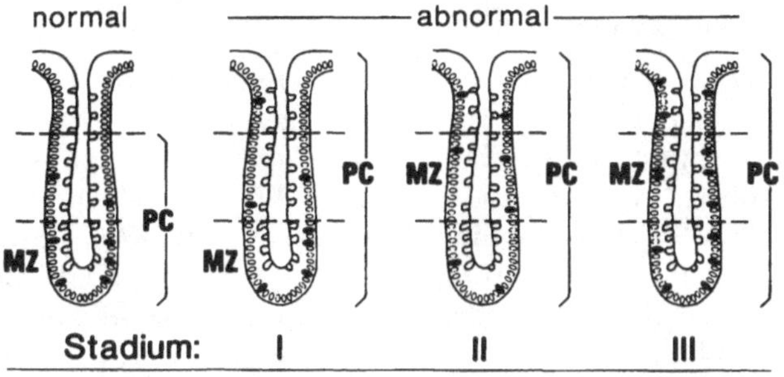

Abb. 2.3.1: Proliferationscharakteristika in makroskopisch normal erscheinenden kolorektalen Krypten
MZ: Hauptzone der DNA-Synthese (main zone of DNA synthesis)
PC: Proliferatives Kompartiment der Krypte (proliferative compartment)

Der linke Bild-Teil zeigt eine Krypte mit einem normalen Proliferationsmuster. Die Hauptzone der DNA-Synthese liegt im basalen Drittel der Krypte, das sogenannte proliferative Kompartiment (proliferierende Zellen mit DNA-Synthese) erstreckt sich bis zum mittleren Drittel. Eine proliferative Abnormität des Stadiums I ist im rechten Bildteil dargestellt. Das proliferative Kompartiment erstreckt sich bis zum luminalen Drittel der Krypte, während die Hauptzone der DNA-Synthese im basalen Drittel verbleibt.

Die Proliferationsabnormität des Stadiums II zeichnet sich neben der Erweiterung des proliferativen Kompartiments nach luminal durch eine Verschiebung der Zone der Haupt-DNA-Synthese ins mittlere Drittel aus.

Die schwerste Änderung der Proliferationscharakteristika (Stadium III) ist im äußersten rechten Bildteil dargestellt. Sie ist bei Krypten mit einer Abnormität des Stadiums II gegeben, die einen Markierungsindex über 15% aufweisen.

In der makroskopisch unauffälligen Mukosa von Patienten mit Kolonkarzinomen bzw. -adenomen kann neben der Erhöhung des Markierungsindex eine Verlängerung der S-Phase beobachtet werden [83].

Auch bei Patienten mit Colitis ulcerosa kann eine Erhöhung des Markierungsindex in normaler Mukosa festgestellt werden, wobei die Markierungsindizes zwischen 8,1% und 25,9% variieren [79, 68, 536, 873]. Ebenso wird eine schnelle Migration von DNA-synthetisierenden Zellen zum luminalen Drittel der Krypten beobachtet [225]. Die Dauer des Zellzyklus bei der Colitis ulcerosa wird mit 30 Stunden im Gegensatz zu 80 bis 90 Stunden bei gesunden Probanden angegeben [79, 68].

Stadium-I- und -II-Defekte können bei Colitis-ulcerosa-Patienten regelmäßig beobachtet werden. Der Anteil an Krypten mit hyperproliferativer Aktivität (Markierungsindex 5,7% bis 39,4%) (Stadium-III-Abnormität) ist hoch (Deschner, nicht publizierte Beobachtung), unabhängig davon, ob sich die untersuchten Patienten in einem akuten

Schub oder einer Remission befinden. Auch hier weist die hohe Rate der Zellerneuerung auf die Wahrscheinlichkeit einer neoplastischen Transformation hin und könnte so eine Erklärung dafür geben, daß das maligne Entartungsrisiko bei der Colitis ulcerosa mit der Erkrankungsdauer ansteigt.

Die beim Menschen identifizierten proliferativen Defekte können bei Mäusen, die mit einem Kolonkarzinogen behandelt wurden, ebenfalls gefunden werden. Bereits nach der 6. wöchentlichen Injektion des Karzinogens 1,2-Dimethylhydrazin (DMH) wird eine Expansion des proliferativen Kompartiments (Stadium I) und eine Verschiebung der Zone der Haupt-DNA-Synthese (Stadium II) gefunden [191, 196]. Darüber hinaus können auch Krypten mit einem Markierungsindex von über 15% identifiziert werden (Stadium III). Die zeitliche Koinzidenz des Auftretens von proliferativen Defekten und von Bereichen mit zellulären Atypien gilt als Hinweis darauf, daß diese Defekte auch die wahrscheinlichsten Orte für eine frühe neoplastische Transformation sind.

Da durch DMH überwiegend Adenome, also exophytische Läsionen, induziert werden, können die festgestellten proliferativen Abnormitäten als frühe Indikatoren der Transformation normaler Kolonmukosa gelten.

Das Proliferationsmuster bei BD-IX-Ratten, die auf die DMH-Behandlung mit der Entwicklung von mikroinvasiven Adenokarzinomen vorwiegend im Colon transversum reagieren, sieht anders aus. Während im unbehandelten Kontrolltier das mittlere Kryptendrittel die Zone der Haupt-DNA-Synthese repräsentiert, ist nach DMH-Behandlung eine Verschiebung der S-Phase-Zellen nach basal zu beobachten, was der Formation einer endophytischen Läsion, einem mikroinvasiven Adenokarzinom entspricht.

2.3.5 Adenome

Kleine Adenome, wie sie bei familiärer Polyposis coli und DMH-behandelten Mäusen beobachtet werden, entstehen in der luminalen Mukosa und wachsen durch Invagination des Oberflächenepithels nach basal [1016, 601, 547]. Dabei liegt die Zone der Haupt-DNA-Synthese an der luminalen Oberfläche des adenomatösen Polypen. Die Invagination und Aufzweigung findet vornehmlich in dieser proliferierenden Zellpopulation statt.

Kennzeichnend für Adenome ist das Wachstum durch Invagination von luminal, wodurch die Anzahl der Kryptöffnungen steigt, während die Anzahl der basalen Kryptformationen konstant bleibt; dadurch wird auch die charakteristische trapezoide Erscheinungsform der Adenome bedingt [1016, 601]. Die Proliferation der mesenchymalen Elemente gilt als Determinante für die Entstehung eines tubulären oder villösen Adenoms [601]. Ist eine niedrige proliferative Aktivität des mesenchymalen Gewebes gegeben, so entsteht ein tubuläres Adenom. Ein villöses Adenom bildet sich bei erhöhter proliferativer Aktivität der bindegewebigen Strukturen (s. Kap. 2.4).

Die zellkinetischen Parameter der Adenome werden von ihrer Größe beeinflußt: Mikroskopische Adenome besitzen höhere Markierungsindizes als große Adenome

[193, 600]. Initial scheinen alle Tumorzellen eines kleinen Adenoms zu proliferieren. Der Anteil an proliferierenden Zellen ist somit 1,0 und die Verdoppelungszeit nähert sich der Dauer des Zellzyklus. Mit wachsender Tumorgröße fällt die Wachstumsgeschwindigkeit des Tumors exponentiell, abhängig vom Anteil an proliferierenden Zellen, ihres Zellzyklus sowie dem Zellverlust infolge Nekrose und Abschilferung.

Der Anteil an S-Phase-Zellen ist bei Adenomen im Vergleich zur normalen Kolonmukosa deutlich erhöht und zeigt eine größere Streubreite. Die Dauer der S-Phase bei humanen Adenomen wird mit 7,4 bis 16,1 Stunden angegeben (Tab. 2.3.2), die Dauer des Zellzyklus zwischen 1,4 Tagen [80, 82] und 2 bis 6 Tagen [538]. Die Verdoppelungszeit wird von Lesher et al. [538] mit 16 Tagen abgeschätzt.

Tab. 2.3.2: Proliferative Parameter von Adenomen

Tumortyp	Markierungsindex (LI) %	Dauer der S-Phase (Stunden)	Dauer des Zellzyklus (Stunden)	Autor
human				
Adenom	22,9	7,4	32,6	Bleiberg et al. [80]
Adenom	34,0	10,2	–	Bleiberg et al. [82]
villöses Adenom	4,0	10,0	64,5	Lesher et al. [538]
Adenom	3,0	16,1	154,0	Lesher et al. [538]
Adenom	13,0			Deschner & Raicht [193]
Adenom		15,0		Lightdale et al. [547]
Adenome (multiple)	27,4	9,4		Bleiberg et al. [83]
experimentell				
Adenom	30,0			Wiebecke et al. [1016]
Mikroadenom	18,0			Deschner [190]
Adenom	18,2	6,1	23,2	Chang et al. [137]
basale Adenome	23,6	7,0	21,0	Sunter [923]

Auch bei DMH-behandelten Nagetieren kann für Adenome ein höherer Markierungsindex gefunden werden als in normaler Mukosa. Die G-1- und G-2-Phase des Zellzyklus sind im Vergleich zu unbehandelten Kontrolltieren geringfügig verlängert. Zellkinetische Parameter von Neoplasien variieren selbst bei Verwendung des gleichen Versuchstieres und Karzinogens.

2.3.6 Karzinome

Tabelle 2.3.3 zeigt das Ergebnis einiger zellkinetischer in-vitro-Untersuchungen an humanen kolorektalen Adenokarzinomen. Die Markierungsindizes variieren in weiten Grenzen; so wird von Ota und Drewinko bei 27 Tumoren ein mittlerer Markierungsindex von 2,5% (0,1 – 7,0%) angegeben [716], während Meyer und Prioleau über einen mittleren LI von 17,8% (2,2 – 40,1%) berichten [624]. Bei 17 Karzinomen fanden Bleiberg et al. [83] einen mittleren Markierungsindex von 32,9%.

Tab. 2.3.3: Proliferative Parameter in humanen Kolonkarzinomen

Markierungs-modus	Markierungs-index (LI) %	Dauer der S-Phase (Stunden)	Dauer des Zellzyklus (Stunden)	Autor
in vivo				
			159 – 244	Camplejohn et al. [128]
	23,1	14,0	26	Terz et al. [943]
	13,7			Hoffmann & Post [428]
			75	Baserga et al. [46]
in vitro				
	15,4		51,9	Lieb & Lesco [544]
	32,5	19,4	61,9	Bleiberg & Galand [83]
	32,9	18,6		Bleiberg et al. [83]
	17,8			Meyer & Prioleau [624]
	2,5	24	102	Ota & Drewinko [716]
	7,1	17,0	66,4	Lesher et al. [538]
	4,5		177,7	Lieb & Lesco [544]

Diese Differenzen können zum einen auf unterschiedliche Methoden zurückgeführt werden. Während Bleiberg et al. [83] und Meyer und Prioleau [624] für die zellkinetische Analyse Mukosagewebe verwendeten, analysierten Ota und Drewinko [716] und Lesher et al. [538] Zellkulturen. Zum anderen könnte die Varianz der Markierungsindizes auch durch eine Beobachtung von Lieb und Lisco [544] erklärt werden. In einem Fall erbrachte die zellkinetische Analyse aus einer Biopsie des Tumorzentrums einen LI von 4,8%, während die Peripherie einen LI von 31,5% aufwies. Dagegen konnte bei einem anderen Karzinom kein Unterschied des LI für beide Tumorregionen gefunden werden.

Die Messung des Zellzyklus und der einzelnen Phasen gelang nur in einer Studie [943]. Für die G-2-Phase wurde ein Wert von 5,7 Stunden angegeben, während die Dauer der Mitosephase mit 1,3 Stunden, der S-Phase mit 14 Stunden, der G-1-Phase mit 5 Stunden und des gesamten Zellzyklus mit 26 Stunden beschrieben wurde. Der Anteil an proliferierenden Zellen wurde mit 45% und der Zellverlust mit 36 bis 49% berechnet. Für das untersuchte Karzinom wurde eine Verdoppelungszeit von 91 – 123 Tagen angegeben, was dem von Lesher et al. [538] errechneten Wert entspricht.

Radiologische Langzeituntersuchungen von 20 Tumoren des Kolons erlaubten über direkte Volumenmessungen eine Angabe der Verdoppelungszeit zwischen 111 und 3430 Tagen mit einem Mittelwert von 620 Tagen [1008].

Das langsame Wachstum von Kolonkarzinomen könnte auf die hohe Zellverlustrate von bis zu 98% zurückzuführen sein [128, 902, 716]. Die abgeschilferten Zellen sind in der Lage, DNA zu synthetisieren, und können Lungenmetastasen in immunsupprimierten Mäusen hervorrufen, was die Bedeutung der Zellexfoliation für die hämatogene Aussaat unterstreicht [258].

2.3.7 Schlußfolgerung

Untersuchungen der Zellproliferation im Gastrointestinaltrakt haben proliferative Abnormitäten in makroskopisch normaler Mukosa identifizieren können, die als Vorläufer von Neoplasien gelten. Die Heterogenität der proliferativen Parameter beim Kolonkarzinom verhindert die Entwicklung einer zellzyklusbezogenen Chemotherapie, die selektiv Tumorzellen erfaßt, während normales Gewebe verschont wird. Trotzdem zeigen diese zellkinetischen Untersuchungen Ansätze für eine mögliche Reduktion der Tumorinzidenz. Eine erfolgreiche Kontrolle und Prävention von Neoplasien des Kolons wäre durch noch zu entwickelnde Techniken denkbar, die die Zellproliferation hemmen. Vielversprechend erscheinen unter diesem Aspekt diätetische Faktoren, die über eine Hemmung der Zellreplikation als chemopräventives Agens wirken und somit zu einer Reduktion der Inzidenz oder sogar Suppression des kolorektalen Karzinoms führen können.

2.4 Pathologie

H. E. Nieburgs, J. S. Ross

2.4.1 Histologische Struktur des Dickdarms

Die mikroskopische Anatomie des Dickdarmes unterscheidet sich in einigen Aspekten von der des Dünndarmes. Die Kolonmukosa ist dicker, weist gewöhnlich keine Zotten (Villi) auf und wird durch mukusproduzierende epitheliale Zellen (Becherzellen) dominiert. Die klassischen mikroskopischen Schichten des normalen Dickdarms gliedern sich in die Mukosa, Submukosa, Muscularis propria, Subserosa und Serosa.

Die Mukosa besteht aus dem Oberflächenepithel, der subepithelialen Lamina propria und dem glatten Muskelband der Muscularis mucosae. Die Schicht der Submukosa setzt sich aus fibrösem Bindegewebe mit zahlreichen Blut- und Lymphgefäßen zusammen. Sie enthält Plasmazell- und Lymphozytenaggregate, deren Größe und Anzahl vom Coecum zum Rektum kontinuierlich zunimmt. Die Muscularis propria umschließt die Submukosa mit einem zirkulären dicken glatten Muskelschlauch. Die Taenien bilden den dünneren äußeren longitudinalen Muskelüberzug. Schließlich folgt die Subserosa als Fettgewebsschicht mit groß- und kleinkalibrigen Blut- und Lymphgefäßen, Nerven und Lymphknoten. Die äußerste Schicht ist die Serosa, die sich aus mesothelialen Zellen zusammensetzt, und den viszeralen peritonealen Überzug darstellt (Abb. 2.4.1). Dem distalen Rektum fehlt dieser Serosaüberzug; es liegt vollständig retroperitoneal.

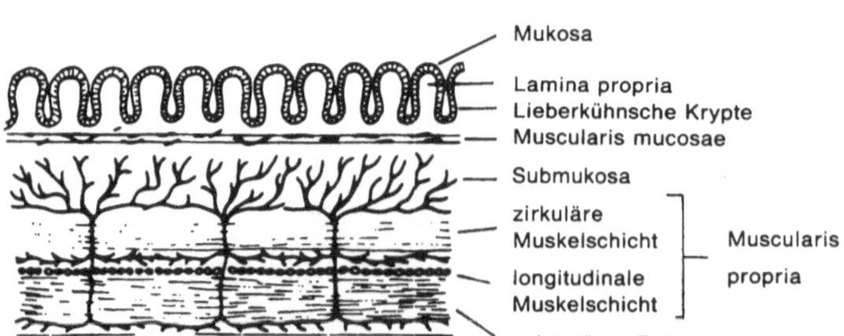

Abb. 2.4.1: Schematische Darstellung der Kolonwand

Die Mukosa des Dickdarms (Abb. 2.4.2) setzt sich aus tubulären Drüsen zusammen (Lieberkühnsche Krypten), die bis zur Muscularis mucosae reichen. Die Kryptenbasis und das untere Drittel der Drüsenwände bestehen aus undifferenzierten unreifen sich teilenden Zellen, die im Normalfall das proliferative Kompartiment der Kolonkrypte

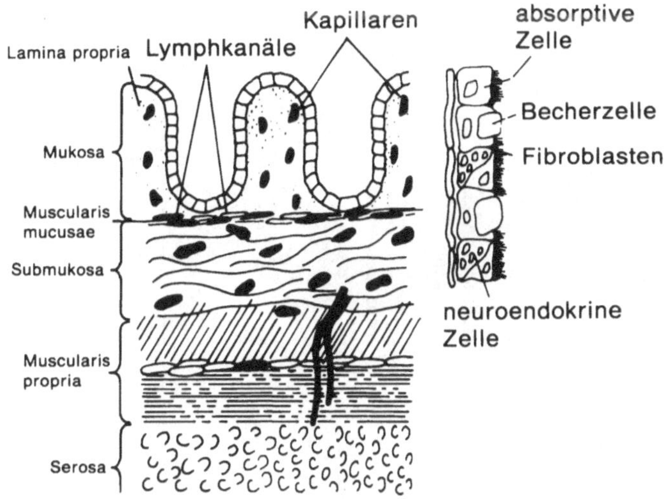

Abb. 2.4.2: Schematische Darstellung des normalen Kolonepithels mit den Zellen der Mukosakrypten

bilden. Während der Migration der Zellen nach luminal erfolgt eine Differenzierung in reife Zylinderepithel- (Absorptions-) und Becherzellen. Vereinzelt finden sich reife neuroendokrine Zellen des Panethschen und argentaffinen Typs. Die gesamte Krypte wird durch eine perikryptale Bindegewebshülle eingescheidet, die im lockeren Bindegewebe der Lamina propria verankert ist. Die Lamina propria enthält Kapillaren und mononukleäre Zellen, jedoch *keine Lymphgefäße*, die erst in der Muscularis mucosae beobachtet werden und nicht über die Kryptenbasis hinausreichen.

2.4.2 Pathologie der präkanzerösen Läsionen

2.4.2.1 Adenome des Kolons

Ein Polyp wird klassischerweise definiert als makroskopisch sichtbare Vorwölbung der Mukosaoberfläche über das Schleimhautniveau hinaus. Polypen können aus neoplastischen oder nichtneoplastischen Veränderungen des Mukosaepithels entstehen, sie können aber auch durch submukosale und intramurale Läsionen (z. B. submukosale Lipome und hypertrophierte Lymphknoten der Submukosa (sog. lymphoide Polypen)) hervorgerufen werden. Dieses Kapitel wird sich ausschließlich auf epitheliale Polypen beschränken. Generell können epitheliale Polypen in vier Hauptgruppen *(juveniler Polyp, Peutz-Jeghers-Polyp, hyperplastischer Polyp, wahres Adenom)* unterteilt werden (Tab. 2.4.1). Als Differenzierungskriterien gelten dabei ihre Kryptarchitektur, der Gehalt an glatten Muskelfasern, der Nachweis zytologischer Atypien, die Mitoserate und ihr Potential zur malignen Transformation sowie ein eventueller Vererbungsmodus (Polyposissyndrom) [257].

Tab. 2.4.1: Differenzierung kolorektaler epithelialer Polypen

Polyp	Größe	Architektur	Nachweis von glatten Muskelfasern im Stroma	Kryptlumen	Pseudo-invasion	Zellkern-charakteristika	malignes Entartungsrisiko	Vererbung
juveniler Polyp	<3 cm	gestielt	nein	glatt	selten	Zellkerne unverdächtig	nicht vorhanden bis selten	ja
Peutz-Jegher's Polyp	<3 cm	gestielt	ja	glatt	üblich	Zellkerne unverdächtig	nicht vorhanden bis selten	ja
hyper-plastischer Polyp	<0.5 cm	sessil	nein	sägezahn-artig	keine	Mischtyp unverdächtige und hyperchromatische Zellkerne	nicht vorhanden	nein
wahres Adenom	<0.1 cm bis >3 cm	sessil + gestielt	nein	glatt	üblich	hyperchromatisch und dysplastisch	hoch	ja

2.4.2.1.1 Juvenile Polypen

Der juvenile Polyp besitzt eine Größe von etwa 0,1 bis 3 cm und ist im Normalfall gestielt. Er wird als nichtneoplastische hamartomatöse Läsion klassifiziert. Der juvenile Polyp besteht aus zystischen dilatierten Drüsen mit reifen epithelialen Kolonzellen, die normale sekretorische Aktivität aufweisen. Zelluläre Atypien werden generell nicht beobachtet und die mitotische Aktivität ist im Vergleich zu basalen epithelialen Kryptzellen nicht erhöht. In juvenilen Polypen kann selten dysplastisches Epithel beobachtet werden. Eine Assoziation mit malignen Tumoren wird nur in Einzelfällen angegeben [336, 830] (Abb. 2.4.3).

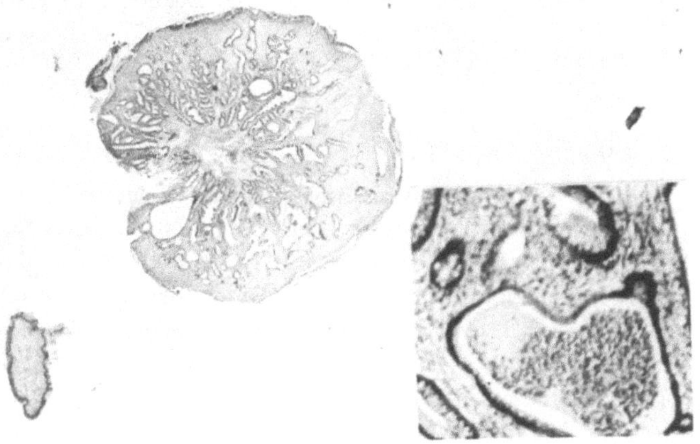

Abb. 2.4.3: Juveniler Polyp mit zystisch dilatierten Drüsenschläuchen und Mukosa-Erosionen im rechten Bildteil (geringe Vergrößerung). Das Insert zeigt bei hoher Vergrößerung die Ansammlung neutrophiler Zellen und Zelltrümmer innerhalb der dilatierten epithelgesäumten Zystenbildungen

2.4.2.1.2 Hyperplastische Polypen

Hyperplastische Polypen mit einer Größe bis zu 0,5 cm stellen kleine Protrusionen des Epithels als Folge einer Expansion der proliferativen Zone der Kryptenbasis bis nach luminal dar. Diese kleinen Polypen sind sessil, besitzen eine organisierte Kryptarchitektur mit mikroskopisch sichtbaren intraluminalen Einfältelungen, so daß das Kryptlumen ein charakteristisches Sägezahnmuster annimmt [257] (Abb. 2.4.4). Kleine hyperplastische Polypen besitzen keine signifikanten zellulären Atypien. Mitotische Figuren können ebensowenig nachgewiesen werden wie eine Assoziation mit vererbten Polyposissyndromen oder eine direkte maligne Transformation. Hyperplastische Polypen weisen nur selten adenomatöse Foci auf und besitzen daher nur in beschränktem Maße ein malignes Potential [257].

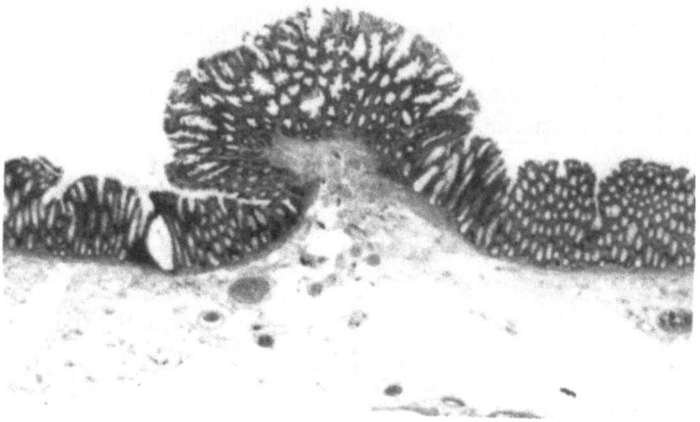

Abb. 2.4.4: Hyperplastischer Polyp mit sägezahnartiger Fältelung der mukosalen Krypten (geringe Vergrößerung)

2.4.2.1.3 Peutz-Jeghers-Polypen

Peutz-Jeghers-Polypen sind nichtneoplastische hamartomatöse gestielte Läsionen, die gewöhnlich multipel auftreten und deren Größe von 0,1 bis 3 cm variiert. Sie stellen die intestinale Komponente des vererbten Peutz-Jeghers-Syndroms dar. Die glanduläre Architektur des Polypen ist nur gering ausgeprägt, das Polypenstroma enthält glatte Muskelfasern. Im Polypenstiel können zystisch erweiterte heterotope Drüsen nachgewiesen werden, die früher fälschlich als Invasion der Muscularis mucosae durch ein Karzinom gedeutet wurden. Diese Pseudoinvasion (Abb. 2.4.5) gilt als histologi-

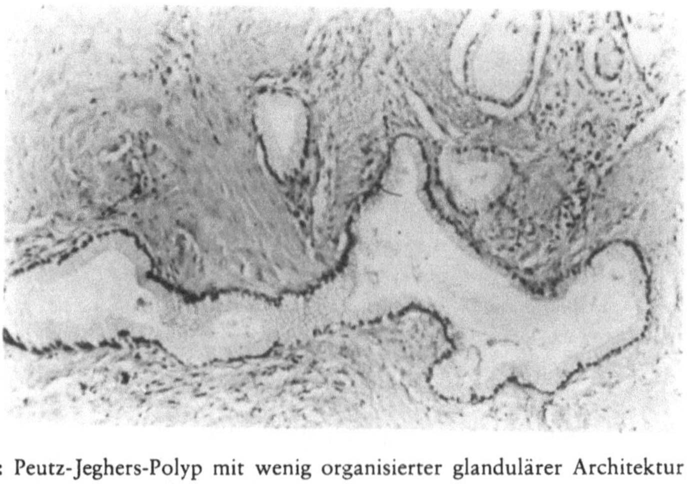

Abb. 2.4.5: Peutz-Jeghers-Polyp mit wenig organisierter glandulärer Architektur und glatten Muskelfasern innerhalb des Polypenstieles (hohe Vergrößerung)

sches Kennzeichen eines Peutz-Jeghers-Polypen. Die Inzidenz gastrointestinaler Malignome wird mit 2 bis 3% aller Patienten mit einem Peutz-Jeghers-Syndrom angegeben [65]; dieser Aspekt wird jetzt jedoch kontrovers diskutiert [257]. Eine maligne Transformation hamartomatöser Peutz-Jeghers-Polypen konnte bis heute nicht überzeugend nachgewiesen werden. Das in der Vergangenheit beschriebene hohe maligne Entartungsrisiko ist möglicherweise auf eine Überinterpretation der Pseudoinvasion zurückzuführen. Diese Annahme wird durch die Beobachtung gestützt, daß gewöhnlich die beim Peutz-Jeghers-Syndrom beschriebenen Malignome des Gastrointestinaltraktes an den typischen anatomischen Lokalisationen auftreten und nicht etwa an den Manifestationsorten der Peutz-Jeghers-Polypen. Nach dem heutigen Wissensstand erscheint daher das maligne Potential des Peutz-Jeghers-Polypen fraglich.

2.4.2.1.4 Adenomatöse Polypen (wahre polypoide Adenome)

Der adenomatöse Polyp wird als eine Neoplasie des Drüsenepithels mit Atypien unterschiedlicher Schweregrade definiert [659]. Die zelluläre Atypie manifestiert sich in einer ungeordneten glandulären Proliferation, die von einem Abfall der epithelialen Schleimsekretion begleitet wird. Paneth- und auch argentaffine Zellen können in den Drüsen vorhanden sein, ihre Anzahl ist jedoch niedrig. Bei den adenomatösen Polypen werden 3 Typen unterschieden (Tab. 2.4.2):

- *Tubuläre Adenome,*
- *Villöse Adenome,*
- *Tubulovillöse Adenome.*

Tab. 2.4.2: Differenzierung wahrer Adenome des Kolorektums

Adenom	Größe	Stiel	mikroskopische Architektur	Diarrhoe/ Enteropathie	Dysplasierisiko und malignes Entartungsrisiko
tubuläres Adenom (adenomatöser Typ)	gewöhnlich kleine Läsionen	gestielt	Drüsenbildung (Tubuli) mit muzinproduzierenden Zellen	nein	minimal
tubulovillöses Adenom	mittelgroße Läsionen	gestielt und sessil	Tubuli und Zotten (Villi)	nein	mäßig
villöses Adenom	kleine und große (>3 cm) Läsionen	sessil	Zotten (Villi)	ja	hoch

Tubuläre Adenome

Das tubuläre Adenom ist eine benigne Neoplasie, die sich im wesentlichen durch verästelte Drüsenschläuche auszeichnet, und deren Entstehung auf proliferative Abnormitäten innerhalb der Kolonkrypten infolge von Störungen der Zellreifung zurückgeführt wird. Eine mitotische Aktivität kann über die ganze Krypte verteilt nachgewiesen werden. Im Gegensatz zu den sägezahnartigen Lumina der hyperplastischen Polypen sind die Drüsenlumina des tubulären Adenoms glatt. Die Zellkerne sind charakteristischerweise elongiert und spindelförmig sowie senkrecht zur Basalmembran gerichtet. Das histologische Erscheinungsbild erinnert an eine Palisade (Abb. 2.4.6). Die außerhalb der epithelialen Tubuli befindliche perikryptale Bindegewebsscheide und die Lamina propria unterscheiden sich nicht von normaler Mukosa [485]. Tubuläre Adenome sind überwiegend gestielt, wobei die Stiellänge variiert. Kleine tubuläre Adenome sind gewöhnlich sessil. Die Länge des Stiels wird von der Gesamtpolypengröße und der Dauer des Polypenwachstums beeinflußt.

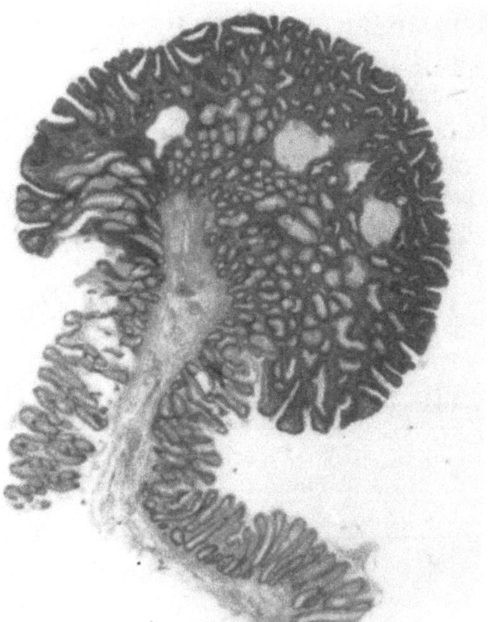

Abb. 2.4.6: Tubuläres Adenom mit runden regelrechten tubulären Drüsen und deutlich erkennbarem Polypenstiel (geringe Vergrößerung)

Villöses Adenom

Dieses benigne kolorektale Adenom zeichnet sich charakteristischerweise durch eine breite Basis aus. Fingerförmige Fortsätze des Epithels bedecken die Lamina propria und reichen bis zur Muscularis mucosae (Abb. 2.4.7). Histologische Merkmale des villösen Adenoms umfassen Verlust der Zellreifung, Abnahme des Becherzellanteils, variable Anzahl neuroendokriner Zellen, zahlreiche Mitosen und variierende Schwere-

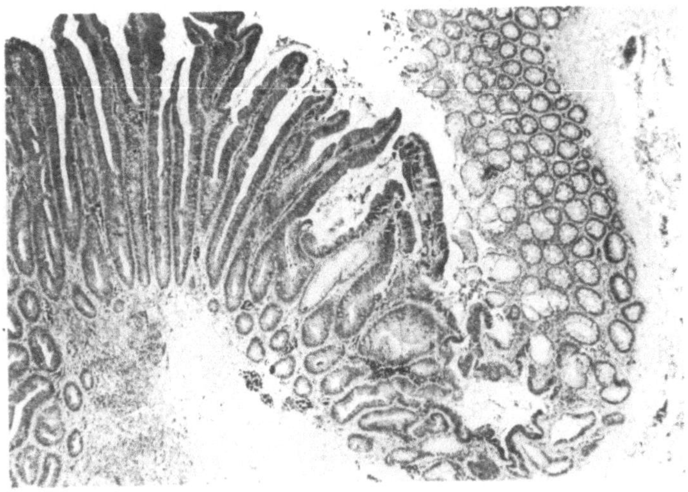

Abb. 2.4.7: Villöses Adenom vom sessilen Typ. Fingerförmige mukosale Epithelfortsätze bedecken die Lamina propria und reichen bis zur Muscularis mucosae ohne definierten Polypenstiel. Der rechte Bildteil zeigt normales Kolonepithel (geringe Vergrößerung)

grade zellulärer Atypien. In einigen Neoplasien kann eine exzessive Mukussekretion beobachtet werden. Bei großen Läsionen ist diese exzessive Mukussekretion gelegentlich mit einer Schleim-Diarrhoe, einer Proteinverlust-Enteropathie und Serumelektrolytstörungen assoziiert.

Tubulovillöses Adenom

Dieser Typ des kolorektalen Adenoms repräsentiert einen Mischtyp der Merkmale des tubulären und villösen Adenoms, der möglicherweise Ausdruck eines zwischen diesen beiden Extremformen gelegenen Wachstumsmusters ist, bei dem gut ausgebildete Drüsenstrukturen nicht beobachtet werden und die Schleimhautzotten nur breitbasig ausgebildet sind (Abb. 2.4.8). Diese Neoplasien können entweder sessil oder gestielt sein und können durch die Merkmale sowohl des tubulären als auch des villösen Adenoms charakterisiert werden.

2.4.2.2 Adenom-Karzinom-Sequenz

Nach Jahren des wissenschaftlichen Streites herrscht nunmehr generelle Übereinstimmung, daß die überwiegende Mehrzahl humaner kolorektaler Adenokarzinome sich aus vorbestehenden benignen Adenomen entwickelt und nicht de novo entsteht. Diese Folgekette, die als *Polyp-Karzinom-Sequenz* bezeichnet wird, ist ein extrem langsam fortschreitender Prozeß, in dessen Verlauf Areale vormals benigner Neoplasien zytologisch und strukturell maligne Merkmale entwickeln, die von invasivem destruktivem Wachstum gefolgt sind [671]. Aufgrund dieses extrem langsamen Prozesses erreicht der Hauptteil kolorektaler Adenome während der Lebensspanne eines normalen

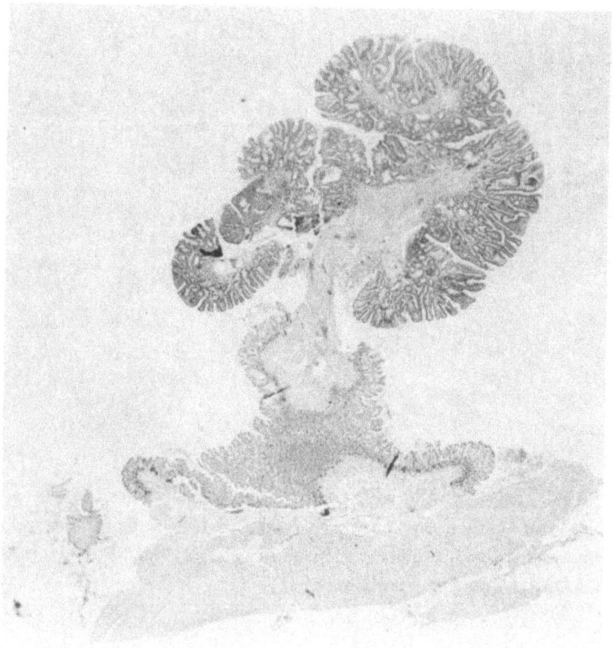

Abb. 2.4.8: Tubulovillöses Adenom
Das histologische Erscheinungsbild zeigt sowohl tubuläre epitheliale Drüsen als auch kurze mukosale fingerförmige villöse Fortsätze. Der Tumor besitzt einen langen Stiel (unterer Bildteil) (niedrige Vergrößerung)

Erwachsenen nicht das maligne Stadium [671, 255]. Die histologische Untersuchung resezierter humaner kolorektaler Adenokarzinome weist in etwa 10% der Fälle Residualareale benigner Adenome auf, die sich in unmittelbarer Nachbarschaft des invasiven Malignoms befinden [671, 825]. Der fehlende Nachweis residualer Adenome bei den meisten kolorektalen Adenokarzinomen wird auf das rasche und expandierende Wachstum des malignen Areals und die konsekutive Zerstörung des residualen Vorläufers zurückgeführt [671, 255, 825, 657, 658]. Obwohl kleine Adenokarzinome beschrieben wurden, die sich nicht über eine Adenom-Karzinom-Sequenz entwickelt haben sollen [896], konnten keine primären nichtadenomatösen dysplastischen Läsionen in Resektionspräparaten von kolorektalen Adenokarzinomen identifiziert werden [540].

2.4.2.3 Histologische Malignomdiagnose in einem kolorektalen Adenom

Die maligne Transformation kolorektaler Adenome kann in drei Schweregrade eingeteilt werden (Tab. 2.4.3). Das *intraepitheliale Karzinom* ist charakterisiert durch zytologisch maligne Zellen innerhalb des Mukosaepithels. Die histologische Untersuchung dieser Adenome zeigt erhebliche Zellkernatypien, den Verlust der nuklearen

Tab. 2.4.3: Maligne Entartung kolorektaler Adenome

Maligne Entartung	Penetration der Basalmembran bis in die Lamina propria	Penetration der Muscularis mucosae bis in die Submucosa	Risiko extraintestinaler Metastasen
intraepitheliales Adenokarzinom	nein	nein	nein
intramukosales Adenokarzinom	ja	nein	nein
invasives Adenokarzinom	ja	ja	ja

Polarität und gelegentlich die Entwicklung solider maligner Zellnester innerhalb einer Krypte oder an ihrer villösen Oberfläche. Die Zellkerne erhalten eine zunehmend runde Form, und im Vergleich zum benachbarten benignen Adenom ist ein Verlust von zytoplasmatischem Muzin augenscheinlich. Schließlich können dysplastische Zellkernveränderungen und irreguläre Muzinvakuolisierungen von Becherzellen in adenomatösem Epithel beobachtet werden, das in unmittelbarer Nachbarschaft dieser intraepithelialen Karzinome lokalisiert ist.

Ein intraepitheliales Karzinom, das die epitheliale Basalmembran penetriert und die Lamina propria der Mukosa infiltriert hat, wird als *intramukosales Karzinom* definiert (Abb. 2.4.9). Es hat die Muscularis mucosae nicht durchbrochen und erstreckt sich nicht bis in die Submukosa. Das intraepitheliale Karzinom und das intramukosale

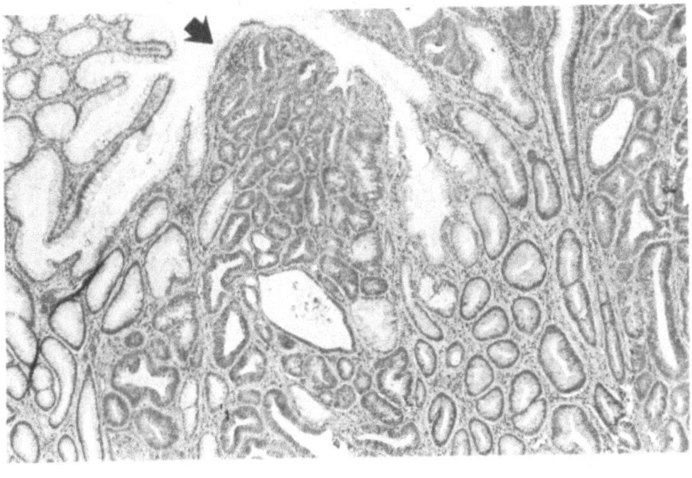

Abb. 2.4.9: Intramukosales Adenokarzinom des Kolons
Solide Tumornester eines gut differenzierten Adenokarzinoms im Zentrum (Pfeil) sind offensichtlich in einem villösen Adenom entstanden, das innerhalb der Lamina propria der Mukosa unterhalb der epithelialen Oberflächenbasalmembran lokalisiert ist (mittlere Vergrößerung)

Karzinom können zusammengefaßt als *Adenocarcinoma-in-situ* bezeichnet werden. Unter der Vorstellung, daß die Lamina propria keine Lymphgefäße besitzt, gilt das Adenocarcinoma-in-situ nicht als metastasierungsfähig und ist daher klinisch nicht maligne. Das histologische Typing intestinaler Tumoren der Weltgesundheitsorganisation verwendet daher den Term Karzinom nicht für Kolonneoplasien, die keine transmukosale Invasion bis in die Submukosa zeigen [659].

Kolonadenome, die zytologisch maligne Foci enthalten und die sich durch die Muscularis mucosae bis in die Submukosa erstrecken, werden als *invasive Adenokarzinome* bezeichnet (Abb. 2.4.10).

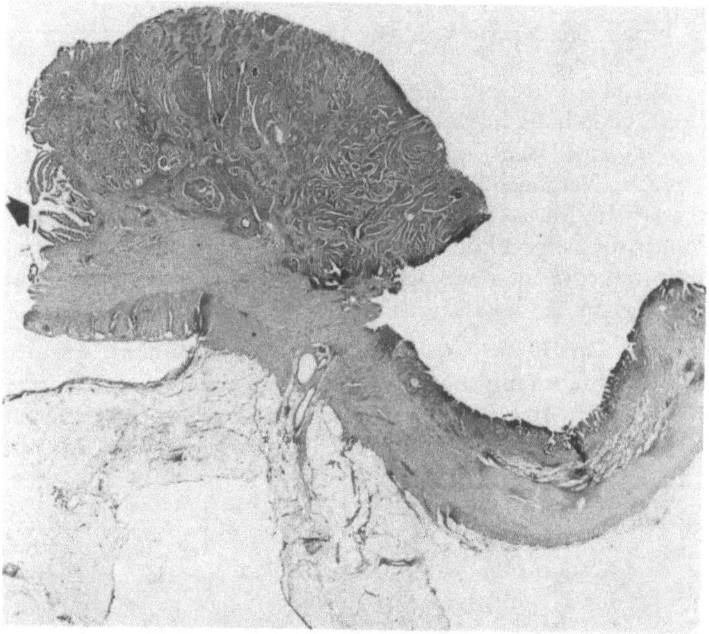

Abb. 2.4.10: Längsschnitt einer Kolonwand mit einem villösen Adenom. Fächerförmige Anteile des benignen villösen Adenoms sind durch den Pfeil an der linken Seite angezeigt.
Die Mitte und der rechte Anteil des Adenoms sind fast vollständig durch solide Nester eines invasiven wenig differenzierten Adenokarzinoms mit Ausdehnung bis in die Submukosa ersetzt

2.4.2.4 Pathologisch-anatomische Determinanten des malignen Potentials von Adenomen

2.4.2.4.1 Adenomtyp

Die relative Häufigkeit tubulärer, tubulovillöser und villöser Adenome variiert erheblich in der Literatur [257, 671, 825]. 70 bis 90% aller endoskopisch resezierten Adenome sind vom tubulären Typ, während die verbleibenden 10 bis 30% Mischtypen mit variierenden Anteilen einer villösen Architektur repräsentieren. Auf der anderen

Seite werden villöse Adenome am häufigsten nachgewiesen, wenn nur große Läsionen berücksichtigt werden. Unter der Voraussetzung, daß ein Adenokarzinom entsprechend den Empfehlungen der Weltgesundheitsorganisation nur bei submukosaler Invasion vorliegt, besitzt das villöse Adenom die höchste Assoziation mit Malignomen, während das tubuläre Adenom die geringste Malignomassoziation aufweist. In einer Untersuchung des St. Mark's Hospital, London, konnte bei mehr als 40% aller villösen Adenome ein malignes Wachstum festgestellt werden, während bei weniger als 5% der tubulären Adenome eine karzinomatöse Entartung zu beobachten war. Tubulovillöse Adenome waren in mehr als 22% der Fälle maligne entartet [671].

2.4.2.4.2 Adenomgröße

Mit zunehmendem Größenwachstum der kolorektalen Adenome erhöht sich auch ihr malignes Potential. In der Untersuchung des St. Mark's Hospitals war bei weniger als 2% der Adenome unterhalb eines Durchmessers von 1 cm karzinomatöses Gewebe nachweisbar, während bei mehr als 9% der Polypen mit einem Durchmesser von 1 bis 2 cm und bei 46% der Polypen mit einem Durchmesser von mehr als 2 cm malignes Gewebe festgestellt wurde [671]. Allgemein tendieren kleine Adenome unterhalb einer Größe von 1 cm zu einer tubulären Architektur, was ein zusätzliches benignes Kriterium darstellt. Auf der anderen Seite tendieren große Adenome von mehr als 2 cm zu einem villösen Typ und sind daher mit einem zusätzlich erhöhten malignen Entartungspotential assoziiert. Bei tubulären Adenomen unter 1 cm kann karzinomatöses Gewebe nur in 1% der Fälle nachgewiesen werden, während bei nahezu 53% aller villösen Adenome mit einem Durchmesser von mehr als 2 cm malignes Wachstum konstatiert wird [671].

2.4.2.4.3 Polypenstiellänge

Die Polypenstiellänge gilt als weiteres Kriterium, um eine prognostische Subklassifizierung kolorektaler Adenome zu ermöglichen. Adenome können generell in Polypen mit langem Stiel, kurzem Stiel sowie in sessile Läsionen ohne Stiel unterteilt werden (Abb. 2.4.11).

Die relative Inzidenz dieser drei Stieltypen variiert in der Literatur. Eine endoskopische Resektion wird allgemein durch das Vorliegen eines langen Stiels erheblich erleichtert, während ein relativ kleiner Anteil von Polypen mit kurzem Stiel und nur eine begrenzte

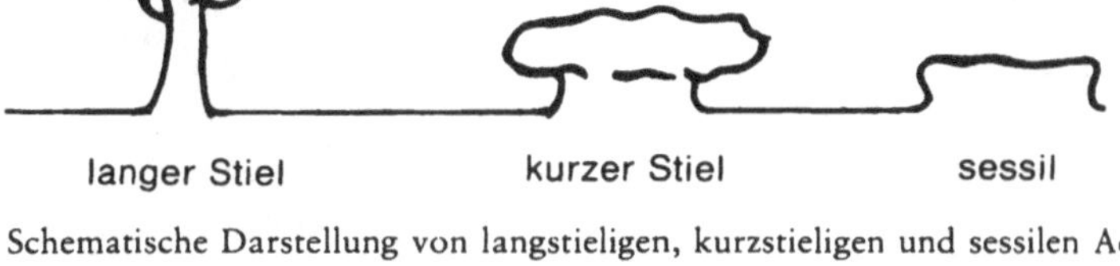

Abb. 2.4.11: Schematische Darstellung von langstieligen, kurzstieligen und sessilen Adenomen

Anzahl sessiler Läsionen endoskopisch entfernt werden können. Adenome, die zur histopathologischen Untersuchung nach kolorektalen Resektionen eingesandt werden, weisen in einem signifikant größeren Prozentsatz kurze Stiele auf oder werden als sessile Läsionen klassifiziert. Die relative Häufigkeit karzinomatöser invasiver Foci in sessilen Läsionen ist im Vergleich zu Läsionen mit kurzem Stiel höher, Adenome mit langem Stiel weisen selten eine karzinomatöse Entartung auf. Insgesamt ist jedoch der absolute Anteil maligner Polypen mit langem Stiel größer [896]. Schließlich sind Polypen mit langem Stiel auch deshalb seltener maligne, weil sie im allgemeinen einen kleineren Durchmesser und eine tubuläre Architektur haben. Auf der anderen Seite sind sessile Adenome charakteristischerweise villös und besitzen einen größeren Durchmesser, wodurch ihr malignes Entartungspotential vergrößert ist.

2.4.2.4.4 Zelluläre Atypie

Die zunehmende zelluläre Atypie epithelialer Adenomzellen ist ein weiteres Kriterium, durch das das maligne Potential eines kolorektalen Adenoms eingeschätzt werden kann. Eine milde Atypie liegt definitionsgemäß vor, wenn nur ein geringer Verlust der zellulären Polarität und des zytoplasmatischen Muzins und ein nur minimaler Anstieg des Mitose-Index bei gleichzeitiger Erhaltung der Drüsenarchitektur gegeben ist. Mäßige und schwere Grade der Atypie sind durch eine zunehmende Hyperchromasie und Membranirregularitäten der Zellkerne mit wenig erhaltener Drüsenarchitektur, einem Verlust von zytoplasmatischem Muzin und einem erhöhten Mitose-Index gekennzeichnet. Eine schwere Atypie kann dabei dem histologischen Erscheinungsbild eines intraepithelialen oder intramukosalen Karzinoms entsprechend der Klassifizierung der WHO gleichkommen [659]. Liegen mikroskopisch benigne Zonen eines Adenoms mit mäßigen oder schweren zellulären Atypien vor, so erhöht sich die Wahrscheinlichkeit, daß an anderer Stelle im Adenom ein malignes invasives Wachstum nachgewiesen werden kann.

Die prognostischen Variablen, die das maligne Entartungspotential eines kolorektalen Adenoms kennzeichnen, sind in Tabelle 2.4.4 zusammengefaßt.

Tab. 2.4.4: Korrelation makroskopischer und mikroskopischer Merkmale kolorektaler Adenome mit dem gleichzeitigen Nachweis eines invasiven Karzinoms

Merkmale	Malignes Entartungsrisiko	
	niedrig	hoch
Größe	klein	groß
makroskopische Architektur	gestielt	sessil
Stiellänge	lang	kurz
mikroskopische Architektur	tubulär	villös
Dysplasie/Atypie	keine	hochgradig

2.4.3 Hereditäre Formen

Bis heute sind zwei vererbte Typen des kolorektalen Karzinoms identifiziert: die Polyposis-Syndrome sowie die Nicht-Polyposis-Varianten [578]. Die familiären Polyposis-Syndrome liegen bei etwa 1 bis 3% aller kolorektalen Adenokarzinome vor. Die hauptsächlichen Typen dieser Polyposis-Syndrome sind in Tabelle 2.4.5 zusammengefaßt.

Tab. 2.4.5: Vererbte Polyposis-Syndrome

Syndrom	Vererbungsmuster	Polyp	Polypenverteilung	intestinale Karzinominzidenz	extraintestinale Manifestationen
fam. Polyposis	ad	Adenom	vornehml. Kolon	hoch	keine
Gardner-Syndrom	ad	Adenom	vornehml. Kolon	hoch	Haut- u. Knochentumoren; endokrine Karzinome; abdominelle Fibrose
Peutz-Jeghers-Syndrom	ad	Hamartom	gesamter Intestinaltrakt	keine/ niedrig	Pigmentation; Ovarialtumoren; Uterustumoren
Turcot-Syndrom	ad/ar	Adenom	nur Kolon	hoch	Maligne Gliome; Schilddrüsenkarzinome
generelle juvenile Polyposis	ad	Juveniler Polyp	gesamter Intestinaltrakt	niedrig	keine
Cowden-Syndrom	ad	Hamartom	gesamter Intestinaltrakt	niedrig	kongenitale Anomalien; Schilddrüsentumoren

ad = autosomal dominant
ar = autosomal rezessiv

2.4.3.1 Familiäre Polyposis coli

Die familiäre Polyposis coli stellt die Leiterkrankung dieser vererbten Karzinome dar. Sie wird autosomal dominant vererbt und ist durch unzählige Adenome, die über das Kolon und Rektum verteilt sind, gekennzeichnet. In den meisten Fällen sind Hunderte von Polypen nachweisbar, in seltenen Fällen kann ihre Zahl bis zu mehreren Tausend ansteigen, die die mukosale Oberfläche zottenförmig deformieren (Abb. 2.4.12). Generell können die Polypen als benigne tubuläre Adenome klassifiziert werden, deren Größe weniger als 0,5 cm beträgt [243]. Die Inzidenz einer malignen Entartung dieser Adenome bei der familiären Polyposis nähert sich bei unbehandelten Patienten 100%. Wird die Diagnose erst nach dem 39. Lebensjahr gestellt, ist bei 2/3 der Patienten ein

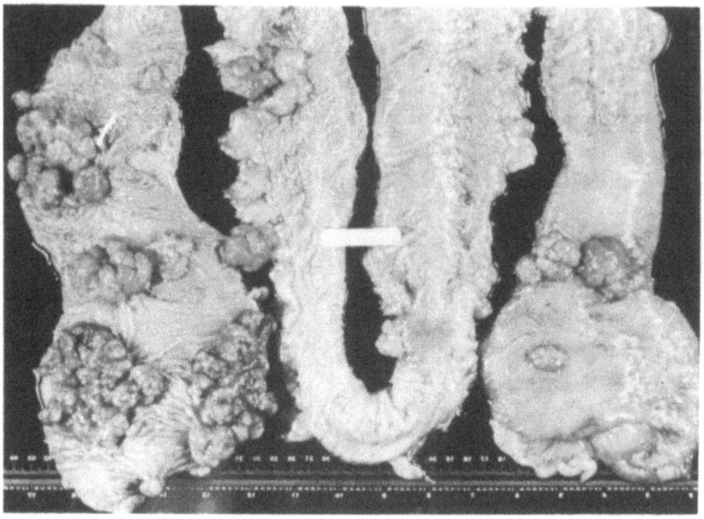

Abb. 2.4.12: Familiäre Polyposis coli
Makroskopisches Erscheinungsbild von unzähligen Kolonadenomen, vorherrschend sessil, in einem Proktokolektomiepräparat

Karzinom bereits manifest [243]. Etwa die Hälfte dieser Patienten weist multiple synchrone primäre Läsionen auf. Ein Adenokarzinom entwickelt sich bei familiärer Polyposis coli etwa 20 Jahre früher als beim typischen sporadischen kolorektalen Karzinom; die Multiplizitätsrate primärer Karzinome ist auf das 12fache erhöht, verglichen mit den nicht familiär vererbten Kolonkarzinomen [243].

2.4.3.2 Gardner-Syndrom

Auch diese Erkrankung wird autosomal dominant vererbt. Sie ist gekennzeichnet durch eine Polyposis des Kolons vom adenomatösen Typ, wobei die Tumoren eine ähnliche Verteilung im Kolon zeigen wie bei der familiären Polyposis coli, sowie eine Kombination mit Weichteilabnormitäten (epidermale Zysten, Fibrome, Lipome) oder ossäre Läsionen (besonders Osteome des Schädels und Kortikalisverdickungen der Rippen). Die Kolonpolypen sind gewöhnlich kleine tubuläre Adenome mit einem ähnlich hohen malignen Entartungspotential und einer ähnlich frühen malignen Entartungstendenz. Beim Gardner-Syndrom wird eine exzessive Bindegewebsproduktion beobachtet, die sich durch Wundfibrose, fibröse Einziehungen des Darmmesenteriums und fibröse intestinale Adhäsionen (Desmoide), die einen Ileus verursachen können, auszeichnet.

2.4.3.3 Peutz-Jeghers-Syndrom

Auch diese Erkrankung wird autosomal dominant vererbt, ist aber seltener als die familiäre Polyposis. Sie ist charakterisiert durch generalisierte gastrointestinale hamartomatöse Polypen und charakteristische Melaninpigmentierungen der Schleimhäute und der Finger [578, 243]. Extraintestinale Manifestationen umfassen Granulosa-Thekazell-Tumoren der Ovarien, hochdifferenzierte Uterus-Adenokarzinome und gelegentlich Mammakarzinome. Die hamartomatösen Polypen (Abb. 2.4.5) können erhebliche Größe erreichen und eine intestinale Obstruktion und Invagination verursachen. Das maligne Potential des Peutz-Jeghers-Polypen wird kontrovers diskutiert. 2 bis 3% aller invasiven Adenokarzinome, die in der periampullären Region des Duodenums lokalisiert sind, werden auf Peutz-Jeghers-Polypen zurückgeführt [578, 243, 212].

2.4.3.4 Turcot-Syndrom

Dieses Syndrom umfaßt eine familiäre Adenomatosis coli und maligne Tumoren des Gehirns bzw. Rückenmarks. Es ist das seltenste Syndrom aus der familiären Polyposis-Gruppe. Der Vererbungsmodus ist variabel, wobei in der Literatur über autosomal dominante und rezessive Vererbungsmuster berichtet wird [578]. Die intestinalen Polypen ähneln hinsichtlich ihrer histologischen Verteilung und Anzahl der familiären Polyposis coli mit offensichtlich gleich hohem malignem Entartungspotential. Hirntumoren treten üblicherweise in der Jugend auf und sind gewöhnlich vom malignen Gliomtyp (Glioblastoma multiforme oder Medulloblastome). Lynch [578] nimmt an, daß das Turcot-Syndrom und das Gardner-Syndrom Varianten einer einzigen autosomal dominanten Erkrankung mit unterschiedlichen extraintestinalen Manifestationen repräsentieren.

2.4.3.5 Seltene familiäre Polyposis-coli-Syndrome

Seltene familiäre Polyposis-Syndrome umfassen das *Oldfield-Syndrom*, eine autosomal dominante Erkrankung mit Kolonpolypen und kutanen Talgzysten, das *Cowden-Syndrom*, ein multiples Hamartom-Syndrom, das autosomal dominant vererbt wird und das multiple Kolonpolypen, Tumoren der Hautanhangsgebilde, Schleimhautpapeln und Abnormitäten der Schilddrüse, der Mamma und des zentralen Nervensystems umfaßt, sowie die *generalisierte gastrointestinale juvenile Polyposis*, deren Vererbungsmodus unklar ist und bei der multiple juvenile gastrointestinale Polypen über den gesamten Intestinaltrakt verteilt sind (Abb. 2.4.4). Bei diesen drei Erkrankungen ist die Entwicklung von Adenokarzinomen in präexistenten Kolonpolypen relativ selten verglichen mit der familiären Polyposis coli.

2.4.3.6 Familiäre solitäre oder multiple Polypen

Sorgfältige Untersuchungen von Familien mit Adenomen des Kolons als prävalente Erkrankung haben gelegentlich einen autosomal dominanten Vererbungsmodus nachweisen können. Dabei konnten Kolonadenome identifiziert werden, die solitär oder in einer für die Klassifizierung als familiäre Polyposis coli zu kleinen Anzahl vorliegen, bei denen jedoch das Potential zur malignen Entartung dem der familiären Polyposis coli entspricht (574).

2.4.3.7 Hereditäres kolorektales Karzinom-Syndrom ohne Expression prämaligner Polypen

Eine Reihe von komplexen familiär vererbten Erkrankungen ist durch Abnormitäten vieler Organsysteme charakterisiert, die unter anderem das Auftreten von Adenokarzinomen des Kolons umfassen können. Diese Syndrome zeichnen sich dadurch aus, daß bei ihnen prämaligne Adenome oder andere Kolonpolypen vor der Entwicklung maligner kolorektaler Neoplasien nicht nachgewiesen werden können. Das *Lynch-Syndrom I* ist eine autosomal dominant vererbte Erkrankung, bei der lokalisationsspezifisch ein Kolonkarzinom ohne präexistentes Kolonadenom vererbt wird. Das *Lynch-Syndrom II*, das auch als *Cancer family syndrome* bezeichnet wird und das ebenfalls autosomal dominant vererbt wird, umfaßt neben malignen Kolonkarzinomen maligne Tumoren des Endometriums, der Mamma und des Ovars. Die *Dyskeratosis congenita* umfaßt sowohl autosomal dominant als auch heterosomal vererbte Kolonkarzinome, die mit Schleimhautplattenepithelkarzinomen assoziiert sind. Das autosomal rezessiv vererbte *Bloom-Syndrom* zeichnet sich durch zunehmende chromosomale Fragilität aus, die sich neben Malignomen des hämatopoetischen Systems in Kolonmalignomen und Schleimhautplattenepithelkarzinomen manifestiert. Das *Torre-Syndrom*, gewöhnlich autosomal dominant vererbt, gelegentlich jedoch auch sporadisch auftretend, umfaßt sowohl benigne als auch maligne Hautanhangstumoren sowie eine Reihe von Malignomen des Gastrointestinaltraktes, speziell des Kolons. Bei allen nicht-Adenom-assoziierten kolorektalen Neoplasien sind die histopathologischen Merkmale invasiver Karzinome den sporadisch auftretenden kolorektalen Malignomen vergleichbar. Prämaligne Adenome werden jedoch nicht beobachtet. Die Prognose dieser Karzinome unterscheidet sich nicht von den nicht familiär vererbten Läsionen. Jedoch ist die Grunderkrankung häufig mit systemischen Organfehlfunktionen und anderen nicht kolorektalen Malignomen assoziiert, die negative Auswirkungen auf die Prognose haben.

2.4.4 Tumoren bei chronisch entzündlichen Darmerkrankungen

Eine chronisch entzündliche Darmerkrankung (CED) ist anzunehmen, wenn bei einer Erkrankung des Kolons oder Rektums die Entzündung das hauptsächliche morphologische Substrat bildet. Ganz allgemein bezieht sich der Terminus der chronisch entzündlichen Darmerkrankung auf zwei idiopathische kolorektale entzündliche Erkrankungen, nämlich die *Colitis ulcerosa* und die *granulomatöse Kolitis* als Unterform der regionalen Enteritis, die das Kolon isoliert erfassen oder miterfassen kann.

Die *Colitis ulcerosa* manifestiert sich durch entzündliche Destruktionen der Kolonmukosa. Ihr klinischer Verlauf ist durch Exacerbationen und Remissionen gekennzeichnet. Blutige Diarrhoen und abdominelle Schmerzen sind die klinischen Zeichen der Exacerbation. Die Ulcerationen und Nekrosen sind gewöhnlich nur auf die Mukosa beschränkt, ohne daß eine signifikante Entzündung, Ödem oder Hypertrophie der tieferen Schichten der Kolonwand vorliegt. Die Remission der akuten Episoden der Colitis ulcerosa kann gelegentlich zur fortschreitenden Mukosaatrophie und Veränderung führen. Die Colitis ulcerosa befällt das Kolon in unterschiedlicher

Ausdehnung. Die Pancolitis umfaßt das gesamte Kolon von der Valvula ileocaecalis bis zum anorektalen Übergang.

Die *granulomatöse Kolitis* ist vorherrschend eine chronische Erkrankung mit weniger akut ausgeprägten Episoden, die das Kolon nur segmentweise befällt. Die Ulcerationen der Mukosa sowie die akuten Entzündungsareale ähneln der Colitis ulcerosa, die Beteiligung tieferer Wandschichten (Submukosa, Muscularis propria) mit Ödem, chronischer Entzündung und Hypertrophie weist jedoch auf das Vorliegen einer granulomatösen Kolitis hin. Relativ spezifische Merkmale sind die Entwicklung von Fissuren und Fisteln und der Nachweis von epitheloiden Granulomen in etwa der Hälfte der Fälle. Die Colitis ulcerosa und Colitis granulomatosa sind nicht nur klinisch sehr schwer zu differenzieren, auch die pathologisch-anatomische Untersuchung einer endoskopischen Mukosabiopsie kann oft die Typisierung nicht herbeiführen. Wegen dieser Schwierigkeiten und des beiden Erkrankungen gemeinsamen Entartungsrisikos wird in letzter Zeit statt der Differenzierung zunehmend der Oberbegriff der *chronisch entzündlichen Darmerkrankung* verwendet.

2.4.4.1 Epidemiologie des Adenokarzinoms auf dem Boden einer chronisch entzündlichen Darmerkrankung

Ein Adenokarzinom des Kolons als Komplikation einer Colitis ulcerosa wird in etwa 3 bis 5% aller Patienten mit dieser Erkrankung beobachtet [810]. Ein invasives Malignom kann sich in praktisch jedem befallenen Areal des Kolons entwickeln. Sehr häufig manifestiert es sich als makroskopisch oder endoskopisch nicht von der umgebenden chronisch veränderten Mukosa unterscheidbare oberflächliche Läsion. Der fehlende Nachweis von Vorläuferläsionen (makroskopische Adenome) und das atypische Erscheinungsbild dieser primären Karzinome ist hinreichend beschrieben worden [656]. Dies bedingt die ausgeprägte Invasionstiefe und die Prävalenz von Metastasen zum Zeitpunkt der Diagnosestellung als Ausdruck eines fortgeschrittenen Tumorstadiums.

Bereits vor drei Jahrzehnten wurden epitheliale Dysplasien der Kolonmukosa in Biopsien von Patienten mit Colitis ulcerosa nachgewiesen, die bereits ein kolorektales Adenokarzinom entwickelt hatten oder einer Gruppe mit hohem Risiko angehörten [163]. Deshalb wurden regelmäßige Biopsien zum Nachweis von Dysplasien gefordert, um die Indikation zur präventiven totalen Proktokolektomie zu stellen. Während die Beziehung zwischen Colitis ulcerosa und koloraktalem Karzinom seit langem bekannt ist, ist das Entartungsrisiko der chronischen granulomatösen Kolitis erst in jüngerer Zeit beschrieben worden. Das Entartungsrisiko bei der Kolitis Crohn ist signifikant geringer als bei der Colitis ulcerosa [353, 352], jedoch signifikant höher als bei Patienten, bei denen eine chronisch entzündliche Darmerkrankung nicht nachgewiesen werden kann. Bei der Colitis granulomatosa ist das Entartungsrisiko 7 mal höher als bei der Normalbevölkerung und liegt damit in der gleichen Größenordnung wie bei der Colitis ulcerosa mit alleinigem Befall des linken Kolons. Bei Patienten mit einer Pancolitis ulcerosa ist es 26 mal höher [353]. Die Colitis granulomatosa zeichnet sich im Vergleich zur Colitis ulcerosa durch eine hohe Inzidenz extraintestinaler epithelialer und hämatopoetischer Malignome aus [352].

2.4.4.2 Dysplasie bei der chronisch entzündlichen Darmerkrankung

Wie bei der Colitis ulcerosa können auch bei Patienten mit Colitis granulomatosa epitheliale Dysplasien nachgewiesen werden [875, 987]. Trotz des niedrigen Entartungsrisikos der Colitis granulomatosa wird der bioptische Nachweis einer Dysplasie als Indikator eines erhöhten Karzinomrisikos angesehen, unabhängig davon, welcher Typ der chronisch entzündlichen Darmerkrankung letztendlich vorliegt. Adenokarzinome auf dem Boden einer Colitis ulcerosa oder granulomatosa besitzen gemeinsame Merkmale; dazu zählen eine lange Erkrankungsdauer der Grundkrankheit, die chronisch entzündliche Schädigung ausgedehnter Schleimhautareale, die im Vergleich zum sporadisch auftretenden kolorektalen Karzinom frühere Tumormanifestation, das generelle Fehlen von makroskopischen Adenomen und der Nachweis einer ausgedehnten Dysplasie sowohl in unmittelbarer Nachbarschaft als auch in einiger Entfernung vom invasiven Adenokarzinom (Tab. 2.4.6).

Tab. 2.4.6: Charakteristika von Adenocarcinomen des Colons auf dem Boden einer Colitis ulcerosa oder einer Colitis granulomatosa

1. Lange Erkrankungsdauer
2. Ausgedehnter Befall
3. Auftreten von allem bei jungen Patienten
4. Nachweis epithelialer Dysplasien in unmittelbarer Nachbarschaft oder in einiger Entfernung vom invasiven Adenocarcinom
5. Fehlender Nachweis einer makroskopisch erkennbaren Vorläufer-Läsion (Adenom)

Die Inflammatory Disease-Morphology Study Group hat den Beweis dafür erbracht, daß die Dysplasie ein Indikator eines erhöhten Karzinomrisikos bei der chronisch entzündlichen Darmerkrankung ist. Die *Dysplasie* ist eine eindeutige neoplastische Alteration des Kolonepithels [810]. Sie stellt nicht nur einen Indikator oder eine Vorläuferläsion eines Karzinoms dar, vielmehr kann sie mit einer direkten Invasion in tieferliegendes Gewebe assoziiert sein und damit die Kriterien der Malignität erfüllen [810]. Die Diagnose der Dysplasie erfordert vom Pathologen die vollständige Kenntnis der strukturellen und zytologischen mukosalen Alterationen auf dem Boden einer Entzündung und des Reparatur- und Regenerationsvorganges im Rahmen der nicht dysplastischen chronisch entzündlichen Darmerkrankung. Der histologische Nachweis irregulärer Krypten, einer verminderten Mukussekretion, Mehrreihigkeit von Zellkernen und einer Hyperchromasie im Sinne reaktiver Epithelatypien können nicht als Hinweise auf prämaligne oder malignomassoziierte Dysplasie gewertet werden. Auf der anderen Seite ist bei einem beträchtlichen Anteil kolorektaler Biopsien bei chronisch entzündlicher Darmerkrankung nur die Klassifizierung in eine undefinierbare Kategorie möglich, bei der die Unterscheidung zwischen wahren Dysplasien und besonders ausgeprägten reaktiven Epithelatypien oft nicht gelingt [810].

Bei Mukosa-Biopsien mit eindeutiger Dysplasie können niedriggradige Dysplasien mit nur gering ausgeprägten nukleären und zellulären dysplastischen Merkmalen und hochgradige Dysplasien, die einem Carcinoma in situ oder einem intramukosalen

Adenokarzinom ähneln, differenziert werden [810]. Eine hochgradige Dysplasie ist gekennzeichnet durch eine Mehrreihigkeit der Kerne, die sich in der Krypte bis nach luminal ausdehnt, ausgeprägter Hyperchromasie, Pleomorphismus und einem Verlust der Kernpolarität, also Merkmalen, die einem Adenocarcinoma in situ oder einem intramukosalen Adenokarzinom entsprechen [810] (Abb. 2.4.13). Die Progression zytologischer Veränderungen von der gering ausgeprägten zur hochgradigen Dysplasie ist häufig mit einem invasiven Adenokarzinom assoziiert. Obwohl die Dysplasie mikroskopisch als adenomatöse Veränderung der Kolonmukosa aufgefaßt wird, die sowohl einem tubulären als auch einem villösen Muster folgen kann, werden exophytisch wachsende, makroskopische Adenome nur selten bei der chronisch entzündlichen Darmerkrankung mit invasivem Karzinom beobachtet. Auf der anderen Seite können auch in dieser Patientengruppe sporadische kolorektale Adenome in ähnlicher Frequenz beobachtet werden wie bei der Gesamtpopulation.

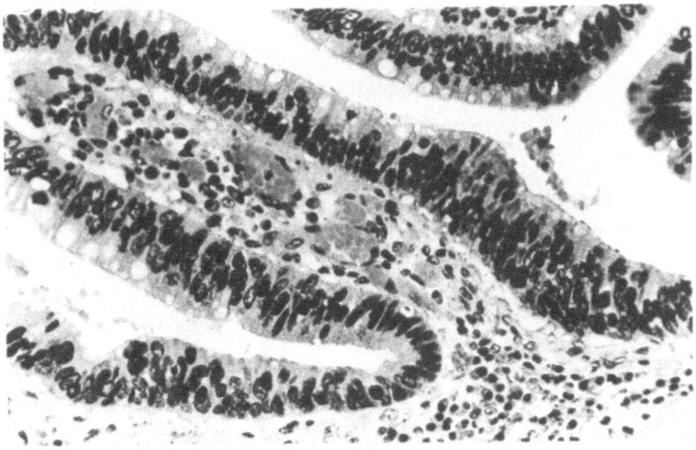

Abb. 2.4.13: Colitis ulcerosa: hochgradige Dysplasie. Vergrößerte hyperchromatische Epithelzellkerne des Kolons, die mehrreihig angeordnet sind, geringe Muzinproduktion (starke Vergrößerung)

2.4.4.3 Adenokarzinom bei chronisch entzündlicher Darmerkrankung

Die Bedeutung der Dysplasie als Vorläuferläsion bei einer langdauernden chronisch entzündlichen Darmerkrankung wird einerseits durch den Nachweis ausgedehnter Dysplasien bei resezierten Adenokarzinomen im Rahmen einer Colitis, andererseits durch Nachweis von Adenokarzinomen bei prophylaktischer Proktokolektomie offensichtlich [810]. Patienten mit hohem Risiko sollten daher einer jährlichen totalen Koloskopie mit Stufenbiopsien unterzogen werden. Zusätzlich sollten suspekte Mukosaareale wie Plaques, Knoten, eine verdickte oder villös erscheinende Mukosa sowie stenotische Regionen biopsiert werden [810]. Wenn eine Dysplasie nicht nachweisbar ist, sollte die Untersuchung nach einem Jahr wiederholt werden. Patienten mit zweifelhaften Biopsien sollten einer prophylaktischen Proktokolektomie zugeführt werden.

Nach heutigem Erkenntnisstand kann so eine histologiegerechte sekundäre Prävention des invasiven Adenokarzinoms des Kolons und Rektums (Abb. 2.4.14) erreicht werden. In letzter Zeit mehren sich Hinweise, die dieses koloskopische Überwachungsprogramm in Frage stellen (154 a).

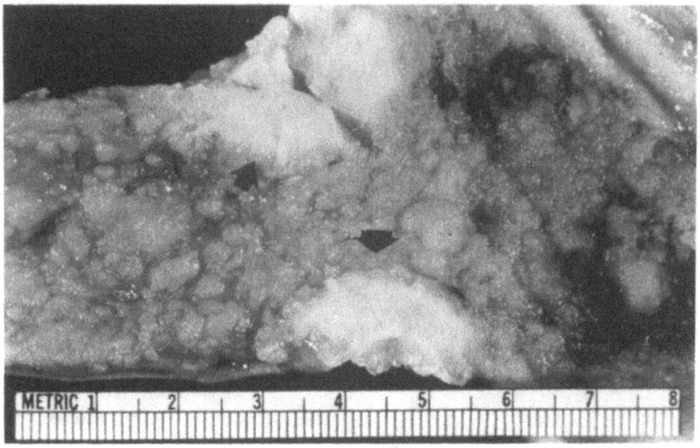

Abb. 2.4.14: Adenokarzinom auf dem Boden einer Colitis ulcerosa chronica. Der Bereich eines invasiven Adenokarzinoms wird durch die Pfeile angezeigt. Noduläre Mukosaerhebungen, die sich über die gesamte mukosale Oberfläche des Präparates erstrecken, repräsentieren Areale milder oder schwerer Dysplasie

Von 814 Patienten konnte bei 73 (8%) eine Dysplasie gesichert werden, der Anteil der tatsächlichen Carcinomträger lag mit 27 (37%) eher niedrig (154 a). Die im Rahmen dieses Screening-Programms diagnostizierten Malignome waren vorwiegend weit fortgeschrittene Läsionen (74%). Obwohl bei chronisch entzündlichen Darmerkrankungen übereinstimmend die Dysplasie als Vorläuferläsion des colorectalen Adenocarcinoms gilt, wird der klinische Nutzen eines colonoskopischen Screeningsprogramms kontrovers diskutiert. Seitens der inflammatory bowel disease-dysplasia morphology study group (810) und seitens des American College of Physicians wird die Durchführung einer jährlichen Colonoskopie stark befürwortet. Andere Autoren stellen die Vorteile eines solchen Screeningprogramms in Frage, weil sich trotz jährlicher colonoskopischer Untersuchungen zwischenzeitlich invasive Carcinome entwikkeln können und daher die geringe Zahl von Patienten, die Vorteile aus einem solchen Programm ziehen könnten, nicht die hohen Kosten von Massenscreening-Colonoskopieprogrammen rechtfertigen (154 a).

2.4.5 Pathologie des kolorektalen Karzinoms

2.4.5.1 Makroskopische Pathologie

2.4.5.1.1 Lokalisation

Untersuchungen an kolorektalen Karzinomen in der ersten Hälfte des 20. Jahrhunderts konnten als Prädilektionsort das distale, d. h. linksseitige Kolon identifizieren. In den letzten 20 Jahren wurde jedoch eine zunehmende Verschiebung zu proximal gelegenen Karzinomen beobachtet. Einer großen Studie zufolge fiel die Inzidenz distaler Läsionen von 80% in den zwanziger Jahren auf 62% in den sechziger Jahren [124, 125]. Erst kürzlich wurde eine relative Inzidenz von unter 50% angegeben [825]. In den achtziger Jahren werden etwa 30% aller kolorektalen Karzinome im Caecum und Colon ascendens, 20% im Colon transversum und Colon descendens, 30% im Colon sigmoideum und 20% im Rektum nachgewiesen werden [825].

Das *muzinöse Adenokarzinom* (s. Abb. 2.4.17), ein histologischer Subtyp des kolorektalen Karzinoms, tendiert zu einer mehr distalen Lokalisation, etwa 70% aller muzinösen Adenokarzinome treten im Rektum oder Sigmoid auf [825]. Die Inzidenz synchroner kolorektaler Karzinome wird mit etwa 5% angegeben und übersteigt die Inzidenz metachroner Tumoren um etwa das Doppelte [238].

2.4.5.1.2 Makroskopische Typisierung

Das kolorektale Adenokarzinom kann von seinem makroskopischen Erscheinungsbild in zwei Typen klassifiziert werden. Die *polypoiden exophytisch wachsenden* Karzinome zeichnen sich durch ein blumenkohlartiges Wachstum und Protrusion in das Kolonlumen aus (Abb. 2.4.15). Dieser makroskopische Typ tritt häufig im proximalen

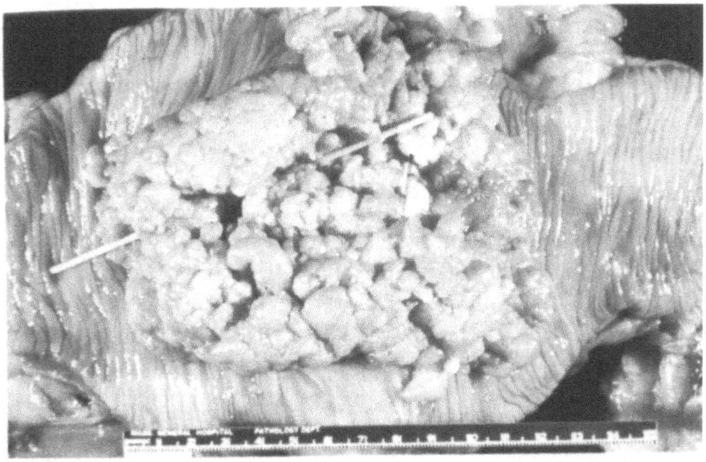

Abb. 2.4.15: Exophytisch wachsendes kolorektales Adenokarzinom. Dieses im Colon ascendens nachgewiesene Adenokarzinom wächst in das intestinale Lumen als eine blumenkohlartige polypöse Masse vor

Kolon auf, wo der größere Darmdurchmesser auch eine größere Gesamttumorzellmasse erlaubt.

Das *ringförmig obstruierend wachsende* Adenokarzinom ist der zweite Typ kolorektaler Karzinome, der charakteristischerweise im distalen Kolon auftritt. Diese Tumoren präsentieren sich als flache Plaques, die häufig ulzerieren und eine totale oder partielle Obstruktion verursachen (Abb. 2.4.16).

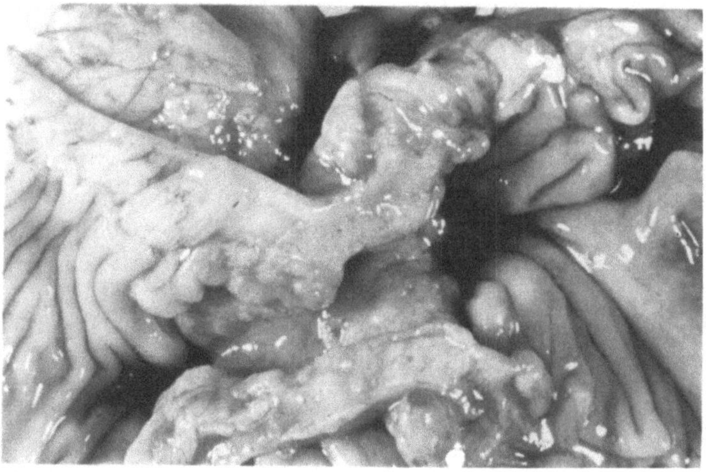

Abb. 2.4.16: Zirkulär wachsendes kolorektales Adenokarzinom. Dieses zirkulär wachsende, im Rektum nachgewiesene Adenokarzinom zeigt makroskopisch eine serviettenringförmige Striktur des Lumens

Muzinöse Adenokarzinome können sowohl exophytisch als auch stenosierend wachsen und haben ein charakteristisches grauweißlich schimmerndes Erscheinungsbild (Abb. 2.4.17).

2.4.5.1.3 Mechanische Auswirkungen von Tumoren

Eine Komplikation des Adenokarzinoms ist die *Obstruktion* des Kolons, die entweder langsam progredient oder akut auftreten kann. Die großen exophytisch wachsenden Läsionen des proximalen Kolons verursachen trotz ihrer Tendenz, in das Lumen hineinzuwachsen, selten eine intestinale Obstruktion. Im Gegensatz dazu ist die Obstruktion durch distale Sigma- oder Rektumläsionen als anulär wachsende Adenokarzinome relativ häufig (Abb. 2.4.18). Es entsteht eine progrediente Dilatation des Lumens proximal der Läsion mit Ausdünnung der Kolonwand und Ulzerationen der Mukosa. Eine weitere Komplikation des Dickdarmkarzinoms ist die Perforation. Obstruierende Karzinome verursachen sehr selten eine Perforation des dilatierten proximalen Kolons. Häufiger perforiert vielmehr das invasive Karzinom selbst [332]. Die Penetration der Darmwand durch den Tumor resultiert in mikroskopisch kleinen

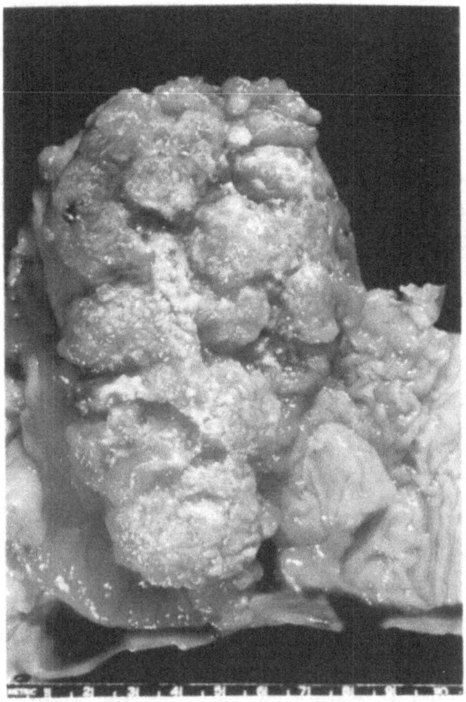

Abb. 2.4.17: Muzinöses kolorektales Adenokarzinom im Colon transversum. Dieses Bild zeigt die typische schimmernd muzinbedeckte Oberfläche mit gelatinöser Konsistenz

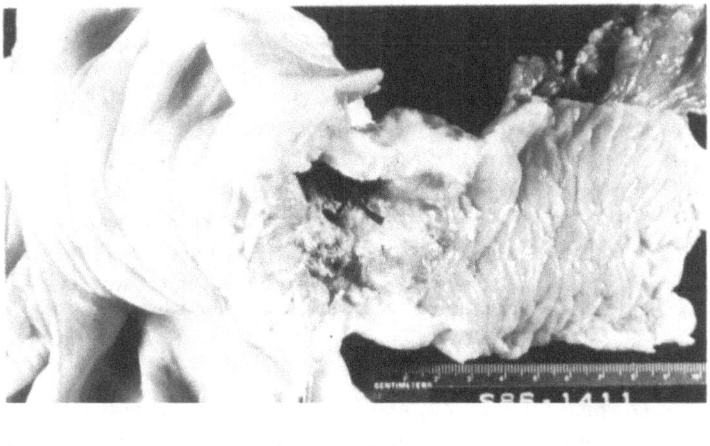

Abb. 2.4.18: Obstruierendes kolorektales Adenokarzinom des Colon sigmoideum. Der Tumor wird durch den Pfeil angezeigt, das proximale Kolon im linken Bildteil ist erheblich dilatiert

Perforationen, die zu einer lokalisierten Peritonitis am Ort des Karzinoms führen können. Weniger häufig erfolgt die akute makroskopische Perforation, die zu einer generalisierten Peritonitis führt. Die Perforation von Adenokarzinomen des Caecums wird klinisch und pathologisch oft mit einer perforierten akuten Appendizitis verwechselt. Dagegen führt die Perforation von Sigma- oder Rektumkarzinomen zu einem klinischen Erscheinungsbild, das durchaus eine Verwechslung mit einer perforierten akuten Divertikulitis zuläßt. Eine zusätzliche Komplikation von Adenokarzinomen des Caecums ist die Obstruktion des Appendixlumens, wobei sich dann die Neoplasie als akute Appendizitis manifestiert. Dieser Befund soll bei einem von vier Patienten mit Karzinomen dieser Lokalisation auftreten [820].

2.4.5.2 Mikroskopische Pathologie des kolorektalen Karzinoms

Das histologische Typing von intestinalen Tumoren, wie es von der Weltgesundheitsorganisation vorgeschlagen wird, ist in Tabelle 2.4.7 zusammengefaßt.

Die im folgenden ausgeführte Darstellung der mikroskopischen Pathologie von malignen epithelialen Tumoren des Dickdarms folgt diesem WHO-Klassifikationsschema.

2.4.5.2.1 Adenokarzinom

Das primäre Adenokarzinom des Kolons und Rektums ist der häufigste maligne Tumor dieses Organs und ist die dritthäufigste karzinombedingte Todesursache in den Vereinigten Staaten (cancer statistics 1986). Etwa 95% aller kolorektalen Karzinome sind einfache Adenokarzinome [825]. Für die Erfassung des Malignitätsgrades wurden unterschiedliche Grading-Systeme vorgeschlagen (s. Kap. 2.5). Die einfachste Klassifikation des Adenokarzinoms umfaßt drei Differenzierungsgrade: hohe Differenzierung (6 bis 12% der Adenokarzinome), mäßige Differenzierung (67 bis 70% der Adenokarzinome) und gering ausgeprägte Differenzierung (12 bis 27% der Adenokarzinome) [825, 820].

Das *gut differenzierte Adenokarzinom* des Kolons ist gekennzeichnet durch maligne Drüsen mit regelrechter Größe und rundem Erscheinungsbild mit minimaler Stratifikation der Nuklei (geringes Auftreten einer Mehrreihigkeit), einer nur geringen Pleomorphie der Zellkerne und dem fehlenden Nachweis einer Nekrose (Abb. 2.4.19). Das *mäßig differenzierte Adenokarzinom*, der bei weitem häufigste Untertyp, zeigt Irregularitäten der Drüsengröße und der Drüsenform, begleitet von einer mehrreihigen Anordnung der Zellkerne, nukleärer Pleomorphie, mitotischer Aktivität und Nekroseherden (Abb. 2.4.20). Das *wenig differenzierte Adenokarzinom* ist charakterisiert durch nicht drüsenformende solide Tumornester mit hochgradigen Zellkernpleomorphien, häufigen mitotischen Figuren, Nekrosen und dem fehlenden Nachweis zytoplasmatischen Muzins (Abb. 2.4.21). Somit ist das gut differenzierte Karzinom dem normalen Kolonepithel sehr ähnlich, während das wenig differenzierte Karzinom nur geringe Ähnlichkeit mit normalem Kolonepithel aufweist. Das mäßig differenzierte Karzinom nimmt zwischen diesen beiden Extremen eine Mittelstellung ein [659]. Sowohl Paneth-Zellen als auch argentaffine Zellen können bei allen Typen des

Tab. 2.4.7: Internationale histologische Klassifizierung intestinaler Tumoren (WHO) (660)

I. epitheliale Tumoren
- a) benigne
  1. Adenom
  2. Adenomatose (familiäre Polyposis coli)
- b) maligne
  1. Adenokarzinom
  2. muzinöses Adenokarzinom
  3. Siegelringzellkarzinom
  4. Plattenepithelkarzinom
  5. adenosquamöses Karzinom
  6. undifferenziertes Karzinom
  7. nicht klassifizierbares Karzinom

II. Karzinoid-Tumoren
- a) argentaffin
- b) non-argentaffin
- c) zusammengesetzt

III. nicht epitheliale Tumoren
- a) benigne
  1. Leiomyom
  2. Leiomyoblastom
  3. Neurilemmom
  4. Lipom und Lipomatosis
  5. vaskuläre Tumoren
  6. andere
- b) maligne
  1. Leiomyosarkom
  2. andere

IV. Neoplasien des hämatopoetischen und Lymphsystems

V. nicht klassifizierbare Tumoren

VI. Metastasen

VII. tumorähnliche Läsionen

VIII. Colitis ulcerosa

Adenokarzinoms nachgewiesen werden, sind jedoch selten und beeinflussen nicht den Differenzierungsgrad.

Muzinproduktion

Fast alle hoch und mäßig differenzierten kolorektalen Adenokarzinome sezernieren Mukus, der intrazytoplasmatisch und innerhalb der Drüsenlumina leicht durch Muzinfärbungen wie PAS und Muzikarmin identifiziert werden kann. Wenig differenzierte Tumoren bilden keine muzinenthaltenden Drüsenlumina aus, können jedoch zytoplasmatische Muzineinschlüsse aufweisen, die mit speziellen Färbungen nachgewiesen werden können.

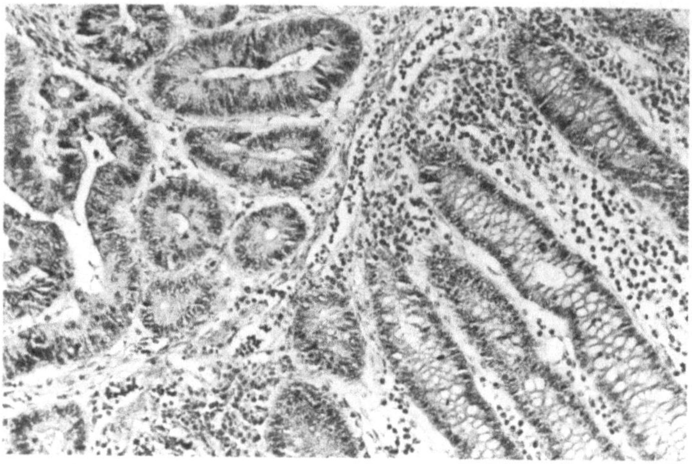

Abb. 2.4.19: Hoch differenziertes Adenokarzinom. Die gut differenzierten runden regelrecht großen Drüsen des Adenokarzinoms im oberen linken Bildteil ähneln dem Erscheinungsbild normaler mukosaler Krypten im rechten Bildteil (mittlere Vergrößerung)

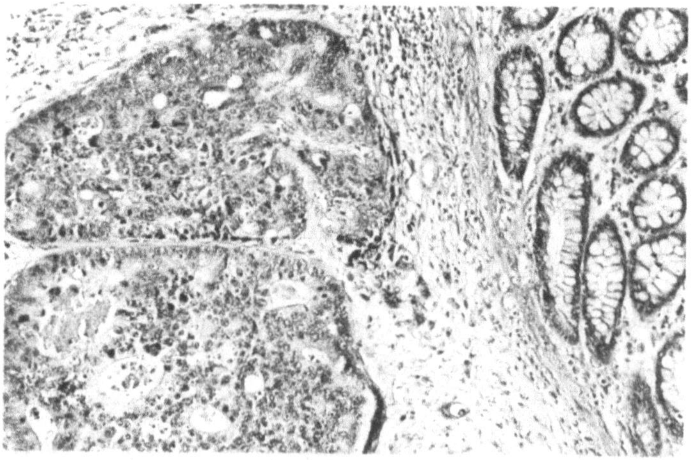

Abb. 2.4.20: Mäßig differenziertes Adenokarzinom. Obwohl die Drüsenformation charakteristisch für das mäßig differenzierte Adenokarzinom ist, zeigen die zwei Inseln des Adenokarzinoms im linken Bildteil Mikrofoci solider nichtdrüsenformender Karzinomverbände sowie gelegentliche Tumorzellnekrosen. Normale Kolonkrypten kommen im rechten Bildteil zur Darstellung

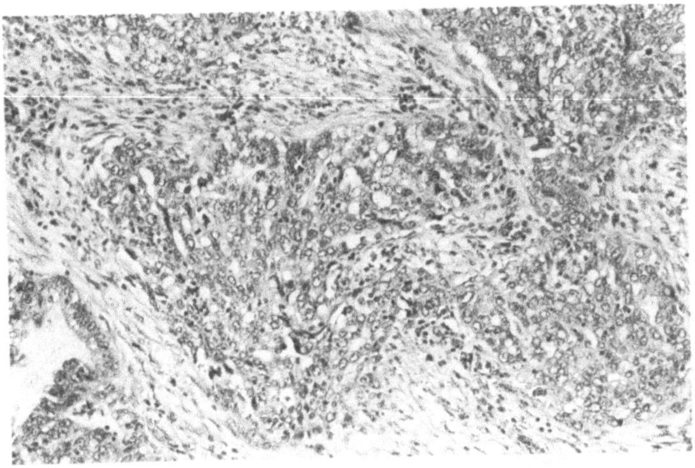

Abb. 2.4.21: Wenig differenziertes Adenokarzinom. Eine Drüsenformation kann nicht nachgewiesen werden, gleichzeitig liegt ein extremer nukleärer Pleomorphismus mit erheblicher Variation der Zellkerngröße, der Zellkernform und der Färbungscharakteristika vor (mittlere Vergrößerung)

Ultrastruktur kolorektaler Adenokarzinome

Das elektronenmikroskopische Erscheinungsbild von Adenokarzinomen des Dickdarms bietet keine spezifischen Merkmale. Trotzdem werden bestimmte ultrastrukturelle Befunde als charakteristisch für diese Form des epithelialen Malignoms gewertet. Diese umfassen Mikrovilli bestehend aus Fasern dichter Mikrofilamente, die sich bis in eine klare Zone des apikalen Zytoplasmas erstrecken, sowie reichlich vorhandene Glykokalixkörper und apikale elektronendichte Körper (Abb. 2.4.22). Die Mikrofilamente werden als charakteristischste morphologische Marker von Dickdarmkarzinomen angesehen [414].

Tumorassoziierte Antigene

Durch immunhistochemische Färbung mit Anti-CEA-Antikörpern mittels der Immunperoxidasemethode lassen sich praktisch alle hoch und mäßig differenzierten Adenokarzinome positiv anfärben (Abb. 2.4.23), während die Mehrzahl der wenig differenzierten Läsionen keine Anfärbung zeigt [338]. In der Vergangenheit ist versucht worden, die Intensität und Verteilung der CEA-Färbung mit dem Differenzierungsgrad der Neoplasien zu korrelieren [380]. Die Gesamtprognose eines individuellen Karzinomträgers wird aber mehr vom Differenzierungsgrad und dem pathologischen Staging als vom zytologischen Verteilungsmuster des CEAs bestimmt [859].

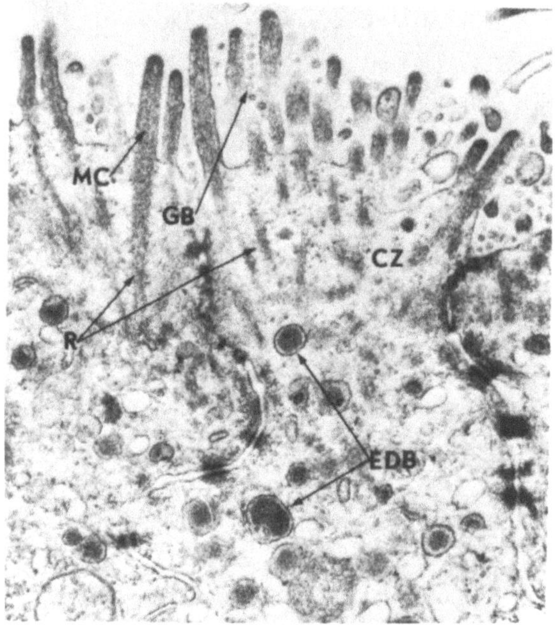

Abb. 2.4.22: Ultrastrukturelles Erscheinungsbild eines typischen mäßig differenzierten kolorektalen Adenokarzinoms. Das elektronenmikroskopische Bild zeigt lange Faserbündel (R) aus dichten Mikrofilamenten (MC), die sich bis zur Oberflächenmembran als Mikrovilli fortsetzen. In der Nachbarschaft der Mikrovilli werden Glykokalixkörper (GB) beobachtet. Beachte die apikale durchsichtige Zone (CZ) und die zahlreichen nichtspezifischen elektronendichten Körper (EDB)

Auch andere Sialomuzinantigene wurden auf ihre Sensitivität und Spezifität hinsichtlich der Identifikation humaner kolorektaler Karzinome untersucht [769]. Das Antigen B72.3 soll eine hohe Spezifität besitzen. Mit der Anwendung einer Aviden-Bioten-Komplex-Peroxidasetechnik an formalinfixierten paraffineingebetteten Geweben kolorektaler Adenokarzinome konnte eine positive Färbung in 84% aller untersuchten Gewebe gefunden werden. Im Gegensatz dazu färben sich Einzelzellen normaler Kolonmukosa nur selten an [762]. So unterscheidet sich das Verteilungsmuster B72.3-positiver Zellen in malignem und benignem kolorektalem Epithel deutlich von der positiven CEA-Färbung. Nicht-Sialomuzin-assoziierte Antigene wurden nur selten mit Adenokarzinomen des Kolons und Rektums in Verbindung gesetzt, obwohl eine Assoziation dieses Tumors mit dem humanen Chorion-Gonadotropin bekannt ist [732].

Malignomassoziierte zelluläre Marker

Malignomassoziierte zelluläre Marker (MAC) repräsentieren Veränderungen der Zellkernstruktur innerhalb benigner Zellen, die auf das Vorhandensein einer malignen

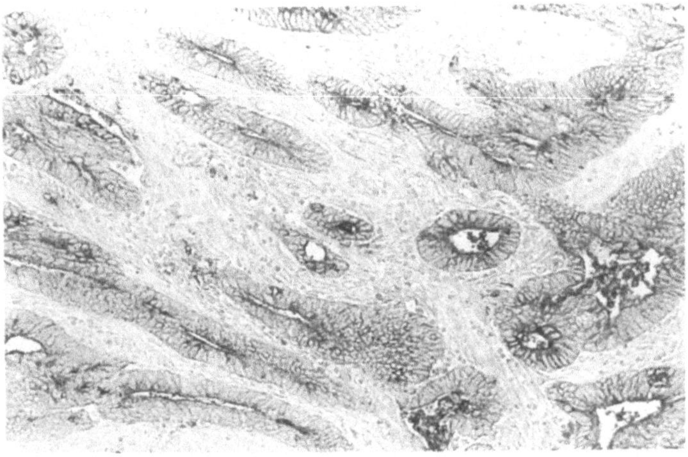

Abb. 2.4.23: Mäßig differenziertes Adenokarzinom des Kolons
Indirekte Immunperoxydase CEA-Färbung. Beachte die stark positiv angefärbten Areale an der luminalen Glykokalixgrenze (mittlere Vergrößerung)

Neoplasie in der näheren oder weiteren Umgebung hinweisen [695 b]. Auch im Kolon und Rektum können epitheliale Zellen mit MAC-Markern nachgewiesen werden. Die mikroskopische Identifikation dieser Marker basiert auf dem Erscheinen nukleärer Strukturen am Ende der S-Phase (Typ A) und in der späten G2-Phase (Typ C) der Mitose und bestimmten Charakteristika des nukleären Chromatins.

Die nukleäre Struktur des *Typs A* ist charakterisiert durch zahlreiche blasse, runde oder oval geformte Areale gleicher Größe, die von bogenförmigen Chromatinbändern umgeben sind (Abb. 2.4.24 A). Diese nukleäre Struktur tritt ebenfalls in der frühen G1-Phase auf. Im Gegensatz zu Zellnuklei in der S-Phase fehlen Hyperchromasie und Chromatinbänder innerhalb des Nukleus (Abb. 2.4.25, li). Die nukleäre Struktur des *Typs C* umfaßt prominente Chromozentren unterschiedlicher Größe mit anhängenden Chromatinbändern variierender Anzahl und Länge (Abb. 2.4.25 C und 2.4.25, re). Die nukleäre Struktur des *Typs B* wird charakterisiert durch prominente Nukleoli in der späten G1-Phase oder während der G2-Phase. Diese Struktur ist jedoch als diagnostischer Indikator eines MAC-Markers nicht verläßlich (Abb. 2.4.24 B und 2.4.25, Mitte). Zellen invasiver maligner Neoplasien zeigen ebenfalls die A-, B- und C-Typen der nukleären Strukturen. Karzinomzellen und hoch differenzierte benigne Zellen mit MAC-Markern unterscheiden sich durch die Kernplasmarelation und die zelluläre Differenzierung. Die hauptsächliche Bedeutung von MAC-Markern in der Diagnostik liegt in der pathologischen Beurteilung endoskopischer Biopsien. Der Nachweis von MAC-Veränderungen in benignen kolorektalen epithelialen Zellen kann ein Hinweis auf ein invasives Karzinom sein, das sich in der Nachbarschaft des biopsierten Areals befindet. Als Konsequenz sollte sich dann eine erneute Biopsie anschließen, um zu einer exakten Diagnose zu kommen (Tab. 2.4.8).

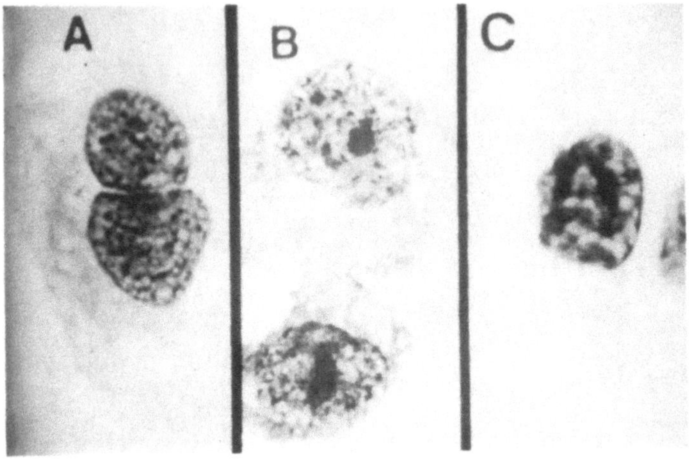

Abb. 2.4.24: Malignomassoziierte zelluläre Marker. Die nukleäre Struktur eines Typ-A-(MAC-)Markers (Teil A) ist charakterisiert durch zahlreiche blasse runde oder leicht oval geformte Areale gleicher Größe, die von gekrümmten Chromatinbändern umgeben werden. Teil B zeigt die nukleäre Struktur des Typs B, die durch prominente Nukloli in der späten G1-Phase oder während der G2-Phase charakterisiert ist. Teil C zeigt Typ-C-Marker, die aus prominenten Chromozentren unterschiedlicher Größe mit anhängenden Chromatinbändern variierender Anzahl und Länge gebildet werden

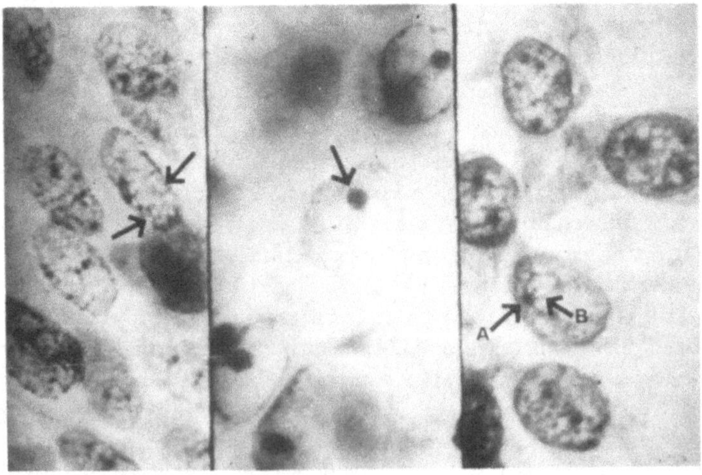

Abb. 2.4.25: Zellkinetik eines Adenokarzinoms.
Linker Bildteil: frühe G1-Phase. Die Ölimmersion zeigt die fehlende Hyperchromasie der Zellkerne. Beachte das Fehlen der Chromatinbänder.
Mittlerer Teil: späte G1-Phase des Zellzyklus, mit prominenten Nukleoli.
Rechter Teil: späte G2-Phase des Zellzyklus. Nachweis von Netzwerken verschieden großer Chromozentren und Chromatinbänder

Tab. 2.4.8: Sensitivität und Spezifität von zytologischen MAC-Markern bei adenomatösen Polypen des Kolons

zytologischer Befund	Histopathologische Diagnose adenomatöse Polypen focales Karzinom	kein Karzinom	Colitis ulcerosa	gesamt	diagnostische Exaktheit (%)
MAC	19	6	–	25	76,0
kein MAC	9	25	17	51	82,3
gesamt	28	31	17	76	

Onkogen-Tumormarker

Neuere immunzytologische Färbungen mittels monoklonaler Antikörper zeigen eine hohe Spezifität und könnten sich in Zukunft als ein nützliches Hilfsmittel in der Zytodiagnose von kolorektalen und anderen Karzinomen erweisen [174].

Morphologische Untersuchung der Zellkinetik in Adenokarzinomen

Das Grading-Kriterium der glandulären Architektur einer kolorektalen Neoplasie ist bereits angesprochen worden. Für das Grading können möglicherweise strukturelle Veränderungen des Zellkerns herangezogen werden, die mit den Zellzyklusphasen normaler und maligner Zellen korrespondieren und die eine Einteilung von Neoplasien entsprechend ihrer proliferierenden oder nichtproliferierenden Zellkompartimente ermöglichen. Patienten mit kolorektalen Adenokarzinomen, deren Tumoren hauptsächlich aus Zellen mit prominenten Nukleoli oder späten G1-Phasen bestehen (Abb. 2.4.26 a und b) und die allein chirurgischen Maßnahmen unterzogen werden, überleben im Durchschnitt 9,33 Jahre. Im Gegensatz dazu liegt die mittlere Überlebenszeit nach chirurgischer Exstirpation von Tumoren, deren Tumorzellen sich überwiegend in der G2-Phase befinden (Abb. 2.4.27 a und b) bei lediglich 2,33 Jahren (Tab. 2.4.9). Eine unterschiedliche prognostische Bedeutung zellulärer Marker ist nach zytostatischer Therapie beschrieben worden. Beim Menschen richten sich die meisten Zytostatika gegen die Neoplasien, bei denen sich die Zellen überwiegend in der G2-Phase befinden. Der Nachweis zellulärer Marker der G2-Phase läßt eine Remission auf eine Chemotherapie erwarten. Im Gegensatz dazu sprechen Tumoren, deren überwiegender Anteil nicht proliferierender Zellen sich in der G1-Phase befindet, kaum auf eine zytostatische Therapie an.

2.4.5.2.2 Muzinöses Adenokarzinom

Muzinöse kolorektale Adenokarzinome unterscheiden sich von drüsenbildenden klassischen kolorektalen Adenokarzinomen durch ihre überschießende Muzinproduktion, die ihnen ein kolloides makroskopisches Erscheinungsbild gibt (Abb. 2.4.17). Nach Angaben der Weltgesundheitsorganisation werden zwei Wachstumsmuster unterschie-

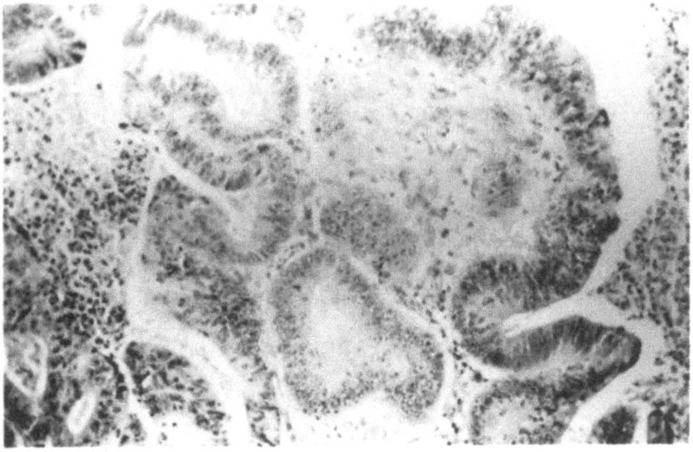

Abb. 2.4.26a: Adenokarzinom des Kolons. Der Hauptteil der Nuklei befindet sich in der späten G1-Phase. Beachte die Prominenz der Nukleoli (mittlere Vergrößerung)

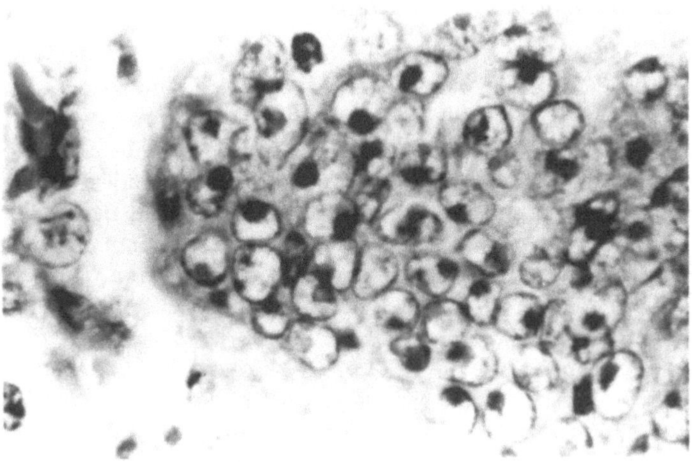

Abb. 2.4.26b: Dasselbe Präparat wie 2.4.26a bei stärkerer Vergrößerung. Das Bild zeigt die Dominanz von Nuklei in der späten G1-Phase mit den prominenten Nukleoli

den. Zum einen imponieren diese Tumoren als muzingefüllte Drüsen mit interstitiellem Muzin, zum anderen als Zellstränge, die von Muzin umgeben sind [659] (Abb. 2.4.28). Mikroskopische Areale muzinöser Adenokarzinome können fokal in typischen kolorektalen Adenokarzinomen auftreten, jedoch wird der Terminus muzinöses Adenokarzinom nur für diejenigen Tumoren verwendet, bei denen das muzinöse Wachstumsmuster dominiert. Muzinöse Adenokarzinome machen etwa 6% der kolorektalen Adenokarzinome aus [825]. In invasiven muzinösen Adenokarzinomen sind gelegent-

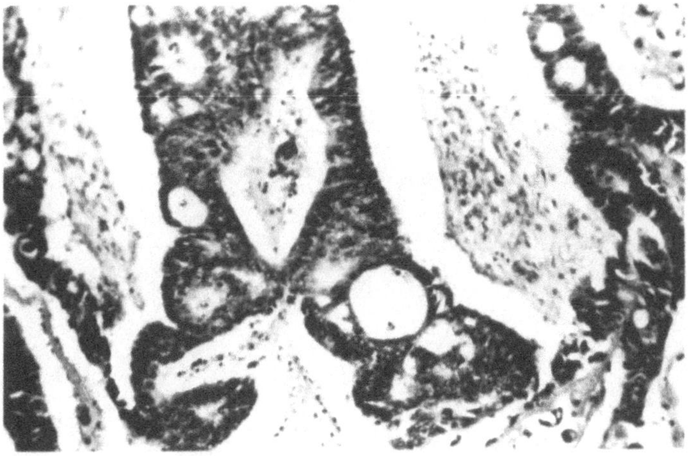

Abb. 2.4.27a: Adenokarzinom des Kolons mit hohem Anteil maligner Zellen in der G2-Phase des Zellzyklus (mittlere Vergrößerung)

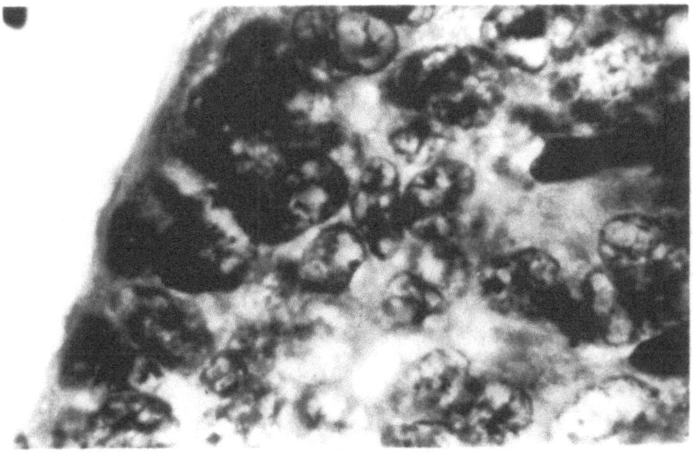

Abb. 2.4.27b: Hohe Vergrößerung der Abbildung 2.4.27a mit vorherrschend Zellen in der G2-Phase des Zellzyklus

lich Muskelfasern der Muscularis propria zu beobachten, die durch extrazelluläres Muzin aufgefasert werden. Maligne Zellen können oft nur sehr schwer identifiziert werden und müssen in benachbarten Gewebsschnitten gesucht werden, um die Diagnose zu bestätigen. Die Prognose von Patienten mit muzinösen Adenokarzinomen ist generell schlechter und besonders ernst bei Läsionen im distalen Kolon und Rektum [925].

Tab. 2.4.9: Prognostische Bedeutung nukleärer Zellstrukturen bei 24 Patienten mit kolorektalen Adenokarzinomen

G2-Struktur Überlebenszeit (Jahre)			G1-Struktur Überlebenszeit (Jahre)	
	2		10	
	2,5		9	
	1,5		11	
	1		11	
	2,5		10	2
	1,5		11	6
		5	11	
	3		10	
	2		11	
			10	
				6
			11	
			11	
gesamt	9		15	
mittlere Überlebenszeit	2,33 Jahre	mittlere Überlebenszeit	9,33 Jahre	

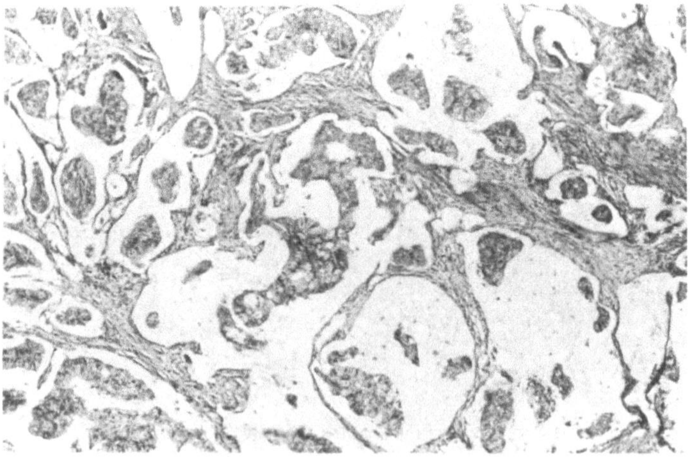

Abb. 2.4.28: Muzinöses Adenokarzinom des Kolons. Innerhalb von Muzinseen, die sich nur blaß anfärben, kommen unterschiedlich geformte Inseln von Adenokarzinomzellen zur Darstellung, die keine intrazytoplasmatische Muzinakkumulation zeigen (niedrige Vergrößerung)

2.4.5.2.3 Siegelringzell-Adenokarzinom

Siegelringzell-Adenokarzinome sind extrem seltene Adenokarzinome, sie machen weniger als 1% aller kolorektalen Neoplasien aus. Isolierte individuelle maligne Zellen, die durch intrazytoplasmatischen Mukus aufgebläht sind, so daß sie eine Siegelringkonfiguration annahmen, dominieren das histologische Erscheinungsbild (Abb. 2.4.29). Dieses Malignom präsentiert sich charakteristischerweise als ein diffus infiltrierender, gelegentlich ulzerierender Kolontumor mit verdickter amotiler Kolonwand, die der klassischen Linitis plastica der Siegelringzell-Karzinome des Magens vergleichbar ist. Diese Tumoren sind generell mit einer extrem schlechten Prognose mit rapider Tumorprogression und frühem Tod assoziiert [17]. Allerdings konnte eine erst kürzlich erschienene Untersuchung an 9 Patienten keine statistisch signifikanten Unterschiede in der Rezidivrate oder der Überlebensrate im Vergleich zu Nicht-Siegelringzell-Adenokarzinomen aufzeigen [305].

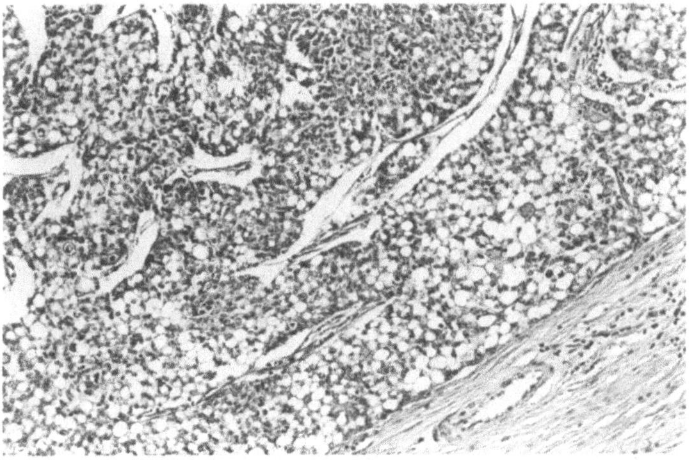

Abb. 2.4.29: Siegelringzellkarzinom des Kolons. Individuelle Adenokarzinomzellen enthalten eine einzelne große intrazytoplasmatische Muzinvakuole, die den Nukleus verdrängt und der Zelle ihr charakteristisches Siegelringerscheinungsbild gibt (niedrige Vergrößerung)

2.4.5.2.4 Plattenepithelkarzinom und Adenosquamöses Karzinom des Kolons und Rektums

Auch das Plattenepithelkarzinom ist ein seltener Untertyp des kolorektalen Malignoms (Abb. 2.4.30). Bis 1981 sind erst 23 Fälle von Plattenepithelkarzinomen des Kolons in der Weltliteratur beschrieben worden [414]. Die bisher beschriebenen Tumoren waren tief invasiv mit einem den Adenokarzinomen entsprechenden regionalen Ausbreitungsmuster. Daher wird ihnen eine erhöhte Metastaseninzidenz mit korrespondierend schlechter Prognose zugeschrieben [414]. Adenosquamöse Karzinome des Dickdarms, die durch glanduläres Adenokarzinom- und Plattenepithelkarzinom-Gewebe charakterisiert sind, sind ebenfalls seltene Tumoren. Bei diesen Neoplasien dominiert gewöhnlich die glanduläre adenokarzinomatöse Komponente; sie zeichnen sich durch eine tiefe Invasion, eine frühe Metastasierung und eine korrespondierend schlechte Gesamtüberlebensrate aus [169].

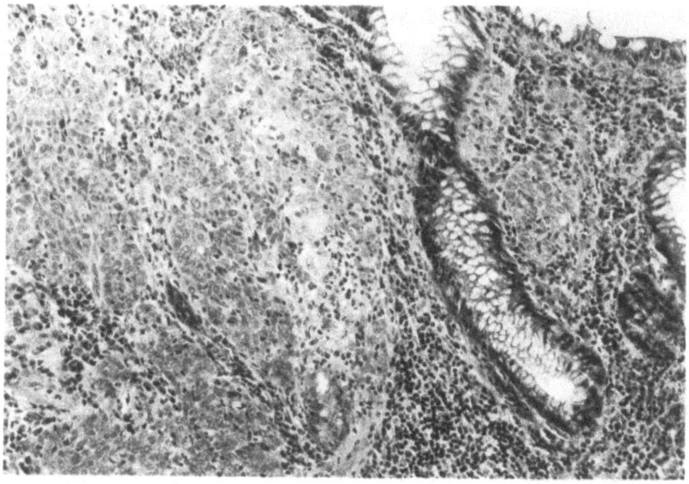

Abb. 2.4.30: Nicht verhornendes Plattenepithelkarzinom des Rektums. Erhaltene Rektumkrypten zeigen sich im rechten Bildteil mit invasiven infiltrierenden Plattenepithelzellverbänden im linken Bildteil (mittlere Vergrößerung)

2.4.5.2.5 Undifferenzierte Karzinome des Kolons und Rektums

Undifferenzierte Karzinome des Kolons und Rektums sind maligne epitheliale Tumoren ohne jede Drüsenformation, Mukusproduktion, Plattenepitheldifferenzierung oder andere Hinweise auf eine spezifische Differenzierung. Besonders erwähnenswert ist der Kleinzelltyp des kolorektalen undifferenzierten Karzinoms, der neuroendokrinen Karzinomen ähnelt, die in anderen Organen wie zum Beispiel der Lunge entstehen [340]. Bei diesen Neoplasien können neurosekretorische Granula in der elektronenmikroskopischen Untersuchung nachgewiesen werden. Die biochemische Analyse von Tumorgewebsextrakten zeigt Katecholamine und vasoaktive Amine in hohen Konzentrationen. Paraneoplastische Snydrome im Zusammenhang mit einer Hormonproduktion durch diese Tumoren konnten bislang nicht identifiziert werden [340].

2.4.6 Seltene Neoplasien des Kolons und Rektums

2.4.6.1 Karzinoidtumoren

2.4.6.1.1 Reine Karzinoide

Etwa 34% aller intestinalen Karzinoidtumoren sind im Kolon oder Rektum lokalisiert [55]. Diese relativ ungewöhnlichen Neoplasien werden manchmal als Hinterdarmkarzinoide bezeichnet und sind neuroendokrine Neoplasien, die sich aus den Apudzellen (Amine precursor uptake decarboxylase) oder neuroendokrinen Zellen innerhalb des Intestinums ableiten. Die meisten Hinterdarmkarzinoide sind nicht argentaffine Tumoren und nur versilberbar, wenn extern reduzierende Substanzen zugegeben werden. Ein Karzinoid wird nur dann als maligne angesehen, wenn Metastasen nachgewiesen werden können. Damit sind mehr als 70% der Kolonkarzinoide und weniger als 10% der Rektumkarzinoide als maligne zu klassifizieren [55]. Benigne Karzinoide werden charakterisiert durch kleine neoplastische Zylinderepithelzellen, die, als Bänder oder Inseln angeordnet, in ein muskuläres Stroma eingebettet sind. Diese Tumoren besitzen gewöhnlich eine Größe von 1 cm, sind nicht ulzerierend und können Azini und Rosetten bilden (Abb. 2.4.31). Maligne Karzinoide manifestieren sich ebenfalls als Bänder, Azini und Rosetten, sind jedoch weniger einförmig, hoch vaskularisiert und zeigen sehr selten das muskuläre Stroma, das bei benignen Karzinoiden gefunden wird. Maligne Läsionen können ulzerierend sein und sind gewöhnlich größer als benigne Tumoren, mit einem Durchmesser von oft mehr als 1 cm. Im allgemeinen kann die mikroskopische Untersuchung nicht zwischen benignen und malignen Läsionen unterscheiden; daher ist der Nachweis von Metastasen oft der alleinige Beweis eines malignen Wachstums. Das maligne Karzinoidsyndrom ist eine Konstellation von Symptomen, die vasomotorische, gastrointestinale und kardiopulmonale Systeme betreffen und die aus der Produktion von Peptiden wie Serotonin, 5-Hydroxtryptophan, Kallikrein, Histamin und adrenokortikotropem Hormon (ACTH) durch primäre oder metastatische Karzinoidtumoren resultieren. Eine chronische wässrige Diarrhoe, eine paroxysmale Dyspnoe, kutane Flushsymptomatik und eine valvuläre Fibrose des rechten Herzens sind Hauptmanifestationen des malignen Karzinoidsyndroms [55]. Mehr als 50% aller malignen Karzinoidtumoren des Kolons sind mit diesem malignen Karzinoidsyndrom vergesellschaftet, zumal eine extensive Lebermetastasierung eine hepatische Metabolisierung der durch den Tumor produzierten Peptide verhindert.

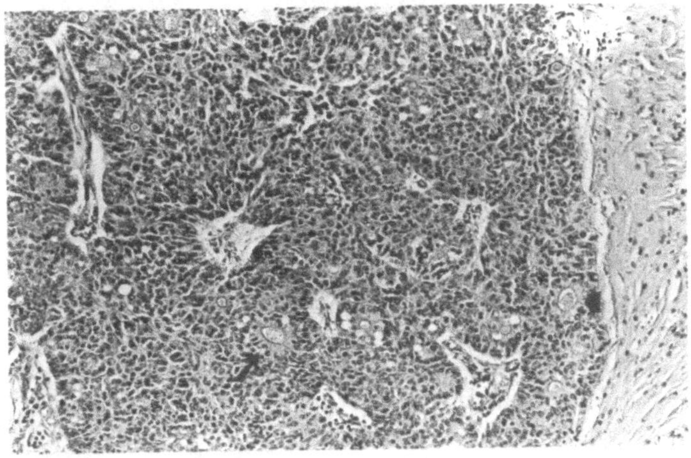

Abb. 2.4.31: Karzinoidtumor des Rektums. Das Bild zeigt die charakteristische Rosettenformation (Pfeil). Kleine ovale und runde gut differenzierte Nuklei formen die Rosetten. Eine Muzinproduktion kann nicht nachgewiesen werden (niedrige Vergrößerung)

2.4.6.1.2 Zusammengesetzte Karzinoide

Kolorektale Neoplasien enthalten manchmal eine Mischung von muzinproduzierenden Adenokarzinomen und Karzinoidtumoren, die als zusammengesetzte Karzinom-Karzinoidtumoren bezeichnet werden (Abb. 2.4.32). Diese Neoplasien sind selten und zeigen ein malignes Wachstumsmuster entsprechend dem Differenzierungsgrad und der Invasionstiefe der Adenokarzinomkomponente. Die immunzytochemische Färbung zeigt eine bidirektionale Differenzierung, wobei CEA im Adenokarzinomanteil lokalisiert ist und Serotonin in den Karzinoidzellen nachweisbar ist [501]. Interessanterweise sind sowohl reine Karzinoidtumoren als auch die zusammengesetzten Karzinome als maligne Komplikationen der chronischen Colitis ulcerosa beschrieben worden [630, 580].

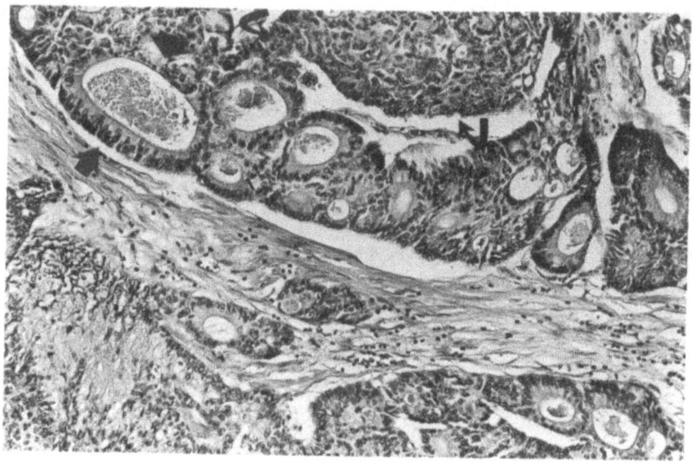

Abb. 2.4.32: Zusammengesetzter Karzinom-Karzinoidtumor des Rektums. Muzinproduzierende Adenokarzinomdrüsen (gerader Pfeil) und Karzinoidinseln mit Rosetten (gebogener Pfeil)

2.4.6.2 Nichtepitheliale Tumoren

2.4.6.2.1 Benigne nichtepitheliale Tumoren

Benigne nichtepitheliale Tumoren des Kolons und Rektums sind selten. Das *Lipom* ist dabei der häufigste dieser Tumoren, wobei seine Inzidenz mit 0,2 bis 0,3% in großen Autopsieserien angegeben wird [132]. Lipome treten häufiger bei Frauen und älteren Patienten auf und besitzen ein charakteristisches radiologisches und makroskopisches Erscheinungsbild (Abb. 2.4.33). Benigne *Leiomyome* und epitheloide Leiomyome sind häufig im Magen; selten im Dünndarm, Kolon und Rektum. *Neurofibrome* und benigne *Schwannome* können ebenfalls sporadisch auftreten, kommen jedoch vor allem bei Patienten mit Neurofibromatosis von Recklinghausen vor. Seltene benigne vaskuläre Tumoren des Kolons umfassen die *Hämangiome* und *Lymphan-*

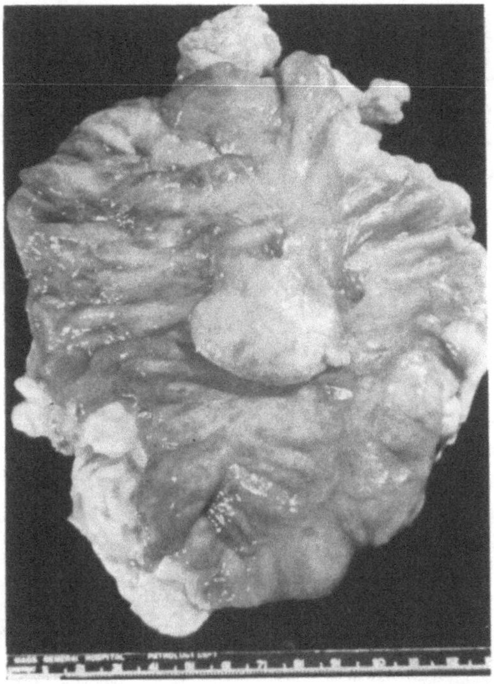

Abb. 2.4.33: Makroskopischer Aspekt eines gestielten Lipoms des proximalen Kolons mit glatter mukosaler Oberfläche

giome. Die *arteriovenösen vaskulären Mißbildungen* im Caecum und Colon ascendens, die häufig beim älteren Patienten beobachtet werden und oft mit portaler Hypertension und massiver spontaner Hämorraghie vergesellschaftet sind, werden als erworbene Läsion und nicht als eine vaskuläre Neoplasie aufgefaßt [16].

2.4.6.2.2 Maligne nichtepitheliale Tumoren

Das *Leiomyosarkom* ist der häufigste solide nichtepitheliale maligne Tumor des Kolons, ist jedoch ebenfalls extrem selten. Leiomyosarkome weisen eine Inzidenz von weniger als 0,1% aller malignen Kolonneoplasien auf. Lediglich 25% aller intestinalen Leiomyosarkome treten im Dickdarm auf. Gewöhnlich ist es eine Erkrankung des älteren Menschen, jedoch sind auch Fälle in der Kindheit beschrieben worden [763]. Die Prognose dieser Neoplasien korreliert mit dem Differenzierungsgrad. Läsionen niedrigen Malignitätsgrades sind mit einer mehr als 50%igen 10-Jahres-Überlebensrate vergesellschaftet, während alle Patienten mit hochgradig malignen Läsionen innerhalb von 5 Jahren sterben [245].

Das extranodale *maligne Lymphom* tritt am häufigsten im Gastrointestinaltrakt, vor allem im Magen auf [840]. Große intestinale primäre maligne Lymphome sind gewöhnlich vom Non-Hodgkin-Typ, wobei der großzellige Typ oder der diffuse großzellige immunoblastische Typ dominieren. Die Prognose ist am besten für Patienten mit kleinen Läsionen, die auf das Intestinum beschränkt sind und am schlechtesten für große Tumoren, bei denen bereits benachbarte Lymphknoten beteiligt sind. Die Prognose variiert mit einer 5-Jahres-Überlebensrate von 33 bis 50% [840, 543].

Schließlich ist auch das *extramedulläre Plasmozytom* zu nennen, das sehr selten im Dickdarm auftritt. In der Literatur berichtete Fälle hatten eine variable Beziehung zu der nachfolgenden Entwicklung von multiplen Myelomen und der Produktion von zirkulierenden Paraproteinen [697].

2.5 Klassifizierung

J. R. Izbicki, D. K. Wilker, G. Dornschneider

2.5.1 Einleitung

Die Klassifikation von Tumoren basiert auf ihren biologischen Merkmalen, wobei jede definierte Kategorie eine Aussage über den natürlichen Verlauf des Tumors und damit seine Prognose erlaubt [1042]. Das Staging gibt Auskunft über die Ausbreitung des Tumors zum Zeitpunkt der Diagnosestellung. Das Typing liefert eine erste grobe histologische Zuordnung, wobei der Tumor nach seiner Ähnlichkeit mit dem Normalgewebe des betreffenden Organs beurteilt wird [405–407]. Das Grading soll in erster Linie das biologische Verhalten des Tumors in Hinblick auf seinen Malignitätsgrad abschätzen [405, 406, 750, 905].

Die chirurgischen Therapiemöglichkeiten für Karzinome des Kolons und Rektums reichen von einer einfachen lokalen Exzision über die Segmentresektion bis hin zu ausgedehnten Resektionen mit radikaler systematischer Lymphadenektomie. Obwohl bislang kein bestimmtes Operationsverfahren eindeutig beim klassifizierten Tumor im Sinne einer histologie- und stadiengerechten Therapie zugeordnet werden kann [915, 605, 610, 900, 37], sollten prä- und intraoperativ gewonnene prognostische Faktoren benutzt werden, um aus der Vielzahl der Behandlungsalternativen die für den individuellen Fall am besten geeignete Methode wählen zu können [915].

Den drei oben genannten Klassifikationsschemata – Typing, Grading und Staging – ist gemeinsam, daß sie in der Vergangenheit hauptsächlich postoperativ am Operationspräparat angewandt wurden. Mit der Einführung moderner bildgebender Verfahren und der Weiterentwicklung endoskopischer Techniken haben sich jedoch Möglichkeiten eröffnet, insbesondere das Grading und Staging auch prä- und intraoperativ vornehmen zu können.

2.5.2 Typing

Bei malignen epithelialen Kolontumoren werden gemäß WHO-Empfehlung nach morphologischen Kriterien 6 Haupttypen unterschieden [405, 406, 915, 660]:

1. Das Adenokarzinom ist mit einem Anteil von 85–90% der häufigste aller epithelialen malignen Tumoren des Dickdarms. In 45% der Fälle liegt bei Diagnosestellung eine lymphogene Metastasierung vor [405–407]. Die Gesamt-5-Jahres-Überlebensrate beträgt 53% [925].
2. Das muzinöse Adenokarzinom zeichnet sich durch eine exzessive extrazelluläre Schleimbildung aus. Etwa 5% aller kolorektalen epithelialen Tumoren sind mu-

zinöse Adenokarzinome [405, 406, 530]. Sie sind im Vergleich zum Adenokarzinom mit einer schlechteren Prognose assoziiert [186]. Die 5-Jahres-Überlebensrate beträgt bei diesem Tumor 34%. Eine besonders schlechte Prognose ist bei Lokalisation im Rektum (18% 5-Jahres-Überlebensrate) gegeben.
3. Das Siegelringzellkarzinom ist sehr selten. Die Siegelringform der Zellen kommt durch intrazelluläre Akkumulation von Schleim zustande. Diese Tumoren haben eine besonders schlechte Prognose, weil sie diffus wachsen und die Darmwand und benachbarte Organe infiltrieren [405, 406, 915].
4. Das undifferenzierte Karzinom wurde früher als Carcinoma simplex beschrieben. Die Bezeichnung anaplastisches Karzinom soll nach den WHO-Empfehlungen nicht mehr verwendet werden [660]. Mit einer Lymphknotenmetastasierung ist bei Prognosestellung in etwa 70% der Fälle zu rechnen [407]. Das undifferenzierte Karzinom stellt eine Rarität dar, ebenso wie
5. das Plattenepithelkarzinom und
6. das adenosquamöse Karzinom [405, 406].

Einschränkend ist zu dieser Einteilung zu sagen, daß das einzelne Karzinom selten in allen Anteilen vom gleichen Typ ist. In der Mehrzahl der Fälle liegt vielmehr ein Mischtyp vor. Dabei bestimmt die histologische Beschaffenheit des überwiegenden Gewebeanteils des jeweiligen Tumors das biologische Tumorverhalten.

2.5.3 Grading

Weite Verbreitung hat in den letzten Jahrzehnten die Einteilung der Dickdarmkarzinome nach ihrem Malignitätsgrad gefunden. Diese Grading-Systeme stellen Bemühungen der Pathologen dar, prognostische Aussagen aus der Beurteilung des Gewebes nach histologischen und zytologischen Kriterien zu gewinnen. Dabei gilt der Differenzierungsgrad eines Tumors als Zeichen seines malignen Potentials [530]. Im Laufe der Zeit sind verschiedene Kriterien zur Beurteilung des Differenzierungsgrades herangezogen worden, die in unterschiedlichen Grading-Systemen resultieren (Tab. 2.5.1). Gebräuchlich ist heute das von der WHO angegebene System. Der WHO-Empfehlung [660] zufolge wird zwischen gut, mäßig und wenig oder undifferenzierten Karzinomen unterschieden und diese dem Malignitätsgrad G1, G2 und G3 zugeordnet. Der Malignitätsgrad wird nach dem Ausmaß der histologischen und zellulären Ähnlichkeit mit dem Ausgangsepithel definiert (Kryptenarchitektur, nukleärer Pleomorphismus, Mitoseaktivität). Nach der neuesten Empfehlung der WHO [407] wird eine weitere Grading-Kategorie G4 für undifferenzierte Karzinome eingeführt. Eine andere Version, die zur Diskussion steht, kennt lediglich zwei Kategorien: G1 für gut und mäßig, G2 für wenig oder undifferenzierte Karzinome.

2.5.3.1 Bedeutung des postoperativen Gradings für die Prognose

Viele Autoren haben eine Korrelation zwischen Malignitätsgrad und Prognose nachweisen können (Tab. 2.5.1). Nach neueren Publikationen ist dies jedoch nur einge-

Tab. 2.5.1: Histologisches Grading von kolorektalen Karzinomen

Autor	Kriterien	Grade		Überlebensrate
Rankins,	zytologische Kriterien	Low		
Broders, 1928	zelluläre Differenzierung	I		56%[a]
[777]	mitotische Aktivität	II	grade	38%
		III	malignancy	23%
		IV		9%
		High		
Stewart,	zytologische und			
Spies, 1929	histologische Kriterien	I		
[911]	Kryptenarchitektur	II		Keine Angabe
	nukleäre Polarität	III		
	mitotische Aktivität	IV		
Grinnell, 1939	zytologische und			
[356]	histologische Kriterien	I		66%[a]
	Kryptenarchitektur	II		48%
	Invasivität	III		25%
	nukleäre Polarität			
	mitotische Aktivität			
Dukes, 1940	histologische Kriterien	I		100%[b]
[218]	Kryptenarchitektur	II		67%
		III		22%
		IV		0%
Dukes, 1958	histologische und			
[220]	zytologische Kriterien			
	Kryptenarchitektur	Low	grade	77,3%[a]
	zelluläres Arrangement	Average	malignancy	60,6%
	Differenzierung	High		28,9%
Wood, 1967	histologische Kriterien	Well		
[1047]	Organähnlichkeit	moderately	differentiated	Keine Angabe
		poorly		
Morson,	histologische und	G 1		55,6%[a]
Sobin, 1976	zytologische Kriterien	G 2		46,6%
[660]	Kryptenarchitektur	G 3		16,5% nach
	Mitoseaktivität			Hermanek
	nukleärer Polymorphismus			(1982)
Newland, 1981	histologische und			
[682]	zytologische Kriterien			
	zelluläre Differenzierung	Low	grade	
	Anaplasie	Average	malignancy	Keine Angabe
	Gefäßinvasion	High		
	Invasivität des Tumors			

[a] = 5-Jahres-Überlebensrate, [b] = 3-Jahres-Überlebensrate

schränkt möglich [682]. Da der Malignitätsgrad mit dem Tumorstadium assoziiert ist, ist die schlechte Prognose hochmaligner Tumoren auch durch ihr gewöhnlich fortgeschritteneres Tumorstadium zu erklären [682]. Die prognostische Bedeutung des Tumorgradings wird außerdem durch die mangelnde diskriminatorische Qualität der Klassifikation eingeschränkt. Die WHO-Klassifikation [660] gibt keine exakten Definitionen. Dadurch läßt sie dem Untersucher gerade bei der Beurteilung von Tumoren im Bereich zwischen den Gradeextremen einen erheblichen subjektiven Spielraum und ist deshalb in diesem Bereich nur schwer reproduzierbar [530, 915].

Darüber hinaus zeigt ein Tumor bedeutende zytologische und strukturelle Variationen zwischen verschiedenen Gewebsabschnitten. So fanden Qualheim [771] und Leder [530] in der überwiegenden Mehrzahl von Dickdarmresektaten in unterschiedlichen Schnittebenen verschiedene Differenzierungsgrade, so daß die Bestimmung des Malignitätsgrades auch deshalb kaum reproduzierbar ist [771, 530]. Dies ist der Grund für die neuesten Bestrebungen, nur noch zwei Kategorien zu unterscheiden. Darüberhinaus wird der am wenigsten differenzierte Gewebsanteil für die Einstufung herangezogen.

2.5.3.2 Präoperatives Grading

Aufgrund der Inhomogenität der Tumoren ist selbst das Grading vollständig entfernter Tumoren problematisch. Die Verläßlichkeit des Gradings aus Biopsien ist daher um so fraglicher (Williams 1985). Schon Dukes hat 1932 [217] auf die mangelnde Übereinstimmung des prä- und postoperativ bestimmten Malignitätsgrades bei den meisten von ihm untersuchten Rektumkarzinomen hingewiesen. Nach Untersuchungen von Dukes [220] und Leder [530] scheint zumindest bei den Gradextremen eine gewisse Treffsicherheit des präoperativen Gradings vorzuliegen, während Madsen (1982) [591] zu dem Schluß kommt, daß die höchste Treffsicherheit bei Grad G2 vorliegt. Sugarbaker [916, 917] und Williams [1027] schlagen zur Erhöhung der Vorhersagewahrscheinlichkeit die Entnahme multipler Biopsien unter Erfassung der Interphase zwischen Tumor und normalem Gewebe vor. Außerdem sollte der am wenigsten differenzierte Anteil der Biopsie zum präoperativen Grading herangezogen werden.

2.5.4 Staging

2.5.4.1 Pathologische Stagingsysteme

Bis heute ist die Klassifikation nach Dukes [217] die wohl am meisten verbreitete. Sie hat im Laufe der Zeit erhebliche Modifikationen erfahren [217, 282] (Abb. 2.5.1). Die Analyse klinischer Studien wird erheblich dadurch erschwert, daß in den einzelnen Publikationen in der Regel keine Angaben zu den verwendeten Modifikationen der Dukes-Klassifikation gemacht werden [52, 329].

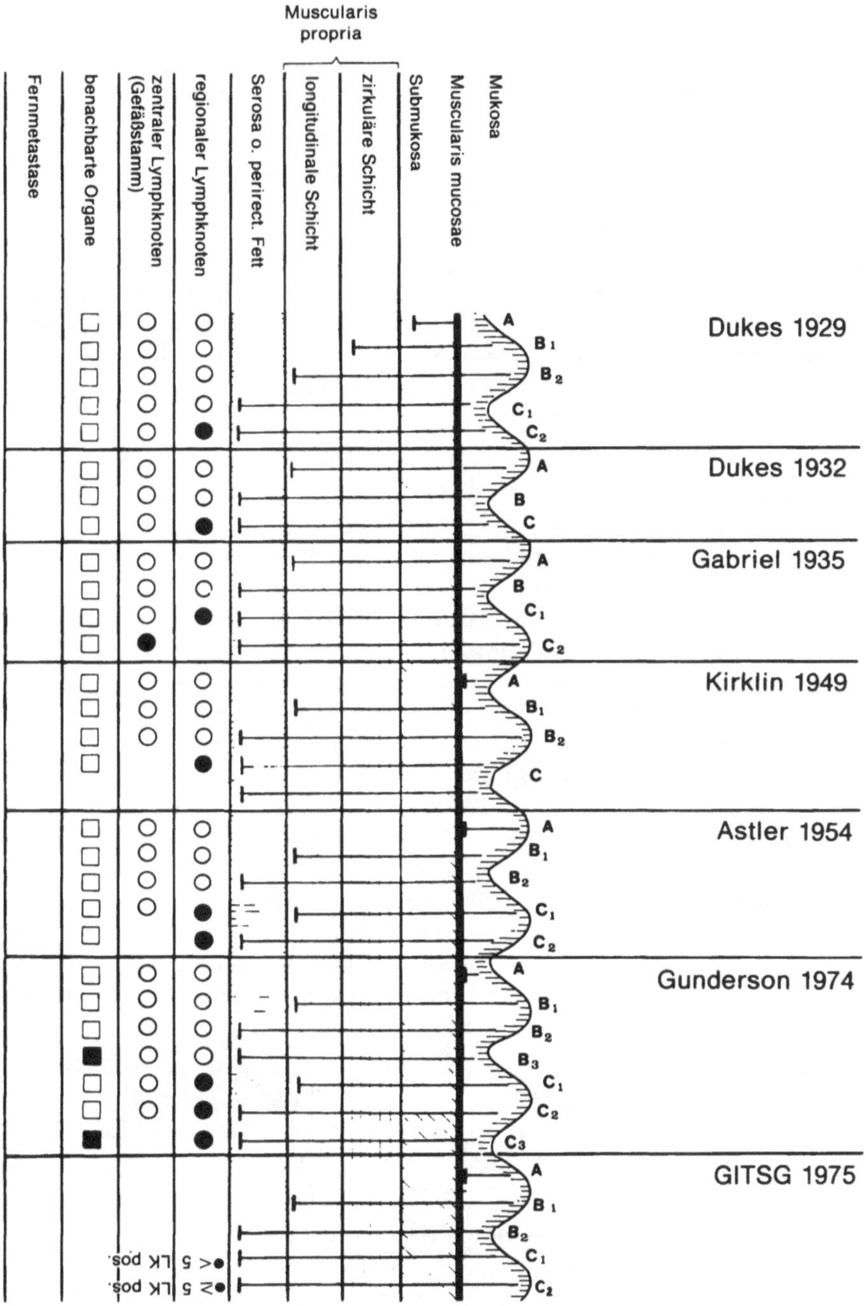

Abb. 2.5.1: Pathologisch-anatomische Staging-Systeme

2.5.4.1.1 Historische Entwicklung

Dukes stellte in seinen grundlegenden Arbeiten zum Staging des Rektumkarzinoms 3 Basishypothesen auf [266]:

1. Das lokale Wachstum von Karzinomen des Rektums erfolgt durch progressive Penetration der Darmwand. Lymphknotenmetastasen finden sich selten, ehe das Karzinom die Muscularis propria durchbrochen und in perirektales Gewebe vorgewachsen ist [217, 282].
2. Die lymphatische Metastasierung läuft in einer geordneten und vorhersagbaren Weise ab. Die ersten Lymphknoten, die vom Tumor befallen werden, sind im perirektalen Gewebe in der Nähe des Primärtumors lokalisiert. Die nächste Lymphknotenstation liegt in den zentralen Lymphknoten [282].
3. Die dritte Hypothese setzt das histologische Grading in Beziehung zum Wachstum des Tumors [217, 218, 282].

Bereits nach den pathologisch-anatomischen Untersuchungen von Villemen 1925 war offensichtlich, daß die Lymphgefäße der Kolonwand sich bis in die Submukosa hinein erstrecken, die Muscularis mucosae jedoch nicht überschreiten. Entsprechend wurden 1935 von Gabriel [282] Lymphknotenmetastasen auch bei Patienten beobachtet, bei denen der Tumor lediglich die Mukosa und Submukosa penetriert hatte, was einer Ausnahme von der Dukes-Klassifikation gleichkam. Dies konnte in einer späteren Untersuchung von Hojo [435] bestätigt werden. Allerdings korrelierte die Anzahl der Lymphknotenmetastasen mit dem Grad der Penetration. Um diesem Umstand Rechnung zu tragen, führte Kirklin 1949 [499] eine Modifikation der Dukes-Klassifikation ein (Abb. 2.5.1). 1954 modifizierten Astler und Coller [31] das Kirklin-System. C-Läsionen wurden nochmals unterteilt in C1- und C2-Untergruppen (Abb. 2.5.1). In der Modifikation durch die Gastrointestinal Tumor Study Group [293] erfolgte die Unterteilung von Läsionen nach der Anzahl der befallenen Lymphknoten (Abb. 2.5.1) [850]. Gunderson [364] berücksichtigte als Erster die Infiltration benachbarter Organe oder Strukturen (Abb. 2.5.1). Darüber hinaus wurden für die Infiltration benachbarter Organe und die Metastasierung in Lymphknoten die Gruppen g und m eingeführt, um eine makroskopische (g-) oder mikroskopische (m-)Infiltration bzw. Metastasierung anzuzeigen. Die Infiltration benachbarter Strukturen gilt übereinstimmend als prognostisch ungünstiges Signum [631].

Die Dukes-Klassifikation mit ihren Modifikationen als ausschließlich pathologische Einteilung ist nur dann anwendbar, wenn eine Radikaloperation mit Lymphadenektomie durchgeführt wird [405, 406]. Sie erfaßt keine klinischen Befunde [1042] und ist auch ungeeignet für das in Hinblick auf die Auswahl des Operationsverfahrens so wichtige prä- und intraoperative Staging [916, 917].

Ein erster Versuch einer klinisch-pathologischen Einteilung (Abb. 2.5.2) wurde von Turnbull 1967 [963] unternommen. Sein System umfaßte mit dem Stadium A die auf die Kolonwand beschränkten Tumoren, während im Stadium B die Tumoren die Darmwand durchbrochen haben und im Stadium C bereits regionale Lymphknotenmetastasen vorliegen. Schließlich bezeichnete Stadium D die Tumoren, die in die Leber, in die Lunge oder in die Knochen metastasiert sind bzw. benachbarte Organe infiltriert haben.

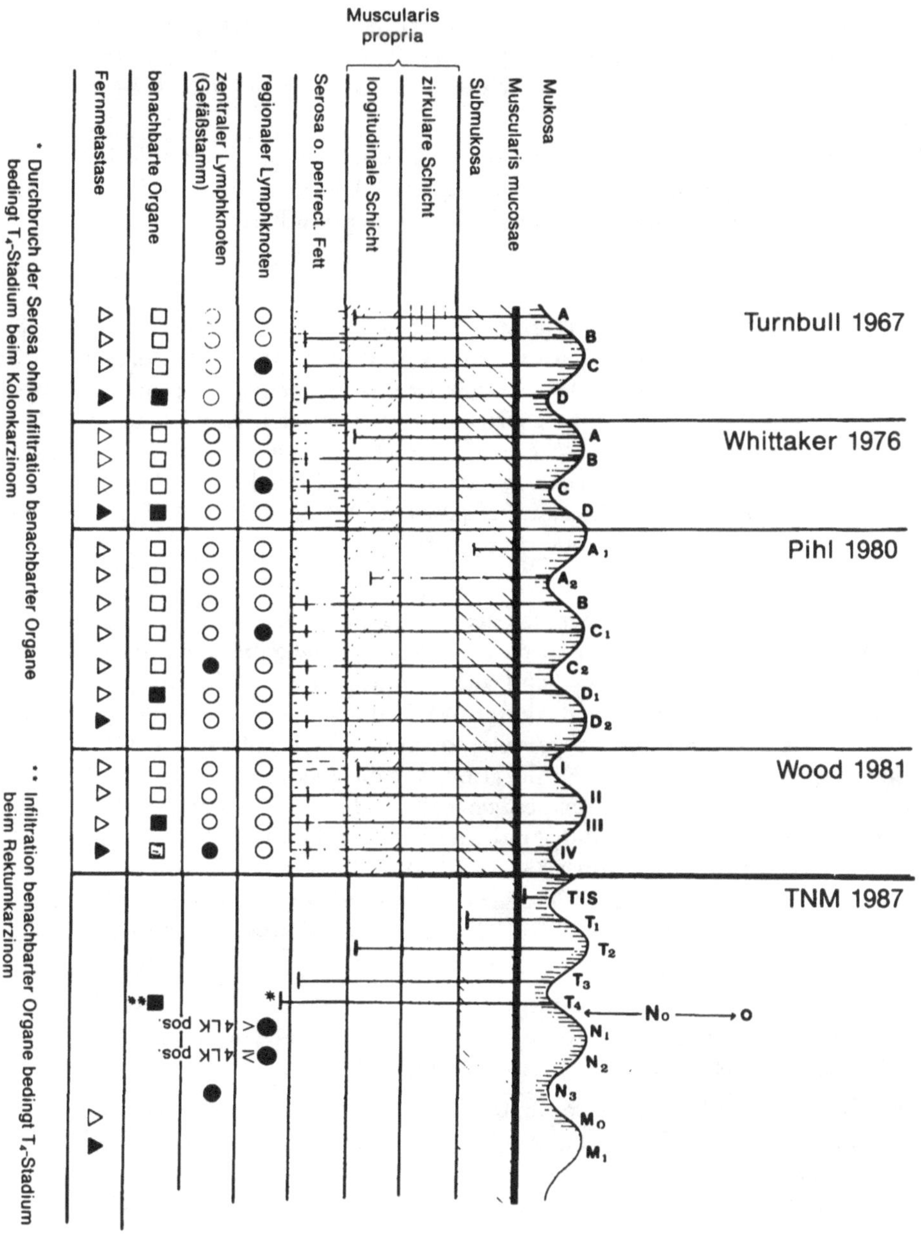

Abb. 2.5.2: Klinisch-pathologische Staging-Systeme

1976 kamen Whittaker und Goligher durch Zufügung einer Kategorie D in das Dukes-System zur gleichen Einteilung [1014]. Durch Pihl erfolgte 1980 [750] eine Verschmelzung der von Dukes 1935 und von Whittaker und Goligher 1976 [1014] eingeführten Systeme.

Ein anderes Staging-System, basierend auf klinisch-pathologischen Kriterien, wurde 1981 von Wood [1046] (Abb. 2.5.2) angegeben. Als einer der wichtigsten prognostischen Faktoren wurde dabei die lokale Tumorinvasion herausgestellt.

2.5.4.1.2 TNM-Klassifizierung

Um eine größere Anzahl von prognostischen Faktoren in ein Staging-System zu inkorporieren, wurde vom American Joint Committee for Cancer Staging and Result Reporting (AJC) und der International Union against Cancer ein TNM-System vorgeschlagen [52]. Dabei symbolisiert T den Primärtumor, N befallene Lymphknoten und M Fernmetastasen. Die Neuerung bei diesem System ist, daß die Ausdehnung der Erkrankung vor und nach der therapeutischen Maßnahme in das Staging-System unter Einbeziehung der Infiltration benachbarter Strukturen oder eine eventuell vorliegende Fernmetastasierung integriert wird.

Jedes Ausbreitungsstadium eines kolorektalen Karzinoms soll in der Kürze der TNM-Formel konzentriert sein. Dabei gibt die sogenannte C-Kategorie an (C = Certainty), mit welcher diagnostischen Sicherheit diese Formelangabe gemacht wird. Der C-Kategorie liegen dabei entsprechend angewandte diagnostische Methoden zugrunde [818]. C1 bedeutet die Evidenz aufgrund klinischer Untersuchung allein, C2 die Evidenz unter Zuhilfenahme spezieller diagnostischer Hilfsmittel, C3 die Evidenz allein aufgrund chirurgischer Exploration, C4 die Evidenz nach erfolgter definitiver chirurgischer Behandlung einschließlich vollständiger Untersuchung des Resektionspräparates und C5 Evidenz aufgrund der Autopsie [452c]. Dagegen kennt das AJC lediglich eine Chronologie von 5 Klassifikationsschritten, nämlich des cTNM (clinical diagnostic staging), das sTNM (surgical evaluative staging), das pTNM (postsurgical resection pathologic staging), das rTNM (retreatment staging) und das aTNM (autopsy staging) [1048].

Die durch die UICC [452c] und das AJC [22] vorgelegte TNM-Klassifikation hat in der Zwischenzeit ebenfalls Modifikationen erfahren. Die neueste TNM-Einteilung, gültig seit 1987, ist in Tabelle 2.5.2 dargestellt [407, 452d].

Die TNM-Klassifikation weist für das auf die Mukosa beschränkte Carcinoma in situ die eigene Rubrik des Tis aus, die Invasion in benachbarte Strukturen oder Organe durch den Primärtumor äußert sich in der Bezeichnung T4. Bei der N-Klassifizierung wird die Unterscheidung in N1 mit weniger als 4 befallenen und N2 mit mindestens 4 befallenen Lymphknoten getroffen. N3 bezeichnet befallene Lymphknoten entlang eines benannten größeren Blutgefäßes. M1 bezeichnet das Vorhandensein von Fernmetastasen.

Entsprechend den Vorschlägen des AJC [22] wurde die R-Klassifikation (R = residual tumor) eingeführt, um zwischen primär kurativer und palliativer Operation zu unterscheiden (R0: kein Residualtumor, R1: mikroskopisch nachweisbarer Residualtumor, R2: makroskopisch nachweisbarer Residualtumor) [22].

Tab. 2.5.2: TNM-Klassifikation gültig seit 1987

T X	Primärtumor nicht beurteilbar
T 0	kein Anhalt für Primärtumor
T is	Carcinoma in situ
T 1	Infiltration der Submukosa
T 2	Infiltration der Muscularis propria
T 3	Überschreiten der Muscularis propria bis in die Subserosa* oder in nicht peritonealisiertes perirektales Gewebe**
T 4	Perforation der Serosa* (viszerales Peritoneum) oder direkte Ausbreitung in benachbarte Strukturen oder Organe*
N X	regionäre Lymphknoten können nicht beurteilt werden
N 0	keine regionären Lymphknoten
N 1	Metastasen in 1 bis 3 regionären, d. h. perikolischen oder perirektalen Lymphknoten
N 2	Metastasen in 4 oder mehr regionären, d. h. perikolischen oder perirektalen Lymph knoten
N 3	Metastasen in Lymphknoten entlang eines benannten größeren Gefäßes***
M X	Vorhandensein von Fernmetastasen nicht beurteilbar
M 0	keine Fernmetastasen
M 1	Fernmetastasen
R 0	kein Residualtumor
R 1	mikroskopisch nachweisbarer Residualtumor
R 2	makroskopisch nachweisbarer Residualtumor (lokal oder Fernmetastasen)

Stadium	0	T is	N 0	M 0	
	I	T_1	N_0	M_0	Dukes A
		T_2	N_0	M_0	
	II	T_3	N_0	M_0	Dukes B
		T_4	N_0	M_0	
	III	$T_1 - T_4$	N_1	M_0	Dukes C
		$T_1 - T_4$	$N_{2,3}$	M_0	
	IV	$T_1 - T_4$	$N_1 - N_3$	M_1	Dukes D

* gilt für Kolon
** gilt für extraperitoneales Rektum
*** benannte größere Blutgefäße umfassen die A. ileocolica, A. colica dextra, media, sinistra, A. mesenterica inf. und A. rectalis sup.

Beim Vergleich zur Dukes-Klassifikation wird Bezug auf die Klassifikation nach Whittacker und Goligher 1976 [1014] genommen.

Die Klassifizierung eines Tumors basierend auf dem sTNM- und pTNM-Staging gibt nach heutigem Wissensstand eine hinreichende Auskunft über die Prognose, wobei pathologisch-anatomische und klinische Befunde zusammen einfließen. Die TNM-Klassifizierung kann im Gegensatz zur Dukes-Klassifizierung auch dann angewandt werden, wenn keine Radikaloperation durchgeführt wurde (lokale Exzision) [915, 329, 1048].

Dem TNM-System, das im Vergleich zur ursprünglichen Dukes-Klassifizierung komplex erscheint, wird jedoch besonders seitens japanischer Arbeitsgruppen angelastet, daß es dem Aspekt der Lymphknotenmetastasierung zu geringen Raum widmet. Die Japanese Research Society for Cancer of the Colon and Rectum hat deshalb ein noch differenzierteres System vorgestellt [470]. Diese General Rules for Clinical and Pathological Studies in Cancer of the Colon and Rectum bestimmen ähnlich wie beim Magenkarzinom den Tumorsitz und das Tumorstadium. Dabei werden Tumorsitz, die makroskopische Erscheinung und die Ausbreitung der Primärläsion, die Anwesenheit und präzise Lokalisation von Lymphknotenmetastasen, peritonealen Metastasen sowie anderen Fernmetastasen exakt klassifiziert [470, 880, 435]. Wie beim Magenkarzinom messen die japanischen Arbeitsgruppen der lymphatischen Ausbreitung des Kolonkarzinoms die größte prognostische Bedeutung zu [435].

2.5.4.2 Klinisches und klinisch-chirurgisches Staging

Während die Parameter des klinisch-pathologischen Stagings für die Prognoseabschätzung definiert sind und Uneinigkeit nur über die Art des anzuwendenden Systems besteht, liegen die Verhältnisse beim klinischen und chirurgischen Staging des Dickdarmkarzinoms ganz anders. Ein tragfähiges Konzept eines prä- und intraoperativen Stagings wäre aber dringend erforderlich, da wegen der seit Jahren stagnierenden Ergebnisse der kurativen chirurgischen Therapie eine Verbesserung der Überlebensrate durch adjuvante Therapie erhofft wird [1027] und ein prä- und intraoperatives Staging für die Auswahl der hierfür in Frage kommenden Patientengruppen sowie für die Wahl des adäquaten Operationsverfahrens unabdingbar ist [916, 917, 605].

Die präoperative Abschätzung der Erkrankungsausdehnung wird jedoch beim kolorektalen Karzinom als schwierig erachtet [1048]. So zog die UICC 1966 [452 a] das vorgeschlagene klinische Staging des kolorektalen Karzinoms wegen der „Unzugänglichkeit“ des Organs zurück [452 b, 1048]. Wood [1048] konnte eindrucksvoll die Schwierigkeiten eines intraoperativen chirurgischen Stagings demonstrieren. In seiner Studie stimmte die Penetrationstiefe nur bei 69% der Kolonkarzinome und bei 59% der Rektumkarzinome mit dem pathologischen Staging überein. Die Beteiligung von regionalen Lymphknoten durch beide Bewertungsarten deckte sich bei 70% der Kolonkarzinome und bei 66% der Rektumkarzinome [1048].

2.5.4.2.1 Primärtumor

Beim Kolonkarzinom wird eine prätherapeutische, d. h. klinisch-diagnostische Abschätzung der Infiltrationstiefe endoskopisch oder radiologisch kaum möglich sein [687]. Endoskopie oder Radiologie haben zwar eine hohe Sensitivität und Spezifität für die Artdiagnose [785, 687], jedoch bietet die Größe des Tumors – und nur dieser Parameter kann sicher erfaßt werden – keinen Anhalt für die Infiltrationstiefe und steht, wenn überhaupt, in einer sehr schwachen Beziehung zur Prognose [916, 917, 45, 1042, 905].

Auch *intraoperativ* bietet das Kriterium der Fixierung des Tumors keinen Anhalt dafür, daß der Tumor in benachbarte Strukturen eingebrochen ist, weil eine entzündliche Reaktion der Grund für die Fixierung sein könnte [286].

Beim tiefsitzenden Rektumkarzinom, das dem Untersucher leichter zugänglich ist, sind in letzter Zeit jedoch bedeutende Fortschritte in der Abschätzung der Infiltrationstiefe unter Verwendung einer exakten klinischen Untersuchung und neuer bildgebender Verfahren erzielt worden [45]. Dabei scheint die exakte rektal-digitale Untersuchung nach Ansicht einiger Autoren die vielversprechendste Methode zur Beurteilung der Infiltrationstiefe zu sein [687, 605]. Üblicherweise werden dabei die Mobilität des Tumors sowie die Anzahl der Quadranten, die tumorös beteiligt sind, als Parameter für die Penetrationstiefe verwendet [605, 687, 67].

In einer prospektiven Studie von Nicholls [687] schien die Größe des Tumors, d. h. die Anzahl der Quadranten, die tumorös beteiligt waren, mit der Penetrationstiefe korreliert zu sein. Je nach Stadium schwankte die Genauigkeit des klinischen Stagings im Vergleich zum pathologischen Staging zwischen 35% und 80% [687]. Williams konnte 1985 [1027] bei der rektal-digitalen Abschätzung der Penetrationstiefe eine Übereinstimmungsrate von ca. 60–70% finden. Eine Übersicht über verschiedene klinische Staging-Systeme und den Vergleich ihrer Ergebnisse mit denen des pathologischen Stagings gibt Tabelle 2.5.3.

Tab. 2.5.3: Vergleich des klinischen Stagings durch rektal-digitale Untersuchung mit dem pathologischen Staging

Autor	Grade		Übereinstimmung zwischen klin. und path. Staging	
Nicholls, 1982	a) keine extrarekt. Infiltration		80%	
Nicholls, 1985	b) geringe extrarekt. Infiltration		60%	a + b: 75%
[686, 687, 689,	c) mäßige extrarekt. Infiltration		40%	
650]	d) ausgedehnte extrarekt. Infiltration		65%	c + d: 83%
Beynon, 1986	a) Grad I:	mobiler Tumor außerh. d. Rektumwand		
[67a]	Grad II:	mobiler Tumor von Rektumwand nicht separierbar	50%	
Beynon, 1986	b) Grad III:	wenig fixiert (pararekt. Fett)		
[67b]	Grad IV:	fixiert (benachbarte Strukturen)		
Williams, 1985	Grad I:	Ø Fixierung		
[1027]	Grad II:	minimale Fixation	69%	
	Grad III:	mäßige Fixation		
	Grad IV:	ausgedehnte Fixation		
Mason, 1976	Grad I:	frei mobil (bis Submukosa)		
[605]	Grad II:	mobil (Musc. propria)		
	Grad III:	leicht fixiert (extrarekt. Fett)	Keine Angabe	
	Grad IV:	fixiert (benachbarte Strukturen)		
	Grad V:	disseminiert		

Das klinische Staging allein aufgrund der rektal-digitalen Untersuchung hängt jedoch in hohem Maße von der Erfahrung des Untersuchers ab [687, 1027]. Darüber hinaus ist ein erheblicher Anteil an Rektumkarzinomen aufgrund ihrer Lokalisation dem untersuchenden Finger nicht zugänglich [1027, 67, 687]. Das Kriterium der Fixierung kann keine Unterscheidung zwischen einer entzündlichen oder tumorös bedingten Infiltration treffen [1027, 687]. Wegen dieser Nachteile erscheint die alleinige rektal-digitale Untersuchung zur Abschätzung der Penetrationstiefe zu ungenau.

Eine Verbesserung ist durch die Einführung neuerer bildgebender Verfahren (pelvines CT und endoluminale Sonographie) zu verzeichnen [45, 418, 812, 67, 513]. Das pelvine CT vermag zwischen einer Ausbreitung über die Rektumwand hinaus und einer Beschränkung auf die Rektumwand mit einer Sensitivität von 86% und einer Spezifität von 62% zu unterscheiden. Der positive prädiktive Wert liegt bei 91% und der negative prädiktive Wert bei 50% [67]. In etwa 80% der Fälle wird eine Übereinstimmung zwischen dem pathologischen und dem klinischen Staging beobachtet [1027, 45].

Noch bessere Resultate bringt die Anwendung der endoluminalen Sonographie (ELS) [418, 819]. Sie vermag in 91% der Fälle eine korrekte Vorhersage über die Penetrationstiefe im Vergleich zum pathologischen Staging zu treffen. Die Sensitivität wird mit bis zu 94%, die Spezifität mit 87%, der positive prädiktive Wert mit 97% und der negative prädiktive Wert mit 78% angegeben [67 a]. Tabelle 2.5.4 zeigt den Vergleich zwischen präoperativem Staging anhand der ELS und des CTs und pathologischem Staging.

Tab. 2.5.4: Exaktheit des präoperativen Stagings anhand CT und ELS bezüglich Penetrationstiefe

Autor	Methode	Übereinstimmung	Sensitivität	Spezifität	positiver prädiktiver Wert	negativer prädiktiver Wert
Beynon, 1986, a [67a]	CT	80%	86%	62%	91%	50%
	ELS	91%	94%	87%	97%	78%
Beynon, 1986, b [67b]	ELS	91%	94%	94%	98%	
	CT	79%	84%	63%	88%	
	Digital	62% (48%)	65%	100%		
Rifkin, 1986 [812]	ELS		83%	84%	76%	90%
	CT		55%	79%	64%	72%

Der endoluminalen Sonographie wird heute die größere Bedeutung in der Abschätzung der Penetrationstiefe beigemessen [67, 1027, 819]. CT und rektal-digitale Untersuchung vermögen lediglich gravierende Unterschiede der Penetrationstiefe festzustellen, nicht jedoch subtilere Grade zu unterscheiden [686, 389, 605]. Unter diesem Aspekt zeigt das CT zwar bessere Resultate als die digitale Untersuchung, im Vergleich zur ELS schneidet es bei der Differenzierung der einzelnen Penetrationsgrade jedoch eindeutig schlechter ab [67 b, 819, 812, 513]. Nicht zuletzt wird der ELS auch wegen der im Vergleich zum CT geringeren Kosten der Vorzug gegeben [513, 812].

2.5.4.2.2 Lymphknoten

Für die präoperative Beurteilung des Lymphknotenbefalls bietet sich neben der rektal-digitalen Untersuchung, dem pelvinen CT und der ELS die Lymphknotenszintigraphie an [45, 67, 812, 513, 784].

Die Ergebnisse der rektal-digitalen Untersuchung auf Befall von Lymphknoten stimmen lediglich in 30% mit dem pathologischen Staging überein [686, 687]. Auch hier sind die erhobenen Befunde in hohem Maße von der Zugänglichkeit des Tumors und der Erfahrung des Untersuchers abhängig [686, 687].

Selbst mit CT und ELS stellt die Erhebung des Lymphknotenstatus ein erhebliches Problem dar. Für das pelvine CT wird eine Genauigkeit zwischen 20 und 30% angegeben [45, 812]. Das Kriterium für eine tumoröse Beteiligung ist eine Lymphknotengröße von über 1 bzw. 1,5 cm [45, 513, 812]. Eine Differenzierung zwischen tumorös infiltrierten und nichtmalignen vergrößerten Lymphknoten kann nicht getroffen werden [812]. Eine entzündliche Begleitreaktion im Sinne einer reaktiven Lymphknotenhyperplasie wird jedoch beim Rektumkarzinom häufig beobachtet. Dies führt zum sog. „Overstaging“. Andererseits kann man im CT auch nicht die normal großen malignen von nichtmalignen Lymphknoten unterscheiden [812].

Während für das CT das scheinbar „harte“ Kriterium einer Lymphknotengröße über 1 – 1,5 cm aufgestellt wurde, werden bei der ELS alle Lymphknoten, die durch ELS visualisiert werden können, als positiv eingestuft [812]. Trotzdem kann durch die ELS der Lymphknotenstatus in bis zu 2/3 der Fälle exakt vorhergesagt werden, wie der Vergleich zum pathologischen Staging zeigt [812]. Auch in dieser Hinsicht schneidet die ELS besser ab als das CT oder die rektal-digitale Untersuchung [812]. Die Ergebnisse bisher vorliegender Studien sind in Tabelle 2.5.5 dargestellt.

Tab. 2.5.5: Präoperatives Staging anhand des CTs, der ELS und der Lymphoszintigraphie hinsichtlich Lymphknotenstatus

Autor	Methode	Genauigkeit	Sensitivität	Spezifität	positiver prädiktiver Wert	negativer prädiktiver Wert
Rifkin, 1986	CT	23%	23%	100%	100%	83%
[812]	ELS	67%	67%	91%	63%	92%
Accarpio, 1987	Lympho-szinti-graphie (Tc-99)		10/14	33%	10/14	33%

Über die Lymphknotenszintigraphie liegen zum jetzigen Zeitpunkt noch zu wenig Erfahrungen vor, um beurteilen zu können, ob bei Anwendung dieses Verfahrens bessere Resultate als mit der ELS erzielt werden können [784]. Selbst bei der intraoperativen Beurteilung des Lymphknotenstatus (klinisch-chirurgisches Staging) werden im Vergleich zum pathologischen Staging unbefriedigende Resultate erzielt [282].

Dabei ist offenbar die intraoperative Beurteilung von tumorfreien Lymphknoten mit einer größeren Treffsicherheit verbunden als die Beurteilung von tumorbefallenen Lymphknoten [166].

Damit ist das präoperative Staging im Hinblick auf eine Lymphknotenbeteiligung selbst unter Verwendung moderner bildgebender Verfahren zum jetzigen Zeitpunkt noch nicht befriedigend. Lediglich von der Penetrationstiefe des Tumors her sind Rückschlüsse auf eine eventuelle Lymphknotenbeteiligung möglich [605].

2.5.4.2.3 Fernmetastasen

Das klinische Staging im Hinblick auf eine Fernmetastasierung soll exemplarisch anhand der hepatischen Filialisierung dargestellt werden. Für diesen Metastasierungsort haben sich in der Vergangenheit die Computertomographie, die Sonographie und die Leberszintigraphie bewährt. Auch hier liegt die Nachweisgrenze bei Prozessen mit einem Durchmesser von etwa 1 cm [301]. Die Sensitivität des CTs liegt bei 80–90%, die des Ultraschalls bei 60–75% und die der Leberszintigraphie bei 85% [45, 891, 890, 13, 301, 306].

In allen Studien wurde das Ergebnis der bildgebenden Verfahren in Beziehung zum intraoperativ erhobenen Befund gesetzt. Diese Validierung muß jedoch in Frage gestellt werden, zumal 29% der Patienten, die vermeintlich kurativ operiert wurden, innerhalb von 2 Jahren postoperativ Lebermetastasen entwickeln. Damit liegt die Annahme nahe, daß bereits zum Zeitpunkt der Operation Mikrometastasen vorhanden waren [262, 45, 260, 261]. Aufgrund von Autopsieserien wird postuliert, daß bis zu 1/5 aller Patienten Lebermetastasen aufweisen, die aufgrund der bildgebenden Verfahren als frei von Lebermetastasen beurteilt werden [45].

3 Diagnostik

3.1 Bildgebende Verfahren

K. J. Pfeifer, G. Fenzl, B. Eibl-Eibesfeldt

3.1.1 Einleitung

Die Prognose von Patienten mit kolorektalen Karzinomen hängt sehr stark vom Tumorstadium ab [6]. Um eine stadiengerechte Therapie zu ermöglichen, müssen deshalb mit den bildgebenden Verfahren folgende Punkte abgeklärt werden:

1. Sitz und Ausdehnung des Primärtumors,
2. Ausschluß bzw. Nachweis eines Zweittumors im Kolon,
3. Ausdehnung des Tumors über die Wand hinaus,
4. Nachweis von regionalen Lymphknotenmetastasen,
5. Nachweis von Lymphknotenmetastasen im weiteren Abflußgebiet,
6. Nachweis oder Ausschluß von Lebermetastasen,
7. Nachweis von hämatogenen Fernmetastasen z. B. in der Lunge.

Gleiches gilt bei Verdacht auf ein Rezidiv eines kolorektalen Karzinoms. Zur Aufgabe der bildgebenden Diagnostik gehört außerdem die Erkennung der Komplikation eines kolorektalen Tumors z. B. Nachweis eines Ileus mit Diagnose der Genese und des Ortes des Darmverschlusses, Darstellung oder Ausschluß einer Perforation bei akutem Abdomen und Kolonkarzinom.

Folgende bildgebende diagnostische Hilfsmittel werden beim kolorektalen Karzinom in erster Linie eingesetzt:

1. Röntgen-Nativdiagnostik, Abdomenübersichtsaufnahmen im Liegen a. p. und links Seitenlage a. p.,
2. Thoraxübersichtsaufnahme in 2 Ebenen,
3. Kolonkontrasteinlauf in der Doppelkontrasttechnik als Standardverfahren mit Bariumsulfat,
4. Kolonkontrasteinlauf mit wasserlöslichem Kontrastmittel bei Ileus oder akutem Abdomen,
5. Sonographie transrektal zur Darstellung der Ausdehnung des Rektumkarzinoms, der Wandüberschreitung sowie zum Nachweis von Infiltration in die Umgebung und Nachweis von Lymphknotenmetastasen,
6. Sonographie des Abdomens, insbesondere der Leber, zum Nachweis des Primärtumors und von Lebermetastasen,
7. Computertomographie zur Darstellung des Primärtumors, der Infiltration in die Umgebung, der Darstellung von Lymphknotenmetastasen lokoregional und im Lymphabflußgebiet sowie von Lebermetastasen.

3.1.2 Konventionelle radiologische Diagnostik

3.1.2.1 Abdomenübersichtsaufnahme a. p. im Liegen sowie in Links-Seitenlage a. p.

Mit den Aufnahmen in Links-Seitenlage läßt sich anhand von Spiegeln ein Ileus oder Subileus nachweisen, was für die weitere Diagnostik von erheblicher Bedeutung ist. Ausgetretene Luft bei Perforation stellt sich als Luftsichel unter der Leber oder zwischen Leber und Thorax (rechter Leberlappen und Thoraxwand) dar. Bei Verdacht auf ein akutes Geschehen mit bestehender Perforation ist eine Kolonkontrastuntersuchung mit Bariumsulfat kontraindiziert, auch eine endoskopische Untersuchung sollte bei bestehender Perforation nicht durchgeführt werden [490 b]. Bei einem solchen Verdacht, auch bei dem Nachweis eines Ileus, darf die Kolonkontrastdarstellung nur mit wasserlöslichem Kontrastmittel durchgeführt werden [844].

Auf den Übersichtsaufnahmen im Liegen läßt sich die Füllung des Kolons mit Fäzes und Luft [526 b, 490 b] beurteilen. Auch auffällige Verkalkungen im Abdomen, wie verkalkte Lymphknoten, lassen sich erkennen.

3.1.3 Röntgen-Kontrastuntersuchung

3.1.3.1 Kolonkontrasteinlauf mit Bariumsulfat

3.1.3.1.1 Vorbereitung

Voraussetzung für eine optimale röntgenologische Darstellung des Kolons im Doppelkontrast ist eine sorgfältige Reinigung des Darmes. Anderenfalls könnten Stuhlreste Polypen oder Tumoren vortäuschen.

Grundsätzlich lassen sich drei Formen der Darmreinigung unterscheiden:

1. Gabe von Laxantien am Tag vor der Untersuchung, Durchführung eines Reinigungseinlaufs 1 Stunde vor der Untersuchung [78, 180].
2. Über 48 Stunden Einhalten einer Diät mit einer nichtblähenden Kost. Die letzten 24 Stunden vor der Untersuchung Erhöhung der Flüssigkeitsaufnahme mit nicht kohlesäurehaltigem Mineralwasser. Am Nachmittag und am Abend vor der Untersuchung Gabe einer Kombination von salinischen Abführmitteln (z. B. Cascara-Salax) und Bisacodyl [739, 803].
3. Antegrade Spülung des Kolons mit sogenannter Endoskopielösung oder Golytelylösung [180]. Am Nachmittag vor der Untersuchung werden pro Stunde 1,8 – 2 l Spüllösung oral gegeben, bis die auftretenden Diarrhoen klar und ohne Stuhlbeimengung sind.

Nach unseren eigenen Erfahrungen ergibt die Vorbereitung mit viel Flüssigkeit am Tag vorher und zusätzlichen Laxantien die besten Ergebnisse. Auch die orale Gabe der sogenannten „Endoskopielösung" reinigt den Darm sehr gut. Der Darm ist jedoch bei dieser Vorbereitung noch relativ feucht, so daß auch hochprozentige Bariumkontrastsuspensionen nur einen mäßigen oder ungenügenden Schleimhautbeschlag ergeben [180]. Auch kann die antegrade Spülung nur bei Mitarbeit der Patienten erfolgen, bei älteren Patienten ist diese Vorbereitung deshalb schwierig.

Um bei allen Vorbereitungsformen ein trockneres Kolon zu erzielen und damit einen besseren Schleimhautbeschlag, empfiehlt sich ca. 1 Stunde vor der Untersuchung die Gabe von 0,6 mg Atropin sublingual [490 a].

3.1.3.1.2 Untersuchungstechnik

Vor der Durchführung eines Kolonkontrasteinlaufes sollte unbedingt geprüft werden, ob der Verdacht auf eine Perforation oder ein Ileus besteht. Weiterhin sollte jeder Patient digital auf einen Tumor im Rektum hin untersucht werden. Die Einführung des Darmrohres mit einer Olive oder eines Ballonkatheters muß im positiven Fall besonders vorsichtig erfolgen, damit nicht die Spitze des Darmrohrs den Tumor perforiert. Gleichzeitig kann bei der digitalen Untersuchung auch der Sphinktertonus des Analkanals beurteilt werden und die Entscheidung getroffen werden, ob ein Ballonkatheter zur Abdichtung bei Insuffizienz des Schließapparates nötig ist [490 a]. Bei jüngeren Patienten wird das Kontrastmittel über eine Olive aus Kunststoffmaterial mit einem zusätzlichen Kanal für die Luftinsufflation eingebracht, bei älteren Patienten und bei Patienten mit rektaler Inkontinenz wird ein Ballonkatheter eingeführt. Die komplette Aufdehnung des Ballons erfolgt am besten unter Durchleuchtungskontrolle, so daß sichergestellt ist, daß der Ballon weder im Analkanal noch im proximalen Rektum zu weit aufgeblasen wird [526 b]. Die Einführung der Olive und auch das Einfließen des Kontrastmittels erfolgt in Links-Seitenlage des Patienten. Das Kontrastmittel wird mit einem Druck von ca. 1 – 1,5 m Wassersäule infundiert. Während des Einfließens wird eine Aufnahme des Rektums in strenger Links-Seitenlage angefertigt, anschließend eine Schrägaufnahme des Sigmas links gedreht. Auf diese Weise können die Endabschnitte des Darms vor einer möglichen Überlagerung durch das Ileum dargestellt werden. Das Kontrastmittel wird bis zur linken Flexur vorgetrieben. Jetzt wird Luft nachgegeben und der Patient auf die rechte Seite gelegt, bis das Kontrastmittel die rechte Flexur erreicht. Anschließend wird der Patient aufgerichtet und weiter Luft insuffliert, so daß die Kontrastmittelsäule jetzt nach unten in den Caecumpol fließt. Zwischenzeitlich können bereits Zielaufnahmen des Rektums und Sigmas durchgeführt werden. Nachdem das gesamte Kolon weiter aufgebläht worden ist, werden Zielaufnahmen beider Flexuren und des Caecums angefertigt. Anschließend erfolgen Übersichtsaufnahmen, am besten als Übersichtsaufnahmen im Großformat im a. p. sowie wie im p. a. Strahlengang, im rechts- und linksschrägen Strahlengang sowie im Stehen. Zusätzlich kann noch eine Aufnahme des Rektosigmoids in 35 Grad-Neigung der Röhre nach caudal durchgeführt werden [526 b, 490 a].

Zur leichteren Durchführung des Doppelkontrastes des Kolons und zur Verringerung der Schmerzhaftigkeit des Aufblähens können vor der Untersuchung oder vor der Luftinsufflation eine Ampulle Buscopan i. v. oder 0,5 – 1 mg Glucagon i. v. gegeben werden. Ziel der Untersuchung ist die Darstellung aller Darmabschnitte im Doppelkontrast möglichst in 2 Ebenen. Die Überlagerung einzelner Darmabschnitte z. B. durch Auftreten eines ileokaecalen Refluxes sollte möglichst vermieden werden.

3.1.3.2 Kontrasteinlauf mit wasserlöslichem Kontrastmittel

Die Untersuchung von akuten Krankheitszuständen verbietet die Verwendung von Bariumsulfat als Kontrastmittel für den Kolonkontrasteinlauf. Dies gilt insbesondere bei der Suche nach einer Perforation oder nach der Ursache eines Ileus direkt vor der geplanten operativen Intervention. Zur Darstellung des Kolons wird dann ein 30%iges wasserlösliches resorbierbares Kontrastmittel entsprechend einer Jodkonzentration von 150 mg Jod/ml (Peritrast rektal oder Gastrografin verdünnt um ca. die Hälfte) verwendet. Zur Darstellung des gesamten Kolons werden etwa 500 – 1000 ml des wasserlöslichen Kontrastmittels benötigt.

Der Vorteil des wasserlöslichen Kontrastmittels ist, daß höhergradige Stenosen leichter passiert und somit die kranialen Abschnitte des Darmes mit dargestellt werden können (Abb. 3.1.1) Bei Perforation wird das Kontrastmittel nach dem Austritt durch das Peritoneum resorbiert und über die Nieren ausgeschieden im Gegensatz zum schwerlöslichem Bariumsulfat, das ausgedehnte Fremdkörpergranulome und schwerste Verwachsungen verursacht. Auch direkt präoperativ ist das wasserlösliche Kontrastmittel von Vorteil, da der Darm von dem Kontrastmittel nicht gereinigt werden muß.

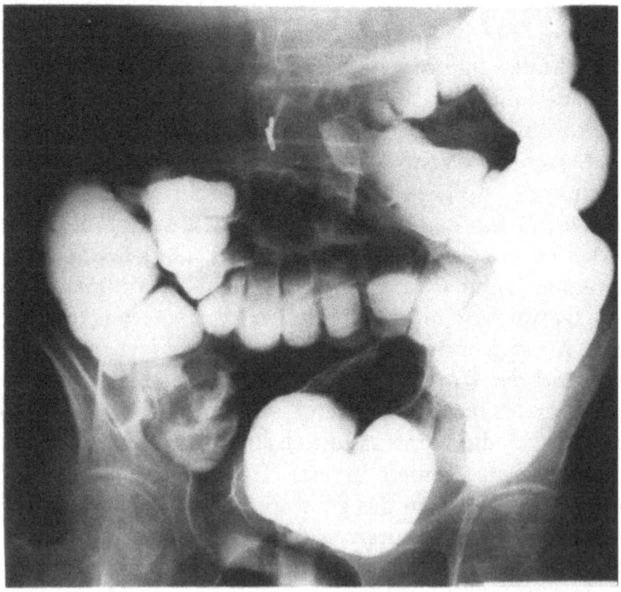

Abb. 3.1.1: Kolonkontrasteinlauf mit wasserlöslichem Kontrastmittel. Stenosierendes Karzinom im Colon ascendens

3.1.3.3 Perorale Kolondarstellung

Bei manchen Patienten, z. B. Patienten mit schweren perianalen entzündlichen Veränderungen, die es nicht erlauben, eine Olive einzuführen, kann ein Bariumkontrasteinlauf nicht durchgeführt werden. Bei diesen Patienten ist es möglich, das Kolon durch perorale Kontrastmittelgabe aufzufüllen. Dabei ist zu beachten, daß dem Patienten zu dem Bariumsulfat viel Flüssigkeit gegeben wird, so daß das Kolon innerhalb der nächsten 4–6 Std. erreicht wird und das Kontrastmittel im Dünndarm und Kolon nicht ausflockt. Zusätzlich kann durch gleichzeitige rektale Insufflation von Luft durch einen sehr dünnen Katheter das Kolon aufgedehnt werden und so eine Doppelkontrastdarstellung angefertigt werden [526 b, 490 b]. Diese Methode kann auch dann angezeigt sein, wenn es mit einem Kolonkontrasteinlauf nicht möglich ist, das Colon ascendens und das Caecum sowie den ileo-caecalen Übergang darzustellen. Die Aufdehnung des Kolons im Doppelkontrast wird auch hier erleichtert durch die Gabe von Buscopan oder Glukagon.

3.1.3.4 Darstellung des Kolons nach Operation über den Anus praeter

Nach Kolonresektion mit Anlage eines Anus praeter sollte für die Darstellung des abführenden Schenkels und der Anastomose das Kontrastmittel – je nach Fragestellung mit Barium oder wasserlöslichem Kontrastmittel – rektal gegeben werden (Abb. 3.1.2). Durch die rektale Gabe kann das Kontrastmittel leichter infundiert und das Vordringen des Kontrastmittels besser gesteuert werden. Auch eine Doppelkontrastdarstellung mit zusätzlicher Luftinsufflation ist möglich (Abb. 3.1.3). Findet sich bei dieser Darstellung eine komplette Stenose, so kann der oralseitige Darmabschnitt durch Sondierung des abführenden Schenkels vom Anus praeter aus zusätzlich dargestellt werden. Zur Sondierung wird hierbei ein weicher Blasenkatheter mit Ballon von 17 bis 20 Charr. verwendet. Nach Einführung in den Darm wird der Ballon dann

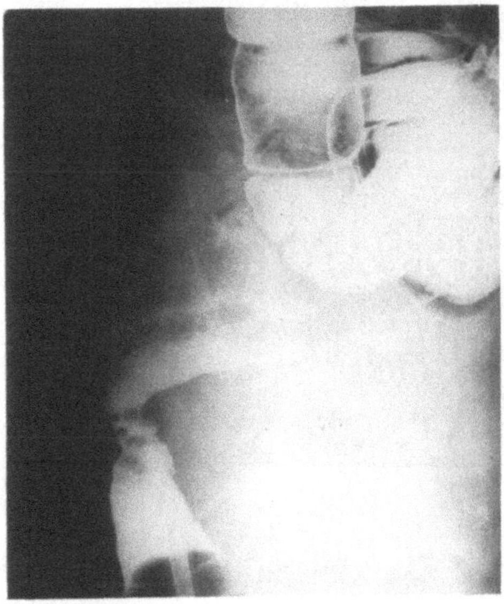

Abb. 3.1.2: Rezidiv eines Rektumkarzinoms.
„Polypöse Veränderungen" im Bereich der Anastomose

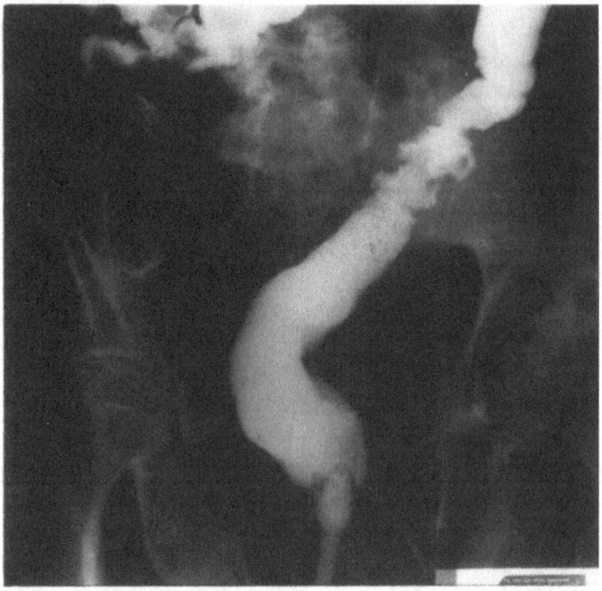

a

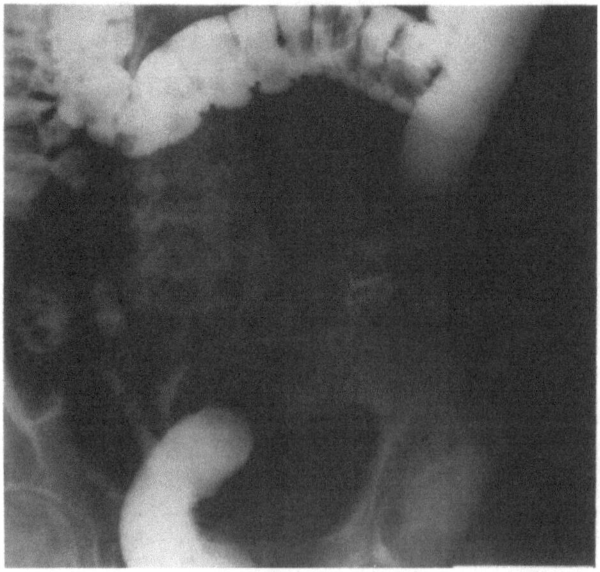

b

Abb. 3.1.3 a u. b: Rezidiv eines Karzinoms im Colon descendens nach Segmentresektion. Stenose endoskopisch nicht passierbar. Darstellung mit wasserlöslichen Kontrastmittel leicht aufgeblasen, so daß der Rückfluß des Kontrastmittels über den Anus praeter verhindert wird. In gleicher Weise kann auch der zuführende Schenkel des Kolons über den Anus praeter dargestellt werden. Auch hier erfolgt die Darstellung des Kolons möglichst in der Doppelkontrasttechnik.

Zur Vermeidung von Komplikationen, insbesondere von Perforationen bei der Sondierung des Anus praeters, dürfen nur sehr weiche Katheter verwendet werden. Auch hier ist die Austastung mit einem Finger obligat, um die Richtung der zuführenden bzw. abführenden Schlinge zu finden und dementsprechend den Katheter einzuführen.

3.1.3.5 Komplikationen des Kolonkontrasteinlaufs

Bei sorgfältiger Durchführung des Kolonkontrasteinlaufes, insbesondere bei sorgfältiger Vortastung und Einführung des Katheters sind Komplikationen sehr selten. Es werden Perforationen im Verhältnis 1 : 2250 bis 1 : 12000 beschrieben [296, 870]. Zu unterscheiden ist dabei die freie Perforation in den Peritonealraum von der gedeckten Perforation in das Retroperitoneum. Bei Verwendung von Bariumkontrastmittel ergeben sich schwerste Fremdkörper-Granulome und Verwachsungen. Operativ ist das Abdomen von dem am Peritoneum und auf der Serosa der Darmschlingen haftenden Bariumbrei schwer zu reinigen. Bei 50% der Patienten kommt es zu einem letalen Ausgang, meist als Folge einer Peritonitis, z. T. auch durch Intravasation vom Barium in das venöse System. Dies tritt insbesondere bei gedeckten Perforationen auf.

Perforationen des Kolons kommen in erster Linie bei Einführung des Darmrohres vor. Besonders bei Vorliegen eines Rektumkarzinoms kann beim Einführen des Darmrohres die Rektumwand im Bereich des Tumors perforiert werden. Auch bei Überblähung des Ballonkatheters kann das Rektum perforieren. Deshalb ist es nötig, beim Einführen das Aufblasen des Ballonkatheters unter Durchleuchtung zu kontrollieren. Perforationen aufgrund von Nekrosen und leichter Zerstörbarkeit der Kolonwand, z. B. bei entzündlichen Erkrankungen, sind seltener. Bei nicht inkontinenten Patienten sollte in der Regel kein Ballonkatheter verwendet werden, um sicherzustellen, daß der Druck im Kolon nicht den auch bei der Defäkation üblichen Druck überschreitet [490 a]. Starke Schmerzen der Patienten sind immer ein Warnzeichen insbesondere dann, wenn sie trotz Gabe von Buscopan oder Glukagon bei der Erweiterung des Kolons auftreten.

Bei Verdacht auf eine Kolonperforation sollten Übersichtsaufnahmen in mehreren Ebenen angefertigt werden, um die Perforation sicher nachzuweisen. Eine Luftansammlung im Retroperitonealraum kann bereits auf eine Kolonperforation hindeuten (Abb. 3.1.4). Bei der Sondierung eines Anus praeters ist besondere Vorsicht erforderlich, da hier die Kolonwand leicht verletzlich ist. Es dürfen nur sehr weiche Gummikatheter verwendet werden.

3.1.3.6 Diagnostik der kolorektalen Tumoren im Kolonkontrasteinlauf

Der Kolonkontrasteinlauf kann Aussparungen des Lumens und der Schleimhaut, die Wandbeschaffenheit und Aufdehnbarkeit des Kolons darstellen. Somit sind Tumoren, die exophytisch in das Lumen hineinwachsen, wie auch Tumoren, die nur wandinfil-

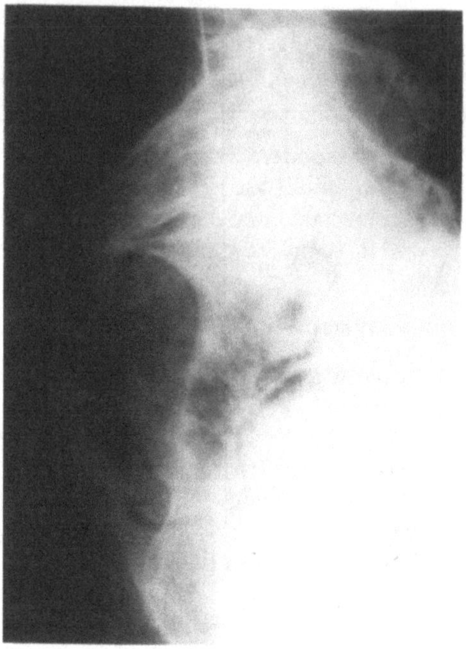

Abb. 3.1.4: Perforation im Rektum (nach Endoskopie) Gasansammlung retroperitoneal vor dem Kreuzbein

trierend sich ausbreiten, darzustellen. Tumoren, die von außen auf das Kolon einwirken, z. B. gynäkologische Tumoren oder eine Peritonealkarzinose, können durch Pelottierungen und Verlagerungen des Kolons radiologisch am besten dargestellt werden.

3.1.3.7 Diagnostik der Polypen

Polypen wachsen exophytisch von der Darmschleimhaut ins Lumen und sind radiologisch beim Monokontrasteinlauf als Füllungsdefekt zu erkennen. Beim Doppelkontrasteinlauf sieht man den Polyp mit Kontrastmittel beschlagen als kleines Gebilde in das Lumen hineinragen. Bei orthograder Darstellung entsteht dadurch eine Ringfigur, die relativ glatt sein kann mit einem gleichmäßigen Beschlag von Kontrastmittel oder auch lobuliert mit unregelmäßiger Oberfläche. Durch die Drehung des Patienten kann dann erreicht werden, daß der Polyp tangential dargestellt wird, so daß auch der Stiel bzw. die Basis des Polyps auf der Darmwand zu erkennen ist [490 a]. Kleinere Polypen unter 1 cm weisen in der Regel eine glatte Oberfläche auf. Wenn die Polypen weiter wachsen, wird die Oberfläche gelappt. Je größer die Polypen werden, desto besser kann die Basis des Polypen beurteilt werden. Die radiologische Erscheinungsform kann Hinweise auf ein bereits vorliegendes Karzinom geben:

Polypen unter 1 cm mit glatter Oberfläche und schmalen Stiel sind in der Regel als gutartig anzusehen. Polypen über 1 cm mit lobulierter Oberfläche, breiter Basis, möglicherweise auch mit einer kleinen Einkerbung an der Basis, sollten in jedem Fall als malignitätsverdächtig angesehen werden [717]. Eine sichere Unterscheidung der Dignität kann radiologisch jedoch nicht getroffen werden, deshalb sollten alle nachgewiesenen Polypen entfernt und histologisch untersucht werden. Zusätzlich sollte dabei beachtet werden, daß bei 30 – 50% der Patienten mit einem Polypen ein weiteres Adenom sich entwickelt [715].

1.3.7.1 Differentialdiagnose der Polypen

Bei guter Technik des Kolonkontrasteinlaufes läßt sich ein hoher Prozentsatz der Polypen erkennen. Die diagnostische Treffsicherheit hängt von der Größe der Polypen ab. Polypen über 1 cm Größe werden in der Regel zwischen 70 u. 90% entdeckt [622, 173]. Polypen unter 1 cm werden etwa in 50% und bei einer Größe von 2 – 3 mm in 22% [940] dargestellt. Das größte Problem bei der Diagnostik der Polypen im Doppelkontrast ist ihre Unterscheidung von Stuhlresten. Wenn der Darm vollständig sauber ist und sich der Befund bei rotierender Durchleuchtung nicht bewegen läßt, kann die Diagnose eines Polypen sichergestellt werden. Die Oberfläche des Polypen bzw. der Beschlag mit Kontrastmittel ist in der Regel auch schärfer und regelmäßiger als die von Stuhlresten, die z. T. schummrig und irregulär kontrastiert sind. Falschnegative Befunde finden sich auch bei Auftreten von Luftblasen im Doppelkontrast, bei Überlagerung von Darmschlingen und bei Vorhandensein von Divertikeln [487]. Die Differentialdiagnose zu Divertikeln läßt sich durch eine randständige Abbildung des Divertikels bzw. des Polypen treffen. Zum anderen zeigen sich Polypen auch als Aussparung, während die Divertikel sich kontrastmittelgefüllt darstellen.

Im Bereich des Caecumpols kann der eingestülpte Appendixstumpf nach Appendektomie einen Polypen vortäuschen. Auch bei einem sehr starken Vorspringen einer Iliocoecalklappe kann dies als ein Polyp fehlgedeutet werden [490 b].

3.1.3.7.2 Sensitivität und Spezifität der radiologischen Darstellung

Vergleichende prospektive Studien haben gezeigt, daß zur Aufdeckung von Polypen insgesamt die Kolonoskopie sensitiver ist als die Doppelkontrastuntersuchung mit Barium. Die Sensitivität des Doppelkontrast mit Barium betrug 71%, bei der Kolonoskopie 92% [1023]. Eine weitere prospektive Studie hat gezeigt, daß 100% der Polypen im linken Kolon, die mehr als 1 cm maßen, auch entdeckt wurden, jedoch Polypen, die zwischen 6 und 9 mm im Durchmesser betrugen, nur in 83% [803]. Auch kolonoskopisch wurden in 10% die dann durch Kolonkontrasteinlauf und Operation nachgewiesenen Polypen nicht diagnostiziert. Die Gründe hierfür waren, daß die Polypen meist hinter einer Falt- oder scharfen Knickbildung oder im mit Stuhl gefüllten Coecum bzw. ascendierenden Kolon lokalisiert waren.

Demnach ist die Doppelkontrastuntersuchung zur Aufdeckung von Kolonpolypen ein komplementäres Untersuchungsverfahren zur Endoskopie [490 b].

3.1.3.8 Diagnostik maligner Tumoren

3.1.3.8.1 Adenokarzinome

Die meisten Kolonkarzinome sind bei ihrer Diagnose mit 3–4 cm im Durchmesser bereits relativ groß. Die häufigsten Tumoren zeigen ein polypöses in das Lumen des Kolon hineinwachsendes Aussehen. Diese polypösen Veränderungen wachsen in der Regel zirkulär und führen dann zu einer Stenosierung des Kolons. Die häufigsten Symptome beim Nachweis eines Kolonkarzinoms sind somit die Beschwerden, die durch Stenosierung entstehen.

Die flachen Karzinome, die nur einen Wandabschnitt ergreifen, sind seltener [490 b]. Im Doppelkontrast zeigen sie sich als einen Defekt, oft auch mit Ulzerationen, in der Wandkontur. Diese Läsionen können im Kolonkontrasteinlauf am besten im tangentialen Strahlengang nachgewiesen werden. Auch die zirrhösen Formen der Karzinome, die flächenhaft die Kolonwand infiltrieren, führen nicht oder erst später zu einer Stenose. Hier fällt insbesondere die unregelmäßige Schleimhaut sowie die Wandstarre in diesem Abschnitt auf, die sich bei der Doppelkontrastdarstellung besonders gut erkennen läßt.

Beim Nachweis eines Karzinoms muß immer das gesamte Kolon dargestellt werden, da in etwa 5% ein Zweitkarzinom sich findet [3]. Bei mehr als $^1/_3$ der Patienten treten neben einem kolorektalen Karzinom weitere adenomatöse Polypen auf [490 b]. Die Darstellung des übrigen Kolons ist auch dann von Bedeutung, wenn der Tumor bereits zu einer hochgradigen Stenose geführt hat, so daß die Abschnitte jenseits der Stenose nicht mehr endoskopisch, sondern nur noch radiologisch dargestellt werden kann.

3.1.3.8.2 Seltenere Tumoren

Karzinoide

Der häufigste Sitz von Karzinoiden im Kolon ist das Rektum. Hier zeigen diese Tumoren meist eine glatte Wandaussparung, ähnlich den Leiomyomen. Beide Tumoren können jedoch auch exulzerieren, so daß die Kontur im Kolonkontrasteinlauf unregelmäßig wird (Abb. 3.1.5) [526 b].

Lymphome

Das Kolon ist bei Patienten mit malignen Lymphomen häufig betroffen, manchmal auch der erste Ort des Nachweises. Dabei finden sich multiple, breitbasig aufsitzende Knoten mit relativ glatter Oberfläche [1026]. Im Caecum können diese Knoten auch mehrere Zentimeter groß werden und Karzinome imitieren [1026]. Zur endgültigen Diagnose führt hier die Koloskopie mit histologischer Abklärung.

3.1.3.8.3 Differentialdiagnose der kolorektalen Karzinome

Jedoch hochgradige Stenose des Kolons, insbesondere bei älteren Patienten, ist in erster Linie auch ein Karzinom verdächtig. In seltenen Fällen muß jedoch auch an entzündliche oder entzündlich-ischämische Stenosen gedacht werden (Abb. 3.1.6).

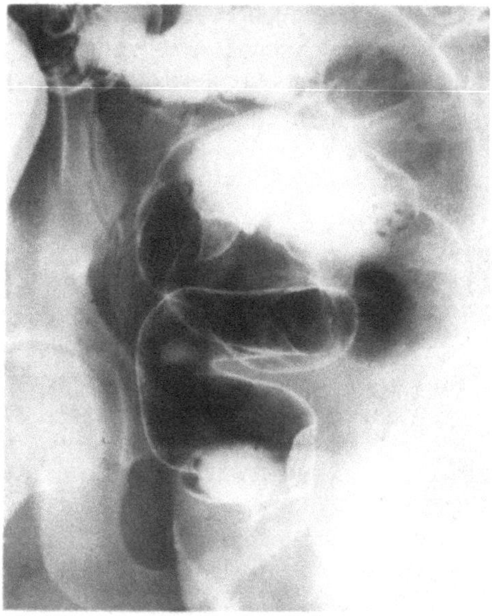

Abb. 3.1.5: Karzinoid im Rektum. Glatte Verwölbung lateral an der Rektumwand

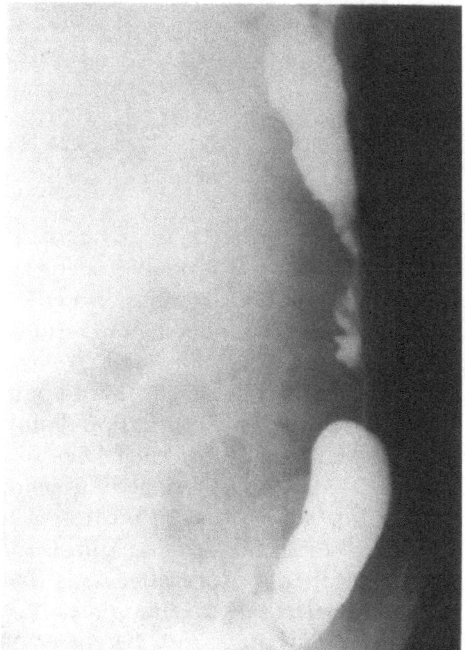

Abb. 3.1.6: Langstreckige Stenose im Colon descendens.
Operationsbefund: Ischämische Kolitis mit Stenose. Kein Karzinom

Dies gilt insbesondere dann, wenn die Stenosen längerstreckig sind und die Schleimhaut bzw. die Wand der Stenose relativ glatt erscheint. Ein Volvulus des Sigmas kann in seltenen Fällen ein Karzinom vortäuschen, bei der Kolonkontrastdarstellung ist eine spiralförmige Faltenführung des Schleimhautreliefs (Abb. 3.1.7) erkennbar, die auf den Volvulus schließen läßt. Auch hier kann die Diagnose durch die glatte Wandbeschaffenheit beim Volvulus erleichtert werden.

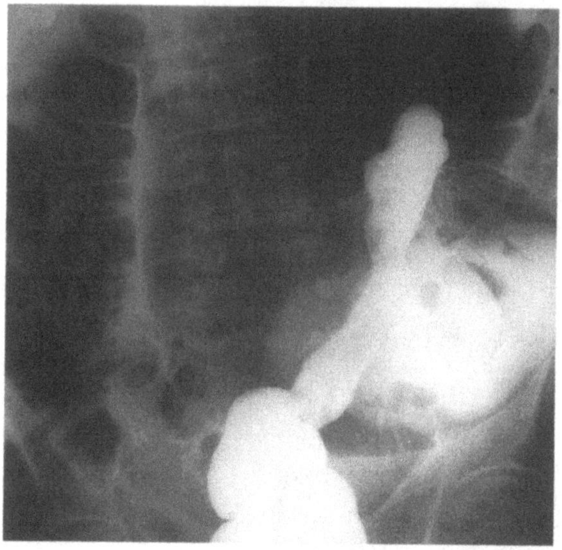

Abb. 3.1.7: Volvolus des Sigmas bei einem 86jährigen Patienten. Darstellung mit wasserlöslichem Kontrastmittel bei Ileus. Die Rotation des Sigmas läßt sich an der schräg verlaufenden Faltenbildung erkennen

Besonders schwierig ist die Diagnose eines Karzinoms im Bereich des Sigmas bei gleichzeitig vorliegenden Divertikeln bzw. die Abgrenzung zwischen einer Divertikulitis mit Engstellung des Sigmas und einer karzinombedingten Stenosierung. Die Untersuchung mit der Doppelkontrastdarstellung des Kolons und gleichzeitiger Gabe von Glukagon oder Buscopan i. v. läßt die Differentialdiagnose jedoch insoweit zu, als sich eine organisch bedingte Stenose durch die Luftinsufflation dann nicht mehr aufweiten läßt im Gegensatz zur funktionellen Stenose bei einer Divertikulitis (Abb. 3.1.8/3.1.9). Auch ist die Schleimhaut bei Divertikulitis bei der Aufdehnung gleichmäßiger [526 b, 490 b]. Weitere Ursachen für Stenosierungen im Kolon können eine Wandschädigung des Kolons nach Radiatio sein. Hier zeigt sich im Doppelkontrast eine fehlende Haustrierung, die Schleimhautfalten sind abgeflacht, es findet sich ein starres enggestelltes Rohr, ähnlich der Colitis ulcerosa, die, im Endstadium, ebenfalls zu einem starren Rohr mit fehlenden Schleimhautfalten führt. Bei diesen Veränderungen muß besonders auf zusätzliche polypöse oder exulzerierende umschriebene Veränderungen geachtet werden, da das Kolonkarzinom bei der Colitis ulcerosa gehäuft auftritt. Die Inzidens bei einer 40jährig bestehenden Colitis ulcerosa für ein Kolon-

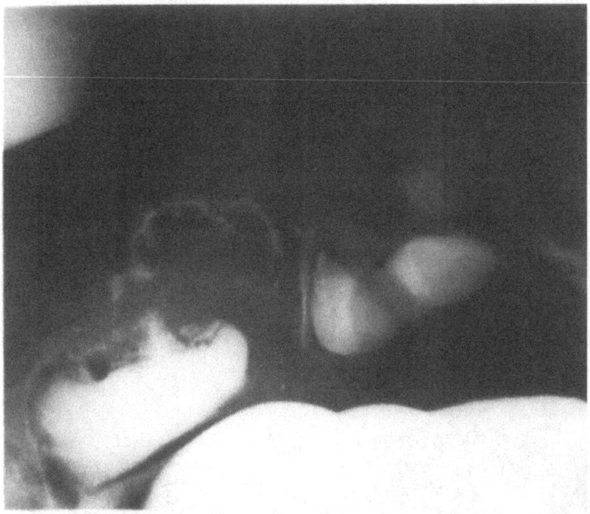

a

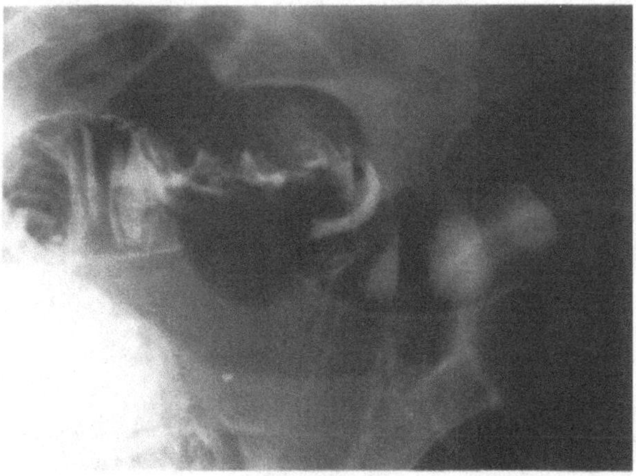

b

Abb. 3.1.8 a u. b: Sigmakarzinom. In der Doppelkontrastdarstellung Zerstörung der Schleimhaut. Nach Gabe von Buscopan keine Erweiterung der Stenose

karzinom beträgt bis zu 25% [633]. Pelottierungen von außen können ebenfalls zu einer Stenosierung führen. Bei einer Peritonealkarzinose sind dabei die Stenosierungen meist langstreckiger und flacher und betreffen häufig das Colon transversum [107]. Ähnliche Veränderungen insbesondere im Colon transversum mit Stenosierung finden sich auch in Folge nach einer akuten Pankreatitis, wobei das Kolon in die entzündlichen Veränderungen des Pankreas miteinbezogen ist. Auch hier ist die Schleimhaut in der Regel intakt und die Stenosierung langstreckiger als bei den Karzinomen [490 a]. Der Morbus Crohn führt zu typischen segmentalen Stenosierungen des Kolons mit einem „Pflastersteinrelief"; die Differentialdiagnose im Kolonkontrasteinlauf gelingt in der Regel [526 b].

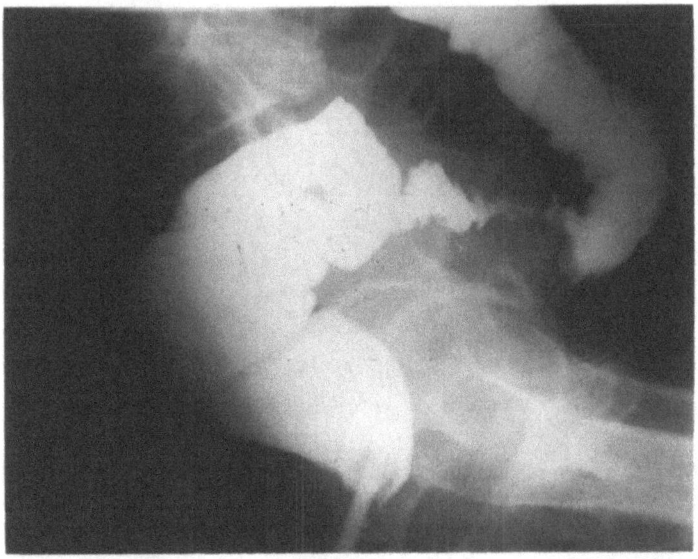

a

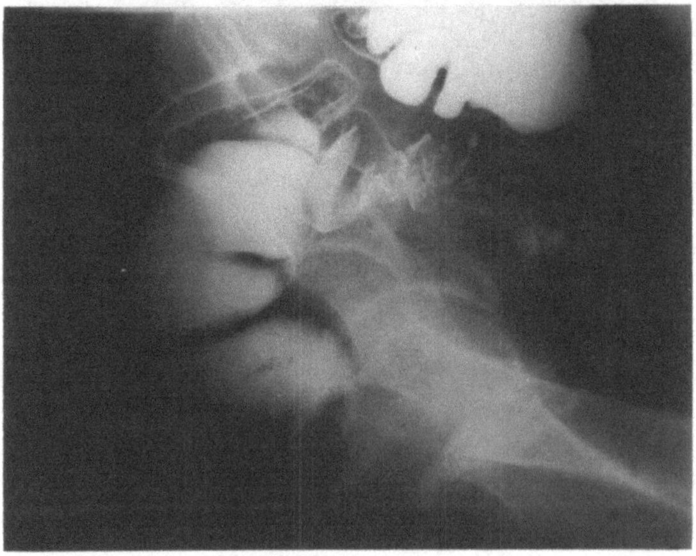

b

Abb. 3.1.9 a u. b: Sigmadivertikulitis. Die Stenose weitet sich nach Gabe von Buscopan auf. Darstellung von Divertikeln

3.1.3.9 Sensitivität des Kolonkontrasteinlaufes

Bei Durchführung des Kolonkontrasteinlaufes nach guter Vorbereitung und im Doppelkontrast ergibt sich eine hohe Trefferquote für die Diagnose eines kolorektalen Karzinoms. Die Angaben schwanken dabei zwischen 89% [173], 94%· [490 b] und

95% [487]. Fehler beim Nachweis von Karzinomen treten dann auf, wenn das Kolon nicht genügend vorbereitet ist, bei Divertikulitis oder wenn der Doppelkontrast mit zuviel Kontrastmittel durchgeführt wird. Fehldiagnosen sind zum Teil durch den Untersucher selbst verursacht, wenn er die Veränderungen, die auf dem Film nachweisbar sind, nicht als ein Karzinom interpretiert [490 b].

3.1.4 Sonographie

Bei Verdacht auf einen tumorösen Prozeß im Bereich des Kolons gehört die Sonographie zu einer der ersten diagnostischen Maßnahmen.

3.1.4.1 Primärtumor

Bei Sonographie wegen Verdacht auf einen Kolontumor sollte ein besonderes Augenmerk darauf gerichtet werden, ob erweiterte Dünn- und Dickdarmschlingen entsprechend einer prästenotischen Dilatation bzw. eines Ileus zu erkennen sind. Typischerweise läßt sich das Kolon im Sonogramm an der Haustrierung erkennen [515]. Auch die flüssigkeitsgefüllten Schlingen sind als echofreie Hohlräume mit dorsaler Schallverstärkung nachzuweisen. Der tumoröse Prozeß läßt sich sonographisch an einem sogenannten Kokardenphänomen erkennen, das sich aus den unterschiedlichen Dichten des Tumors, der Kolonwand sowie dem Restkanal in der Mitte ergibt. Dieses Kokardenphänomen ist bei gleichmäßiger Ausdehnung des Tumors konzentrisch, wenn der Tumor nur eine Wand ergreift bzw. sich asymmetrisch ausdehnt, ist es exzentrisch [515]. Die Differentialdiagnose eines derartigen Kokardenphänomens ist sonographisch nicht möglich. Auch anderweitige Darmwandverdickungen ergeben ein Kokardenphänomen, so daß bei einem entsprechenden Bild die Diagnose durch einen Kolonkontrasteinlauf oder einer Koloskopie gesichert werden muß.

Beim Kolonkarzinom mit Ileus lassen sich sonographisch sehr gut die flüssigkeitsgefüllten Darmschlingen nachweisen [999]. Im „Real-time“-Verfahren lassen sich die Bewegungen des Darms beobachten und beurteilen, inwieweit bereits eine Paralyse vorliegt. Der sonographische Nachweis eines Aszites läßt beim Kolonkarzinom in erster Linie an eine bereits bestehende Peritonealkarzinose denken. Zum anderen besteht bei entsprechender Klinik auch die Differentialdiagnose einer Tumorperforation.

3.1.4.2 Lymphknotenmetastasen

Bei einem bekannten Kolonkarzinom muß sonographisch eine mögliche Metastasierung abgeklärt werden. Lymphknotenmetastasen entlang der Mesenterialwurzel stellen sich als ovaläre, in der Regel echoarme Strukturen dar [999]. Im „Real-time“-Verfahren lassen sich die Lymphknoten durch die fehlende Bewegung gegenüber Darmstrukturen sicher abgrenzen. Diese Lymphknoten in der Mesenterialwurzel sind jedoch nur erkennbar, wenn der Patient gut vorbereitet ist und wenig Darmgasüberlagerung die Untersuchung stört. Die vaskulären Strukturen im Abdomen, die Aorta, die A. mesenterica superior und die Pfortader lassen die Orientierung zu. Die Lymphknoten sind um die A. mesenterica superior in der Mesenterialwurzel, um die Pfortader im Ligamentum hepatoduodenale sowie im Bereich des Truncus coeliacus, der sonographisch gut differenzierbar ist, gelegen [999].

3.1.4.3 Lebermetastasen

Lebermetastasen von Kolonkarzinomen sind in der Regel multipel angeordnet, seltener kommen aber auch solitäre Metastasen vor. Die sonographische Erkennung von Metastasen beruht auf zwei pathognomonische Zeichen: auf einer Veränderung der äußeren Form der Leber oder auf einer Alteration der Echostruktur [999]. Durch die immer bessere Entwicklung der Sonographiegeräte spielt jetzt der direkte Nachweis der Metastasen eine größere Rolle. Man unterscheidet dabei einmal echoarme Läsionen, die eine geringere Echogenität als das Leberparenchym aufweisen. Eine Differentialdiagnose zu Zysten ist durch die geringere Schallverstärkung hinter dem echoärmeren Areal möglich [515, 999]. Nur in seltenen Fällen von Nekrosen können die Metastasen sich sonographisch wie flüssigkeitsgefüllte Hohlräume darstellen, die jedoch meist eine unregelmäßige und verdickte Randstruktur aufweisen. Echoreiche Läsionen können ebenfalls Metastasen eines Kolonkarzinoms entsprechen, sie sind sogar beim Kolonkarzinom relativ häufig. Durch Verkalkung in den Metastasen, die bei Kolonkarzinom vorkommen, finden sich dann Schallauslöschungen [999] (Abb. 3.1.10). Bei sorgfältiger Durchmusterung der Leber lassen sich Metastasen bis auf eine Größe von ca. 0,5 cm mit einer Wahrscheinlichkeit zwischen 80 und 90% nachweisen [999, 515]. Die Treffsicherheit entspricht in etwa der der Computertomographie [999].

3.1.4.4 Endosonographie des Rektums

Die Endosonographie des Rektumkarzinoms erfolgt durch Einführen einer Ultraschallsonde mit einem 7,5 MHz Schallkopf im „real time"-Verfahren. Der Schallkopf ist mit einem Ballon umgeben, der mit bläschenfreiem Wasser gefüllt wird. Damit wird die Rektumwand entfaltet und eine Schallankoppelung gewährleistet. Durch diesen sogenannten Vorlauf wird auch gewährleistet, daß die zu untersuchende Rektumwand im Fokus der Schallsonden liegt [420]. Als Orientierungspunkte dienen die Prostata und das Os sacrum. Die normale Abbildung der Rektumwand zeigt drei echoreiche und zwei echoarme Linien. Aus physikalischen Gründen dürfen diese Linien nicht unmittelbar der Rektumwand, bestehend durch Mukosa, Muscularis mucosae, Submukosa, Ring- und Längstmuskulatur, zugeordnet werden. Alle Untersucher sind sich jedoch einig, daß die letzte echoarme Linie der Muscularis propria entspricht [420]. Tumoröse Prozesse im Bereich der Rektumwand unterbrechen diese Schichtung und zeigen ein unregelmäßiges Echomuster (Abb. 3.1.11). Tumoren, die in der Rektumwand selbst liegen, sind echoärmer als die umgebenden Schichten. Auch Lymphknotenmetastasen in der Umgebung, die bis zu einer Größe von 0,3 cm sonographisch zu erkennen sind, sind als echoärmere Gebilde charakterisiert (Abb. 3.1.12) [420, 951]. Ein Vergleich der endoluminären Ultraschalluntersuchung mit

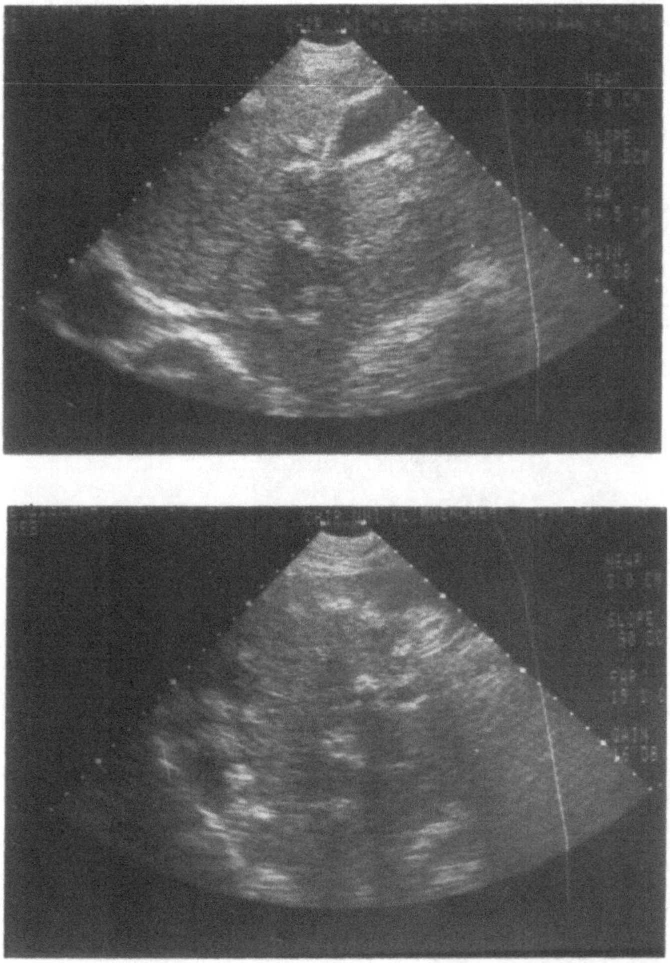

a

b

Abb. 3.1.10 a u. b: Sonographischer Nachweis von multiplen Lebermetastasen. Die Metastasen sind echodichter als das übrige Lebergewebe. Die Schallschatten deuten auf Verkalkungen hin

histopathologischen Ergebnissen zeigt, daß die Ausdehnung des Tumors in der Rektumwand in 91% mit der Histologie übereinstimmt [67 a]. Eine Invasion der Tumors über die Rektumwand hinaus wird dabei mit einer Sensitivität von 94%, einer Spezifität von 94% und einer positiven Voraussagekraft von 98% erkannt [67 a]. Die Wertigkeit der Computertomographie, die eine gesamte Trefferquote von 79% aufweist, wird damit übertroffen [67 b]. Somit erhält die endoluminäre transrektale Sonographie eine zunehmend größere Rolle in dem präoperativen Staging des Rektumkarzinoms.

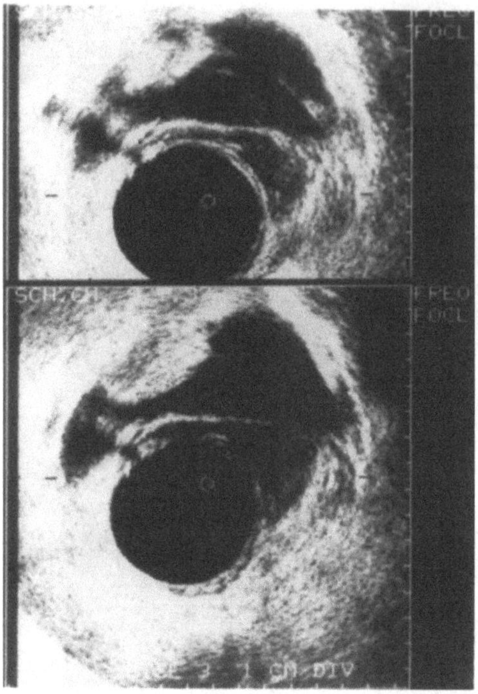

Abb. 3.1.11: Transrektale Sonographie.
Rektumkarzinom zwischen 1 und 4 Uhr.
Der Tumor überschreitet alle Wandschichten.
Ventral Uterus und Blase

3.1.5 Computertomographie

3.1.5.1 Untersuchungstechnik

Es kommen heute üblicherweise Rotationsscanner der 3. + 4. Generation zur Anwendung mit hoher Orts- und Dichteauflösung. Bei Patienten mit kolorektalen Tumoren umfaßt die Untersuchung das gesamte Abdomen, also von der Symphyse bis einschließlich der Leber. Im allgemeinen genügt eine Schichtdicke von 8 mm. Die Untersuchungen werden in transversaler Schichtrichtung und in kontinuierlicher Schichtführung erstellt. Wiederholungen von Schichten in Bauch oder Seitenlage sind bei unklaren Befunden zu empfehlen. Über einen Zeitraum von $1^1/_2$ Stunden vor der Untersuchung erhalten die Patienten 1000 bis 1500 ml 2%iges verdünntes wasserlösliches Kontrastmittel (Diatrizoate) zu trinken. Falls die Kontrastierung des Rektums und des rekto-sigmoidalen Übergangs insuffizient ist, muß zusätzlich ein Kontrastmitteleinlauf mit 500 ml verdünntem wasserlöslichem Kontrastmittel (s. o.) durchgeführt werden. Der Patient wird darauf hingewiesen, daß die Untersuchung möglichst

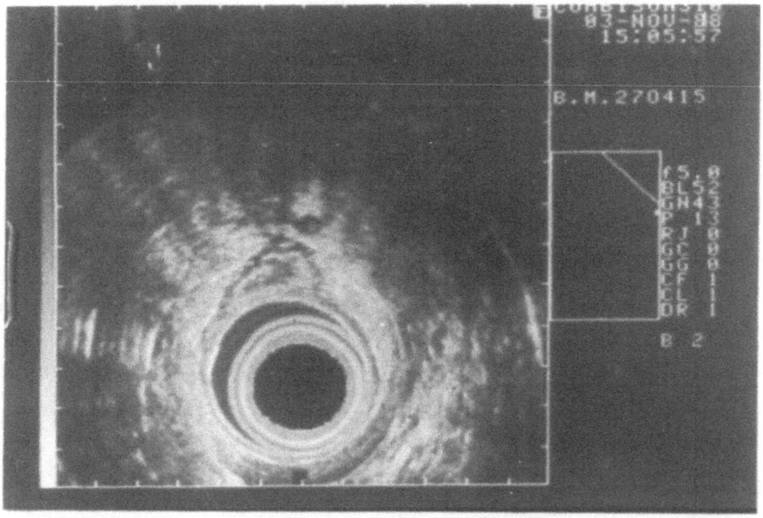

a

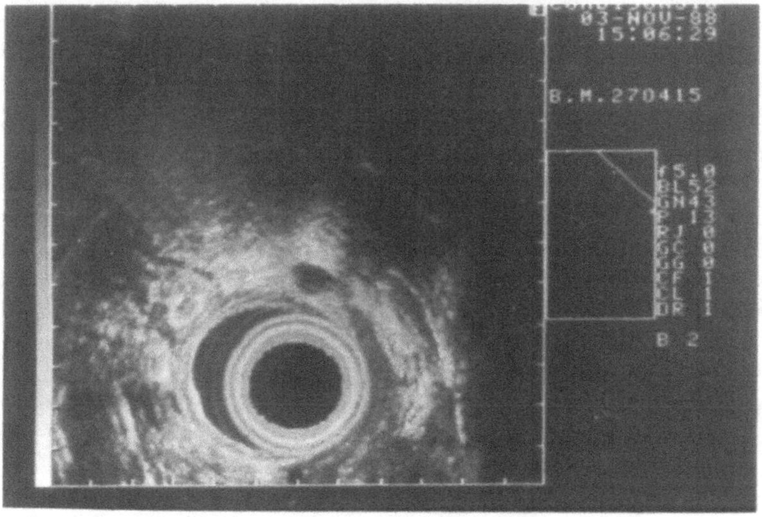

b

Abb. 3.1.12 a u. b: Transrektale Sonographie.
Tumor zwischen 9 und 12 Uhr.
Ca. 0,5 × 1 cm großer Lymphknoten bei 1 Uhr

mit voller Harnblase durchgeführt werden sollte. Andernfalls kann eine Kontrastierung von Harnblase und Harnwegen durch i. v. Kontrastmittelgabe notwendig werden. Gelegentlich kann auch eine Kontrastierung der Vagina mit einem kontrastmittelgetränkten Tampon notwendig sein. Die intravenöse Kontrastmittelgabe wird immer dann notwendig, wenn Lymphknoten von Gefäßstrukturen differenziert werden müssen und Leberbefunde differentialdiagnostisch eingeordnet werden sollen.

In der Rezidivdiagnostik hat sich die CT-gesteuerte Feinnadelpunktion unklarer Weichteilprozesse bewährt. Intrapelvine Läsionen kranial der Linea terminalis können nur transperitoneal punktiert werden. Hierzu verwenden wir Nadeln der Stärke 20 bis 22 Gauge. Kaudal der Linea terminalis kann durch das Foramen ischiadicum oder durch die vordere Bauchwand punktiert werden, meist ohne ein pelvines Hohlorgan zu tangieren. Hierfür können dann großkalibrige Tru-Cut-Kanülen verwendet werden.

3.1.5.2 Anatomie in der CT

In diesem Kapitel sollen nur einige entscheidende CT-spezifische Anatomieaspekte dargestellt werden, die für das weitere Verständnis der CT-Befunde und CT-Bilder unerläßlich sind. Im übrigen möchten wir zur CT-Anatomie auf die zahlreich erschienenen CT-Atlanten verweisen.

3.1.5.2.1 Rektum

Entscheidende Beiträge zum Verständnis der CT-Anatomie haben Grabbe und Mitarbeiter in ihren Arbeiten über die Hüllfaszien des Rektums erarbeitet [341 a, 341 b, 342]. Im folgenden möchten wir einige wesentliche Ergebnisse dieser Arbeiten zitieren. Zuvor jedoch einige Grundlagen.

Das ca. 15 mm lange Rektum geht am kranialen Rande des 3. Kreuzbeinwirbels aus dem Sigmoid hervor. Es zeigt konstant 2 Krümmungen in der Sagittalebene. Die obere der beiden Krümmungen, die Flexura sacralis, legt sich der gekrümmten Beckenfläche des Kreuzbeins an. Die untere, die Flexura perinealis, weist mit ihrer Konvexität nach vorn. Das obere Drittel des Rektums im Cavum peritoneale ist ventral und an beiden Seiten vom Peritoneum überzogen. In Höhe der Plica transversalis recti schlägt das Bauchfell auf die Kuppen der Samenbläschen und die Rückfläche der Blase über und bildet zwischen Mastdarm und Blase die Excavatio recto-vesicalis. Unterhalb der Plica transversalis liegt das Rektum vollständig extraperitoneal. Die Ampulla recti ist hier in ein lockeres Binde- und Fettgewebe eingebettet und von Hüllfaszien oder Grenzlamellen ringförmig umgeben. Sie begleiten das Rektum nach kausal und sind mit der Beckenbodenfaszie verbunden. Die Computertomographie kann die topographische Etagengliederung des Beckens in ein Cavum subperitoneale und ischio-anale exakt vornehmen, weil sich der muskulöse Beckenboden mit seinen Hüllfaszien als weichteildichte Struktur zwischen den Fett-Bindegewebsräumen sichtbar abhebt. Dagegen ist die Abgrenzung zwischen Cavum sub- und intraperitoneale erschwert, da die Wanddicke des Peritoneums an der Grenze der computertomographischen Auflösung liegt. Das Peritoneum selbst ist nur unter pathologischen Bedingungen darstellbar, also bei entzündlichen oder tumorösen Veränderungen. Die Hüllfaszien des Rektums bilden eine nahezu geschlossene Hülle um das perirektale Fett-Bindegewebe. Sie trennen das perirektale Fett-Bindegewebe von den ventral und dorsal gelegenen gefäßarmen Fett-Bindegewebsräumen, dem Spatium prae- und retrorectale, ebenso wie von den lateralen pararektalen Räumen. Diese Hüllfaszien können als Grenze einer diffusen Ausbreitung pathologischer Prozesse dienen. Entzündliche oder tumoröse Veränderungen des Rektums dehnen sich zunächst in die perirektale Fettkapsel aus. Dabei kommt es zu einer Reaktion der Grenzlamellen, was durch die Computertomographie frühzeitig zu erfassen ist. Nach Grabbe et al. kann die Verdickung der Hüllfaszien bedingt sein z. B. durch eine Proktosigmoiditis oder durch ein Rektumkarzinom, durch radiogene Fibrosen, postoperative Folgezustände, Abszesse und Fisteln [342].

3.1.5.2.2 Kolon

Die Wanddicke des Kolons überschreitet normalerweise die 5-mm-Grenze nicht [666]. Das Colon ascendens liegt gewöhnlich ventro-lateral der rechten Niere, das Colon descendens ventro-lateral der linken Niere. Colon ascendens und descendens, sowie rechte und linke Flexur liegen retroperitoneal. Colon ascendens und descendens sind meist gasgefüllt und als ringförmige Strukturen im CT gut erkennbar. Das Colon transversum ist ebenfalls ventral der Dünndarmschlingen und nahe der Bauchwand gut zu erkennen. Aufgrund des waagerechten Verlaufes ist das Mesocolon transversum im CT kaum darstellbar. Das große Netz kann relativ gut zwischen den Dünndarmschlingen und der ventralen Bauchwand identifiziert werden.

3.1.5.2.3 Lymphgefäße

Wegen der Häufigkeit des Rektumkarzinoms ist die Kenntnis der Lymphbahnen von besonderer Wichtigkeit. Vom Rektum fließt die Lymphe hauptsächlich auf drei Wegen ab. Zum einem über die praesakralen Lymphknoten zu den lumbalen und retroaortalen Knoten. Ein weiterer Weg ist der über die pararektalen und iliakalen oder lumbalen Lymphknoten zum Trunkus intestinalis. Aus der Analregion fließt die Lymphe zuerst zu den inguinalen Lymphknoten ab. Nach klinischen Erfahrungen geht die Hauptmetastasenstraße des Rektumkarzinoms praesakral entlang der Vena mesenterica inferior zu den linken para- und retroaortalen Lymphknotengruppen hinter dem Pankreaskopf.

Die Lymphwege des Colon ascendens folgen der Arteria iliocolica, der Arteria colica dextra und der Arteria colica media zu den oberen mesenterialen Lymphknoten. Die Lymphwege des Colon descendens laufen zu den inferioren mesenterialen Lymphknoten. Die inferioren mesenterialen Lymphknoten kommunizieren mit den paraaortalen und in der Gegend des Duodenums mit den superioren mesenterialen Lymphknoten. Die weitere Drainage läuft über die zöliakalen und paraaortalen Lymphknoten zur Cisterna chyli. Weitere Verbindungen bestehen zu den portalen Lymphknoten.

3.1.5.3 Die CT in der Primärdiagnostik kolorektaler Tumoren

Kolorektale Tumoren können in der Computertomographie erkannt werden, wenn eine intraluminale Weichteilmasse eine KM-Aussparung bewirkt. Des weiteren sind in der Computertomographie weichteildichte Wandverdickungen erkennbar (Abb. 3.1.13). Besonders gut nachweisbar ist der Tumor, wenn er die Wand überschritten hat und ein Wachstum in das umgebende Fettgewebe oder in benachbarte Organe aufweist (Abb. 3.1.14).

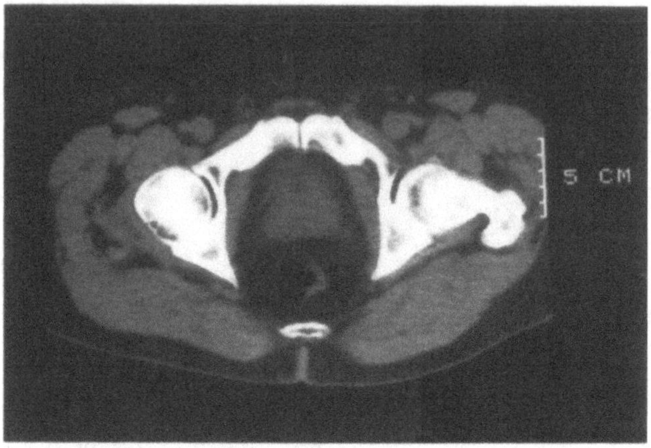

Abb. 3.1.13: CT eines kleinen Rektumkarzinoms. Diskrete Wandverdickung des Rektums linksseitig (Pfeile).
Es sind alle Wandschichten erfaßt, ein organüberschreitendes Wachstum liegt jedoch nicht vor

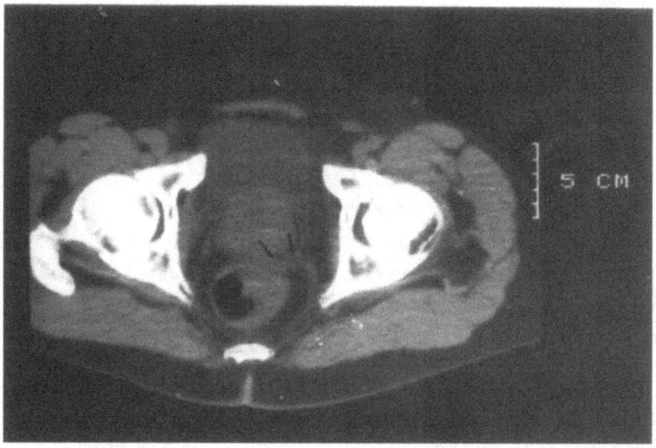

Abb. 3.1.14: CT eines Rektumkarzinoms mit wandüberschreitendem Wachstum. Deutliche Wandverdickung des Rektums links mit Einwachsen des Tumors ins perirektale Fettgewebe (Pfeile) und deutliche Verdickung der linken Hüllfaszien

Nach der Literatur liegt der Grenzwert der Tumorgröße, bei der in der Primärdiagnostik ein Tumor im Computertomogramm erkannt werden kann, im allgemeinen bei 2 cm [946]. Hier gibt es jedoch lokal deutliche Unterschiede. Bei guter Technik können nahezu alle Rektumtumoren im untersten Teil des Rektums mit der Computertomographie erkannt werden, während im oberen Teil des Rektums also oberhalb 10 cm vom Analring entfernt nur ca. 60% erkannt werden. Dies liegt hauptsächlich daran, daß man im unteren Teil des Rektums transversale Schnitte des Darms erhält, während im oberen Teil und im rektosigmoidalen Übergang Längs- oder Schrägschnitte zustandekommen, die die Beurteilung von Wandverdickungen deutlich erschweren. Entscheidend wichtig ist eine gute Technik mit rektalem Kontrastmitteleinlauf, um kleine Tumore zu erkennen und Fehldeutungen bei kollabiertem Darm zu vermeiden. Die Luftinsufflation vor der CT-Studie hat sich weniger bewährt, da im allgemeinen keine konstante Luftfüllung erreicht werden kann.

Die Dichte der kolorektalen Tumoren liegt im allgemeinen um 50 bis 60 HE. Hyperdense Areale können Blutungen entsprechen (Abb. 3.1.15/3.1.16). Kleine Verkalkungen sind im CT gut erkennbar, ebenso Nekrosen, die hypodensen Arealen entsprechen [1055, 606]. Differentialdiagnostisch kommen bei raumfordernden Prozessen im Dickdarm vor allem Adenome (Polypen), Adenokarzinome und Lymphome in Frage. Es muß aber auch an Karzinoidtumoren und Sarkome gedacht werden. Während die Computertomographie in der Artdiagnose dieser Tumoren letztendlich nicht weiterführt, können gastrointestinale Lipome durch ihre negativen Dichtewerte als Fettgewebe identifiziert werden. Die Lipome des Gastrointestinaltrakts sind langsam wachsende Tumoren, die meist im Kolon gefunden werden. Kolonlipome wurden in großen Autopsiestudien in 0,25% der Fälle gefunden [395]. 90% dieser Lipome liegen submukös. Das Liposarkom des Kolons ist eine Rarität. Nach Einzelfällen, die in der Literatur beschrieben sind, soll die Dichte höher sein aufgrund des höheren Gehaltes an Bindegewebe [625]. Die endoskopische Diagnostik ist für die gastrointestinalen Lipome sehr verläßlich. Sie ist jedoch nicht immer durchführbar. Der Kolonkontrasteinlauf zeigt bei Lipomen charakteristischerweise runde oder ovale Kontrastmittelaussparungen, die sich unter der Peristaltik ändern können. Die artdiagnostisch entscheidende Information erbringt jedoch die CT, falls die endoskopische oder operative Biopsie nicht möglich ist.

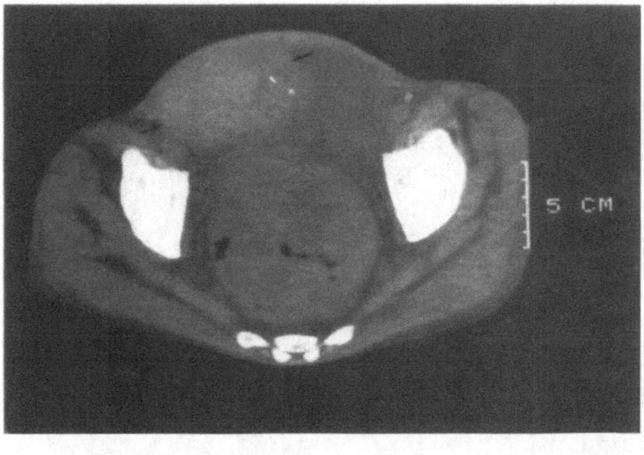

Abb. 3.1.15: Großes Rektumkarzinom, welches das Rektum mächtig aufweitet und das Lumen nahezu vollständig ausfüllt. Infiltrierendes Wachstum in das perirektale Fettgewebe. Bei Zustand nach Koloskopie hyperdense Raumforderung in unmittelbarer Nachbarschaft des Rektums ventral des Tumors (Pfeile)

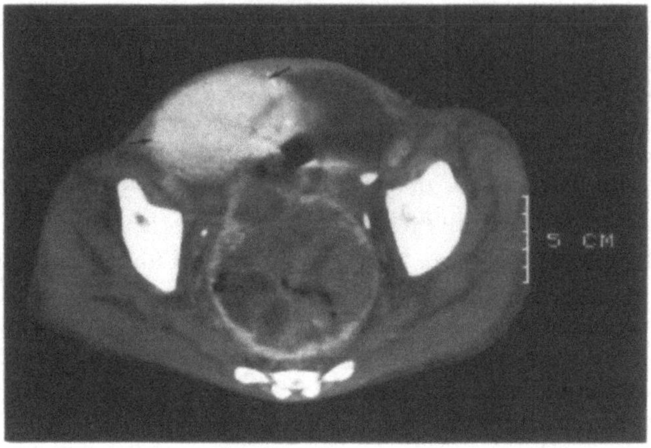

Abb. 3.1.16: Gleiche CT-Schicht wie in Abb. 3.1.15 nach i. v. KM-Gabe. Bessere Darstellung der Tumorbinnenstrukturen des großen Rektumkarzinoms. Die massive kontrastmittelaufnehmende Raumforderung vor dem Rektum (Pfeile), die im Nativ-CT bereits hyperdens war, entsprach einer großen iatrogenen Blutung bei Perforation nach Koloskopie

Die Tumoren des retroperitoneal gelegenen Kolons haben Kontakt mit dem retroperitonealen Fett (Abb. 3.1.17). Weichteilstrukturen, die ins retroperitoneale Fett reichen sind, verdächtig auf extramurales Tumorwachstum. Bei Tumorperforationen kann es in diesen Fällen zu retroperitonealer Gasansammlung kommen.

Wertvolle Hinweise liefert die Computertomographie bei der Lagebezeichnung kolorektaler Tumore zu benachbarten Organen, wie Harnblase (Abb. 3.1.18), Genitalorganen, muskulären und knöchernen Strukturen des Beckens und der Bauchwand.

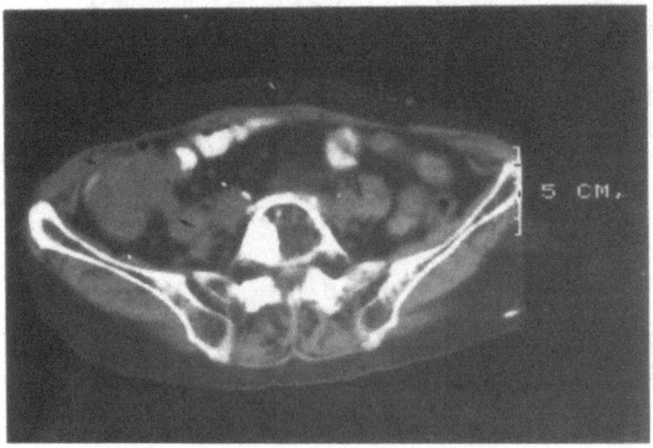

Abb. 3.1.17: CT eines Coecumtumors, der von der Darmwand bis zum Musculus psoas reicht (Pfeile). Gut erkennbar das infiltrierende Wachstum ins Retroperitoneum

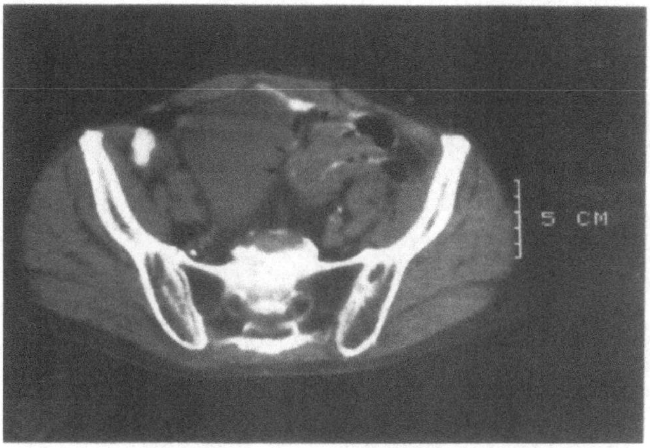

Abb. 3.1.18: CT eines Sigmakarzinoms.
Großer wandüberschreitender Sigmatumor, der von der Harnblase jedoch auf allen Schichten immer durch eine feine Fettgewebsschicht getrennt war (Pfeile). Daher keine Infiltration in der Harnblase nachweisbar

Der Einsatz der Computertomographie in der Primärdiagnostik kolorektaler Tumore ist sehr begrenzt. Die präoperative Computertomographie ist jedoch eine entscheidende Hilfe für das Staging kolorektaler Tumoren und damit für den therapeutischen Weg.

3.1.5.4 Staging kolorektaler Karzinome

Neben dem Klassifikationssystem nach Dukes für Rektumkarzinome hat sich das TNM-System für kolorektale Tumoren durchgesetzt. Das TNM-System ist eine prätherapeutische, klinische Klassifikation. Die T-Klassifizierung beschreibt den Primärtumor mit Ausmaß des intra- und extramuralen Tumorwachstums und der Infiltration in benachbarte Strukturen. Unter der N-Klassifikation werden die regionären Lymphknoten beschrieben und die M-Klassifikation gibt Auskunft über Fernmetastasen.

3.1.5.4.1 Staging des Primärtumors (T)

Die Differenzierung, ob nur die Submukosa (T-1) oder bereits die Muskelschichten (T-2) betroffen sind, ist mit der Computertomographie nicht möglich. Auch das beginnende Tumorwachstum in das parakolische bzw. perirektale Fettgewebe kann erhebliche diagnostische Schwierigkeiten bereiten. Volumenüberlappungseffekte mit benachbarten Darmstrukturen oder benachbarten Organen können zu falsch positive Ergebnisse führen [206]. Auch die Differenzierung entzündlich bedingter Tumoren ist meist nicht möglich (Abb. 3.1.19). Neuere Literaturangaben berichten über eine Treffsicherheit von nur 60–70% bei perirektalem Tumorwachstum [6]. Frühere Literaturangaben geben hier wesentlich höhere Treffsicherheiten an, wobei jedoch im

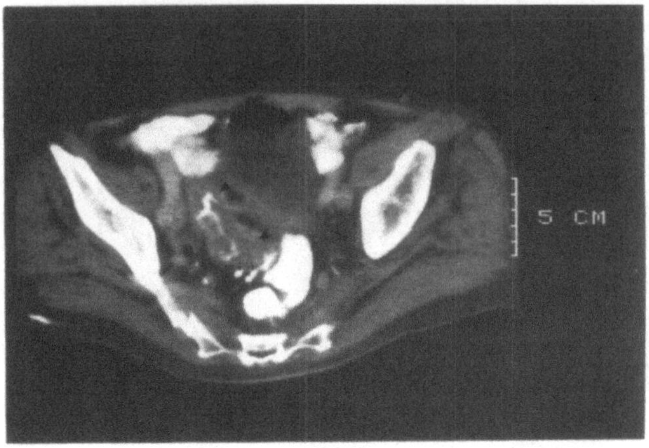

Abb. 3.1.19: CT einer Divertikulose mit Divertikulitistumor und kleinen Divertikeln (Pfeile). Eine Differenzierung von einem malignem Tumor ist computertomographisch nicht möglich

Krankengut überdurchschnittlich viele große Tumoren zu finden sind [946, 1055]. Aufgrund des Volumenüberlappungseffektes kann auch die Tumorinfiltration in Nachbarorgane im CT Probleme bereiten [6] (Abb. 3.1.20). Eindeutige Infiltrationszeichen sind z. B. intraluminale Tumormassen in der Blase oder Gasansammlungen in der Blase bei benachbartem Kolontumor. Klare Muskelverdickungen und Osteodestruktionen sowie Ureterkompressionen durch Weichteiltumoren sind ebenfalls eindeutige Hinweise auf das wandüberschreitende Tumorwachstum.

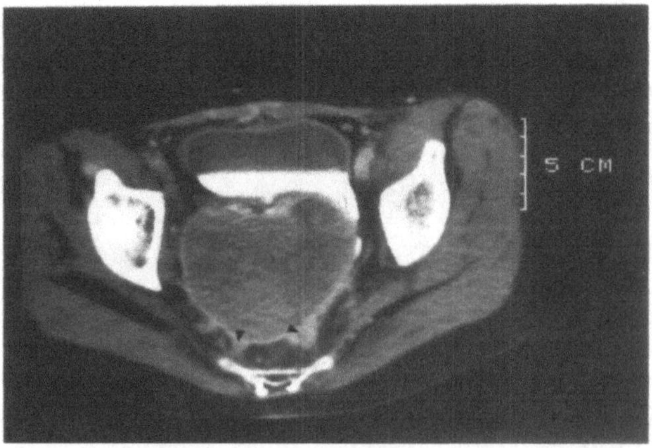

Abb. 3.1.20: CT eines großen Rektumkarzinoms mit wandüberschreitendem Tumorwachstum ins perirektale Fettgewebe (Pfeile). Probleme bereitet die Beurteilung der Blasenwand. Sie ist vom Rektumtumor nicht zu trennen. Intraoperativer Befund: beginnendes infiltratives Wachstum in die Blasenwand. Ein intraluminäres Vorwachsen in die Blase liegt nicht vor

Die Computertomographie leistet jedoch bei großen Tumoren wertvolle Hilfe für das therapeutische Vorgehen. Insbesondere erbringt die Computertomographie Informationen über die Operabilität eines Tumors, für die Entscheidung zur präoperativen Radiatio und für die Planung der Strahlentherapie.

3.1.5.4.2 Lymphknotenstatus (N)

Die Computertomographie vermag Lymphknoten darzustellen etwa ab einer Größe von 5 mm. Normale Lymphknoten sind im allgemeinen nicht größer als 15 mm [1055, 341 a, b, 342, 451]. Vergrößerte Lymphknoten können jedoch nicht nur metastatisch, sondern auch entzündlich bedingt sein. Das N1-Stadium umfaßt Lymphknotenmetastasen inguinal, iliakal und mesenterial. Paraaortale zöliakale und portale Lymphknoten gelten als juxtaregional und somit als ein N3-Stadium (Abb. 3.1.21). Probleme können die mesenterialen Lymphknoten bereiten in der Differenzierung von mesenterialen Gefäßen und Darmstrukturen. Nach unserer Erfahrung gelingt jedoch bei allen Lymphknotenstationen mit i. v. KM-Bolusgabe eine Differenzierung von den Gefäßen (Abb. 3.1.22). Die Lymphknotengröße korreliert leider nur sehr schlecht mit dem Tumorbefall. In der Literatur wird eine Treffsicherheit der CT von 56% und eine Sensitivität von ca. 35% in der Diagnostik von Lymphknotenmetastasen angegeben [342, 6].

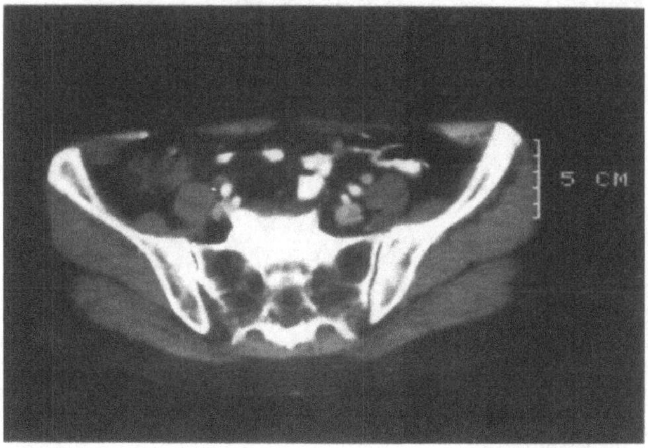

Abb. 3.1.21: Metastasiertes Rektumkarzinom mit Lymphknotenmetastasen paraaortal (Pfeile)

3.1.5.4.3 Fernmetastasen (M)

Der wichtigste Ort für die Fernmetastasierung kolorektaler Karzinome ist die Leber (Abb. 3.1.23). Zum Zeitpunkt der Operation haben ca. 20% der Patienten bereits Lebermetastasen. Großen vergleichenden Studien moderner bildgebender Verfahren, wie CT, Ultraschall und Szintigraphie, zufolge ist in der Diagnostik von Lebermetastasen zweifelsfrei die Computertomographie ohne und mit Kontrastmittel die Me-

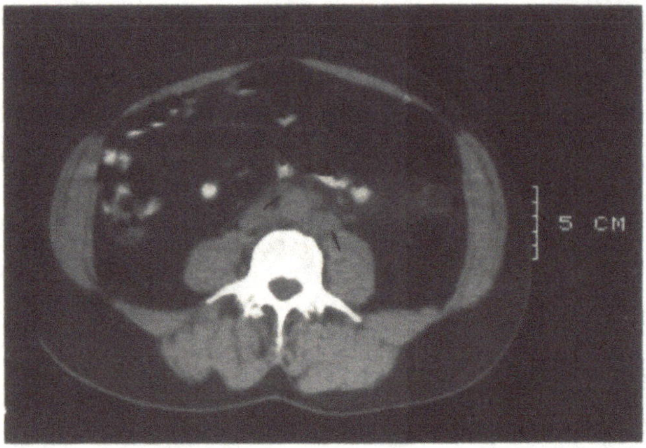

Abb. 3.1.22: CT nach i. v. KM-Bolusgabe einer unklaren Weichteilstruktur links parailiakal (Pfeil). Der hohe Dichteanstieg nach i. v. KM-Gabe war beweisend für eine Venenektasie

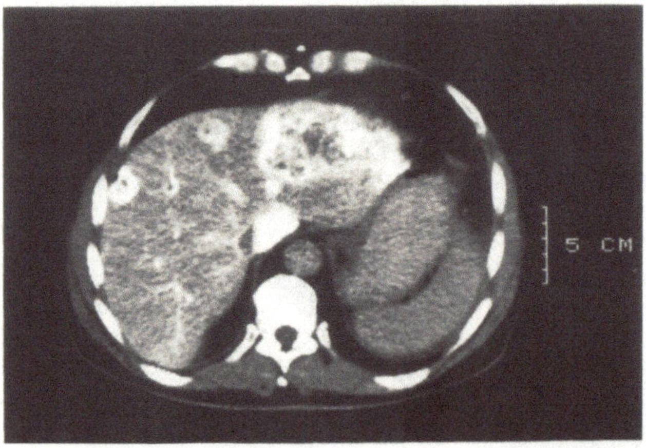

Abb. 3.1.23: CT der Leber bei Lebermetastasen eines Rektumkarzinoms über einen liegenden Portkatheter. Starke Kontrastmittelaufnahme der Metastasen, also gute Perfusion und damit gute Möglichkeiten für eine lokale Chemotherapie

thode mit der größten Sensitivität (93 – 95%) und Spezifität (ca. 88%). Da es heute möglich ist, solitäre Lebermetastasen chirurgisch und mittels interventioneller Radiologie zu behandeln, ist eine verläßliche Leberdiagnostik, wie sie die Computertomographie bietet, von großer Bedeutung. Bei unklarer Spezifität von solitären Leberherden erbringt die Immunszintigraphie in letzter Zeit sehr gute Ergebnisse. Das Verfahren bedarf jedoch noch der weiteren Validierung.

Der Nachweis geringster Mengen Aszites im Abdomen ist ein guter Indikator für eine beginnende peritoneale Metastasierung. Peritoneale Metastasierungen sind im CT durch die Darmverdickungen erkennbar (Abb. 3.1.24).

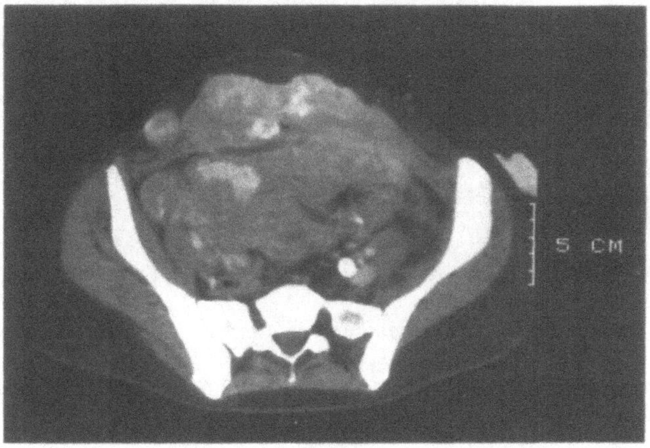

Abb. 3.1.24: Peritonealkarzinose bei Transversumkarzinom. Im ganzen Abdomen ausgedehnte peritoneale Tumormassen und knotig verdickte Darmwände

Auch für die Organmetastasen wie Hirn- und Lungenmetastasen ist die Computertomographie die Methode der Wahl.

3.1.5.5 Rezidivdiagnostik

Die Rezidivrate kolorektaler Tumoren nach primärer Operation liegt in den ersten beiden Jahren bei ca. 30%. Bei Zustand nach operativer Entfernung von Tumoren des Colon ascendens, transversum, descendens und des Sigmas spielt die Endoskopie in der Rezidivdiagnostik die entscheidende Rolle.

Rektumkarzinome werden je nach Stadium und Höhenlokalisation abdominoperineal exstirpiert mit Anlage eines Anus praeter, oder anterior reseziert mit Erhaltung der Kontinenz. Präsakrale oder am Beckenboden gelegene Tumorrezidive nach abdominoperinealer Rektumamputation entzogen sich in Frühstadien bisher den radiologischen Darstellungsverfahren. Die Computertomographie vermag lokale Rezidive im kleinen Becken ab einer Größe von ca. 2 cm sicher zu erfassen [451, 490 a, 666, 686, 687, 906] (Abb. 3.1.25). Die Abgrenzung kleiner Tumoren gegenüber narbigen Veränderungen am Beckenboden und präsakral ist jedoch schwierig. Je nach klinischem Befund werden Verlaufskontrollen oder die CT-gesteuerte Feinnadelpunktion unklarer Weichteilstrukturen empfohlen. Das Rezidivtumorwachstum beginnt überwiegend präsakral oder am Beckenboden.

Bei Patienten nach anteriorer Rektumresektion wird bei Rezidivverdacht zunächst die Rektoskopie und die Röntgen-Doppel-Kontrast-Untersuchung durchgeführt. Nach

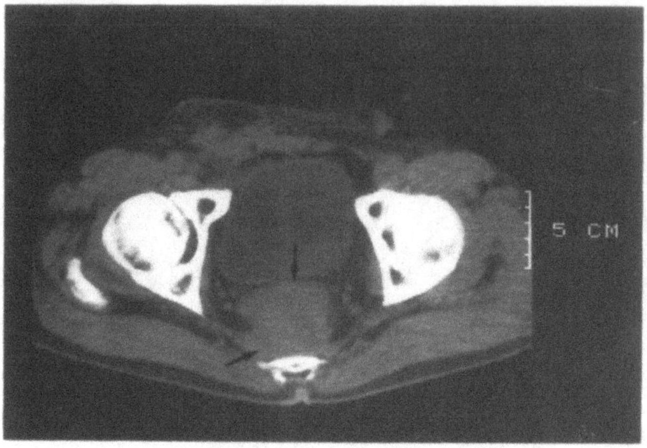

Abb. 3.1.25: Rektumkarzinomrezidiv nach abdominoperinealer Rektumexstirpation. Weichteildichte Tumormasse präsakral, die dem Rezidivtumor entspricht (Pfeile)

eigenen Ergebnissen hat sich die Computertomographie in diesen Fällen als Screening-Methode für ein lokales Tumorrezidiv der Endoskopie unterlegen erwiesen [49]. Die Computertomographie ist immer dann indiziert, wenn Laborergebnisse oder klinischer Befund verdächtig sind und auf ein Rezidiv trotz normaler Ergebnisse in der Proktoskopie [49]. Weiter ist die Computertomographie indiziert zur Klärung der Frage einer extramuralen Tumorausdehnung bei rektoskopisch gesichertem Rezidiv [49] (Abb. 3.1.26). Normalerweise zeigt die Computertomographie keine auffälligen Narben nach anteriorer Rektumresektion außer in den Fällen, in denen eine Anastomoseninsuffi-

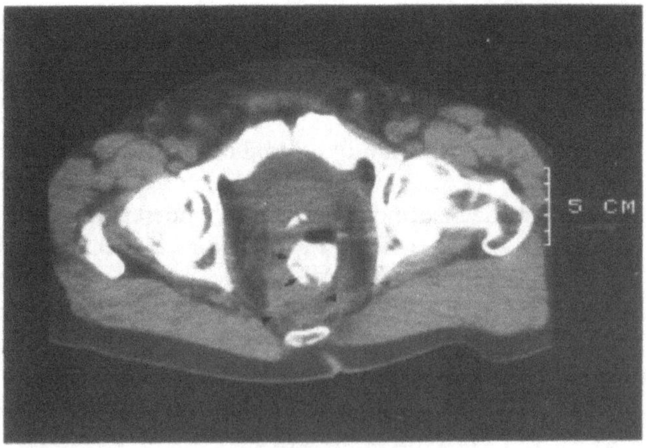

Abb. 3.1.26: Lokales Rezidiv eines Rektumkarzinoms nach anteriorer Rektumresektion. Gut erkennbar das Nahtmaterial (Pfeile). Das Lumen des Rektums wurde durch Kontrasteinlauf dargestellt. Der Rezidivtumor reicht von der Rektumwand bis zum Sakrum

zienz vorliegt [49]. Falls nach anteriorer Rektumresektion unklare Gewebsverdichtungen im Becken auftreten, muß das mögliche Tumorrezidiv durch weitere Untersuchungen, insbesondere durch die CT-gesteuerte Feinnadelpunktion, ausgeschlossen werden.

3.1.6 Zusammenfassung

Endoskopie und Röntgendoppelkontrasteinlauf sind in der Erstdiagnostik kolorektaler Tumoren primär einzusetzen und von hoher Treffsicherheit [490 b, 526 b]. Die Sonographie sowohl als transkutane Sonographie des Abdomens und der Leber wie auch als endorektale Sonographie ist zusammen mit der Computertomographie für das präoperative Tumorstaging indiziert [67, 420, 999, 6, 623, 946, 1055].

Der diagnostische Ablauf bei kolorektalen Karzinomen ist wie folgt:

1. Darstellung des Primärtumors mit histologischer Abklärung,
Einsatz der diagnostischen Verfahren:

1. Endoskopie,
2. Kolonkontrasteinlauf,
3. endorektale Sonographie.

Dabei muß beachtet werden, daß das gesamte Kolon untersucht wird wegen eines möglichen Zweittumors.

2. Durchführung des Stagings und Erkennung von Komplikationen:

1. Sonographie des Abdomens;
2. Versuch des Nachweises von Lymphknotenmetastasen, Ausschluß oder Nachweis von Lebermetastasen;
3. Endorektale Sonographie, Nachweis von Lymphknotenmetastasen pararektal;
4. Computertomographie, insbesondere bei größeren Tumoren im kleinen Becken, indiziert zum Nachweis der Infiltration des umgebenden Gewebes und benachbarter Organe; weiterhin indiziert zum Nachweis von Lymphknotenmetastasen lokoregionae sowie im Bereich des Lymphabflußgebietes;
5. Ausschluß oder Nachweis von Lebermetastasen;
6. Röntgenstandardaufnahmen in 2 Ebenen des Thorax zum Ausschluß oder Nachweis von Lungenmetastasen.

Zusätzliche diagnostische Verfahren:
Ultraschall- oder computertomographisch gesteuerte Feinnadelpunktion zur histologischen oder zytologischen Abklärung von Lymphknoten und Lebermetastasen.

3. Rezidivdiagnostik:

Der Nachweis und Ausschluß von Rezidiven im Bereich des Kolons erfolgt durch die Koloskopie und den Kolonkontrasteinlauf. Besonders die Anastomose muß sorgfältig untersucht und dargestellt werden. Ein fraglicher Prozeß muß in jedem Fall histologisch abgeklärt werden. Nach Rektumexstirpation hat die Computertomographie zur Verlaufskontrolle und zum Nachweis eines Rezidives die größte Bedeutung. Die CT-Kontrolluntersuchung und CT-gesteuerte Feinnadelpunktion bieten hierbei ein Höchstmaß an diagnostischer Sicherheit. Als zusätzliche Methode zur Beurteilung von Rezidiven und Metastasen des Kolorektalkarzinoms ist die Immunszintigraphie zur Zeit in Entwicklung.

3.2 Endoskopie

Ch. Waydhas

3.2.1 Einleitung

Die Endoskopie des Kolons mit flexiblen Fiberoptiken hat seit ihrer Einführung Ende der 60iger Jahre einen rasanten Aufschwung genommen. Sie ist heute in der Diagnostik des Kolonkarzinoms und dessen Präkanzerosen das Verfahren der Wahl. Dabei hat sie die Röntgen-Doppelkontrast-Darstellung des Kolons weitgehend abgelöst. In der gesamten endoskopischen Literatur konnte die Überlegenheit der Koloskopie in der Erkennung von kleinen (aber auch größeren) Polypen und Karzinomen gezeigt werden. Dies heißt aber nicht, daß die Röntgenuntersuchung nicht mehr benötigt wird. Sie behält vielmehr einen Stellenwert bei einer Reihe von speziellen Indikationen, die jedoch nicht Gegenstand dieses Kapitels sind.

3.2.2 Indikation

Die Indikationen zur endoskopischen Untersuchung des Rektums und Kolons sind:

- kolorektales Karzinom (Diagnose bekannt),
- Verdacht auf kolorektales Karzinom,
- bekannte oder vermutete Polypen,
- Stenose unklarer Genese,
- Kontrolle nach chirurgischer Karzinomtherapie,
- Kontrolle nach Polypektomie,
- Screening:
  - Colitis ulcerosa,
  - Polyposis coli in der Familie.

Nicht immer wird die Diagnose eines kolorektalen Karzinoms primär durch die Koloskopie gestellt. Bei Nachweis eines Karzinoms durch rektalen Tastbefund, Rekto- oder Rektosigmoidoskopie (einschließlich Biopsie) oder Kolon-Kontrasteinlauf besteht die Indikation zur präoperativen Koloskopie im Nachweis bzw. Ausschluß von gleichzeitigen Zweitkarzinomen oder Präkanzerosen. Untersuchungen an großen Kollektiven (über 1000 Karzinompatienten) aus der Prä-Koloskopie-Ära [390, 525, 110] zeigten das Vorliegen synchroner Dickdarmkarzinome in 2,7 bis 6,2% der Fälle. Diese Ergebnisse konnten in jüngerer Zeit durch präoperative Koloskopien bestätigt werden (Tab. 3.2.1). Bei 4,4 bis 7,6% der Patienten lag ein gleichzeitiges weiteres Kolonkarzinom vor. Dabei handelte es sich meist um invasive Karzinome in Polypen und

Tab. 3.2.1: Häufigkeit synchroner Neoplasien bei kolorektalem Karzinom (*prospektive Studien)

Autor	Fallzahl	synchr. Karzinome (%)	synchr. Polypen (%)
Reilly 1982* [802]	92	7,6	62 (⅓ > 1 cm)
Pagana 1984 [721]	157	7,1	29 (½ > 1 cm)
Maxfield 1984 [607]	90	4,4	36 (½ > 1 cm)
Langevin 1984* [524]	166	4,8	28 (> 5 mm)
Isler 1987 [456]	98	7,1	28

Dukes-A-Tumoren, jedoch nicht selten auch um Dukes-B- und C-Karzinome. Zusätzlich fanden sich bei 28 bis 62% der Patienten synchrone neoplastische Polypen, die häufig eine Größe von über 1 cm aufwiesen. Eine präoperative endoskopische Beseitigung dieser Präkanzerosen war möglich. Über die Hälfte dieser synchronen Neoplasien (einschließlich der Karzinome) wurden bei Kolon-Kontrastdarstellungen nicht erkannt. Die therapeutische Relevanz dieser synchronen Befunde ergibt sich aus der Tatsache, daß 43 bis 88% der Zweitpolypen oder -karzinome außerhalb der Resektionsgrenzen des Indextumors lagen. Bei 10,8% [721] bis 32,9% [456] aller Patienten wurde das Behandlungsregime aufgrund des Koloskopiebefundes geändert. In Fällen, bei denen eine präoperative komplette Koloskopie wegen einer hochgradigen Stenose nicht möglich ist, sollten die oral der Stenose gelegenen Kolonabschnitte durch einen Kontrasteinlauf dargestellt werden. Im Rahmen der Tumornachsorge ist dann die komplette Koloskopie 3 Monate postoperativ unbedingt nachzuholen.

Eine der häufigsten Indikationen zur endoskopischen Dickdarmuntersuchung besteht in der Abklärung von Symptomen wie Stuhlunregelmäßigkeiten, unklare Gewichtsabnahme u. a. sowie bei Nachweis von sichtbarem oder okkultem Blut im Stuhl. Die Endoskopie stellt zur Erkennung von Polypen oder Karzinomen das zuverlässigste Verfahren dar. Trotzdem wird die Verdachtsdiagnose Kolonkarzinom noch häufig radiologisch gestellt. Auch hier ist die Koloskopie zur Gewinnung der diagnosesichernden Histologie häufig notwendig.

Der radiologische Nachweis von Polypen erfordert immer die Durchführung einer Koloskopie. Sie ermöglicht einerseits die endoskopische Abtragung des Polypen. Nur damit ist die histologische Differenzierung zwischen Hyperplasie, Adenom und Karzinom möglich. Außerdem bedeutet die Polypektomie in der Regel die definitive Therapie mit Unterbrechung der Adenom-Karzinom-Sequenz [658, 671]. Andererseits müssen beim Vorliegen eines Polypen immer zusätzliche Neoplasien ausgeschlossen werden. Bei 36 bis 54% aller Patienten mit Polypen finden sich weitere Adenome [945, 281, 997]. Die Kolon-Kontrastdarstellung ist dafür ein relativ unsicheres Verfahren. Bis zu 50% synchroner Neoplasien werden übersehen [836]. Auch bei rekto-(sigmoido-)skopisch gefundenen Polypen ist eine Abklärung des gesamten Kolons angezeigt. Bei 18 bis 57% der Patienten mit rektosigmoidoskopisch nachgewiesenen Adenomen finden sich weitere Polypen im übrigen Kolon [945, 608, 836, 985]. Indirekte Hinweise zur Notwendigkeit der totalen Koloskopie ergeben sich aus der Verteilung von neoplastischen Polypen im Kolon (Abb. 3.2.1). Bis zu 30% der Adenome finden sich in einer für die Rekto-Sigmoidoskopie nicht erreichbaren Region.

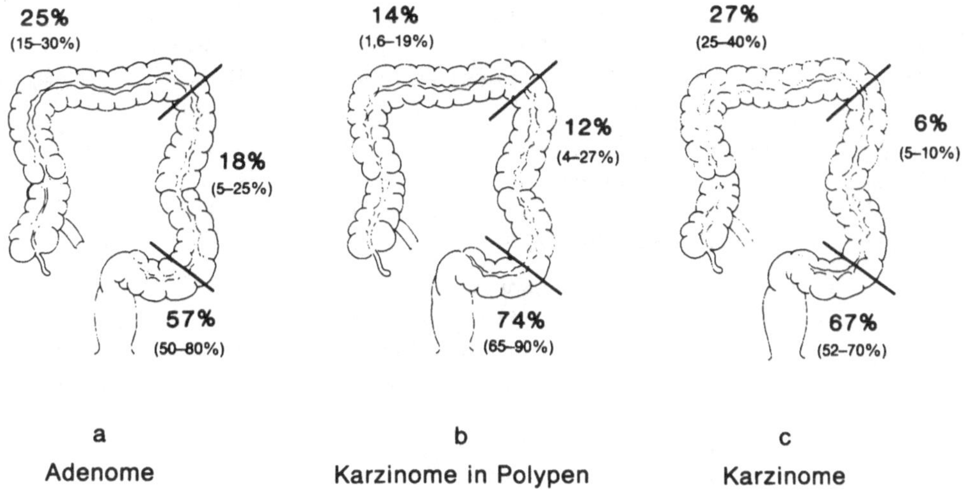

Abb. 3.2.1: a) Verteilung neoplastischer Polypen [358, 882, 281, 997, 704].
b) Verteilung von Polypen mit Karzinomen [358, 314, 672, 147, 658].
c) Verteilung von Karzinomen [358, 3, 702, 281, 997].
(Nur endoskopische Statistiken außer: 358 u. 3: chirurgische Statistik.)
Die Mittelwerte sind aus den zitierten Arbeiten errechnet, die Zahlen in Klammern geben die Minimal- und Maximalwerte an

Stenosierende Dickdarmprozesse, die röntgenologisch diagnostiziert wurden, deren Genese aber nicht sicher zu klären ist, müssen einer Koloskopie zugeführt werden, um eine Karzinomstenose zu verifizieren oder auszuschließen. Forde [269] konnte zeigen, daß von 181 Stenosen des Kolons bei 67% die Koloskopie zur Klärung der Genese beitragen konnte.

Die Indikation und der Zeitplan endoskopischer Kontrolluntersuchungen nach chirurgischer Kolonresektion oder nach Polypektomie wird in den Kapiteln 4,1 und 11,1 näher besprochen.

Zentrale Bedeutung nimmt die Koloskopie in der Überwachung einer Reihe von selteneren Präkanzerosen, wie der familiären Polyposis coli ein. Ein belassenes Rektum muß hier regelmäßig endoskopisch kontrolliert und etwaige Polypen müssen abgetragen, elektrokoaguliert oder gelasert [207] werden. Koloskopische Umgebungsuntersuchungen der Verwandten sind unabdingbar. Dieselben Grundsätze gelten für das Gardner-Syndrom, welches von manchen Autoren als volle Expression der familiären Polyposis angesehen wird.

Routinemäßige endoskopische Untersuchungen sind wegen dem erhöhten Entartungsrisiko auch bei der Colitis ulcerosa [472a, 1036, 484, 398, 822, 633] und dem M. Crohn [321] notwendig.

Als Erkrankung mit einem hohen Kolonkarzinomrisiko wird neuerdings das sog. „Cancer Family Syndrome" postuliert. Es ist durch eine genetische Disposition zur

Entwicklung von Kolonkarzinomen, aber auch Brust-, Uteruskrebs, Melanomen u. a. charakterisiert. Der Beginn der Entartungen ist im 3. und 4. Lebensjahrzehnt [1036] zu erwarten. Die Koloskopie als regelmäßige Screening-Methode wird von einigen Autoren [570, 616] empfohlen.

Gryska [362] berichtet von einem erhöhten Risiko von Kolonneoplasien bei Patienten mit Kolonkarzinomen in der Familienanamnese. Bei 49 symptomlosen Patienten fand er in 63,3% Polypen und in 4,1% invasive Karzinome. Er empfiehlt eine initiale komplette Koloskopie als Screening bei Patienten mit positiver Familienanamnese.

Auch bei weniger exakt definierten Personengruppen (z. B. Alter über 45 Jahre) wird wegen des statistisch erhöhten Karzinomrisikos von einigen Autoren ein regelmäßiges Screening diskutiert. Neben dem Test auf okkultes Blut, dessen Wert immer noch Gegenstand der Diskussion ist, wird auf die Bedeutung der endoskopischen Methoden hingewiesen [1036].

3.2.3 Gerät und Untersuchungstechnik

Zur endoskopischen Untersuchung des Rektums und Kolons stehen mit dem starren Rektoskop, dem flexiblen Rektosigmoidoskop (Länge: 60 cm) und dem Koloskop (Länge: 130 cm und mehr) prinzipiell 3 Möglichkeiten zur Verfügung. Innerhalb der oben angegebenen Indikationen lassen sich teilweise genaue Anwendungsbereiche abgrenzen, teilweise bestehen jedoch zwischen den Autoren erhebliche Differenzen über die Bedeutung der einen oder anderen Methode.

Die Rektosigmoidoskopie mit dem starren Gerät eröffnete die Möglichkeit, die Adenom-Karzinom-Sequenz durch Polypektomie zu durchbrechen und Rektumkarzinome in einem frühen Stadium zu diagnostizieren. Dies hat zu einer Verminderung der Rektum-Karzinominzidenz, im Vergleich zur erwarteten Häufigkeit, um 85% geführt [311]. Die Untersuchung ist jedoch für den Patienten häufig sehr schmerzhaft. Nur in 58% der Untersuchungen wird eine Tiefe von 20 cm erreicht [102]. Die durchschnittliche Eindringtiefe beträgt zwischen 17 und 20 cm [956, 1023]. Mit dem flexiblen Rektosigmoidoskop kann im Mittel eine Strecke von 47 bis 49 cm inspiziert werden. Nur in 4 von 5000 Untersuchungen (0,08%) wurde mit der flexiblen Technik die mittlere Untersuchungstiefe der starren Rektoskopie nicht erreicht [956, 608]. Befunde, die mit der starren Technik erhoben wurden, konnten sämtlich mit der flexiblen Sigmoidoskopie nachvollzogen werden [1023]. Die diagnostische Ausbeute der flexiblen Endoskopie war jedoch wesentlich größer. Mit dem starren Gerät wurden 49 bis 86% der Ademone und 61 bis 100% der Karzinome nicht entdeckt [765, 956, 249, 608, 1017]. Da die flexible Rektosigmoidoskopie für den Patienten angenehmer ist, und die Vorbereitung nicht wesentlich länger dauert, sollte ihr als Screening-Methode trotz des höheren apparativen und finanziellen Aufwandes der Vorzug vor der starren Rektoskopie gegeben werden.

Nicht so eindeutig lassen sich die Indikationen für die flexible Rektosigmoidoskopie und die komplette Koloskopie abgrenzen. Bei der Mehrzahl der Indikationen zur

Endoskopie wird zwar die komplette Koloskopie als Methode der Wahl angesehen, umstritten bleibt jedoch das Vorgehen beim Screening, bei Untersuchungen wegen Blutnachweis im Stuhl sowie bei Polypen im Rektosigmoid. Allgemeine Argumente für die Rektosigmoidoskopie sind die einfachere Patientenvorbereitung, die kurze Untersuchungsdauer von durchschnittlich 10 min sowie die sehr geringe Komplikationsrate (0,16% geringe Blutungen, 0,2% abdominelle persistierende Schmerzen, 0% Perforationen [956, 608]). Theuerkauf [945] führt aus, daß bei Nachweis eines Rektumpolypen die Kombination aus flexibler Rektosigmoidoskopie und Kolon-Kontrastdarstellung 85% aller weiteren neoplastischen Läsionen erfaßt. Er empfiehlt bei negativem radiologischen und sigmoidoskopischen Befund auf eine Koloskopie zu verzichten. Zu ähnlichen Schlußfolgerungen kommen auch andere Autoren [2]. Sie halten beim röntgenologischen Nachweis eines solitären Sigmapolypen eine rektosigmoidoskopische Polypektomie ohne endoskopische Kontrolle des restlichen Kolons für ausreichend und v. a. wirtschaftlich (das gilt für Schweden) vernünftig. Warden [985] legt nahe, daß bei einer symptomfreien „Screening-Population" eine negative Rektosigmoidoskopie ausreichend ist. In einer Serie von 330 sehr exakt untersuchten Patienten (Kontrolle nach Polypektomie) wurden bei der Kombination aus Kolon-Kontrastuntersuchung und flexibler Rektosigmoidoskopie 1 Karzinom und 7 Polypen (> 7 mm) übersehen [1023].

Für die Koloskopie sprechen trotz der o. g. Einwände eine Reihe von Gründen. Die Rektosigmoidoskopie erfaßt die 15 bis 40% aller benignen und malignen Neoplasien des rechten Kolons nicht (Abb. 3.2.1). Dies gilt besonders für den älteren Patienten, bei dem eine deutlich höhere Wahrscheinlichkeit für eine rechtsseitige Läsion besteht [3, 345]. Patienten mit einem oder mehreren Polypen im Rektosigmoid haben in 18 bis 42%, unter Berücksichtigung diminuitiver Polypen (< 5 mm) sogar in 59%, weitere Neoplasien im rechten Kolon [608, 426, 836, 985]. Bei unauffälliger Rektosigmoidoskopie muß bei Risikopatienten in 14 bis 22,4% mit proximalen Polypen gerechnet werden [1023, 362].

Die Vorbereitung der Patienten für eine gute Kolon-Doppelkontrastuntersuchung erfordert einen ähnlichen Aufwand wie für die Koloskopie. Trotzdem reicht die Rate falschnegativer Befunde bis 25 – 50% [945, 1023, 249, 836]. Insbesondere bleiben auch kleine Dukes-A-Karzinome mit hervorragender Heilungschance oft unentdeckt.

Nimmt man an, daß nur 25% aller Neoplasien im rechten Kolon liegen und daß 25% davon radiologisch nicht gesehen werden, so hat die Kombination aus Rektosigmoidoskopie und Kolon-Röntgenuntersuchung eine Fehlerrate von mindestens 6%. Diese errechnete Zahl deckt sich gut mit den 6,9% falschnegativer Befunde aus der Untersuchung von Williams [1023].

Unter Wertung aller Angaben erscheint bei Patienten mit erhöhtem Risiko für Neoplasien (aktuelle oder anamnestische Polypen, Blutnachweis im Stuhl, familiäre Belastung) die Indikation zur kompletten Koloskopie als Standarduntersuchung gegeben.

Allenfalls bei sehr schwieriger Koloskopie und natürlich bei Nicht-Durchführbarkeit der kompletten Dickdarmspiegelung stellt die Kombination aus Rektosigmoidoskopie und Röntgenuntersuchung eine Alternative dar.

3.2.4 Zuverlässigkeit und Komplikationen

Der Wert einer Untersuchungstechnik hängt wesentlich von ihrer Durchführbarkeit, Sensitivität, Spezifität und der Zahl und Schwere der Komplikationen ab. Generell hat die Koloskopie dabei eine hohe Zuverlässigkeit. Trotzdem ist es notwendig, die Schwächen und Stärken der Methode zu kennen, um ihre Wertigkeit insbesondere in schwierigen oder unklaren diagnostischen Situationen beurteilen zu können.

Ziel der Koloskopie ist die Inspektion des gesamten Dickdarms bis ins Coecum. Dies gelingt bei nicht ausgewählten Patienten in 84 bis 95% der Fälle [945, 702, 997]. Mit zunehmender Erfahrung der Untersucher liegt die Rate erfolgreicher Untersuchungen bei 95% [506]. Frauen sind in der Regel schwieriger zu untersuchen als Männer (76 versus 91% komplette Skopien) [426]. Eine vorausgegangene Operation im kleinen Becken wirkt sich erschwerend aus. Wie sehen nun die Zahlen für die Sub-Population aller Patienten mit Kolonkarzinom aus? Hier wird das Coecum in 54 bis 85% erreicht [802, 607, 721, 456]. Ursache für das Mißlingen waren i. d. R. tumorbedingte Stenosen. Ist die Stenose passierbar, so erreicht die Erfolgsquote mit 90 bis 94% den Standard. Forde [269] untersuchte eine weitere Untergruppe von Patienten mit Stenose. In immerhin 54% konnte die Enge passiert und das restliche Kolon inspiziert werden.

Die Sensitivität der Koloskopie für das Auffinden von Polypen und Karzinomen ist relativ schwierig zu bestimmen, da zuverlässige Validierungsverfahren fehlen. Die Angaben resultieren aus Vergleichen zwischen Röntgen- und Endoskopieuntersuchung [526 a, 506, 1023], unmittelbar aufeinanderfolgenden Kontrollendoskopien [427], Berechnungen auf der Basis späterer Kontrolluntersuchungen [995] und Fallberichten von übersehenen Karzinomen [1040, 4]. In relativer Übereinstimmung zwischen den verschiedenen Ansätzen wird über einen falschnegativen Koloskopiebefund von 4,5 bis 9% bei Neoplasien mit über 5 mm Durchmesser und 15% bei kleineren Polypen berichtet. Kritische Lokalisationen sind die schwer einsehbaren Areale hinter den Flexuren bzw. Knickbildungen und das Coecum.

Die eine Säule der endoskopischen Diagnose ist der makroskopische Aspekt von Läsionen. Als Unterscheidungskriterien zwischen Hyperplasie und Neoplasie gelten Farbe, Oberflächenstruktur und, bedingt, Größe. Neale [678] und Kronborg [519] konnten zeigen, daß weder die Größe noch die Farbe von Polypen einen sicheren Rückschluß auf die Histologie erlauben. Dementsprechend werden vom Endoskopiker nur 72 bis 82% der Polypen richtig klassifiziert [138, 837, 678]. Zusätzlich bestehen erhebliche Schwankungen in Abhängigkeit vom Untersucher [837]. Deshalb ist die Gewinnung von Untersuchungsmaterial aus allen Polypen unabdingbar.

Eine vergleichbare Trefferrate wird für das Karzinom angegeben. Halter [379] berichtet, daß bei 77% aller Patienten mit makroskopischem Karzinomverdacht die Diagnose zutreffend war. Legt sich der Endoskopiker auf die Diagnose Karzinom fest, so hat er in ca. 90% der Fälle recht [281]. Maligne Stenosen werden makroskopisch in bis zu 96% richtig eingeordnet [664]. Bedeutsam ist die Aussage, daß trotz negativer Histologie die makroskopische Karzinomdiagnose eine chirurgische Therapie rechtfertigt [4, 467].

Zweite Säule der endoskopischen Diagnostik ist die Biopsie. Für Polypen gilt die Regel, daß bei Läsionen unter 5 mm biopsiert wird, bei größeren Polypen immer eine Polypektomie zur Gewinnung des ganzen Polypen notwendig ist. Aus Läsionen mit Karzinomverdacht werden ebenfalls immer Proben entnommen. Bei Karzinomen (mit und ohne Stenosierung) beträgt die Trefferausbeute der Zangenbiopsie 57 bis 87%, die Genauigkeit der Bürstenzytologie 77 bis 89%. Die Kombination beider Methoden ergab die besten Ergebnisse, 83 bis 97% aller Malignome wurden richtig erkannt [379, 1033, 664, 143, 467]. Ein korrektes präoperatives Grading von Tumoren auf der Basis von Biopsien ist besonders bei schlecht differenzierten Tumoren problematisch. Madsen [591] warnt davor, die Art des operativ-chirurgischen Vorgehens vom Grading aus Biopsien abhängig zu machen.

Die diagnostische Koloskopie kann als sehr sicheres invasives Verfahren angesehen werden. Die Häufigkeit wesentlicher Komplikationen (Blutung, Perforation, Letalität) ist in Tabelle 3.2.2 zusammengefaßt.

Tab. 3.2.2: Komplikationen bei diagnostischer Koloskopie

Autor	Perforation (%)	Blutung (%)	Letalität (%)
Frühmorgen 1981 [281]	0,14	0,008	0,02
Ghazi 1982 (Sammelstat.) [303]	0,22 – 0,3	0,05 – 0,07	
Macrae 1983 [588]	0,12	0,02	0,06
Hintze 1985 [421]	0,089		

In 1% der Koloskopien soll es zu einer Bakteriämie, bei über 50% der Biopsien zu Endotoxinämie kommen [323, 489]. Macrae [588] berichtet über eine Sepsisrate von 0,04%. Endokarditiden nach Koloskopie sind bisher nicht bekannt geworden. Trotzdem ist bei Patienten mit künstlichen Herzklappen, medikamentöser oder krankheitsbedingter Immunsuppression und Aszites eine Antibiotikaprophylaxe zu empfehlen.

Fallberichte existieren über Herzinfarkte, Rhythmusstörungen, Milzrupturen, Volvulus und Inkarzerationen von Leistenhernien. Bei 4300 Zangenbiopsien trat keine Komplikation auf [1022].

3.3 Nuklearmedizinische Verfahren

H. J. Biersack, P. Oehr, A. Bockisch

3.3.1 Einleitung

Erste Versuche zur Darstellung von Tumoren durch radioaktiv markierte Antikörper reichen zurück bis in das Jahr 1953, als erstmals im Tierexperiment Osteosarkome mittels J-131-markierter Anti-Lymphosarkom-Antikörper von Pressman [766] dargestellt wurden. Bereits damals waren die Ergebnisse auf Grund der hohen unspezifischen Anreicherung der injizierten Antikörper in anderen Geweben nicht überzeugend. Die Tumoranreicherung war zudem oftmals nicht durch Tumorantigene, sondern durch Fibrin bedingt, welches im Tumorbereich vermehrt vorhanden ist. Aus diesem Grunde setzten verschieden Arbeitsgruppen [1037] Anti-Fibrin-Antikörper zum Tumornachweis ein. Erst die Entdeckung tumorassoziierter Antigene und entsprechender polyklonaler Antikörper führte dann zu überzeugenderen Ergebnissen. Die Arbeitsgruppe um Goldenberg berichtete 1978 über die spezifische Lokalisation von J-131-markierten polyklonalen Anti-CEA-Antikörpern beim Menschen. Inzwischen steht eine Vielzahl poly- und monoklonaler Antikörpern für die klinische Immunszintigraphie zur Verfügung [69]. Im folgenden wird jedoch nur auf die Antikörper Bezug genommen, die für das kolorektale Karzinom von Bedeutung sind, nämlich CEA und CA 19-9-Antikörper.

3.3.2 Methodische Grundlagen

Die heute klinisch zum Einsatz kommenden monoklonalen Antikörper werden mittels Hybridom-Technologie hergestellt. Hybridome oder Hybride sind heterokariontische Zellen, die durch die Fusion aus Antikörper-sezernierenden B-Lymphozyten (meist Milzlymphozyten der Maus) und Tumorzellen (meist Maus-Myelomzellen) entstanden sind (Abb. 3.3.1). Sie erwarben damit die „Eigenschaft der potentiellen Unsterblichkeit“ [670] von der Tumorzelle und die Fähigkeit des B-Lymphozyten bzw. der Plasmazelle, Antikörper gegen tumorassoziierte Antigene zu bilden. Durch Separierung der Hybride und Klonierung in der Zellkultur ist es möglich, diejenigen Hybride zu isolieren, welche jeweils ein Immunglobulin der gewünschten Spezifität produzieren. Sie erkennen gemäß ihrer Definition als monoklonale Antikörper nur eine bestimmte Determinante (Epitop) auf den entsprechenden Antigenen. Da die kompletten Antikörper nur relativ schwer in den Tumor eindringen können, um sich dort an das Antigen zu heften, sind Untersuchungszeiten bis zu 10 Tagen erforderlich, um einen

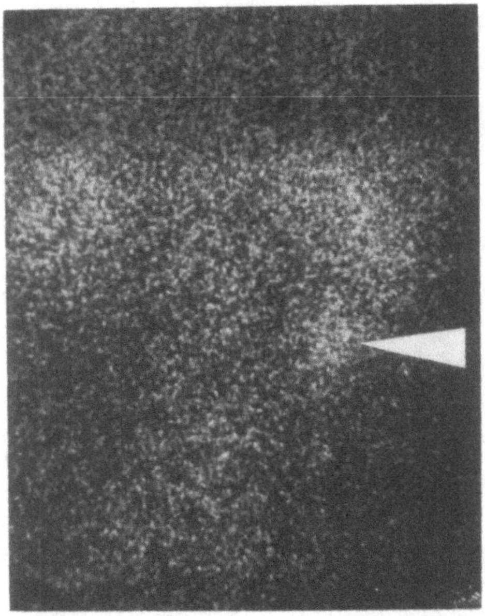

a

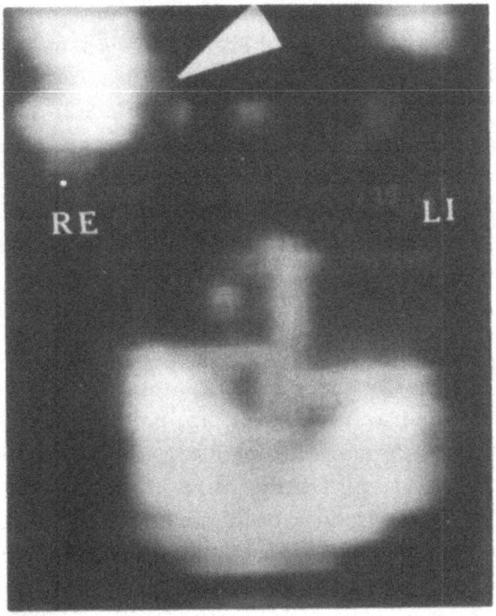

b

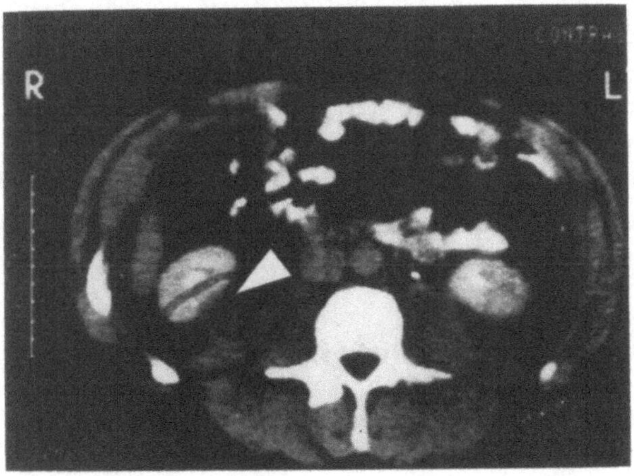

c

Abb. 3.3.1: Immunszintigramme eines Patienten mit Rezidiv eines Kolonkarzinoms. Die planare Szintigraphie nach Applikation eines CEA/CA-19-9-Immuncocktails (J-131) (Abb. 3.3.1a) zeigt eine umschriebene Mehranreicherung unterhalb des rechten Nierenpols. Nach Applikation eines In-111-markierten CEA-Antikörpers zeigt die SPECT-Technik (koronale Schnitte) eine Radioaktivitätsanreicherung im Turmorgewebe unterhalb des rechten Nierenpols. Die Radioaktivität in der unteren Bildhälfte entspricht dem Knochenmark der Ileosakralfugen (Abb. 3.3.1b). CT (Abb. 3.3.1c): Raumforderung am unteren rechten Nierenpol ausreichenden Kontrast zwischen Tumorspeicherung und nur langsam absinkendem Untergrund (zirkulierende Antikörper) zu erzielen. Aus diesem Grunde werden heute nicht die kompletten Antikörper, sondern deren $F(ab')_2$-Fragmente eingesetzt, die durch Abspaltung des Fc-Teils mittels Pepsin gewonnen werden. Diese Fragmente können auf Grund ihrer kleineren Größe leicht in den Tumor eindringen. Sie werden zudem renal relativ schnell ausgeschieden, so daß bereits nach 2 bis 3 Tagen ausreichend hohe Antikörperkonzentrationen im Tumor zu messen sind, wobei auf Grund der renalen Elimination auch der Untergrund schnell abnimmt.

Als Meßgeräte dienen heute Großfeld-Szintillationskameras mit angeschlossener Datenverarbeitung sowie in neuerer Zeit auch Single-Photon-Emissions-Computer-Tomographie(SPECT)-Geräte. Wegen der relativ hohen Untergrundaktivität muß in der Regel eine Background-Subtraktion erfolgen. Hierzu bietet sich Tc-99m-markiertes Humanserumalbumin an, das den Blutpool darstellt. Dieses Vorgehen wird als Doppelisotopen-Methode bezeichnet. Bei diesem Verfahren wird zunächst in gleicher Position ein Szintigramm mit dem Tumorantikörper (J-131- oder In-111-markiert) aufgenommen. Anschließend wird dann auf den Energiebereich von Tc-99m umjustiert und ein Szintigramm der Blutpool-Verteilung angefertigt. Rechnerisch läßt sich anschließend die Blutpoolaktivität vom Tumorszintigramm subtrahieren, so daß der Tumor relativ „untergrundfrei" darzustellen ist. Da häufig die Lokalisierung Schwierigkeiten bereitet, empfiehlt es sich, Referenzorgane (Leber, Knochen) darzustellen und deren Konturlinien in das Antikörperszintigramm zu übertragen. Für die Leberszintigraphie wird Tc-99m-Schwefelkolloid und für die Knochenszintigraphie Tc-99m-Methylendiphosphonat verwendet. Der Einsatz der SPECT erlaubt die schichtweise Darstellung der Radioaktivitätsverteilung im Körper. Hierdurch läßt sich eine überlagerungsfreie Erfassung der Tumoraktivität in koronaren, sagittalen oder transversalen Schichten erzielen. Dieses Vorgehen erlaubt auch trotz relativ hoher Untergrundaktivität bereits zu relativ frühen Untersuchungszeitpunkten (2–3 Tage) eine Darstellung des Tumors [41]. Die SPECT wird heute üblicherweise mit rotierender Gamma-Kamera durchgeführt.

3.3.3 Aufnahme radioaktiv markierter Antikörper im Tumor

Der Antransport radioaktiv markierter Tumorantikörper hängt natürlich vom Blutfluß ab. Da nekrotische Areale schlecht perfundiert sind, findet sich im aktiven Tumor-Randsaum um die Nekrose herum eine wesentlich höhere Aktivitätsanreicherung als zentral. Darüber hinaus spielt auch die Molekülgröße eine große Rolle, da die Antikörper die Kapillarwand durchdringen müssen, um dann durch die interstitielle Flüssigkeit in die Tumorzellen zu diffundieren. Die Verwendung von $F(ab')_2$-Fragmenten führt naturgemäß zu einer verbesserten Diffusion der Antikörper, da sie nur ein bis zwei Drittel des Gewichtes des kompletten Antikörpers aufweisen. Die höchsten Tumorkonzentrationen werden allerdings bei Verwendung von kompletten Antikörpern gefunden, während Fragmente geringere Anreicherungsraten wegen der schnelleren Elimination aufweisen [335]. Für den Nachweis von Tumoren ist jedoch das

Verhältnis von Tumor- und Untergrundaktivität von entscheidender Bedeutung, so daß Antikörperfragmente zu besseren Untersuchungsresultaten führen. Des weiteren spielt auch die Rezeptorbindung eine große Rolle. Diese erfolgt nichtkovalent an Rezeptoren der Zellmembran. Es dürfen daher keine allzu großen Antikörpermengen appliziert werden, um sättigungsbedingte Erhöhungen der Untergrundaktivität zu vermeiden. Üblicherweise werden heute weniger als 1 mg Protein (intakter Antikörper oder Fragmente) intravenös verabfolgt, die beispielsweise mit 3 – 4 mCi J-131 markiert sind. Bei kolorektalen Karzinomen konnte eine Erhöhung der Proteinmenge keine Verbesserung der Tumordarstellung bewirken [670].

3.3.4 Untergrundaktivität

Quantitativ verteilen sich mehr als 90% der injizierten, radioaktiv markierten Antikörper im gesamten Körper, maximal 1% wird im Tumor angereichert. Der Befund weist auf die Notwendigkeit einer Untergrundsubtraktion hin. Die Untergrundaktivität wird insbesondere auch durch die Ausscheidungswege beeinflußt. Hauptweg der Metabolisierung ist die Dejodierung in der Leber. Große Probleme tauchten bei der Verwendung von In-111-markierten Antikörpern auf, da das Indium als Chelat an den Antikörper gebunden wird. Diese Bindung ist nicht sehr stabil, so daß es zu einer Anreicherung von In-111-Kolloid in der Leber bzw. an Transferrin gebunden auch im Knochenmark kommt. Bereits nach 2 Tagen zeigt sich bei der Verwendung In-markierter Antikörper eine deutliche Darstellung der Leber und des Knochenmarks, was insbesondere den Nachweis von Lebermetastasen praktisch unmöglich macht. Darüber hinaus tritt auch eine unspezifische Bindung an Fc-Rezeptoren der Zellmembranen von Leberzellen, Blutkörperchen und Knochenmarkszellen auf, was ebenfalls zu einer Untergrunderhöhung führt.

3.3.5 Senkung der Untergrundaktivität

Häufigstes Verfahren ist die rechnerische Untergrundsubtraktion bei Computerszintigrammen, worauf bereits früher hingewiesen wurde. Bei diesem Verfahren wird häufig Tc-99m-markiertes Humanserumalbumin zur Markierung des Blutpools verwendet. Diese Blutpoolaktivität wird dann durch rechnerische Subtraktion vom Antikörperszintigramm abgezogen. Es können jedoch auch in entsprechender Weise Leber- oder Knochenszintigramme subtrahiert werden. Die genannten Verfahren verbessern zwar die Sensitivität, als Nachteil ist jedoch das häufige Auftreten von Artefakten zu beachten. Diese werden nicht selten durch Bewegung des Patienten zwischen den beiden Aufnahmen verursacht. Von wesentlicher Bedeutung ist auch die deutlich unterschiedliche Strahlenenergie der beiden verwendeten Radiopharmaka [335].

Der Einsatz von Antikörper-Fragmenten (Fab, $F(ab')_2$) führt auf Grund der schnellen renalen Clearance ebenfalls zu einer Abnahme der Untergrundaktivität. Dafür muß jedoch eine absolut gesehen verminderte Anreicherung in den Tumoren in Kauf genommen werden. Da jedoch das Tumoruntergrundverhältnis eine wesentliche Rolle spielt, ergeben sich insgesamt Vorteile für die Verwendung von Fragmenten. Die kleinen Fab-Fragmente werden jedoch so schnell ausgeschieden, daß bislang keine ausreichende Tumoranreicherung zustande kommt.

Von verschiedenen Arbeitsgruppen wurden auch Anti-Anti-CEA-Antikörper eingesetzt, um durch Komplexbildung mit den zirkulierenden, nichtgebundenen Antikörpern die Untergrundaktivität zu senken [335]. Diese Immunkomplexe werden jedoch wegen ihrer Größe verstärkt in der Leber angereichert. Abgesehen davon, daß in solchen Fällen natürlich Lebermetastasen nicht mehr nachgewiesen werden können, muß auch die erhöhte Strahlenbelastung für die Leber in Betracht gezogen werden.

Auch die lokale Applikation – beispielsweise subkutan – über den Lymphweg führt zu einer Reduzierung der Untergrundaktivität. Dieses Verfahren hat sich zum Nachweis von Lymphknotenmetastasen bewährt [164]. Andere Arbeitsgruppen berichten über gute Ergebnisse der intraperitonealen Applikation bei Bauchfellmetastasen [670]. Keine nennenswerten Vorteile hat die intraarterielle Injektion beispielsweise bei Lebermetastasen gebracht.

Eine weitere Verbesserung der Immunszintigraphie ist durch den Einsatz bifunktioneller Antikörper zu erreichen. Hierbei macht man sich zunutze, daß die Antikörper zwei unterschiedliche Bindungsstellen haben, wobei die eine Bindungsstelle eine Anlagerung an das Tumorantigen ermöglicht und die zweite Bindungsstelle für Isotopenkonjugate zur Verfügung steht [164]. Durch dieses Vorgehen wird erreicht, daß zunächst der „kalte" Antikörper sich in hohen Konzentrationen über ein bis mehrere Tage im Tumor anreichern kann. Anschließend wird dann das radioaktiv markierte Konjugat appliziert, das sich schnell innerhalb von wenigen Stunden an die freie Bindungsstelle heften kann. Diese Bindung ist wesentlich spezifischer als die des Antikörper an den Tumor selbst, so daß keine hohe Untergrundaktivität zu messen ist.

3.3.6 Auswahl der Tumorantikörper

Für die Immunszintigraphie beim kolorektalen Karzinom stehen Antikörper gegen CEA und CA 19-9 bzw. eine Mischung aus beiden Antikörpern („Immuncocktail") zur Verfügung. Die Auswahl des geeigneten Antikörpers kann zum einen durch die Tumormarkerspiegel und zum anderen über die Immunhistochemie erfolgen. Ergibt sich der Hinweis auf ein Rezidiv auf Grund ansteigender Tumormarkerspiegel, so stellt sich die Indikation zur Immunszintigraphie. In den Fällen, in denen der Verdacht auf ein Rezidiv auf Grund anderer Befunde (Sonographie, CT) geäußert wird, sollte die Immunhistochemie des Primärtumors [69] herangezogen werden, da bei den tumorassoziierten Antigenen in der Mehrzahl der Fälle keine Unterschiede bezüglich des Antigennachweises bei Primärtumor und Metastasen bestehen.

Geht es darum, Lebermetastasen nachzuweisen, muß ein J-131-markierter Antikörper eingesetzt werden, da – wie eingangs erwähnt – In-111- bzw. Tc-99m-markierte

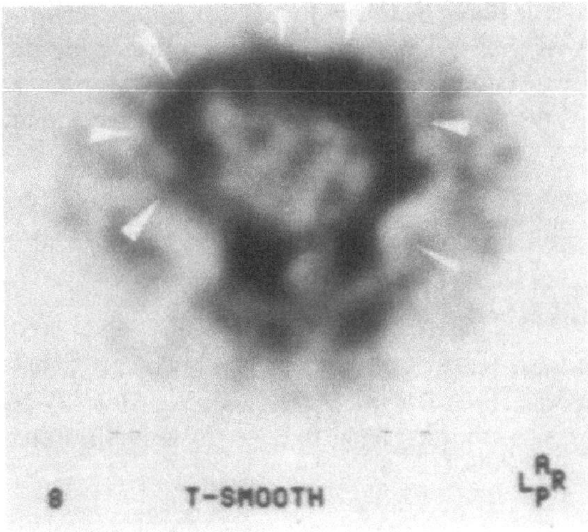

Abb. 3.3.2: Immunszintigraphie mit J-131-markiertem CEA-Antikörper bei ausgedehntem Kolonkarzinom-Rezidiv und zentraler Nekrose. Es handelt sich um transversale SPECT-Schnitte

Antikörperfragmente sehr stark in der Leber angereichert werden. Bei Verdacht auf Lymphknoten- bzw. Lokalrezidiv empfiehlt sich die Verwendung von Tc-99m- und In-111-markierten Antikörpern. Indium-markierte Antikörper zwingen zur Single-Photon-Emissions-Computer-Tomographie (SPECT), da Untersuchungen bereits nach 1 oder 2 Tagen, wenn die Untergrundaktivität noch hoch ist, durchgeführt werden müssen, weil zu späteren Zeitpunkten eine starke Anreicherung im Knochenmark zu beobachten ist. Allein durch schichtweise Organdarstellung läßt sich überlagerungsfrei und relativ wenig von Untergrundaktivität beeinflußt ein Tumor nachweisen. Tc-markierte Antikörper erlauben gelegentlich bereits eine Tumordarstellung nach 4 Stunden, so daß auch hier eine SPECT durchgeführt werden kann. Ausreichende Tumorkonzentrationen sind bei Technetium erst nach etwa 15 Stunden zu beobachten. Zu dieser Zeit sind infolge geringer verbliebener Aktivitätsmengen (schneller Zerfall des Technetiums) lediglich planare Szintigramme anzufertigen.

Die Verwendung von Antikörpergemischen (Anti-CEA und Anti-CA 19-9) ist lediglich dann angezeigt, wenn immunhistochemisch bzw. laborchemisch beide Marker nachzuweisen sind. Immuncocktails haben jedoch den Nachteil, daß sehr viel ungebundene Aktivität zirkuliert, was zu einer Verstärkung der Untergrundaktivität führt. Die Indikation zu einer kombinierten Applikation muß daher sehr streng gestellt werden.

3.3.7 Methodik der Immunszintigraphie

Beim kolorektalen Karzinom erfolgt in der Regel die intravenöse Applikation der Tumorantikörper. Vor einer Untersuchung mit Jod-markierten Antikörpern erhalten die Patienten über zwei Tage je 0,5 g Kalium-Jodid (Lugolsche Lösung), um die Schilddrüse zu blockieren. Anschließend erfolgt eine weitere Blockade nicht nur der Schilddrüse, sondern auch der Magenschleimhaut mit 3 × 30 Tropfen Kalium-Perchlorat (Irenat) pro Tag. Bei Verwendung Indium-markierter Antikörper entfällt dieses Vorgehen.

Die applizierten Aktivitätsmengen betragen für J-131-markierte Antikörper 3 – 4 mCi, für Tc-markierte Antikörper 20 – 25 mCi und für In-markierte Antikörper 3 – 5 mCi.

3.3.7.1 J-131-markierte Antikörper

Es werden planare Szintigramme vom 3. bis 7. Tag nach Antikörperapplikation angefertigt, bis eine ausreichend sichere Diagnostik möglich ist. SPECT-Untersuchungen entfallen wegen der geringen Aktivitätsmenge und der damit verbundenen schlechten Zählratenstatistik.

3.3.7.2 Tc-99m-markierte Fragmente

Es werden zwar schon Szintigramme 4 bis 5 Stunden nach der Injektion aufgenommen, in der Regel gelingt eine Tumordarstellung jedoch erst nach 15 Stunden, so daß nur noch planare Aufnahmen möglich sind.

3.3.7.3 In-111-markierte Fragmente

24 und 48 Stunden nach der Injektion werden planare Szintigramme aufgenommen und – soweit möglich – eine SPECT durchgeführt.

3.3.8 Indikation zur Immunszintigraphie

Die Indikation zur Immunszintigraphie stellt sich in erster Linie bei Verdacht auf ein Rezidiv des kolorektalem Karzinoms. Die besten Ergebnisse lassen sich immer dann erzielen, wenn bereits mit Hilfe der Sonographie oder der Computertomographie Fremdgewebe nachgewiesen wurde, wobei nicht zwischen Narbe und Tumor zu unterscheiden war. Gerade bei Kenntnis der Lokalisation läßt sich die Diagnose auf nuklearmedizinischem Wege mit hoher Sicherheit stellen [69]. Schwieriger gestaltet sich die Diagnostik immer dann, wenn im gesamten Körper nach einem Tumorrezidiv gefahndet werden muß, da auf Grund der Untergrundanreicherung geringe Mehrspeicherungen oft übersehen werden.

Auch bei bislang unbekanntem Primärtumor kann bei Anstieg der Tumormarker eine Immunszintigraphie angezeigt sein, wobei man sich dann jedoch über die relativ schlechten Ergebnisse im Klaren sein muß.

Über den Wert präoperativer Untersuchungen bei endoskopisch gesichertem Karzinom liegen bisher wenige Daten vor. Möglicherweise kann jedoch der etwaige Nachweis von lokoregionalen Metastasen das therapeutische Prozedere bestimmen, wenngleich natürlich die intraoperative Inspektion des Bauchraumes in der Regel eindeutigere Befunde liefert.

3.3.9 Klinische Ergebnisse der Immunszintigraphie

Im Schrifttum werden für den immunszintigraphischen Tumornachweis Trefferquoten zwischen etwa 40 und mehr als 90% angegeben [50, 51, 140, 582, 582, 583, 642, 670].

Bei der Beurteilung des klinischen Stellenwertes dieses Verfahrens muß allerdings berücksichtigt werden, daß den meisten Studien nur geringe Patientenzahlen zu Grunde liegen oder aber die Patientengruppen insofern selektioniert sind, als die meisten Tumorherde vor Durchführung der Immunszintigraphie bereits mit Hilfe anderer bildgebender Verfahren oder histologisch-operativ nachgewiesen worden waren. Bei Verwendung eines Immuncocktails (Anti-Ca 19-9/Anti-CEA) fanden sich beim kolorektalen Karzinom Sensitivitäten zwischen 72 und 94% [51]. Nach eigenen Erfahrungen [69] kann bei einem unselektionierten Krankengut in gut zwei Drittel der Fälle mit einem positiven Befund gerechnet werden. Die Anzahl falschnegativer Befunde beträgt rund ein Drittel. Wenn auch die Treffsicherheit relativ niedrig erscheint, so kann bei etwa einem Drittel der Patienten mit Befunden gerechnet werden, die eine zusätzliche klinische Information geben. Wie eingangs erwähnt, bietet die Applikation In-111-markierter Antikörper die Möglichkeit zur SPECT. An Hand einer Aachener Studie konnte 1987 bei 83 Patienten mit kolorektalen Tumoren durch SPECT eine gegenüber der planaren Aufnahmetechnik signifikante Verbesserung der Sensitivität um ca. 35% erzielt werden [41].

3.3.10 Nebenwirkungen

Insbesondere die Applikation kompletter Antikörper kann, wie die parenterale Gabe von anderen Eiweißen, zu allergischen Reaktionen führen. Die Verwendung von $F(ab')_2$-Fragmenten führt hier zu einer geringeren Rate an Nebenwirkungen. Untersuchungen von Reynolds et al. haben ergeben, daß gegen intakte monoklonale Antikörper die höchsten und gegen die kleinen Fab-Fragmente die niedrigsten Spiegel humaner Anti-Maus-Antikörper (HAMA = Human-Anti-Mouse-Antibodies) zu messen waren. In der Regel spielt die genannte Reaktion jedoch erst nach mehrfacher Applikation der Antikörper eine Rolle, so daß bei Verlaufskontrollen immer die HAMA-Reaktion geprüft werden muß. In jedem Falle empfiehlt es sich, die Injektion von Tumorantikörpern unter Notfallbedingungen (Sauerstoff, Intubationsbesteck, Atembeutel, hochdosiertes Kortison) durchzuführen.

3.3.11 Ausblick

In nächster Zukunft ist die verstärkte Anwendung von Tc-99m-markierten $F(ab')_2$-Fragmenten zu erwarten. Möglicherweise läßt sich eine festere Chelatbindung des Indiums an die Fragmente erzielen, da die Applikation von In-111 wegen der längeren Halbwertzeiten und der damit möglichen späteren Untersuchung Vorteile mit sich bringt. Darüber hinaus sind weitere Antikörper auf ihre Brauchbarkeit für das kolorektale Karzinom hin überprüft worden, beispielsweise ZCE-025 [1].

Ein völlig neuer Weg wird zur Zeit von unserer Arbeitsgruppe [713] beschritten. Hierbei erfolgt in einem ersten Schritt die Injektion Biotin-markierter (nichtradioaktiver) Antikörper, die innerhalb von mehreren Tagen zu einer Anreicherung von Biotin im Tumor führen. Nach Absinken des (nicht aktiven) Antikörper-Untergrunds erfolgt dann in einem zweiten Schritt die intravenöse Applikation radioaktiv (J-123-)markierten Avidins. Auf Grund der extrem hohen Bindungsfreudigkeit kommt es innerhalb von ca. 1 Stunde zu einer maximalen Aktivitätsanreicherung des radioaktiv markierten Avidins an das durch Antikörper in den Tumor hinein transportierte Biotin. Dieses Verfahren bietet insofern optimale Bedingungen, als keine nennenswerte Untergrundaktivität mehr besteht und die Anreicherung sehr spezifisch ist.

Alle genannten Verfahren werden innerhalb der nächsten 1–2 Jahre klinisch zur Verfügung stehen, so daß mit einem breiten Einsatz der Immunszintigraphie – nicht nur beim kolorektalen Karzinom – zu rechnen ist.

a

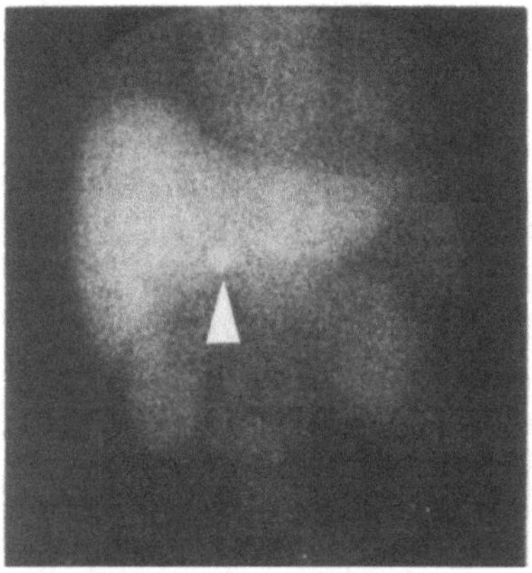

b

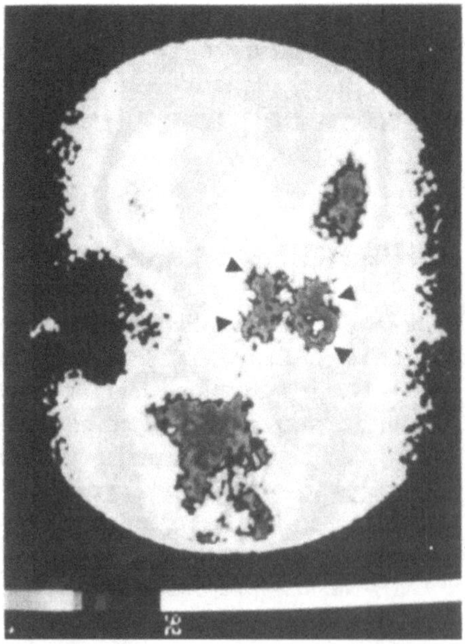

Abb. 3.3.3: Immunszintigraphie mit Tc-99m-markiertem CEA-Antikörper. Das planare Szintigramm (Abb. 3.3.3a) zeigt eine Metastase kaudal im Leberhilus. Nach Subtraktion der Aktivität des Leberszintigramm stellen sich zwei Metastasen überlagerungsfrei dar (Abb. 3.3.3b)

4 Präkanzerosen und Risikogruppen

4.1 Risikogruppen und ihre Überwachung

P. Miskovitz, S. J. Margulis

4.1.1 Identifizierung von Risikogruppen

Die hohe jährliche Inzidenz von mehr als 120 000 Neuerkrankungen an kolorektalem Karzinom in den USA [19] hat in jüngster Zeit das Augenmerk auf die Identifizierung von Risikogruppen gerichtet, um mit neueren diagnostischen Verfahren eine frühe Diagnosestellung zu ermöglichen. Das Risiko von Individuen mit einem Lebensalter von mehr als 40 Jahren für die Entwicklung eines kolorektalen Karzinoms wird als durchschnittlich eingeschätzt. Daneben können Gruppen definiert werden, die ein erheblich höheres Risiko für die Entwicklung eines kolorektalen Karzinoms besitzen. Dazu zählen Patienten mit

- chronisch entzündlicher Darmerkrankung,
- Mammakarzinom oder Karzinom des weiblichen Genitaltraktes in der Anamnese,
- Kolonkarzinom oder -adenom in der Anamnese,
- vererbtem gastrointestinalen Polyposis-Syndrom,
- vererbtem Kolonkarzinom.

Das Risiko eines kolorektalen Karzinoms erhöht sich geringfügig ab einem Alter von 40 Jahren und signifikant ab Erreichen eines Lebensalters von 50 Jahren. Mit jeder folgenden Dekade ist eine Verdopplung des Risikos zu beobachten. Ein Maximum wird mit 75 – 80 Jahren erreicht. Generell ist das Risiko für Männer und Frauen gleich, obwohl einige Unterschiede für Kolon- und Rektumkarzinome bestehen, deren Interpretation durch ihre Altersabhängigkeit erschwert wird [879].

Patienten, deren Eigenanamnese bereits durch ein kolorektales Karzinom belastet ist, weisen ein deutlich erhöhtes Risiko für die Entwicklung eines metachronen Karzinoms auf. Dieses Risiko verringert sich nicht mit der Heilung des ersten kolorektalen Karzinoms [660]. Das metachrone Karzinom ist von einem Rezidiv zu unterscheiden. Die Häufigkeit metachroner kolorektaler Karzinome wird zwischen 5 und 10% angegeben, während das synchrone Karzinom bei 2 bis 5% der Indexkarzinome diagnostiziert wird [390]. In gleichem Maße führt die Belastung der Eigenanamnese durch Adenome des Kolons zu einer Risikoerhöhung [237].

Für bestimmte Malignome anderer Organgebiete besteht eine Assoziation mit dem kolorektalen Karzinom. Dazu zählen Neoplasien der Mamma, des weiblichen Genitaltraktes und des Urogenitalsystems sowie Neoplasien des übrigen Gastrointestinaltraktes. Diese Tumoren scheinen häufiger bei Individuen mit kolorektalen Karzinomen aufzutreten [860].

Kolorektale Adenome, besonders villöse Adenome sind ebenfalls mit Adenokarzinomen des Kolons und Rektums assoziiert [877]. Dabei korreliert die Größe des Adenoms mit der Wahrscheinlichkeit einer prämalignen Dysplasie und der späteren Entwicklung eines Karzinoms auf dem Boden des Adenoms. Besonders Adenome des distalen Kolons (Colon descendens und Colon sigmoideum) weisen eine erhöhte Entartungswahrscheinlichkeit auf.

Zu den Präkanzerosen gehört die Colitis ulcerosa, deren Entartungsrisiko mit der Erkrankungsdauer der aktiven Colitis und der Ausdehnung der inflammatorischen Veränderungen innerhalb des Kolons korreliert ist [351]. In jüngster Zeit wird als zusätzlicher Risikofaktor der Nachweis mukosaler Dysplasien des Kolons bei Patienten mit einer langdauernden chronischen Colitis ulcerosa angegeben. Die schwere Dysplasie des nodulären oder villösen Typs ist am häufigsten mit einem Karzinom assoziiert [75]. Die Bedeutung der Displasie ist zwischen Pathologen, Gastroenterologen und Chirurgen umstritten, zum einen weil das Grading der Dysplasie noch nicht exakt genug definiert ist und so terminologische Schwierigkeiten bedingt, zum anderen weil das Konzept einer Dysplasie-Karzinom-Sequenz noch nicht eindeutig definiert ist. Bei Patienten mit Karzinomen des Kolons auf dem Boden einer Colitis ulcerosa chronica können in einigen Fällen präexistente Dysplasien nicht demonstriert werden.

Auch die Beteiligung des Kolons bei einem Morbus Crohn ist mit einer höheren Erkrankungswahrscheinlichkeit für ein kolorektales Karzinom verbunden. Dieses Risiko ist verglichen mit dem bei Colitis ulcerosa chronica erheblich geringer [998]. Wie bei der Colitis ulcerosa ist beim Morbus Crohn offenbar das Entartungsrisiko mit der Erkrankungsdauer korreliert.

Die Identifikation von Familien mit einer familiären Häufung des kolorektalen Karzinoms hat zur Definition des *familiär gehäuften Dickdarmkarzinoms* geführt, bei dem grundsätzlich zwei große Gruppen, nämlich die Polyposis-coli-Gruppe und die Non-Polyposis-Gruppe unterschieden werden können.

Der Oberbegriff der vererbten gastrointestinalen Polyposis-coli-Syndrome umfaßt sowohl neoplastische als auch hamartomatöse Polyposissyndrome (Tab. 4.1.1). Beide sind mit einem erhöhten Risiko für die Entwicklung eines kolorektalen Karzinoms assoziiert; ihr Vorkommen ist auf einzelne Familien beschränkt, bei denen diese Erkrankung weitgehend autosomal dominant vererbt wird. Manchmal ist der gesamte gastrointestinale Trakt beteiligt.

Tab. 4.1.1: Vererbte gastrointestinale Polyposis-coli-Syndrome

(Erhöhtes Kolonkarzinom-Risiko, familiäre Häufung, meist autosomal dominanter Vererbungsmodus, in manchen Fällen Beteiligung des gesamten Gastrointestinaltraktes)

Neoplastisch	*Hamartomatös*
– Familiäre Polyposis coli	– Peutz-Jeghers-Syndrom
– Gardner-Syndrom	– Juvenile Polyposis coli
– Turcot-Syndrom	
– Multiple Adenome	

Die Analyse der hereditären kolorektalen Karzinome der Nicht-Polyposis-Gruppe ist schwierig, was in erster Linie auf einen Mangel an klinischem und pathologischem Verständnis zurückzuführen ist. Die Diagnose eines hereditären familiär gehäuften Kolonkarzinomsyndrom der Non-Polyposis-Gruppe bedarf folgender Kriterien:

1. Eine erhöhte Inzidenz von Adenokarzinomen des Kolons und Endometriums.
2. Eine erhöhte Inzidenz von malignen Primärtumoren.
3. Früher Beginn der Erkrankung und autosomal dominanter Übertragungsmodus [574, 575].

Seit der ersten Beschreibung eines familiär gehäuften hereditären Kolonkarzinoms durch Warthin [989] sind zahlreiche Familien identifiziert worden, bei denen multiple Karzinome vorliegen. Das Risiko für ein Kolonkarzinom in der „R"-Familie, die von Lynch 1977 beschrieben wurde [577], wird offenbar durch ein einziges autosomal dominantes Gen mit vollständiger Penetranz vererbt. Mit einer Ausnahme haben alle 33 beschriebenen Familienmitglieder mit Karzinomen des Gastrointestinaltraktes zumindest ein Elternteil mit derselben Erkrankung. Darüber hinaus treten Karzinome vorwiegend im proximalen Kolon auf, ein Charakteristikum, das in vielen Karzinomfamilien beobachtet wird.

4.1.2 Screening-Methoden

4.1.2.1 Nachweis von fäkalem okkultem Blut

Die Untersuchung des Stuhls auf okkultes Blut (Hämoccult-Test) als früher Indikator eines gastrointestinalen Malignoms ist weit verbreitet. Das Konzept wurde erstmals zu Beginn dieses Jahrhunderts formuliert, als mit der Gum-Guajak-Methode eine Messung der Pseudoperoxidase-Aktivität des Hämoglobins ermöglicht wurde. Seitdem sind eine Reihe von Testmodifikationen angegeben worden, die alle auf der Fähigkeit des Hämoglobins oder seiner Derivate basieren, chromogene Substrate zu oxidieren. 1967 erfolgte eine Wiederbelebung des alten Konzeptes der Guajak-Oxidation durch Greegor [346], der einen Test mit imprägnierten Guajak-Trägern einführte. Dieser Test ist mittlerweile der am häufigsten verwendete.

Die erste kontrollierte klinische Studie über den Nutzen des Nachweises von okkultem Blut im Stuhl als Screening-Methode für das kolorektale Karzinom wurde 1974 am „Memorial Sloan-Kettering Cancer Center" durchgeführt [1035]. Die untersuchte Population bestand aus asymptomatischen Männern und Frauen, oberhalb eines Lebensalters von 40 Jahren, die einer umfassenden medizinischen Untersuchung am „Preventive Medicine Institute" in New York City unterzogen wurden. Die Studie bediente sich imprägnierter Hämoccultträger (Smith Kline *Diagnostics*, Sunnyvale, California, U.S.A.). Teilnehmer der Studie wurden ersucht, über eine 3-Tage-Periode 6 Stuhlabstriche anzufertigen, wobei auf die Einnahme einer fleisch- und vitaminfreien, hochfaserreichen Diät geachtet wurde. Bei positivem Testergebnis wurden die Patienten einer Doppelkontrast-Röntgenuntersuchung des Kolons und einer Koloskopie unterzogen. Ergaben diese Untersuchungen keinen pathologischen Befund, schloß sich eine Magen-Darmpassage mit Barium an. Über eine 10-Jahres-Periode wurden 22000 Patienten untersucht, bei denen in einem Prozentsatz von 2,5% der Hämoccult-Test positiv ausfiel. Dabei war eine deutliche Altersabhängigkeit zu beobachten. 1,7% aller Patienten zwischen 40 und 49 Jahren wiesen einen positiven Hämoccult-Test auf, während bei über 70jährigen Patienten der prozentuale Anteil auf 6,6% anstieg. Der prädiktive Wert für Neoplasien des Kolons lag bei 50%, wobei 12% auf Karzinome und 38% auf Adenome entfielen. Durch diesen Test entdeckte kolorektale Karzinome zeichneten sich durch ein wesentlich günstigeres pathologisches Stadium im Vergleich zu einer Kontrollgruppe aus.

Eine zweite kontrollierte klinische Studie wurde an der Universität von Minnesota [88] durchgeführt. 48000 Studienteilnehmer über 50 Jahre wurden randomisiert auf drei Studiengruppen verteilt: Die erste Studiengruppe wurde einer jährlichen Hämoccult-Untersuchung unterzogen, bei der zweiten Studiengruppe erfolgte der Test jedes zweite Jahr, während bei der Kontrollgruppe auf die Durchführung von Hämoccult-Testen verzichtet wurde. Studienteilnehmer mit positivem Test wurden einer Kolon-Doppelkontrast-Röntgenuntersuchung und Koloskopie zugeführt. Von 872 Patienten mit positiven Test konnte lediglich bei 72 Patienten (9%) ein kolorektales Karzinom nachgewiesen werden. Die Mehrheit dieser Tumoren (78%) wurde als Dukes-A- oder -B-Karzinom klassifiziert. Diese Studie ist noch nicht abgeschlossen.

Für das Design zukünftiger Studien und die Anwendung neuerer Reagenzien müssen die Bedingungen ausgeschlossen werden, die in falschpositiven Reaktionen resultieren. Falschpositive Reaktionen können durch die Aufnahme von Fleisch [320], eisenhaltige Nahrungsbestandteile [545] und Ascorbinsäure induziert werden. Ein idealer Test auf okkultes Blut im Stuhl sollte folgende Kriterien erfüllen:

1. Seine Sensitivität sollte hoch genug sein, um klinisch signifikante Blutverluste oberhalb physiologischer Werte aufzudecken.
2. Das Testergebnis sollte nicht durch eine normale Nahrung oder durch gebräuchliche Medikationen beeinflußt werden.
3. Der Test sollte einfach durchführbar sein; seine Anwendung sollte ein Minimum an Hilfsmitteln erforderlich machen.
4. Der Test sollte hygienisch sein, um eine gute Compliance des Patienten zu gewährleisten.

Inzwischen wird eine Vielzahl von unterschiedlichen Methoden zum Nachweis von okkultem Blut im Stuhl angeboten. Besonders hervorzuheben ist das Colo-Screen VPI-System, das selektiv interferierende Peroxidase aus Gemüse und Früchten durch Zugabe eines Gemüseperoxidaseinhibitors (VPI) (Vegetable Peroxidase Inhibitor) hemmt. Zu den Gemüsen mit besonders hoher Peroxidase-Aktivität gehören Meerrettich, Broccoli, Blumenkohl und Rettich. Eine nur mäßige Peroxidase-Aktivität wird in Kohl, Kartoffeln, Gurken, Pilzen und Artischocken gefunden. Die Zugabe eines spezifischen Peroxidase-Blockers könnte zu einer Erhöhung der Sensitivität führen. Eine Senkung der Rate von falschpositiven Reaktionen würde die Risiken und Kosten der diagnostischen Durchuntersuchung nach einem positiven Testergebnis reduzieren. Ein neuer Test Occult-Alert (Kyoto-Diagnostics, Indianapolis, Indiana) bedient sich eines benzidinähnlichen Indikators (3,5,3-5-Tetramethyl-Benzidin). Die Reaktion erfolgt in einem zylindrischen Testcontainer, der sich in Anwesenheit von Hämaglobin blau-grün verfärbt. Die Erfahrungen mit diesem Test sind jedoch zum jetzigen Zeitpunkt noch begrenzt.

Seit kurzem ist in den USA ein Trend zur Anwendung von frei verkäuflichen Tests zu verzeichnen, die nicht unter der Überwachung eines Arztes durchgeführt werden. Dabei ist offen, ob eine solche Selbstuntersuchung im Rahmen des Screenings für das kolorektale Karzinom zu einer Diagnose und einer positiven Beeinflussung der Überlebensraten führt.

4.1.2.2 Digital-rektale Untersuchung

Die digital-rektale Untersuchung ist essentieller Teil einer Routineuntersuchung, insbesondere bei Eisenmangelanämie, rektaler Blutung oder Änderung der Stuhlgewohnheiten. Durch die rektale Untersuchung kann als Zufallsbefund ein Rektumtumor entdeckt werden und darüber hinaus besteht die Möglichkeit frischen Stuhl zum Nachweis von okkultem Blut zu gewinnen. Etwa 10% aller kolorektalen Karzinome können, so lauten die allgemeinen Schätzungen, durch eine rektal-digitale Untersuchung bereits diagnostiziert werden.

4.1.2.3 Carcino-embryonales Antigen

Die Serumuntersuchung auf Carcino-embryonales Antigen (CEA) ist als Screening-Methode aufgrund ungenügender Sensitivität und Spezifität ungeeignet. Die meisten asymptomatischen Patienten mit Kolonkarzinomen früher Stadien weisen normale Serum-CEA-Spiegel auf.

4.1.2.4 Radiologie

Die radiologische Kontrastuntersuchung des Kolons ist ein weiterer Teil der Diagnostik eines Patienten mit kolorektalem Tumor.

Die Röntgen-Kontrast-Untersuchung des Kolons ist die wichtigste radiologische Screening-Methode. Dabei ist die Doppelkontrastmethode für die Diagnostik von kolorektalen Adenomen und Karzinomen am besten geeignet [1021]. Führt die Kolonkontrast-Untersuchung nicht zum Ziel, so ist dies primär auf inadäquate Vorbereitung der Patienten zurückzuführen [1035]. Solange die Kosten außer acht gelassen werden, kann die Kolonkontrast-Untersuchung als Komplement zur Koloskopie betrachtet werden, besonders bei der Diagnostik von Prozessen der linken und rechten Flexur, sowie des rechten Kolons und der Ileocoecalregion. Ähnlich komplementiert die Koloskopie die Röntgen-Doppelkontrast-Untersuchung bei Läsionen des Rektums, des oberen Sigmoids und des distalen Colon descendens.

4.1.2.5 Flexible und rigide Endoskopie

Flexible fiberoptische Sigmoidoskope mit Längen von 60 bis 65 cm kommen zunehmend als Screening-Mittel zur Anwendung. Das konventionelle rigide Prokto-Sigmoidoskop mit einer Reichweite von lediglich 25 cm hat aufgrund der geringen Akzeptanz durch die Patienten nie eine hohe Popularität als Screening-Untersuchung erreicht. Darüber hinaus wurden häufig falschnegative Resultate gefunden, weil die Region oberhalb von 16 cm nur schwer einsehbar war [86]. Ihre Anwendung als Diagnostikum für die kolorektale Neoplasie kann deshalb nicht empfohlen werden.

Die Bedeutung der flexiblen prokto-sigmoidoskopischen Untersuchung in der Diagnostik von Kolonkarzinomen und ihr Wert für die Reduktion der Mortalität und die Unterbrechung der Adenom-Karzinom-Sequenz durch Aufdeckung asymptomatischer Adenome konnte hinreichend in groß angelegten Untersuchungen demonstriert werden [412, 176]. Die weite Verbreitung dieser Methode durch Einführung gut tolerabler 30-cm-Instrumente durch Hausärzte und Internisten könnte bald realisiert werden.

Bei Patienten mit positivem Hämoccult-Test oder suspektem Befund bei der Sigmoidoskopie oder Röntgenuntersuchung sollte die Koloskopie zur Anwendung kommen. In bestimmten Fällen wird jedoch die Koloskopie auch ohne vorausgehende andere Untersuchungen als Screening-Methode eingesetzt, so bei Patienten mit langjähriger Colitis ulcerosa.

4.1.3 Kontrolle bei mittlerem Risiko

Die Überwachung bei mittlerem Risiko findet ihre Begründung darin, daß bei asymptomatischen Patienten gewöhnlich weniger fortgeschrittene Tumoren gefunden werden können, was in einer Verlängerung der Überlebenszeit resultieren sollte. Die Entdekkung kolorektaler Neoplasien im Adenomstadium bedeutet eine potentielle Unterbrechung der Adenom-Karzinom-Sequenz. Obwohl das einzelne Individuum beträchtliche Vorteile aus einem Screening-Programm für sich ziehen kann, kann der Gesamtvorteil für eine große Population nur geringfügig sein, wenn die Inzidenz der betreffenden Erkrankung niedrig ist. Eine Grundvoraussetzung für das Screening ist deshalb eine ausreichend hohe Inzidenz, die im Falle des kolorektalen Karzinoms sicher gegeben ist. Darüber hinaus müssen die potentiellen Vorteile des Screenings gegen die potentiellen Risiken der Screening-Methoden aufgewogen werden. Der Test auf okkultes Blut im Stuhl ist sicher nicht mit einem speziellen Risiko belastet; ebenso ist die Komplikationsrate radiologischer Untersuchungstechniken (Röntgen-Doppelkontrast-Untersuchung) extrem niedrig. Potentielle Risiken sind mit der Anwendung der Sigmoidoskopie als Screening-Methode verbunden, jedoch sind genaue Angaben bei dieser speziellen Anwendung der Endoskopie zur Zeit noch nicht verfügbar. Die Komplikationsrate der Koloskopie ist offenbar beträchtlich niedriger als die in den frühen Studien angegebene Komplikationsrate von 0,5% [62]. Gegenwärtig sind valide Daten von Patienten noch nicht verfügbar, bei denen positive Screening-Untersuchungen zur frühen Diagnose und zu potentiell kurativen chirurgischen Maßnahmen geführt haben.

Ein durchschnittliches Risiko ist bei Männern und Frauen mit einem Lebensalter von über 40 Jahren gegeben, deren Eigenanamnese oder Familienanamnese keinen Hinweis auf die Zugehörigkeit zu einer Risikogruppe gibt. Die American Cancer Society hat folgende Richtlinien für das Screening dieser Gruppe angegeben [879]:

- jährlich eine digital-rektale Untersuchung,
- jährlich ein Hämoccult-Test,
- flexible Proktosigmoidoskopie alle 3–5 Jahre nach 2 aufeinanderfolgenden negativen Untersuchungen,
- jährliches Blutbild.

Ist eine der obengenannten Untersuchungen positiv, so ist eine Röntgen-Doppelkontrast-Untersuchung des Kolons oder eine Koloskopie indiziert.

Einmal jährlich sollten Individuen über 40 Jahre einer rektal-digitalen Untersuchung unterzogen werden. Ab einem Lebensalter von 50 Jahren sollte ein jährlicher Hämoccult-Test sowie eine Prokto-Sigmoidoskopie alle drei bis fünf Jahre in das Screening-Programm aufgenommen werden, wenn zwei konsekutive prokto-sigmoidoskopische Untersuchungen in einem Jahresintervall einen negativen Befund ergeben haben. Das Screening-Programm umfaßt zusätzlich eine jährliche Blutbilduntersuchung zur frühzeitigen Erkennung einer Anämie. Bei positivem Nachweis von okkultem Blut im Stuhl empfiehlt sich die Durchführung einer Röntgen-Doppelkontrast-Untersuchung des Kolons oder vorzugsweise eine Koloskopie bis zur Ileocaecalklappe. Ergeben diese Ausschlußmöglichkeiten kein greifbares Resultat, so sollte die Diagnostik auf den oberen Gastrointestinaltrakt ausgeweitet werden.

4.1.4 Überwachung bei hohem Risiko

Ein optimales Screening-Programm für die verschiedenen Gruppen mit hohem Risiko ist bis heute nicht festgelegt worden. Bereits operierte Patienten oder Patienten nach koloskopischer Polypektomie sollten in jedem Fall einer koloskopischen Untersuchung des gesamten Kolons zum Ausschluß synchroner Läsionen zur Zeit der Diagnosestellung des Indextumors unterzogen werden [660]. Im Rahmen der Nachsorge sollte eine Koloskopie initial nach einem Jahr und bei negativem Resultat in 3-Jahres-Intervallen erfolgen. Die Untersuchung auf okkultes Blut im Stuhl sollte jährlich einmal mit entsprechender diagnostischer Abklärung jedes positiven Resultates durchgeführt werden. Ebenso sollte jährlich ein Blutbild erstellt werden.

Bei Familien mit hereditärem Non-Polyposis-Kolonkarzinom sollten Screening-Untersuchungen auf okkultes Blut im Stuhl und fiberoptische sigmoidoskopische Untersuchungen ab einem Lebensalter von 20 Jahren (Beginn des Risikos) begonnen werden. Bei Patienten mit einem offensichtlich dominant vererbten kolorektalen Karzinom ist eine totale Kolektomie durchaus in Erwägung zu ziehen [574, 575, 890 b] (zu weiteren Screening-Programmen bei Präkanzerosen s. Kap. 4.2).

4.2 Spezielle Präkanzerosen

J. S. Feintuch

4.2.1 Einleitung

Die Ergebnisse der Behandlung des kolorektalen Karzinoms konnten trotz großer Bemühungen hinsichtlich Radikalität und adjuvanter Therapie in den letzten Jahrzehnten nicht verbessert werden. Daher müssen sich Bemühungen auf die Früherkennung und die Identifikation von Risikogruppen konzentrieren. Erkrankungen, die nach heutiger Auffassung als Präkanzerosen des kolorektalen Karzinoms gelten, sind:

- Adenomatöse Polypen,
- Polyposis-Syndrome,
  - familiäre Polyposis coli,
  - Gardner-Syndrom,
  - Peutz-Jeghers-Syndrom,
  - juvenile Polyposis,
- Chronisch entzündliche Darmerkrankung,
  - Colitis ulcerosa,
  - Morbus Crohn,
- Schistosomiasis,
- Ureterosigmoidostomie,
- Pelvine Radiatio.

4.2.2 Adenome

In den Vereinigten Staaten und anderen westlichen Ländern treten adenomatöse Polypen relativ häufig, nämlich bei etwa 5 – 10% der Bevölkerung, auf. In Autopsiestudien wird ihre Prävalenz bei Individuen über 50 Jahre zwischen 37 bis 51% angegeben [182]. Diätetische und genetische Faktoren können zu der Erscheinung und dem Wachstum dieser Läsionen beitragen [161, 112]. Die *Adenom-Karzinom-Sequenz* ist ein Begriff, der durch Jackman und Mayo in den frühen fünfziger Jahren eingeführt wurde, um die Entwicklung des kolorektalen Karzinoms zu beschreiben [459] (s. Kap. 2.4). In der Literatur sind vorwiegend indirekte Hinweise auf das maligne Potential kolorektaler Adenome angegeben [654, 655, 962, 358, 671, 459]. Nur sehr wenige Studien dokumentieren den natürlichen Verlauf von Kolonpolypen. Aus der Mayo-Klinik wird über 226 Patienten mit Kolonpolypen über 10 mm Durchmesser berichtet, deren Wachstum durch radiologische Untersuchung verfolgt wurde [914]. Es handelte sich um ein Patientenkollektiv aus der Ära vor Einführung der Koloskopie, bei denen aus unterschiedlichen Gründen keine Polypektomie durchgeführt wurde. Während der Beobachtungs-Periode vergrößerten sich 37% der Polypen, 21 invasive Karzinome wurden am Ort des ursprünglichen Polypen nachgewiesen. Zusätzlich entstanden 11 invasive Karzinome in einiger Entfernung vom ursprünglichen Polypen. Das kumulative Risiko der Entstehung eines Karzinoms aus einem Polypen wurde nach 5, 10 und 20 Jahren mit 2,5, 8 und 24% berechnet. Ähnliche Befunde hat auch Welin [1007] erhoben. Beide Studien zeigten die hohe Inzidenz von malignen Foci in Polypen, die ursprünglich eine Größe zwischen 10 und 14 mm hatten und von denen einige sogar nur 7 mm Durchmesser aufwiesen (zur Therapie der kolorektalen Adenome s. Kap. 4.3)

4.2.3 Polyposissyndrome

4.2.3.1 Familiäre Polyposis

Die familiäre Polyposis ist eine autosomal dominant vererbte Erkrankung, die durch das frühe Auftreten multipler adenomatöser Polypen des Kolons und Rektums charakterisiert ist. Die Inzidenz der Erkrankung wird mit 1 auf 7 – 10 000 Geburten angegeben. Die extrakolonischen Manifestationen der familiären Polyposissyndrome umfassen Epidermoidzysten, Desmoidtumoren, Fibrome, Osteome, Zahnanomalien, Magen- und Duodenalpolypen und eine kongenitale Hypertrophie des Pigmentepithels der Retina.

Von der zweiten Lebensdekade an entwickeln Patienten mit einer familiären Polyposis hunderte bis tausende kolorektaler Polypen. Aufgrund dieser Vielzahl adenomatöser Polypen sind solche Patienten für die Ausbildung synchroner und metachroner kolorektaler Karzinome prädisponiert. Das Risiko für die Entwicklung eines Karzinoms liegt ohne Behandlung bei 100%. Das Durchschnittsalter bei Auftreten eines kolorektalen Karzinoms ist 39 Jahre [112].

In der zweiten Lebensdekade sollten deshalb regelmäßige Vorsorgeuntersuchungen von Mitgliedern belasteter Familien einsetzen (Tab. 4.2.1). Vor dem 14. Lebensjahr

Tab. 4.2.1: Screening bei Patienten mit dem Risiko einer familiären Polyposis

Alter	asymptomatisch	symptomatisch
<13	keine	flexible Sigmoidoskopie
14 – 19	jährliche flexible Sigmoidoskopie	Koloskopie oder Röntgen-Doppelkontrast-Untersuchung
20 – 45	jährliche flexible Sigmoidoskopie; im 20. Lebensjahr als Ausgangsuntersuchung Koloskopie oder Röntgen-Doppelkontrast-Untersuchung, die jedes 3. Jahr wiederholt wird	Koloskopie oder Röntgen-Doppelkontrast-Untersuchung

müssen nur symptomatische Patienten einer Sigmoidoskopie zugeführt werden, danach ist eine jährliche flexible Sigmoidoskopie obligat. Bei Entwicklung von Symptomen sind eine Koloskopie oder eine Röntgen-Doppelkontrast-Untersuchung erforderlich. Ab dem 20. Lebensjahr sollte wegen des stark ansteigenden Entartungsrisikos als Ausgangsuntersuchung ebenfalls eine Koloskopie oder eine Röntgen-Doppelkontrast-Untersuchung durchgeführt werden. Die histologische Untersuchung jeder Mukosaläsion ist notwendig. Im weiteren Verlauf sollten Familienmitglieder ohne Expression des Gens bis zum 45. Lebensjahr jährlich sigmoidoskopiert werden. Alle drei Jahre wird die Abklärung des gesamten Kolons wiederholt [12, 149].

Bei Patienten mit manifester Erkrankung empfiehlt sich folgendes Vorgehen (Tab. 4.2.2):

Tab. 4.2.2: Überwachungs- und Behandlungsplan bei familiären Polyposis-coli-Syndromen

Kolon-Befall (Anzahl der Polypen)	Maßnahme	postoperatives Follow-Up
<10 insgesamt	endoskopische Polypektomie	alle 6 Monate
multiple Polypen mit <20 Rektum-Polypen	Kolektomie mit ileorektaler Anastomose oder	alle 6 Monate
	Kolektomie mit mukosaler Proktektomie und Pouchanastomose	jährlich
multiple Polypen mit >20 Rektum-Polypen	totale Proktokolektomie mit Ileostomie oder Kolektomie mit mukosaler Protektomie und Pouchanastomose	jährlich

Sind weniger als 10 Adenome nachweisbar, scheint die endoskopische Entfernung aller Polypen ausreichend. Kontrolluntersuchungen zur Abklärung des gesamten Kolons sollten alle sechs Monate angeschlossen werden. Der Nachweis eines Karzinoms zwingt zur totalen Kolektomie. Können mehr als 10 Polypen nachgewiesen werden, ist die chirurgische Intervention indiziert. Das chirurgische Behandlungsspektrum umfaßt die totale Proktokolektomie mit Ileostomie, die abdominelle Kolektomie mit ileorektaler Anastomose und die abdominelle Kolektomie mit mukosaler Proktektomie und der ileoanalen Reservoiranastomose. Die ileorektale Anastomose bietet sich bei geringem Befall des Rektums an (weniger als 20 Polypen im Rektum).

Neuere Ansätze zur Prävention des Kolonkarzinoms auf dem Boden einer familiären Polyposis coli zielen auf eine Reduktion des proliferativen Index epithelialer Kolonzellen im Sinne einer Chemoprävention ab. Die verwendeten Substanzen umfassen Vitamin A [897, 645], Vitamin C [634], Vitamin E [683], Indomethazin [675, 975] und Kalzium [831, 555, 556, 113]. In erst kürzlich erschienenen Studien konnte eine Reduktion der Hyperproliferation epithelialer Kolonzellen nach oraler Kalziumadministration bei Patienten mit familiärer Polyposis coli beobachtet werden [554, 831].

4.2.3.2 Peutz-Jeghers-Syndrom

Das Peutz-Jeghers-Syndrom ist gekennzeichnet durch eine Polyposis des Dünndarms und eine mukokutane Pigmentation. Die Melaninablagerungen finden sich am häufigsten in der perianalen Region und der Wangenschleimhaut. Kutane Pigmentationen sind um den Mund, die Nasenlöcher, an den Handflächen und den Fingern nachweisbar. Ursprünglich wurde eine Beschränkung der Polypen auf den Dünndarm vermutet. Inzwischen weiß man, daß die Polypen auch im Magen, Duodenum, Kolon und Rektum auftreten [629, 742]. Die Peutz-Jeghers-Polypen sind gestielte hamartomartöse Läsionen.

Das maligne Potential der Peutz-Jeghers-Polypen ist jahrelang kontrovers diskutiert worden. Etwa 2 bis 3% aller Patienten mit Peutz-Jeghers-Syndrom entwickeln ein gastrointestinales Karzinom. Daß diese Karzinome aus den Peutz-Jeghers Polypen entstehen, wird aber nicht generell akzeptiert. Dysplastische Areale innerhalb der Polypen wurden beschrieben, ohne daß eine adenomatöse Veränderung nachgewiesen werden konnte [256, 257].

Die chirurgische Behandlung von Patienten mit Peutz-Jeghers-Syndrom sollte sich auf die Behandlung von Komplikationen (Darmobstruktion, Invagination oder massive peranale Blutung) beschränken.

4.2.3.3 Juvenile Polyposis

Juvenile Polypen sind hamartomatöse Läsionen, die hauptsächlich in der Kindheit auftreten. Die großen gestielten Polypen treten gehäuft im Rektum und Colon ascendens auf.

Leitsymptome sind gastrointestinale Blutungen, abdominelle Schmerzen und Invagination. Häufig infarzieren die Polypen und werden spontan abgestoßen. Die endoskopische Polypektomie gilt als Therapie der Wahl.

In der letzten Zeit häufen sich Beobachtungen einer dysplastischen Transformation juveniler Polypen, die eventuell karzinomatös entarten können [256, 257]. Deshalb wird auch bei juvenilen Polypen eine regelmäßige Überwachung empfohlen [908].

4.2.4 Chronisch entzündliche Darmerkrankungen

4.2.4.1 Colitis ulcerosa

Die Inzidenz der chronisch entzündlichen Darmerkrankung beträgt in den Vereinigten Staaten und Europa 5–10 Erkrankungen auf 100 000 [643, 521, 89, 871]. In der Hälfte der Fälle liegt eine Colitis ulcerosa vor.

Die Colitis ulcerosa befällt vornehmlich die Mukosa und Submukosa des Rektums und linken Kolons. Bei etwa 30–40% der Patienten ist das gesamte Kolon befallen. Die pathologischen Merkmale sind nicht spezifisch (näheres s. Kap. 2.4).

Das Karzinom des Dickdarms auf dem Boden einer Colitis ulcerosa wurde zuerst 1925 von Crohn und Rosenberg [170] beschrieben. Die erste Studie über eine größere Gruppe von Patienten wurde von Bargen et al. publiziert. Es handelte sich um 613 Patienten, bei denen 15 Karzinome entsprechend einer Inzidenz von 2,1% nachgewiesen wurden [459 a]. Bis 1964 hat man die Bedeutung der Colitis ulcerosa als Präkanzerose vielfach unterschätzt. Erst Edwards und Truelove konnten ein Gesamtrisiko von 3,5% für die Entwicklung eines Kolonkarzinoms auf dem Boden einer Colitis ulcerosa nachweisen [228].

Das Risiko der Entwicklung eines kolorektalen Karzinoms ist bei Patienten mit Colitis ulcerosa 20mal höher als in der Durchschnittsbevölkerung. Das Entartungsrisiko bei der ulzerierenden Proktitis ist vernachlässigbar, bei der Pankolitis ist das Entartungsrisiko am höchsten. Im Schnitt beginnt das Entartungsrisiko bei der Pankolitis 10 Jahre nach Erstmanifestation der Erkrankung und nimmt pro Dekade um 20% zu. Bei Patienten mit einer linksseitigen Colitis ist das karzinomfreie Intervall im Vergleich zur Pankolitis um 10 Jahre verlängert.

Bei Kindern mit Colitis ulcerosa wird das Risiko für die Entwicklung eines Karzinoms in den ersten 10 Jahren mit 3% angegeben, wobei es sich danach um etwa 20% pro Dekade erhöht [202, 204]. Ein früher Krankheitsbeginn ist nicht, wie zunächst vermutet wurde [228], mit einem erhöhten Karzinomrisiko assoziiert [909]. Dss erhöhte Karzinomrisiko ist vielmehr eine Funktion des Schweregrades der Erkrankung, ihrer Ausdehnung und ihrer Erkrankungsdauer.

In letzter Zeit hat sich die Forschung besonders der Identifikation histologischer Marker für ein erhöhtes Karzinomrisiko zugewandt. Warren und Sommers [988] haben erstmals die Dysplasie als einen Vorläufer des Karzinoms bei Colitis ulcerosa postuliert. 1967 konnten Morson und Pang [656] eine ausgedehnte Dysplasie auch in makroskopisch unauffälliger Mucosa nachweisen. Dadurch konnten Patienten identifiziert werden, die wahrscheinlich ein Karzinom entwickeln oder bereits entwickelt haben.

Die Abgrenzung einer neoplastischen Proliferation von regenerativen Veränderungen war aber in der Vergangenheit schwierig und ist erst in jüngster Zeit durch eine standardisierte Klassifizierung der Dysplasie ermöglicht worden [910] (näheres s. Kap. 2.4).

Der klinische Nutzen dieser Klassifikation (Hauptkategorien: negativ, unbestimmbar, positiv für Dysplasie) liegt in der unterschiedlichen therapeutischen Konsequenz für den Patienten. Bei negativen Biopsien wird der Patient in 12monatigen Abständen koloskopiert. Patienten mit einem unbestimmbaren Biopsieergebnis sollten nach 6 bis 12 Monaten rekoloskopiert werden. Wenn eine Progression der Läsion zu einer offensichtlichen Dysplasie zu beobachten ist, sollte eine Kolektomie empfohlen werden. Bei positiven Biopsien wird die Therapieplanung kontrovers diskutiert. Eine hochgradige Dysplasie oder der Nachweis einer dysplasieassoziierten mukosalen Läsion rechtfertigt die Kolektomie. Obwohl der natürliche Verlauf solcher Läsionen nicht vollständig bekannt ist, ist das Risiko der Karzinomentwicklung hoch genug, um chirurgische Maßnahmen zu rechtfertigen. Dies gilt auch dann, wenn eine niedriggradige Dysplasie mit einer mukosalen Läsion verbunden ist. Eine niedriggradige

Dysplasie ohne gleichzeitig bestehende mukosale Läsion rechtfertigt wiederholte Biopsien. Erst bei erneutem Nachweis dysplastischen Epithels besteht die Indikation zur Kolektomie.

4.2.4.2 Morbus Crohn

Der Morbus Crohn ist eine chronische transmurale diskontinuierliche entzündliche Erkrankung, die den gesamten Gastrointestinaltrakt beteiligen kann. Die Entzündung befällt den Dünndarm isoliert in 30%, Dünn- und Dickdarm in 50% und ausschließlich der Dickdarm in 20% der Fälle. Das erste Kolonkarzinom auf dem Boden eines Morbus Crohn wurde 1948 von Warren und Summers beschrieben. Seit damals sind zumindest 50 solcher Patienten in der Literatur beschrieben worden [725, 498, 1000]. Obwohl ein erhöhtes Entartungsrisiko bei Colitis Crohn in den Vereinigten Staaten und Großbritannien anerkannt ist, wird die Größenordnung dieses Risikos kontrovers diskutiert. Die Angaben schwanken zwischen 4–20fach erhöhtem Risiko [998, 373].

Wie bei der Colitis ulcerosa kann auch beim Morbus Crohn eine Dysplasie des Kolonepithels nachgewiesen werden [955, 165]. Die epithelialen Abnormitäten, die als Dysplasie bezeichnet werden, umfassen ein adenomatöses Wachstumsmuster und eine villiforme Proliferation der Mukosa. Die frühe Diagnose des kolorektalen Karzinoms auf dem Boden eines Morbus Crohn ist schwierig. Anamnese und körperliche Untersuchung haben nur wenig Nutzen, weil sich die Symptome des Morbus Crohn und des kolorektalen Karzinoms überschneiden. Die radiologische Untersuchung mit Hilfe von Doppelkontrasttechniken ist in der Interpretation schwierig wegen der mucosalen Irregularitäten, dem Pflastersteinrelief und Strikturen, die charakteristisch für einen Morbus Crohn sind. Trotz limitierter Erfahrungen scheint eine periodische Koloskopie zur Überwachung mit Biopsie nach 10 Jahren Erkrankungsdauer empfehlenswert zu sein. Ist eine Dysplasie nachgewiesen, sollte eine Kolektomie in Erwägung gezogen werden.

4.2.5 Schistosomiasis

Die Schistosomiasis ist ebenfalls eine Erkrankung, die zur Entwicklung eines kolorektalen Karzinoms führen kann. In Ländern mit endemischer Schistosomiasis (China, Japan und die Philippinen) liegt die Prävalenz des kolorektalen Karzinoms mit 44 Fällen pro 100 000 Einwohner extrem hoch. Epidemiologische und pathologische Studien lassen vermuten, daß die schistosomale Kolitis über den Weg der Polypformation, epithelialen Proliferation oder Ulzeration letztendlich in die Entwicklung eines kolorektalen Karzinoms mündet [144, 145, 986, 146].

Die Entwicklung kolorektaler Karzinome auf dem Boden einer Schistosomiasis ist der Karzinogenese bei der Colitis ulcerosa vergleichbar [144, 145, 986].

Für die Prävention des schistosomiasisassoziierten Karzinoms sind Diagnose und Behandlung der Schistosomiasisinfektion essentiell. Die Diagnose kann durch Nachweis der Eier im Stuhl oder im Aspirationsbiopsiematerial gestellt werden. Für die indirekte Diagnosestellung haben sich serologische und intrakutane Tests bewährt. Behandelt wird die Schistosomiasis mit Kaliumantimonyltartrat oder Stibiophen (Natriumantimonyltartrat). Andere Schistosomizide sind Neridazol und Oxaminiquin, die jedoch weniger effektiv gegen Schistosoma japonicum sind.

Obwohl bis heute keine Studien verfügbar sind, scheint die Einführung eines endoskopischen Screening-Programms für das schistosomiasisassoziierte Karzinom gerechtfertigt zu sein. Hierzu gehören Patienten mit der Symptomatologie einer chronischen Kolitis und dokumentierter Schistosomiasisinfektion, die mehr als 10 Jahre besteht.

4.2.6 Ureterosigmoidostomie

1929 wurde von Hammer [382] der erste Fall eines Karzinoms an einer Ureterosigmoidostomie 10 Jahre nach Durchführung der Operation beschrieben. Seit damals sind etwa 50 Fälle benigner und maligner Neoplasien im Kolon nach Ureterosigmoidostomie bekannt geworden [382, 14, 443, 668]. Urdaneta et al. schätzten [967], daß die Inzidenz des Kolonkarzinoms bei Patienten nach Uretersigmoidostomie 500mal größer ist als in einem gesunden Vergleichskollektiv.

Die Pathogenese des kolorektalen Karzinoms nach Ureterosigmoidostomie ist unklar. Wahrscheinlich bildet die Harnableitung ins Kolon einen Stimulus für die Tumorformation. In Tierexperimenten konnte dies bestätigt werden. Die mechanische Irritation des Stomas durch die Stuhlpassage könnte einen zusätzlichen Faktor darstellen.

Angesichts der langen Latenzperiode zwischen der Ureterosigmoidostomie und der Entwicklung des kolorektalen Karzinoms (6 bis 21 Jahre) sollte eine periodische endoskopische Untersuchung der ureterokolonischen Anastomose durchgeführt werden.

4.2.7 Pelvine Radiatio

In mindestens 35 Fällen ist die Entwicklung kolorektaler Karzinome nach pelviner Radiatio in der Literatur beschrieben [74, 722, 133]. Die größte Serie umfaßte 26 Frauen, die nach Radiatio eines Uterus- oder Zervixkarzinoms ein Karzinom des Kolons, Rektums oder Anus' entwickelten [133].

Patienten nach Radiatio eines Uteruskarzinoms wiesen Adenokarzinome des Rektums, des Rektosigmoids und des Colon sigmoideum in gleicher Häufigkeit auf, während Patienten nach Behandlung eines Zervixkarzinoms fast ausschließlich Rektumkarzinome entwickelten. Die mehr lokalisierte Therapie des Zervixkarzinoms scheint eine Rolle in der Prädominanz von Rektumkarzinomen zu spielen. Bei den meisten Patienten (69%) wird zwischen Radiatio und nachfolgender Entwicklung eines Karzinoms eine Latenzperiode von mehr als 10 Jahren beschrieben [722, 133].

Diese und andere Studien lassen vermuten, daß die Radiatio zu der Entwicklung des kolorektalen Karzinoms beigetragen hat. Darauf weist nicht nur die Lokalisation der Tumoren im ehemaligen Bestrahlungsfeld hin, sondern auch die hohe Inzidenz der radiogenen Proktokolitis und die Latenzperiode von mehr als 10 Jahren. Auch bei Patienten nach Strahlentherapie wegen Karzinomen des Uterus oder Cervix sollte deshalb eine periodische endoskopische Untersuchung durchgeführt werden.

4.3 Allgemeine chirurgische Behandlung

Ph. R. Fleshner, G. I. Slater, D. A. Dreiling

4.3.1 Einleitung

Seit der ersten erfolgreichen Resektion eines malignen Kolontumors vor über 150 Jahren ist eine deutliche Verbesserung der Ergebnisse nach chirurgischer Behandlung des kolorektalen Karzinoms zu verzeichnen [778]. Dies ist neben Fortschritten auf dem Gebiet der Anästhesie und Intensivmedizin auf ein zunehmendes Verständnis der Bedeutung einer adäquaten Kolonvorbereitung zurückzuführen. Trotzdem werden auch heute noch die meisten kolorektalen Karzinome erst dann diagnostiziert, wenn die Darmwand bereits vollständig penetriert ist, oder der Tumor bereits in die regionalen Lymphknoten metastasiert hat. Deshalb hat die Lebenserwartung in den letzten Jahrzehnten nach potentiell kurativer chirurgischer Behandlung des kolorektalen Karzinoms stagniert.

Um eine Verbesserung der Prognose zu erreichen, ist deshalb die frühzeitige Diagnose und Behandlung von Erkrankungen, die als Präkanzerosen des kolorektalen Karzinoms gelten, wichtig (Colitis ulcerosa, Kolonadenome, vererbte Kolonkarzinome und der Morbus Crohn).

4.3.2 Polypen

Polypen des Kolons, die bei etwa 10% der Bevölkerung nachgewiesen werden [1008], sind die häufigsten präkanzerösen Läsionen des Dickdarms (zur Klassifizierung s. Kap. 2.4).

Lediglich die neoplastische Polypengruppe, die tubuläre, tubulovillöse und villöse Adenome umfaßt, besitzt das Potential zur malignen Transformation.

Die Entscheidung für oder gegen eine definitive chirurgische Behandlung von Patienten nach endoskopischer Polypektomie oder Biopsie wird im wesentlichen vom Ergebnis der pathologisch-anatomischen Untersuchung des exzidierten Gewebes abhängen.

Polypen, bei denen maligne Zellen die Muscularis mucosae noch nicht durchbrochen haben, weisen in der Regel keine regionale oder Fernmetastasierung auf [714]. Die endoskopische Polypektomie gilt daher in diesen Fällen als definitive Behandlung, die Patienten sollten aber regelmäßigen kolonoskopischen Kontrollen unterzogen werden.

Die Behandlung gestielter Polypen mit einem invasiven Karzinom, das die Muscularis mucosae durchbrochen hat, gestaltet sich schwieriger. Die Gesamtinzidenz von

Lymphknotenmetastasen bei diesen Läsionen liegt bei 8%, wobei die Wahrscheinlichkeit einer Lymphknotenmetastasierung von der Tiefe der Stromainvasion, dem Grad der Tumordifferenzierung, dem Nachweis von Karzinomzellen in Lymphbahnen oder Blutgefäßen, und der Infiltration des Resektionsrandes beeinflußt wird.

Gestielte Polypen mit Karzinomen, die bis in den Stiel des Polypen reichen, weisen eine bis zu 20%ige Inzidenz von Lymphknotenmetastasen auf [703]; sie stellen daher eine Indikation zur Kolonresektion dar. Bei Beschränkung der Invasion auf den Kopf des Polypen sinkt das Risiko einer Lymphknotenmetastasierung auf 3% [703]. Damit besteht nur eine relative Indikation zur Resektion. Darüber hinaus sollte eine Resektion in Erwägung gezogen werden, wenn in der histologischen Untersuchung des Polypen Karzinomzellen in Lymphbahnen oder Blutgefäßen nachgewiesen werden oder das histologische Grading nur wenig differenzierte Zellen ergibt. Die Inzidenz von Lymphknotenmetastasen steigt sprunghaft, wenn diese Merkmale erfüllt sind [703]. Tumor am Resektionsrand ist ebenfalls eine Indikation zur operativen Therapie [1040, 1041].

Die Therapie sessiler Adenome wird weitestgehend durch das Ausmaß der koloskopischen Exzision und die histologischen Merkmale des Polypen beeinflußt. Für vollständig entfernte sessile Läsionen ohne invasives Karzinom wird die endoskopische Polypektomie als definitiv erachtet. Vollständig oder unvollständig exzidierte Läsionen, bei denen ein invasives Karzinom gefunden wird, weisen bereits in 15% Lymphknotenmetastasen auf [703]. Sie stellen daher eine Indikation zur Kolonresektion dar. Die alleinige endoskopische Polypektomie ist als Therapieoption bei Patienten mit niedriger Operationstoleranz durchaus akzeptabel, wenn das maligne Areal im Vergleich zur benignen Komponente der Läsion sehr klein ist.

Ist eine vollständige endoskopische Polypektomie sessiler Polypen nicht möglich, so ist zur definitiven histologischen Abklärung eine chirurgische Polypektomie notwendig [1011].

4.3.2.1 Technik der chirurgischen Polypektomie

Nach medianer Laparotomie erfolgt die Exploration des Abdomens auf Metastasen Wenn die Darmwand in das Tumorgeschehen einbezogen scheint oder der Verdacht auf eine regionale Lymphadenopathie gegeben ist, sollte die Indikation zu einer standardisierten Kolonkarzinomresektion gestellt werden. Wenn diese Befunde nicht erhoben werden können, erfolgt die Kolotomie durch quere Inzision antimesenterial (Abb. 4.3.1). Der Polyp wird in toto zusammen mit einem Rand normaler Mukosa exzidiert und zur Schnellschnittuntersuchung eingesandt. Die Kolotomie wird quer verschlossen. Die Schnellschnittuntersuchung entscheidet letztendlich, ob weitere chirurgische Maßnahmen indiziert sind.

Ein besonderes Problem stellt die adäquate Behandlung sessiler Polypen, speziell villöser Adenome, in der mittleren oder unteren Rektumetage dar. Kleine oder mittelgroße Neoplasien sollten durch vollständige endoskopische Exzision angegangen werden. Bei Nachweis eines invasiven Karzinoms ist je nach Lokalisation die anteriore Rektumresektion oder die abdominoperinale Resektion indiziert. Große Läsionen, die

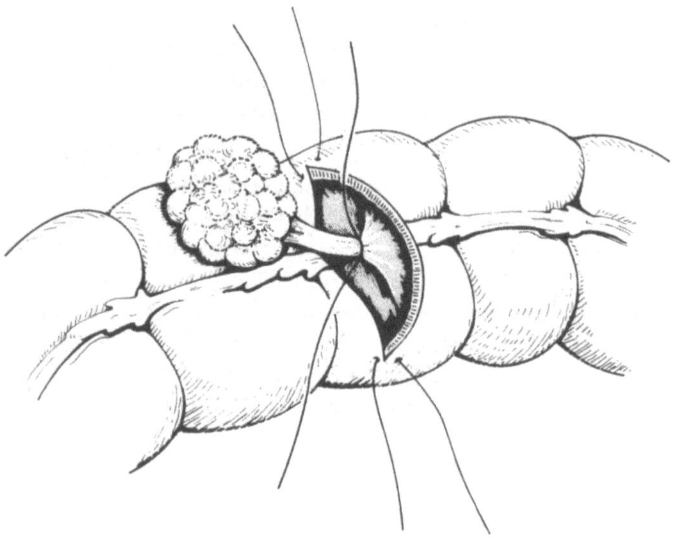

Abb. 4.3.1: Technik der chirurgischen Polypektomie. Der Darm wird nach Quereröffnung quer verschlossen. Bei sessilen Polypen erfolgt die Exzision der Mukosa in einem Sicherheitsabstand von 5 – 10 mm

endoskopisch nur unvollständig exzidiert werden können, weisen in hohem Maße invasives Wachstum auf [671], dessen Diagnose durch falschnegative Biopsien [1011] erschwert wird. Die lokale Exzision unter Schonung des Rektums ist bei der Behandlung dieser sessilen rektalen Polypen indiziert.

Grundsätzlich bieten sich dafür in Abhängigkeit von der Höhenlokalisation der Läsion drei Verfahren an, die auch für die Therapie bestimmter Rektumkarzinome in Frage kommen (näheres s. Kap. 6.3).

1. die lokale transanale Exzision in der unteren Rektumetage und für die mittlere und obere Etage,
2. der Zugang nach Kraske und
3. der Zugang nach Mason (444 a).

Beim Zugang nach Kraske [514, 444 a] wird der Patient in Bauchlage gelagert, wobei das Sakrum den höchsten Punkt bildet. Nach medianer Inzision vom Steißbein bis zum Anus wird das Ligamentum anococcygeum an der Spitze des Steißbeins durchtrennt (Abb. 4.3.2 a). Bei der Exartikulation des Steißbeins sollte die A.sacralis mediana beachtet werden. Nach Längsspaltung der Levatormuskulatur und der endopelvinen Faszie wird die hintere Rektumwand dargestellt. Das Rektum wird mobilisiert und in der hinteren Mittellinie quer eröffnet (Abb. 4.3.2 b). Der Polyp wird in der submukosalen Schicht exzidiert (Abb. 4.3.2 c), nach sorgfältiger Blutstillung wird der Schleimhautdefekt verschlossen. Die Proktotomie wird dann mit extramukösen Nähten verschlossen. Nach Spülung der Wunde wird eine Saugdrainage in den retrorektalen Raum plaziert. Die Levatormuskeln sowie die endopelvine Faszie werden durch Einzelknopfnähte adaptiert. Das Ligamentum anococcygeum wird dann an die Glutealfaszie geheftet und die Haut verschlossen.

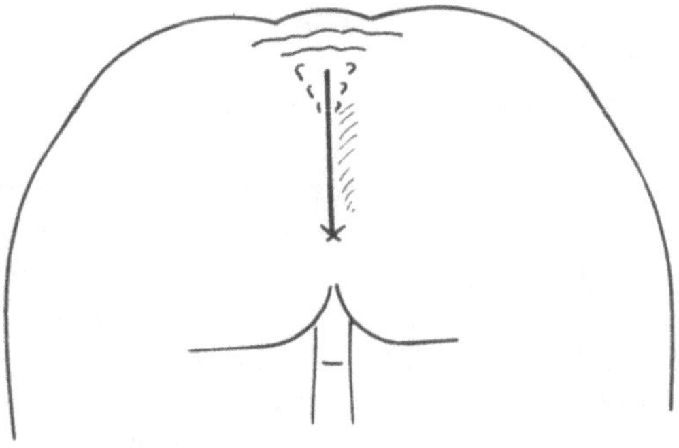

a

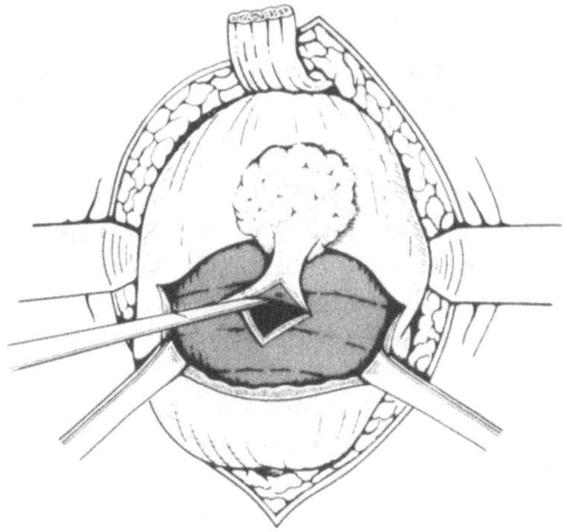

b

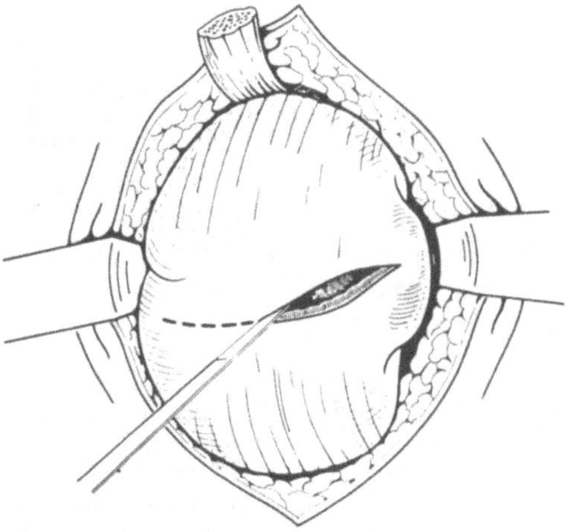

c

Abb. 4.3.2: Posteriorer Zugang nach Kraske (Rectotomia posterior).
a) Gerade Inzision von Sakrum-Spitze bis Anus.
b) Nach Durchtrennung des Ligamentum anococcygeum und Darstellung der Rektumhinterwand erfolgt die quere Eröffnung der dorsalen Wand des Rektums
c) Exzision des Polypen in der Submukosa

Der transsphinktäre Zugang nach Mason wird in derselben Lagerung durchgeführt. Die Inzision beginnt am Anus und verläuft schräg nach links bis in die Höhe des sakrokokzygealen Übergangs. Nach Vertiefung der Inzision wird der M.levator ani und der M.sphincter externus vollständig in der posterioren Mittellinie durchtrennt. Diese Muskelschichten sollten durch Haltenähte markiert werden, um die spätere Adaptation zu erleichtern (Abb. 4.3.3 a). Der M.sphincter internus wird durchtrennt und die Dissektion in der Mittellinie fortgesetzt, um das Innere des Rektums und des Analkanals darzustellen (Abb. 4.3.3 b). Die Läsion wird in der submukosalen Schicht exzidiert und nach Blutstillung der Mukosadefekt mit resorbierbaren Einzelknopfnähten verschlossen. Nach Verschluß der Rektumwand wird die Wunde schichtweise verschlossen (Abb. 4.3.3 c u. d). Nach Plazierung einer Saugdrainage in den ischiorektalen Raum erfolgt der Hautverschluß (444 a).

Die Nachbehandlung ist für beide Operationen identisch. Am 5. postoperativen Tag erfolgt die Entfernung des Drains, die Hautfäden werden eine Woche nach Operation entfernt.

Die Morbidität bei diesen Zugängen ist relativ niedrig [1010]. Die Einführung der Antibiotikaprophylaxe, die Darmvorbereitung und die Wunddrainage haben die Inzidenz von zuvor häufigen Komplikationen wie Stuhlfisteln oder Wundinfektionen deutlich reduzieren können. Die Inkontinenz nach transsakraler Operation ist selten. Dagegen hat die transsphinktäre Resektion eine hohe Inzidenz an temporären Kontinenzstörungen, die sich jedoch gewöhnlich innerhalb eines Monats normalisieren. Eine permanente Inkontinenz wird bei atraumatischer Operationstechnik und sorgfältiger Readaptation des anorektalen Sphinkterapparates selten beobachtet.

4.3.3 Hereditäres Kolonkarzinom

Obwohl die meisten kolorektalen Karzinome sporadisch auftreten, ist der Einfluß genetischer Faktoren nicht zu leugnen. Von den 140 000 neu diagnostizierten Kolonkarzinomen in den USA im Jahre 1987 sind etwa 10% (14 000) ätiologisch auf primäre genetische Faktoren zurückzuführen [576 b]. Zu unterscheiden ist dabei zwischen den familiären Polyposis-coli-Syndromen und den heriditären Nicht-Polposis-Karzinom-Syndromen (näheres s. Kap. 2.4).

4.3.3.1 Chirurgische Behandlung der familiären Polyposis-coli-Syndrome

Aufgrund des nahezu 100%igen malignen Entartungspotentials bieten sich aus präventiver Indikation die totale Proktokolektomie mit konventioneller Ileostomie, die totale Proktokolektomie mit kontinenter Ileostomie, die ileoanale Pouchanastomose sowie die Ileorektostomie als chirurgische Behandlungsalternativen an.

Die Proktokolektomie mit konventioneller Ileostomie zeichnet sich bei dieser Grunderkrankung neben der sehr niedrigen Letalität auch durch eine niedrige Morbidität aus, da im Gegensatz zur Colitis ulcerosa keine entzündlichen Vorschäden bestehen.

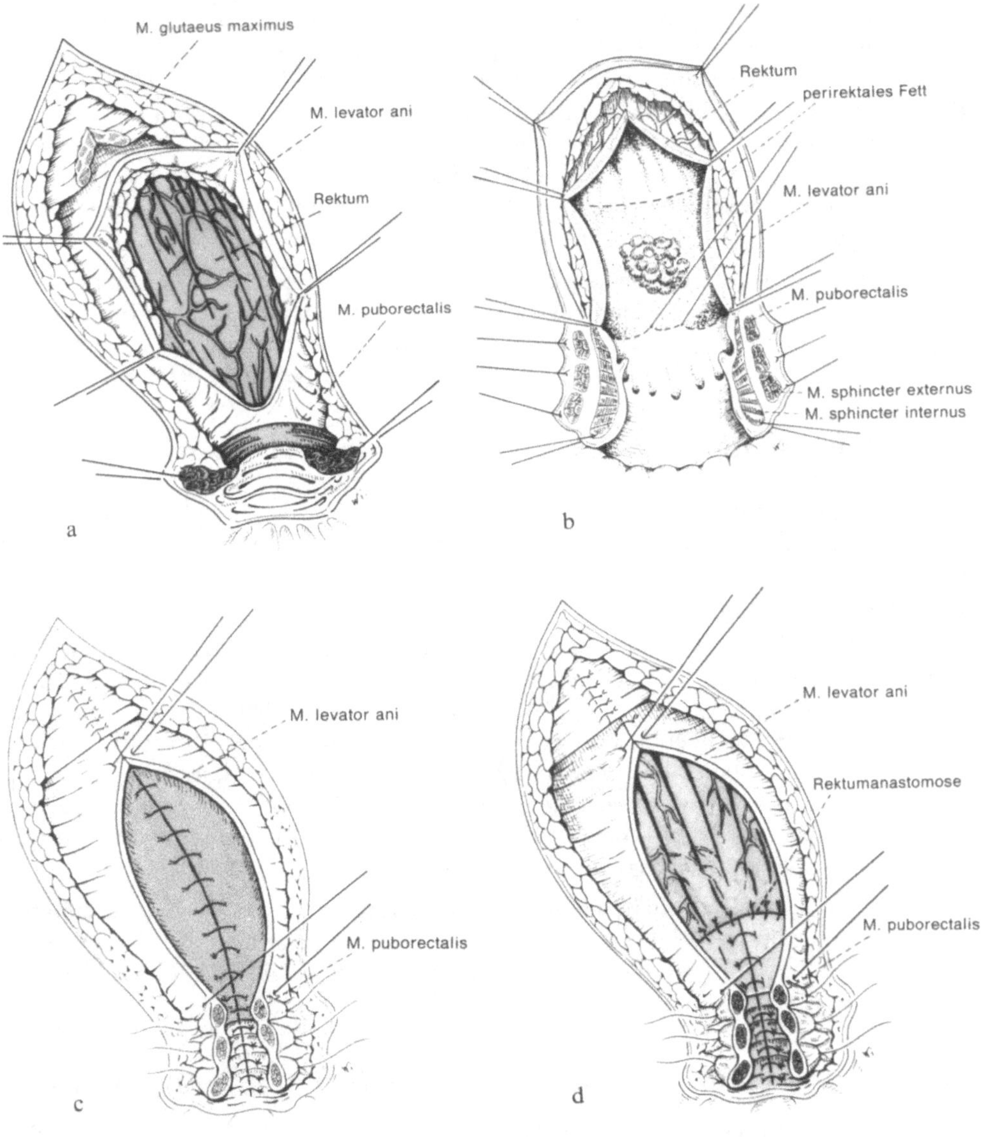

Abb. 4.3.3: Intersphinktärer Zugang nach Mason.

a) Längsinzision des M.levator ani und M.sphincter ext. unter Markierung mit Haltefäden. Die dorsale Rektumwand ist noch nicht eröffnet

b) Längsinzision der Rektumhinterwand und Exzision einer sessilen Läsion in der Submukosa. Bei Low-risk-Karzinomen kann auch eine Rektumvollwandexzision vorgenommen werden (näheres s. Kap. 6.3)

c) Verschluß des Mukosa- bzw. Rektumvollwanddefektes mit Einzelknopfnähten. Verschluß der Rektumhinterwand mit Einzelknopfnähten, dann Verschluß des Levators und der Externusmuskulatur.

d) Situs nach Manschettenresektion des Rektums und Anastomose der beiden Rektumstümpfe. Durch den Verschluß des Analkanals entsteht eine T-förmige Naht

Bei den gewöhnlich jungen und gesunden Patienten mit geringem Leidensdruck wird ein Verlust der Kontinenz aber in der Regel nicht akzeptiert. Ein weiteres Argument für kontinenzverbessernde bzw. -erhaltende Verfahren stellt die Tatsache dar, daß Pouchkomplikationen bei familiären Polyposis-coli-Syndromen im Vergleich zur Colitis ulcerosa seltener auftreten. Dies gilt in besonderem Maße für die Pouchitis [509]. Auch die technische Durchführung der rektalen Mukosektomie ist bei familiärer Polyposis coli einfacher als bei Colitis ulcerosa, weil entzündliche Veränderungen des Rektums fehlen.

Unsere Erfahrungen mit der ileoanalen Pouchanastomose bei familiärer Polyposis coli zeigen eine niedrige Morbidität und eine niedrige Defäkationsfrequenz bei befriedigender Kontinenz. Eine Pouchitis trat bei keinem der 25 operierten Patienten auf. Ähnliche Ergebnisse wurden auch von anderen Autoren berichtet [620, 56] (näheres s. Kap. 4.4).

Die Indikation zur Ileorektostomie ist nur bei gering ausgeprägtem Rektum-Befall gegeben (weniger als 20 Rektum-Polypen, s. Kap. 4.2). Allerdings ist nach dieser Operation die Compliance in Zusammenhang mit der Notwendigkeit periodischer sigmoidoskopischer Rektumuntersuchungen und der konstanten Erinnerung an die Prädisposition zu einer Karzinomentwicklung ein außerordentliches Problem bei diesen jungen, ansonsten gesunden Patienten.

Angaben über die Karzinominzidenz im Rektumsegment nach Ileorektostomie bei familiärer Polyposis coli schwanken in der Literatur von 3,6–59% über eine Zeit von 10–30 Jahren [638, 66, 115, 316]. Eine Erklärung hierfür könnte neben der unterschiedlichen Nachbeobachtungszeit die Anzahl der bei der Operation nachgewiesenen Rektumpolypen sein, die mit dem Risiko eines Rektumkarzinoms assoziiert ist. Während es bei einem Drittel aller Patienten mit Rektumpolypen zu einer späteren Karzinomentwicklung kam, konnte bei einem polypfreien Rektumstumpf bei keinem Patienten ein Karzinom nachgewiesen werden.

Auch die Gruppe der familiären Polyposis-coli-Patienten mit invasiven Karzinomen sollte vorzugsweise einer ileoanalen Pouchanastomose zugeführt werden. Wie bei Kolitis-Karzinomen gibt es auch hier eine Anzahl von Variablen, die die Indikationsstellung beeinflussen (s. unten).

4.3.3.2 Chirurgische Behandlung des hereditären Non-Polyposis-Karzinoms

Das vererbte Non-Polyposis-coli-Karzinom ist ein autosomal dominant vererbtes Syndrom, das etwa 5% aller kolorektalen Karzinome umfaßt [576]. Charakteristischerweise treten maligne Tumoren im proximalen Kolon auf, während Colon sigmoideum und Rektum nur selten betroffen sind. Das Syndrom zeichnet sich durch eine hohe Inzidenz synchroner und metachroner kolorektaler Karzinome aus. Im Gegensatz zur familiären Polyposis coli sind jedoch kolorektale Polypen sehr selten vorzufinden [576].

Weil Rektumkarzinome bei dieser Erkrankung nur selten beobachtet werden, ist die Ileorektostomie die Methode der Wahl [267]. Asymptomatische Patienten oder Patienten, bei denen bereits ein kolorektales Karzinom vorlag, bedürfen eines intensiven Screenings.

4.3.4 Colitis ulcerosa

Für die chirurgische Behandlung der Colitis ulcerosa stehen vier Operationsverfahren zur Verfügung:

- die totale Proktokolektomie mit konventioneller Ileostomie,
- die totale Proktokolektomie mit kontinenter Ileostomie,
- die rektale Mukosektomie mit endorektaler ileoanaler Anastomose,
- die subtotale Kolektomie mit ileorektaler Anastomose.

Die totale Proktokolektomie mit Anlage einer Ileostomie galt traditionell als optimale chirurgische Behandlung eines Colitis-ulcerosa-Patienten. Die Operationstechnik ist etabliert und die erzielten Früh- und Spätresultate sind zufriedenstellend. Die Operation führt zu einer endgültigen Heilung der Colitis ulcerosa. Die nachfolgende Entwicklung eines Kolonkarzinoms wird vermieden, eine Therapie mit Steroiden wird überflüssig und die Frequenz von ärztlichen Nachuntersuchungen wird auf ein Minimum reduziert. Auf der anderen Seite bedingt der Verlust der Stuhlkontinenz trotz Fortschritten in der Konstruktion und der Pflege des Ileostomas mit all seinen physischen und psychischen Folgen eine erhebliche Beeinträchtigung der Lebensqualität.

Die totale Proktokolektomie mit Anlage einer kontinenten Ileostomie beinhaltet die Vorteile einer totalen Kolektomie führt aber zu einer besseren Lebensqualität als die konventionelle Ileostomie. Die kontinente Ileostomie kann im Nachhinein angelegt werden, wenn die konventionelle Ileostomie als belastend empfunden wird. Nach Anfangsschwierigkeiten weist die Pouch-Ileostomie mit wachsender chirurgischer Erfahrung und verbesserter chirurgischer Technik heute eine deutlich verringerte Morbidität auf. Die meisten Patienten sind mit den Resultaten der Operation sehr zufrieden. Trotzdem kann es zu erheblichen Komplikationen mit nachfolgender Inkontinenz kommen, die den postoperativen Verlauf bei einem großen Teil der Patienten deutlich beeinträchtigen.

Die Mukosektomie mit ileoanaler Pouchanastomose verbindet die Vorteile einer kompletten Exzision der kolorektalen Mukosa mit einer Erhaltung der normalen Stuhlpassage.

4.3.4.1 Richtlinien für die chirurgische Behandlung der Colitis ulcerosa

Die Aufklärung eines Colitis-ulcerosa-Patienten, der einem chirurgischen Eingriff zugeführt werden soll, muß die Vor- und Nachteile jedwelcher Operation offen herausstellen. Die Therapieplanung sollte sich an den Wünschen des Patienten, seinen Ängsten und Erwartungen orientieren. Patienten, die auf eine minimale Komplikationsrate ohne Rücksicht auf einen Kontinenzverlust Wert legen, sollten einer totalen Proktokolektomie mit konventioneller Ileostomie zugeführt werden. Eine ileoanale Pouchanastomose sollte bei den Patienten in Erwägung gezogen werden, die die Bewahrung der Kontinenzfunktion in den Vordergrund stellen und willens sind, schwerwiegende postoperative Komplikationen in Kauf zu nehmen, die gelegentlich zur Ileostomie führen.

Neben den individuellen Wünschen eines Patienten wird die Indikationsstellung und Therapieplanung jedoch auch durch eine Anzahl anderer Faktoren beeinflußt. In einer vital bedrohlichen Situation (z. B. toxisches Megakolon, Perforation, massive Blutung) sollte nie eine kontinenzerhaltende Operation versucht werden. Vielmehr sollte einer subtotalen Kolektomie mit Ileostomie der Vorzug gegeben werden. Das Rektum sollte dabei geschont werden, um die Möglichkeit einer kontinenzerhaltenden Folgeoperation zu einem späteren Zeitpunkt offen zu lassen.

Eine chronisch schwelende Colitis ulcerosa kann in einer Malnutrition resultieren und hohe Dosen von Steroiden erforderlich machen. Auch bei diesen Patienten sollte initial eine subtotale Kolektomie mit Hartmann-Rektumstumpf und konventioneller Ileostomie durchgeführt werden. Erst nach Wiederherstellung eines guten Gesundheitszustandes sollte sich dann in einer zweiten Phase eine kontinenzerhaltende Operation anschließen.

Adipöse Patienten weisen nach kontinenter Ileostomie eine hohe Inzidenz von Ventilfunktionsstörungen auf, die sehr häufig eine operative Revision des Reservoirs erforderlich machen. Das verdickte und verkürzte Mesenterium bei diesen Patienten kann die adäquate Mobilisierung des Pouches bis ins kleine Becken erheblich erschweren. Deshalb stellt die Adipositas eine relative Kontraindikation für eine kontinenzerhaltende Chirurgie dar.

Die adäquate und intakte Funktion des analen Sphinkterapparates ist Vorbedingung für den Operationserfolg. Eine exakte Anamneseerhebung zur Aufdeckung latenter Kontinenzstörungen ist deshalb essentiell.

Die Wahrscheinlichkeit eines zufriedenstellenden Operationsergebnisses nach kontinenter Ileostomie oder ileoanaler Pouchanastomose vermindert sich mit steigendem Alter des Patienten [740 b, 862]. Kontinente Ileostomien bei älteren Patienten bedürfen häufig einer Ventilrevision. Die schlechten Resultate nach ileoanaler Pouchanastomose älterer Patienten spiegeln die hohe Inzidenz von Störungen des analen Sphinkterapparates im höheren Lebensalter wider. Bei älteren Colitis-ulcerosa-Patienten sollte deshalb eine totale Proktokolektomie mit konventioneller Ileostomie als Methode der ersten Wahl in Betracht gezogen werden, wobei es jedoch unmöglich ist, eine spezifische Altersgrenze zu setzen.

Das Risiko der Entwicklung von Komplikationen, die gelegentlich operativ revidiert werden müssen, und die noch unbekannten Langzeitauswirkungen einer kontinenten Ileostomie bzw. einer ileoanalen Pouchanatomose erfordern die Bereitschaft des Patienten zu sorgfältigen und regelmäßigen Kontrolluntersuchungen. Patienten, die diese Bereitschaft nicht erkennen lassen, sollten von vorneherein von kontinenzerhaltenden operativen Eingriffen ausgeschlossen werden.

4.3.4.2 Spezielle Richtlinien für die Behandlung des Colitis-ulcerosa-Patienten mit kolorektalem Karzinom

Die zuvor genannten Richtlinien für die operative Behandlung der Colitis ulcerosa müssen bei manifestem Kolitis-Karzinom mit den onkologischen Prinzipien der Behandlung eines Kolonkarzinoms in Einklang gebracht werden.

Bei Tumoren, die zwischen dem Colon ascendens und der oberen Rektumetage lokalisiert sind, ist in jedem Fall eine ileoanale Pouchanastomose möglich. Dagegen verbietet sich bei Karzinomen der mittleren und unteren Rektumetage entsprechend den Prinzipien der ontologischen kolorektalen Chirurgie diese Operation. Als Alternative bietet sich hier eine kontinente Ileostomie an.

Karzinome des Coecums bei Colitis ulcerosa sind ebenfalls mit besonderen Problemen verbunden. Die onkologische Forderung nach Resektion eines langen distalen Ileumsegmentes kann die adäquate Plazierung des Reservoirs ins Becken unmöglich machen. In den meisten Fällen gelingt es aber durch selektive Dissektion des ilealen Mesenteriums und seiner Gefäße, eine spannungsfreie Anastomose herzustellen. In den Fällen, wo dies nicht sicher erreicht werden kann, ist die konventionelle Ileostomie die einzige Behandlungsalternative. Die Anlage einer kontinenten Ileostomie unter Verwendung eines entsprechenden Ileumsegmentes kann zum Kurzdarmsyndrom führen, wenn aus onkologischen Gründen bereits ein ausgedehnter Teil des terminalen Ileums reseziert wurde.

Bei Nachweis von Fernmetastasen sind die ileoanale Pouchanastomose und die kontinente Ileostomie generell kontraindiziert. Diese Patienten sollten einer totalen Proktokolektomie und konventionellen Ileostomie zugeführt werden, um eine frühe Entlassung aus dem Krankenhaus zu ermöglichen und ihnen ein relativ komplikationsfreies Leben für ihre verbleibende Lebensspanne zu ermöglichen.

Operationen wegen Karzinomen auf dem Boden einer Colitis ulcerosa sind überwiegend elektiv. Selten führt das Karzinom zu einer akut lebensbedrohlichen Komplikation wie etwa einer Perforation oder einer massiven Blutung. In dieser Situation ist eine kontinenzerhaltende Operation kontraindiziert. Vielmehr sollte auch hier eine subtotale Kolektomie und Ileostomie unter Schonung des Rektums angestrebt werden, um die Möglichkeit einer späteren ileoanalen Pouchanastomose offenzuhalten. Die seltene notfallmäßige totale Proktokolektomie ist lediglich dann indiziert, wenn das Karzinom oder die Blutungsquelle im Rektum lokalisiert sind.

Die kontinenzerhaltenden Operationen bei Kolitis-Karzinom mit Anlage eines pelvinen Pouches sind zwar nur mit minimaler Mortalität belastet, jedoch ist die Morbidität durch septische Komplikationen (pelvine Sepsis, Ponchitis), die den Erfolg der Operation in Frage stellen können, relativ hoch.

Demgegenüber ist die Kolektomie mit Ileoproktostomie technisch einfach durchführbar und ihre funktionellen Resultate werden von den meisten Patienten sehr gut toleriert. Aufgrund der belassenen Rektummukosa sind die Spätresultate jedoch unbefriedigend, weil 30 bis 60% der Patienten im späteren Verlauf Rezidivkarzinome im Rektumstumpf entwickeln [708]. Da das Rektum häufig von der Grunderkrankung befallen ist, eignet es sich nur selten zur Anastomosierung. Darüber hinaus erfordert eine persistierende Proktitis in 25% der Fälle eine sekundäre Rektumexzision. Wir halten deshalb die Kolektomie und Ileoproktostomie bei Patienten mit manifestem Karzinom für kontraindiziert und überhaupt nur selten bei der Colitis ulcerosa für indiziert.

4.3.5 Morbus Crohn

Die Karzinome, die sich beim Morbus Crohn entwickeln, befallen vorwiegend das distale Kolon und können, wie bei der Colitis ulcerosa, multizentrisch entstehen [381]. Relativ charakteristisch ist die Tendenz dieser Karzinome, sich in Fistelarealen zu entwickeln [546]. Sie manifestieren sich häufig zu Beginn als Attacke einer akuten Colitis. Das Risiko für die Entwicklung eines kolorektalen Karzinoms auf dem Boden eines Morbus Crohn ist im Vergleich zur Normalbevölkerung auf das 6- [512] bis 20fache [998] erhöht; wir konnten bei 72 Patienten nur einmal eine maligne Entartung beobachten [352]. Damit ist die Inzidenz kolorektaler Karzinome bei Morbus Crohn so niedrig, daß die prophylaktische Kolektomie keine Bedeutung hat in der chirurgischen Therapie des M.Crohn.

Der Nachweis einer Dysplasie bzw. das Auftreten einer Rektumstriktur stellen relative Indikationen zur Proktektomie dar. Periodische Untersuchungen des Analkanals sind bei Patienten mit schwerwiegenden oder lang andauernden perianalen Erkrankungen indiziert, zumal bei dieser Gruppe von Patienten ebenfalls ein erhöhtes Risiko für die Entwicklung von Analkarzinomen beschrieben wird [889].

4.3.5.1 Chirurgische Behandlung des Morbus Crohn

4.3.5.1.1 Kein Karzinomnachweis

Bei segmentalem Befall mit Symptomatik ist eine sparsame Resektion des erkrankten Segmentes und nicht die Umgehungsoperation indiziert; einer der Gründe hierfür ist die Prävention einer möglichen malignen Entartung.

4.3.5.1.2 Nachweis von Karzinom

Sowohl die kontinente Ileostomie als auch die ileoanale Pouchanastomose sind beim Morbus Crohn kontraindiziert. Deswegen kommen als operative Verfahren nur die totale Proktokolektomie mit konventioneller Ileostomie, die segmentale oder subtotale Kolektomie mit Anastomose und gelegentlich die abdominoperineale Rektumexstirpation mit permanenter Kolostomie in Frage. Obwohl die ideale operative Behandlung eines Morbus Crohn mit gleichzeitig bestehendem Karzinom noch nicht exakt definiert ist, können jedoch zumindest einige Richtlinien gegeben werden.

Bei Morbus Crohn mit Pankolitis und Proktitis (Abb. 4.3.4 a) besteht ein höheres Risiko für die Entwicklung eines kolorektalen Karzinoms als bei lokalisierten Crohn-Formen [373]. Die totale Proktokolektomie mit konventioneller Ileostomie gilt deshalb bei dieser Patientengruppe als Methode der Wahl [741 a]. Eine häufige Komplikation (13%) im Gefolge dieser Operation bei Morbus-Crohn-Patienten ist die verzögerte perineale Wundheilung [48]. Zur Reduktion dieser Komplikationsrate ist unseres Erachtens die intersphinktäre Dissektion, Saugdrainage und der primäre Verschluß der Perinealwunde essentiell.

Die subtotale Kolektomie und ileorektale Anastomose ist bei der Crohn-Kolitis häufig möglich, weil das Rektum in 25% der Fälle nicht befallen ist (Abb. 4.3.4 b) [617]. Bei der Anlage der Anastomose sollten Areale mit makroskopischem Krankheitsbefall ausgespart bleiben. Jedoch gibt es unserer Überzeugung nach keine Veranlassung zu einer mikroskopischen Schnellschnittbeurteilung der Resektionsränder, weil diese Untersuchung die Vorhersage eines Rezidivs oder einer Anastomoseninsuffizienz nicht zuläßt [159]. Die meisten Patienten sind mit dem Ergebnis nach Ileorektostomie zufrieden [38]. Obwohl die kumulative Reoperationsrate wegen einer Rezidiverkrankung sich auf nahezu 50% beläuft [815], ist eine Ileostomie für eine gewisse Zeit vermeidbar.

Ein Morbus Crohn mit Beschränkung auf das Rektum (Abb. 4.3.4 c) ist hauptsächlich bei älteren Patienten zu beobachten [252]. Die Exzision des Rektosigmoids und eine endständige Kolostomie gelten als annehmbares chirurgisches Behandlungskonzept in dieser Patientengruppe. Fazio und Turnbull [963] weisen auf die häufige Rezidiverkrankung im Stoma hin, die in parastomalen Fisteln und Abszessen resultiert [252]. In anderen Untersuchungen konnte dies nicht bestätigt werden.

Eine segmentale Kolitis mit bestehendem Karzinom (Abb. 4.3.4 d) sollte durch Segmentresektion und kolokolische Anastomose angegangen werden. Die Kolonresektion sollte dabei entsprechend den onkologischen Prinzipien bei der Behandlung eines Kolonkarzinoms folgen.

Gelegentlich tritt ein kolorektales Karzinom in einer gewissen Distanz von Arealen aktiver Entzündung auf (Abb. 4.3.4 e) [119]; in diesen Fällen sind großzügige Segmentresektionen ausreichend, obwohl auch eine erweiterte oder subtotale Kolektomie in Betracht gezogen werden kann.

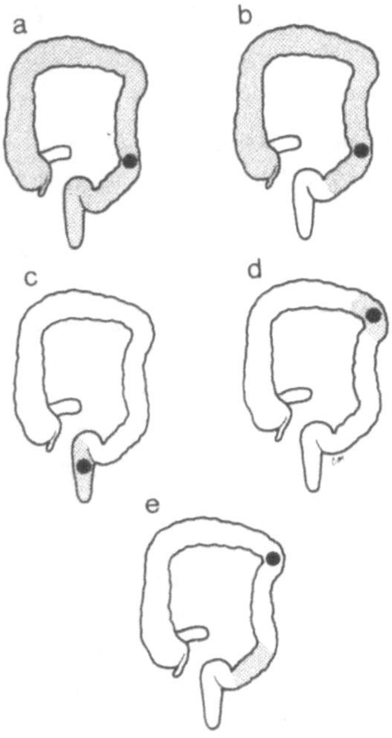

Abb. 4.3.4: Lokalisation der Crohn-Kolitis und des Karzinoms
a) Pankolitis
b) Pankolitis mit Aussparung des Rektums
c) isolierter Rektumbefall
d) isolierter segmentaler Befall
e) Karzinom und Crohn-Befall in unterschiedlichen Segmenten

4.3.6 Operationen und Operationstechnik

4.3.6.1 Totale Proktokolektomie und konventionelle Ileostomie

4.3.6.1.1 Präoperative Vorbereitung

Die Darmvorbereitung wird durch eine klare flüssige Diät eingeleitet. Der Darm wird mechanisch durch retrograde und orthograde Spülung gereinigt. Einläufe sollten bei Patienten mit einer aktiven Entzündung vermieden werden. Die weitere Vorbereitung umfaßt die orale Behandlung mit Neomycin und Erythromycin [693]. Zur systemischen Antibiotikaprophylaxe werden Cephalosporin und Metronidazol verabreicht. Bei Patienten, die in den letzten 12 Monaten vor der Operation mit Steroiden behandelt wurden, wird eine peri- und postoperative Hydrocortisontherapie eingeleitet.

Es hat sich bewährt, das geplante Ileostoma präoperativ anzuzeichnen. Das Stoma sollte sich an einem narben- und faltenfreien Areal befinden, weit von knöchernen Prominenzen entfernt liegen und für den Patienten gut sichtbar sein.

Der Patient muß möglichst vollständig über die Konsequenzen einer Ileostomie informiert werden. Dabei haben sich Gespräche mit Ileostomieträgern bewährt, besonders, wenn sie gleichen Geschlechts sind.

4.3.6.1.2 Operatives Vorgehen

Abdominelle Phase

Zur Verkürzung der Operationsdauer empfiehlt sich die synchrone Durchführung der abdominellen und perinealen Phase durch zwei Operationsteams. Nach Lagerung des Patienten in Steinschnittlage und Plazierung eines transurethralen Urin-Ballonkatheters erfolgt die mediane Ober- und Unterbauchlaparotomie, wobei besondere Sorgfalt darauf gelegt wird, nicht mit der geplanten Stomaanlagestelle zu interferieren.

Das terminale Ileum wird coecumnah mit dem GIA-Stapler (*Auto-Sufuse) durchtrennt. Wegen seiner Bedeutung für die Vitamin-B-12- und Gallensäuren-Absorption sollte das Ileum möglichst vollständig erhalten bleiben, zumal dann auch noch eine sekundäre Anlage einer kontinenten Ileostomie möglich wird. Das gesamte Kolon wird dann unter Durchtrennung der lateralen peritonealen Verklebungen mobilisiert. Bei karzinomfreien Patienten erfolgt die Durchtrennung des Mesenteriums darmnah. Um das Risiko einer Milzverletzung zu vermeiden, wird die linke Flexur erst nach Mobilisation des Colon descendens und transversum ausgelöst. Ein leichter Zug am Querkolon und linksseitigen Kolon exponiert das Ligamentum colicolienale, das zwischen Overhold-Klemmen durchtrennt und ligiert wird. Nach Durchtrennung des mobilisierten Sigmas mit dem GIA-Stapler wird das Operationspräparat abgegeben und der Dünndarm in den rechten oberen Quadranten gedrängt. Das pelvine Peritoneum an beiden Seiten des unteren Sigmoids und oberen Rektums wird inzidiert und die Inzisionen nach anterior hin omegaförmig verbunden. Das Mesorectum sowie die hinteren Aufhängebänder werden nahe der Darmwand unter Schonung der Waldeyer-Faszie durchtrennt. Die lateralen Ligamente werden dann wandnah durchtrennt. Bei der ventralen Auslösung wird die Denonvillier-Faszie erhalten, um Verletzungen der pelvinen autonomen Nerven zu vermeiden. Das Rektum muß für die perineale Dissektion bis unterhalb der Levatorebene mobilisiert werden.

An der geplanten Stomaanlagestelle wird die Haut nach zirkulärer Inzision von 2 cm Durchmesser exzidiert. Die vordere Bauchwand wird kreuzförmig durchtrennt, so daß die Lücke genau für 2 Querfinger durchgängig ist. Zur Vorbeugung einer Obstruktion oder einer parastomalen Hernie ist die Einhaltung dieser Technik unabdingbar. Die letzten 5 – 6 cm des Ileums werden durch die Inzision nach außen geführt. Danach wird das ileale Mesenterium am lateralen und dorsalen Peritoneum fixiert. Dadurch wird eine innere Dünndarmhernie verhindert. Nach Proktektomie und Verschluß des pelvinen Peritoneums wird die Abdominalhöhle ausgiebig mit warmer Kochsalzlösung gespült. In unserer Klinik erfolgt generell keine Drainage der Bauchhöhle für den abdominellen Part dieser Operation. Die Laparotomie wird schichtweise verschlossen, die Ileostomie evertiert und mit mukokutanen Nähten gesichert.

Bei Colitis-ulcerosa-Patienten mit manifestem kolorektalen Karzinom erfolgt eine Modifikation der abdominellen Phase. Die Kolektomie umfaßt dabei die Resektion des Mesenteriums und der Lymphknoten-Drainageareale in der Region des Malignoms. Da die Mesenteriallymphknoten in ihrem Verlauf den Arterien folgen, werden die größeren Blutgefäße an ihrem Ursprung durchtrennt und ligiert. Das große Netz, bei der Standardoperation der komplikationslosen Colitis ulcerosa nur fakultativ entfernt, wird obligat reseziert, wenn ein Malignom in der rechten oder linken Flexur oder im Colon transversum vorliegt.

Das Ausmaß der pelvinen Dissektion bei Karzinompatienten wird in hohem Maße von der anatomischen Lokalisation des Tumors beeinflußt. Bei Tumorlokalisation im Rektum ist eine weite pelvine Dissektion trotz des Risikos einer Schädigung der pelvinen autonomen Nerven indiziert. Sie beginnt durch stumpfe dorsale Präparation oberhalb des Promontoriums und wird entlang des Sakrums an der Waldeyer-Faszie fortgesetzt. Die Ligatur und Durchtrennung der lateralen Ligamente erfolgt wandfern. Die Präparation der Rektumvorderwand erfolgt entlang der Denonvillier-Faszie. Bei Tumorlokalisation im rektosigmoidalen Übergang wird die pelvine Dissektion wie bei der Standardoperation wandnah vollzogen.

Perineale Phase

Wir bevorzugen die intersphinktäre Proktektomie, weil dadurch die Heilung der Sakralhöhle gefördert und das Risiko einer Verletzung der pelvinen Nerven weitgehend vermieden wird. Nach Identifikation der intersphinktären Grube wird diese ringförmig inzidiert. Die weitere Präparation erfolgt von dorsal in der Schicht zwischen den roten longitudinal verlaufenden Sphincter-externus-Fasern und den weißen zirkulär verlaufenden Sphincter-internus-Fasern bis zur Höhe der Levatormuskeln. Oberhalb des Puborektalmuskels werden die längsverlaufenden Muskelschichten durchtrennt und damit wird die rektumwandnahe abdominelle Präparationsebene erreicht. Auch die lateralen Ligamente werden wandnah durchtrennt. Die ventrale Dissektion kann in schwierigen Fällen durch Ausstülpung des Rektums erleichtert werden, gewöhnlich bleibt das Rektum bei diesem Schritt der Operation in situ. Nach sorgfältiger Blutstillung wird eine Saugdrainage durch gesonderte Stichinzision präsakral unterhalb des bereits verschlossenen pelvinen Peritoneums plaziert. Alternativ bietet sich die Plazierung des Drains durch die Wunde an. Die Levatoren werden durch resorbierbare Einzelknopfnähte approximiert. Nach schichtweisem Wundverschluß wird der primäre Hautverschluß angestrebt, es sei denn, es liegt eine erhebliche Kontamination der Wunde vor.

Bei Colitis-ulcerosa-Patienten mit einem kolorektalen Karzinom hängt das Ausmaß der perinealen Dissektion wiederum von der Lokalisation des Karzinoms ab. Für Karzinome der unteren und mittleren Rektumetage kommt eine großzügige extrasphinktäre Exzision analog der perinealen Phase bei der abdominoperinealen Rektumexstirpation in Frage. Bei Lokalisation oberhalb der peritonealen Umschlagsfalte bevorzugen wir die intersphinktäre Proktektomie.

4.3.6.1.3 Postoperative Komplikationen

In frühen Erfahrungsberichten wurde im wesentlichen über zwei Komplikationen, nämlich sexuelle Funktionsstörungen und Wundheilungsstörungen der Perinealwunde berichtet [814, 991]. Die Impotenzrate wurde mit 17% beschrieben. In unserer Klinik wurde, wie erst kürzlich berichtet, eine Impotenzrate von weniger als 1%, eine retrograde Ejakulation nur bei 2% unserer Patienten festgestellt [48]. Diese verbesserten Resultate sind u. E. durch die wandnahe Präparation des Rektums und die intersphinktäre Proktektomie bedingt. Auch der Rückgang der Inzidenz perinealer Wundheilungsstörungen auf weniger als 1% wird unter anderem auf diese Operationstechnik und daneben auf die Einführung der pelvinen Drainage, der Antibiotikaprophylaxe und des primären Wundverschlusses zurückgeführt [48].

Spätkomplikationen bestehen im wesentlichen in Funktionsstörungen der Ileostomie und einer Dünndarmobstruktion [652, 177]. Funktionsstörungen der Ileostomie (Hautirritationen, Stomastenosen, Prolaps und parastomale Hernien) konnten mit der Einführung moderner Ileostomieversorgung und der Beratung durch Stoma-Therapeuten signifikant reduziert werden [652]. Oft können diese Komplikationen durch entsprechende Unterweisung des Patienten in der Stomapflege beherrscht werden; bei etwa einem Drittel dieser Patienten ist jedoch eine operative Revision erforderlich [652].

Die Dünndarmobstruktion kann häufig konservativ beherrscht werden. Nur bei 5–16% der Patienten führt ein konservativ nicht beherrschbarer Ileus zur Operation [177]. Da die Obstruktion überwiegend durch Adhäsionen verursacht wird, ist eine Adhäsiolyse zumeist ausreichend.

Seitens der Patienten wird die Lebensqualität postoperativ generell als gut eingeschätzt. Nahezu 90% aller Patienten empfinden ihr gegenwärtiges Leben als befriedigend [740 a]. 25% aller Patienten fühlen sich aber in ihren sozialen und freizeitmäßigen Aktivitäten eingeschränkt und etwa die Hälfte aller Patienten würden in Kenntnis alternativer Operationen einer Konversion der Ileostomie zustimmen [740 a]. Die totale Proktokolektomie mit konventioneller Ileostomie ist dennoch trotz generell befriedigender Akzeptanz für einen großen Teil der Patienten mit bedeutsamen psychosozialen Problemen verbunden.

4.3.6.2 Totale Proktokolektomie und kontinente Ileostomie

4.3.6.2.1 Präoperative Vorbereitung

Der präoperative Ausschluß eines Morbus Crohn durch Koloskopie und Röntgenuntersuchung des Magens und Dünndarms ist von äußerster Relevanz. Jeder Verdacht auf das Vorliegen eines Morbus Crohn ist eine Kontraindikation zur kontinenten Ileostomie, weil ein Rezidiv im Pouch seine Resektion erforderlich machen kann und mit der Resektion eine Maldigestion droht.

Die präoperative Aufklärung sollte offen die Möglichkeit des Auftretens relevanter Komplikationen ansprechen. Diese Komplikationen können oft nur durch chirurgische Revision bis hin zur Pouchexzision und Anlage einer inkontinenten Ileostomie behandelt werden. Die funktionellen Resultate sind eng an eine entsprechende Ileostomiepflege und adäquate Intubation des Reservoirs gekoppelt. Deswegen ist nur bei hochmotivierten emotional stabilen Patienten eine kontinente Ileostomie in Erwägung zu ziehen. Die präoperative Vorbereitung erfolgt wie bei der totalen Proktokolektomie mit konventioneller Ileostomie. Lediglich bei Patienten, bei denen die Konversion in einen Kock-Pouch geplant ist, umfaßt die Darmvorbereitung die Spülung der Ileostomie mit verdünnter Neomycinlösung am Tag vor der Operation.

4.3.6.2.2 Operatives Vorgehen

Die totale Proktokolektomie erfolgt zunächst in der bereits beschriebenen Weise; dabei sollte nur ein sehr kurzes terminales Ileumsegment reseziert werden. Bei Kolitis sollte ein Morbus Crohn sicher ausgeschlossen sein. Nur so kann der Operationserfolg gewährleistet werden. Das Operationspräparat wird sofort durch einen Pathologen untersucht, um die Diagnose einer Colitis ulcerosa zu bestätigen.

Für die Konstruktion des Reservoirs aus dem distalen Ileum ist eine Segmentlänge von 40 cm erforderlich (Abb. 4.3.5). Für den Ausflußtrakt und das Nippelventil werden die letzten 10 cm dieses Segments benötigt, während das Reservoir aus den verbleibenden 30 cm gebildet wird. Zur Bildung des Reservoirs werden die je 15 cm langen Ileumsegmente durch eine fortlaufende seromuskuläre resorbierbare Naht der antimesenterialen Seite vereinigt. Nach Eröffnung der beiden Dünndarmschenkel entlang der Nahtreihe erfolgt eine zweite Nahtreihe in fortlaufender All-Schichten-Technik. Zur Konstruktion des Nippelventils wird das distale Ileum auf einer Länge von 4 cm retrograd invaginiert. Um eine bessere Verwachsung der invaginierten Darmanteile zu erreichen, werden die ileale Serosa mit einer orthopädischen Raspel entfernt und die Wundflächen mit einem Elektrocauter punktförmig koaguliert. Das Invaginat wird durch vier Staplerreihen fixiert. Die Vorderwand des Reservoirs wird durch fortlaufende resorbierbare Naht verschlossen. Die Dichtheit des Reservoirs wird überprüft, indem nach Okklusion des zuführenden Schenkels des Reservoirs durch den Auslaßstutzen über einen Katheter Luft insuffliert wird. Nach Entfernung des Katheters sollte der Pouch keine Luft verlieren. Über einen eingeführten Katheter wird er dann wieder entleert.

Die vordere Bauchwand wird unmittelbar oberhalb der Schamhaargrenze inzidiert und der Pouch auf der peritonealen Seite der Bauchwand nach lateral fixiert. Der

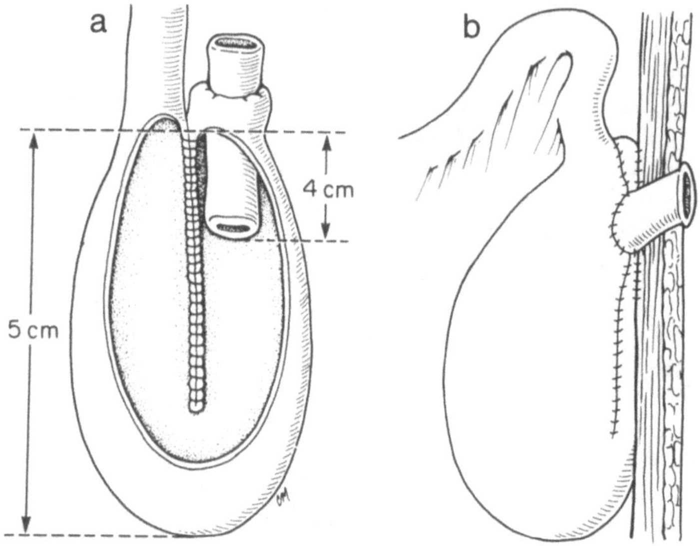

Abb. 4.3.5: Kontinente Ileostomie
a) Nippelventil
b) fertiger Pouch

Ausflußtrakt wird durch die Bauchwand gezogen und am Hautniveau fixiert. Ein Ileostomie-Katheter wird am tiefsten Punkt des Reservoirs plaziert und an der Haut durch kräftige Seidennähte fixiert. Die Ableitung des Stuhls erfolgt über den Katheter in einen Stomabeutel.

4.3.6.2.3 Postoperative Behandlung

Postoperativ muß das Reservoir über 2 Wochen sehr sorgfältig drainiert werden. Diese lange Intubationsperiode fördert die Adhärenz im Ventilbereich und beugt dem Risiko von Ventilstörungen vor.

Am 15. postoperativen Tag wird mit der Abklemmung des Katheters in stündlichen Intervallen begonnen. Die Dauer der Abklemmphasen wird kontinuierlich gesteigert. Am Beginn der 3. Woche wird der Katheter entfernt und der Patient in der Einführung des Ileostomiekatheters und der Irrigation des Pouches unterwiesen.

Nicht verdaute Nahrung kann als Bezoar den Pouchkatheter verschließen [54]. Pilze, rohes Gemüse, Nüsse und Steinobst sollten deshalb vermieden werden.

4.3.6.2.4 Postoperative Komplikationen

Ventildislokation, Pouchitis, intestinale Obstruktion und Fistelbildung stellen die wesentlichen Komplikationen dar.

Die Dislokation des Nippels ist mit einer Inzidenz von 20% die häufigste Komplikation [327]. Das invaginierte Segment tendiert dazu, sich an der mesenterialen Seite zu desinvaginieren, wodurch die Pouchkatheterisierung erschwert wird und eine Obstruktion des Ausflußtraktes oder eine Inkontinenz resultiert. Obwohl von manchen Autoren nichtoperative Modalitäten zur Korrektur dieser Komplikation empfohlen werden [52], halten wir eine chirurgische Intervention für unumgänglich. Diese besteht in einer Rekonstruktion des funktionsgestörten Nippels oder der Bildung eines neuen Ventils aus dem zuführenden ilealen Schenkel.

Eine Pouchitis tritt bei etwa 13% aller Colitis-ulcerosa-Patienten auf [507] und stellt damit die zweithäufigste Komplikation nach totaler Proktokolektomie und kontinenter Ileostomie dar. Sie ist ein unspezifischer Ileuszustand des Reservoirs, der auf eine Pouchstase und eine Überwucherung mit anaeroben Bakterien zurückzuführen ist [507]. Als Leitsymptome gelten die erhöhte Entleerungsfrequenz der Ileostomie, Fieber, Gewichtsverlust und gelegentlich Blutungen aus dem Stoma. Die Diagnose wird gewöhnlich durch röntgenologische oder endoskopische Untersuchungen gesichert [994]. Die Pouchitis kann in der Regel durch Antibiotika und eine kontinuierliche Pouchableitung beherrscht werden [507].

Die intestinale Obstruktion manifestiert sich durch eine abdominelle Distension und verringerte Stomaförderung. Nur selten ist die Stomaförderung erhöht. Die Inzidenz der Obstruktion nach totaler Proktokolektomie mit Kock-Pouch wird mit etwa 6% angegeben [327]. Eine sofortige chirurgische Intervention ist bei Versagen der konservativen Therapie notwendig.

Eine Fistelbildung nach Kock-Pouch wird bei etwa 9% der Patienten beobachtet [327]. Die Fisteln entspringen zumeist im Pouch selbst oder an der Basis des Nippelventils. Sie werden auf Nahtdehiszenzen oder seltener auf Arrosionen durch den Ileostomiekatheter zurückgeführt. Die Fistelgänge schließen sich gewöhnlich spontan nach Ruhigstellung. Fisteln, die an der Basis des Klappenventils entspringen, führen zur Inkontinenz, weil der ileale Darminhalt die Hochdruckzone des Ventils umgehen kann. Sie entstehen vornehmlich durch den Ausriß der Befestigungsnähte, die den Pouch an der vorderen Bauchwand fixieren. Ventilfisteln heilen nur selten ohne Operation aus [509]. Bei der Laparotomie wird die Klappe exzidiert, der Pouch im Uhrzeigersinn rotiert und ein neues Ventil aus dem zuführenden Schenkel konstruiert [612].

Häufig sind Patienten nach kontinenter Ileostomie mit dem Operationsergebnis außerordentlich zufrieden. Die meisten Patienten verzeichnen eine wesentliche Verbesserung der Lebensqualität, nahezu alle Patienten erlangen volle Arbeitsfähigkeit und nehmen an sozialen und freizeitmäßigen Aktivitäten ohne Einschränkung teil [509]. Bei nahezu 90 bis 100% aller Patienten wird eine komplette Kontinenz nach einer oder mehreren Operationen erreicht [508].

4.3.6.3 Subtotale Kolektomie und Ileorektostomie

Nach medianer Ober- und Unterbauchlaparotomie erfolgt die Mobilisation des Kolons vom terminalen Ileum bis zum rektosigmoidalen Übergang. Eine extensive regionale Lymphknotendissektion ist nicht erforderlich, ausgenommen, ein Karzinom ist nachgewiesen. Das Ileum wird 10 cm oral der Ileoceocalklappe durchtrennt. Das pelvine Peritoneum wird inzidiert und die obere Rektumetage nach wandnaher Durchtrennung des Mesorectums und der lateralen Ligamente mobilisiert, um Schäden an den präsakralen Nervenplexus zu vermeiden. Das Rektum wird dann durchtrennt. Nach Wegfall des Operationspräparates werden eventuell bestehende Polypen im Rektumstumpf durch Fulguration abgetragen.

Die Anastomose zwischen Ileum und Rektum erfolgt in extramuköser Nahttechnik termino-terminal oder termino-lateral. Bei der Plazierung des Ileums ins Becken sollte das Mesenterium spannungsfrei liegen. Unter Umständen ist zur zusätzlichen Längengewinnung die Durchtrennung der proximalen Ileumarkade erforderlich. Nach Fertigstellung der Anastomose wird das ileale Mesenterium und das hintere Peritoneum durch fortlaufende resorbierbare Naht adaptiert, wobei extreme Sorgfalt auf Schonung der ilealen Blutversorgung gelegt wird.

Postoperative Komplikationen, die bei etwa 15% aller Patienten beobachtet werden, sind vor allem Anastomoseninsuffizienzen und die Ausbildung eines postoperativen Ileus [947]. Die funktionellen Langzeitergebnisse der Operation sind sehr gut. Nahezu bei keinem Patienten ist eine diätetische Restriktion erforderlich. Die Sexualfunktion ist erhalten, eine Kontinenzstörung selten und die Defäkationsfrequenz liegt im Mittel bei etwa 3 bis 5 Stühlen pro Tag [685].

4.4 Proktokolektomie und ein pelvines Ileum-Reservoir

L. Hultén

4.4.1 Einleitung

Die totale Kolektomie in Kombination mit einer distalen Mukosektomie bewahrt die Muskulatur des Beckenbodens und den Sphinkterapparat. Damit sind die anatomischen Voraussetzungen gegeben, eine ileoanale Anastomose unter Erhaltung des normalen Defäkationsweges anzulegen.

Diese Operation wurde erstmals 1933 von Nissen [701] und 1947 von Ravitch und Sabiston [782] als Alternative zur konventionellen Prokto-Kolektomie beschrieben. Das Verfahren kam zunächst bei einigen wenigen Patienten mit Colitis ulcerosa zur Anwendung, wobei gute Resultate beschrieben wurden. In der Folgezeit mußten andere Autoren jedoch feststellen, daß die funktionellen Resultate nach dieser Operation nicht befriedigend waren. Die hohe Defäkationsfrequenz, der starke Defäkationsdrang, die oft zu beobachtende Inkontinenz und die perineale Reizung stellten eine so erhebliche Belastung für die Patienten dar, daß bei den meisten Patienten eine Umwandlung in eine konventionelle Ileostomie vorgenommen werden mußte. Daher hat die kontinente ileoanale Anastomose nach Nissen [701] und Ravitch [782] trotz kürzlich beschriebener Verbesserungen der Operationstechnik [941, 595] keine weite Verbreitung gefunden.

Offensichtlich war die fehlende Reservoirfunktion die Ursache für die unbefriedigenden Resultate. Valiente und Bacon konnten bereits 1955 [971] in einer tierexperimentellen Studie an Hunden die Vorteile von ileoanalen Anastomosen mit Bildung eines Reservoirs (Pouch) im Vergleich zu Anastomosen ohne Pouch demonstrieren. Sie konstruierten ein pelvines Ileum-Reservoir aus drei Ileumschlingen und anastomosierten es an den Analkanal. Trotzdem dauerte es mehr als 3 Jahrzehnte, bis diese Methode am Menschen angewandt wurde.

Parks wurde durch die ständig wachsende Erfahrung mit der kontinenten Ileostomie nach Kock und die immer besseren Resultate dazu ermutigt, eine ileoanale Anastomose mit zusätzlichem pelvinen Reservoir aus drei Schlingen des Ileums am Patienten durchzuführen [734]. Die postoperative Morbidität in dieser ersten Serie von Patienten war sehr hoch, jedoch konnte im Vergleich zur ileoanalen Anastomose ohne Reservoir eine erhebliche Verbesserung der funktionellen Resultate beobachtet werden [936–938]. Die Methode hat seitdem weite Verbreitung gefunden und ist mittlerweile Verfahren der ersten Wahl für die kurative Behandlung der Colitis ulcerosa und der familiären Polyposis coli (Übersicht bei Dozois [213]).

4.4.2 Chirurgische Technik

Für die mukosale Proktokolektomie und für die Vorbereitung des Pouchreservoirs sind unterschiedliche Techniken angegeben worden.

4.4.2.1 Mukosale Proktektomie

In der Vergangenheit wurde zur Vermeidung von Schäden an den autonomen Nerven des Beckens und zur Bewahrung der Kontinenz die Erhaltung einer langen muskulären Manschette gefordert; ihre Länge sollte sich bis zur Eingangsebene des kleinen Beckens erstrecken [738, 769, 770, 677]. Inzwischen wird dies als überflüssig oder sogar als nachteilig erachtet [150, 56]. Heute tendiert man zur Präparation einer kürzeren Manschette, die gerade über den Levatormuskel reicht. Diese Höhe der Präparation kann leicht durch den abdominellen Zugang erreicht werden, während die mukosale Dissektion dann vollständig von perineal her erfolgt. Für die Mukosektomie wird von einigen Autoren die Ausstülpung des anorektalen Stumpfes vorgeschlagen; dies erlaubt die mukosale Dissektion außerhalb des Beckens und soll die Operation vereinfachen [941, 332, 333]. Von den meisten wird jedoch die Dissektion der Mukosa bei in situ verbleibendem Rektumstumpf bevorzugt; durch submuköse Injektion von Kochsalz-Adrenalin-Lösung hebt sich die Mukosa von den tieferen Wandschichten ab und kann so leicht als intakter Zylinder oder in Streifen entfernt werden (Abb. 4.4.1). Während zumeist die Entfernung der gesamten Mukosa ab der Linea dentata gefordert wird, ist von einigen Autoren vorgeschlagen worden, die Mukosektomie 1 cm oberhalb

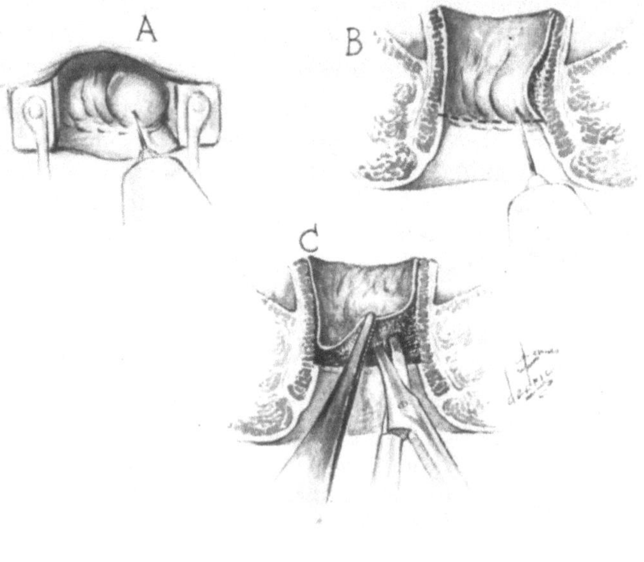

Abb. 4.4.1: Die endoanale Mukosektomie, erleichtert durch submuköse Injektion von Kochsalz-Adrenalin 200 000/l

der Linea dentata zu beginnen, um die diskriminatorische Kontinenzfunktion besser bewahren zu können [595, 941]. Jedoch steht bis heute jeder Beweis aus, der diese Ansicht unterstützen könnte.

Alle Autoren sind sich darüber einig, daß die abdominelle Dissektion so wandnahe wie möglich erfolgen sollte, um die autonomen Nerven zur Blase und zu den Genitalien zu schonen [532].

4.4.2.2 Konstruktion des pelvinen Reservoirs

Für die Konstruktion des Reservoirs gibt es verschiedene Vorschläge. In der Originalversion von Parks et al. [734] werden 40 bis 50 cm des terminalen Ileums zu drei je 12 bis 15 cm langen Schlingen derart gefaltet, daß ein kurzes Ileumsegment nach distal hin reicht (Abb. 4.4.2). Die Schlingen werden latero-lateral an der Hinterwand

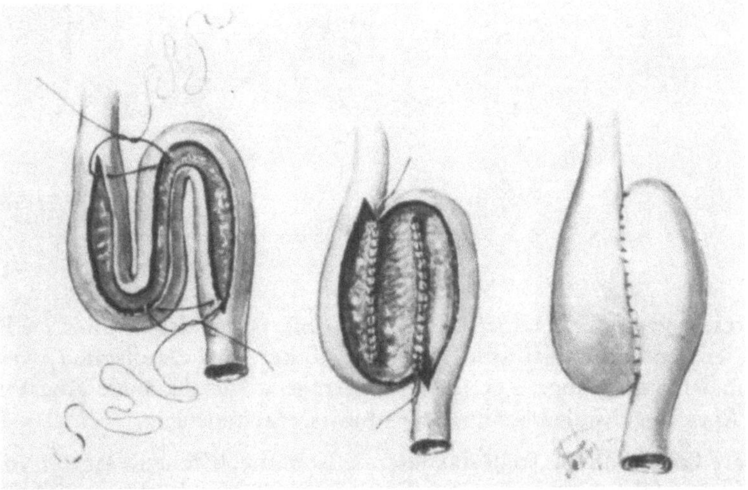

Abb. 4.4.2: Der S-Pouch. Beachte das kurze aborale Segment

vereinigt und das Lumen eröffnet. Der Pouch wird durch die Anastomosierung der Vorderwände der zwei lateralen Schlingen gebildet. Es resultiert der sogenannte S-Pouch. Die ileoanale Anastomose wird End zu End zwischen dem kurzen ilealen Segment und dem Analkanal hergestellt (Abb. 4.4.3).

In der Modifikation nach Utsonomiya [769, 770] wird die ileoanale Pouchanastomose in der Art eines J-Reservoirs angegeben. Das terminale Ileum wird auf einer Strecke von 30 bis 40 cm einmal gefaltet, so daß zwei Schlingen von je 15 bis 20 cm resultieren, die an der Hinterwand latero-lateral anastomosiert, dann geöffnet und an der Vorderwand vereinigt werden (Abb. 4.4.4). Die ileoanale Anastomose erfolgt terminolateral an der Spitze des Reservoirs. Das von Nichols et al. [691] vorgeschlagene Vierfach-Reservoir (W-Pouch) stellt im Grunde die Anastomose von zwei Doppel-

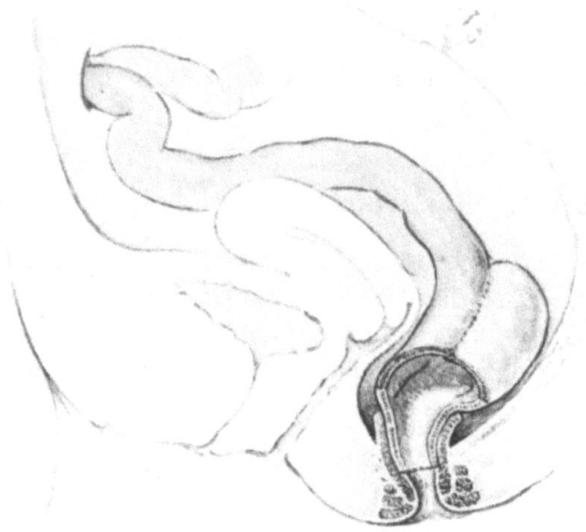

Abb. 4.4.3: Der S-Pouch. Situs nach Beendigung der ileoanalen Anastomose

schlingenreservoiren dar. Dafür sind etwa 40 bis 50 cm des terminalen Ileums notwendig. Vier Ileumschlingen werden derart gefaltet, daß die distalen zwei Schlingen die proximalen um wenige Zentimeter überragen. Die ileoanale Anastomose wird dann am Apex der distalen Schlinge termino-lateral angelegt.

Eine weitere Pouchbildung stellt das laterale isoperistaltische Reservoir von Fonkalsrud dar. Es handelt sich um eine zweizeitige Operation. Im ersten Schritt wird das Ileum zum Analkanal heruntergebracht und eine konventionelle termino-terminale ileoanale Anastomose hergestellt. 20 bis 30 cm proximal der Anastomose erfolgt die Durchtrennung des Ileums; das orale Ende wird dann als Endileostomie an der Haut fixiert (Abb. 4.4.5). Das aborale Ende des Ileums wird durch Naht verschlossen. Im zweiten Schritt, der einige Monate später erfolgt, wird die Ileostomie aufgelöst und ihr Ende durch Naht verschlossen. 15 bis 20 cm des oralen Ileumsegmentes werden mobilisiert und entlang des pelvinen idealen Segmentes plaziert. Die Anastomose erfolgt latero-lateral (Abb. 4.4.6).

Die Entwicklung der chirurgischen Technik der Proktokolektomie ist noch nicht abgeschlossen und für die Zukunft können alternative Methoden einer Konstruktion des ilealen Reservoirs erwartet werden. Gegenwärtig sind der S-Pouch und der J-Pouch die gebräuchlichsten Methoden.

Welcher Methode nun der Vorzug gegeben werden soll, ist ungeklärt. Mittlerweile sind zwar viele Publikationen über Pouchanastomosen erschienen, jedoch sind die

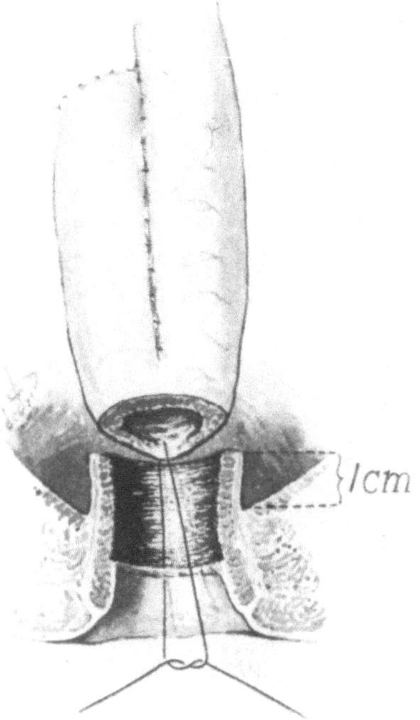

Abb. 4.4.4: Der J-Pouch. Die Anastomosierung mit dem Analkanal erfolgt termino-lateral am Apex des Reservoirs

Patientenserien oft klein, die Darstellung der funktionellen Resultate unvollständig und die einzelnen Kollektive untereinander nicht vergleichbar.

Detaillierte Resultate nach S-Pouch wurden bisher von drei Autoren angegeben [688, 826, 548], während sich vier Publikationen ausführlich mit den Ergebnissen nach J-Reservoir beschäftigen [489, 150, 56, 450 b]. Diese sieben Publikationen bieten ausreichende Daten, um einen ersten Vergleich zwischen den zwei Techniken in bezug auf Komplikationsrate und funktionelle Resultate zu ermöglichen.

4.4.3 Postoperative Komplikationen

Tabelle 4.4.1 zeigt die Inzidenz von Komplikationen, die für beide Techniken sehr hoch zu sein scheint; vier Hauptkomplikationen sind von spezieller Relevanz.

Die Ausbildung eines perianastomotischen Abszesses oder einer pelvinen Sepsis, häufig in Zusammenhang mit einer Anastomoseninsuffizienz wird bei 10 bis 25% der Patienten mit einem S-Pouch beobachtet, während sie nach J-Pouch mit 6–7% seltener auftritt. Eine Anastomosenstriktur wird in 15 bis 20% der Fälle nach S-Pouch

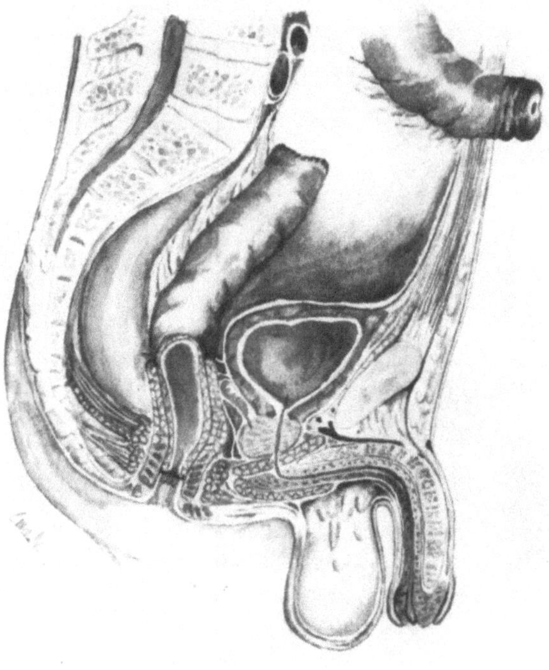

Abb. 4.4.5: Das laterale isoperistaltische Reservoir.
1. Phase der Operation. Ileoproktostomie des ausgeschalteten terminalen Ileumsegmentes. Temporäre Ileostomie

Tab. 4.4.1: Postoperative Komplikationen nach J- und S-Pouch

Autoren	Anzahl/ Patienten	Mortalität	pelvine Sepsis	Anastomosenstriktur	Dünndarmileus	Pouchitis	Versager
S-Pouch							
Parks [734]	66	0	24	20	10	20	6
Rothenberger [826]	56	0	25	–	–	20	5
Liljequist [548]	38	0	10	13	10	35	–
J-Pouch							
Kelly [489]	188	0	6	12	8	8	5
Cohen [150]	82	0	7	4	5	4	–
Becker [56]	100	0	0	–	7	18	–
Hulten [450]	103	0	7	4	6	23	3

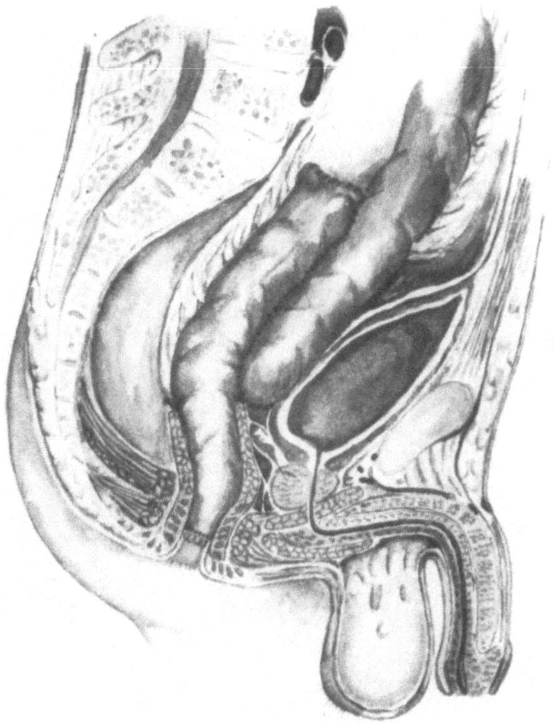

Abb. 4.4.6: Das laterale isoperistaltische Reservoir.
2. Phase der Operation. Aufheben der temporären Ileostomie, latero-laterale Anastomose der Ileumsegmente

beschrieben, beim J-Pouch ist die Inzidenz dieser Komplikation nur halb so groß. Ein revisionswürdiger Dünndarmileus wird bei 10% der Patienten beobachtet, unabhängig davon, welcher Reservoirtyp angelegt wurde. Sie liegt damit in derselben Größenordnung wie nach größeren abdominellen Operationen. Die Gesamtkomplikationsrate nach ileoanaler Pouchanastomose liegt bei 20 bis 25% und die Relaparotomiefrequenz beträgt mindestens 15%.

Die *Pouchitis*, die schon nach Kocks kontinenter Ileostomie beobachtet wurde, scheint ebenfalls eine häufige Komplikation nach ileoanaler Pouchanastomose darzustellen (8–30%); sie ist die häufigste Komplikation im Patientenkollektiv des Autors, ähnlich wie in Beckers Serie. Das den Patienten äußerst belastende Krankheitsbild ist gekennzeichnet durch Episoden von häufiger Stuhlfrequenz; dabei werden flüssige, blutige Stühle bei gleichzeitigem starkem Defäkationsdrang abgesetzt. Subfebrile Temperaturen, abdominelle Krämpfe und starkes Krankheitsgefühl sind weitere Merkmale. Dauer und Schwere dieser Attacken variieren erheblich und sprechen gut auf die orale Applikation von Metronidazol (Clont®, Flagyl®) an. Gelegentlich kann eine besonders ausgeprägte Pouchitis den Erfolg einer Operation in Frage stellen.

Im Gegensatz zur früher vertretenen Meinung scheint zwischen der Pouchkonfiguration und der Funktion des Pouches (schlechte Entleerung, Pouchstase, Pouchitis) keine Beziehung zu bestehen. Die in der Literatur beobachtete Diskrepanz der Komplikationshäufigkeit mag auf eine unterschiedliche Definition zurückzuführen sein; jedoch ist viel häufiger die kleine Patientenanzahl und die kurze Nachuntersuchungsperiode als ursächlich anzunehmen. Die Wahrscheinlichkeit für die Entwicklung einer Pouchitis innerhalb des ersten Jahres nach Anlage der ileoanalen Pouchanastomose wurde in unserer Patientenserie (J-Pouch) mit etwa 30% berechnet; sie ist somit der kontinenten Ileostomie nach Kock vergleichbar (Abb. 4.4.7).

Ermutigend ist, daß in jeder Serie die Mortalität mit 0% angegeben wurde.

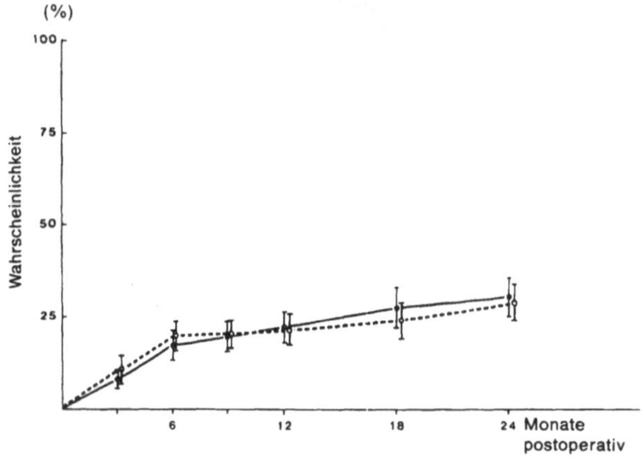

Abb. 4.4.7: Kumulatives Risiko für die Entwicklung einer Pouchitis im pelvinen Reservoir.
– – – – – = kontinente Ileostomie nach Kock
———— = ileoanaler Pouch

4.4.4 Funktionelle Resultate

Generell sind die funktionellen Resultate der Pouchanastomose denen der ileoanalen Anastomosen ohne Reservoir überlegen; wichtigstes Kriterium ist die Kontinenz.

Der Begriff der *Kontinenz* beinhaltet nicht nur die Fähigkeit der willkürlichen Kontrolle der Defäkation, sondern neben der Diskriminierungsfähigkeit zwischen Fäzes und Flatus auch die Unterdrückung der Defäkation während des Schlafes und die Fähigkeit der Defäkation zu sozial akzeptablen Tageszeiten. Die funktionellen Resultate zeigen, daß die meisten Patienten mit einem pelvinen Reservoir hinsichtlich der Kontinenz eine gute Funktion aufweisen.

Ein fairer Vergleich der funktionellen Resultate zwischen J- und S-Pouch ist schwer durchführbar. Dafür sind zum einen die unterschiedlichen Nachuntersuchungszeiten, zum anderen Unterschiede der Kriterien für die funktionelle Beurteilung und für die

Einteilung der funktionellen Defekte verantwortlich. Ein grober Vergleich kann erfolgen, wenn man der Beurteilung die Kriterien der Stuhlbeschaffenheit, der Verschmutzung der Wäsche durch Fäzes oder Mukus, der Notwendigkeit des Tragens einer Vorlage, des Auftretens von perinealen Reizungen und des Gebrauchs von konstipierenden Medikamenten zugrundelegt. Unter Bezug auf diese Kriterien zeigen die Daten in Tabelle 4.4.2 den Status des Patienten mindestens 6 Monate nach Anlage der Anastomose. Die Tabelle zeigt, daß selbst zu diesem Zeitpunkt die Defäkationsfrequenz sehr hoch und die Kontinenzfunktion nicht voll erhalten ist.

Tab. 4.4.2: Funktionelle Resultate der S-Pouch- und J-Pouch-ileoanalen Anastomose

Autoren	Anzahl/ Patienten	Stuhlfrequenz/ 24 Stunden	Verschmutzung der Unterwäsche (%)	konstipierende Medikamente
S-Pouch				
Parks [734]	57	5	29	20
Rothenberger [826]	40	6	13	50
Liljequist [548]	27	5	20	50
J-Pouch				
Kelly [489]	178	7	25	50
Cohen [150]	56	6	12	66
Becker [56]	100	6	25	60
Hulten [450]	200	5	30	70

Patienten mit einem S-Pouch weisen eine geringere Defäkationsfrequenz pro Tag auf; darüber hinaus ist die Einnahme von konstipierenden Medikamenten nicht in dem Maße notwendig wie beim J-Pouch. Auf der anderen Seite mußten viele Patienten aus Parks und Rothenbergers frühen Serien zur regelmäßigen Pouchintubation greifen, weil sie zu einer spontanen Defäkation nicht in der Lage waren. Dieser Nachteil kann meist durch Kürzung der muskulären Manschette und des efferenten ilealen Schenkels vermieden werden. Bei Patienten mit J-Pouch ist dies nie beobachtet worden; sie neigen eher zum Gegenteil. Häufig liegen Verschmutzungen der Unterwäsche vor. Nur wenige Patienten fühlen sich jedoch dadurch in ihrer Lebensqualität erheblich eingeschränkt. Bei der überwiegenden Mehrzahl der Patienten liegt während der Tageszeit eine perfekte Kontrolle der Defäkation vor, bei guter Unterdrückbarkeit des Defäkationsdranges. Bei der Mehrzahl ist die Diskriminationsfähigkeit zwischen Fäces und Flatus erhalten. Stuhlschmieren wird gelegentlich konstatiert, dies ist während der Tageszeit jedoch eher ungewöhnlich. Einige Patienten berichten über die Notwendigkeit, eine Windel tragen zu müssen, wohl mehr aus Gründen der psychologischen Sicherheit.

Dagegen sind Funktionseinbußen während der *Nachtzeit* häufiger zu beobachten. Die komplette Inkontinenz ist zwar selten, von vielen Patienten wird das Stuhlschmieren als Hauptproblem angegeben. Die Verschmutzung der Unterwäsche ist gewöhnlich durch Mukus und nicht durch Stuhl bedingt; ein hoher Anteil von Patienten ist aus hygienischen Gründen gezwungen, eine Vorlage zu tragen.

Während der ersten Monate nach Wiederherstellung der intestinalen Kontinuität stellen die hohe Defäkationsfrequenz und das häufige Stuhlschmieren für die Lebensqualität erheblich beeinträchtigende Faktoren dar; in dieser Zeit muß besonderer Wert auf die Hautpflege gelegt werden, um Reizungen des Perineums zu vermeiden. Viele Studien, darunter auch die des Autors, zeigen, daß die Adaptation an die ileoanale Pouchanastomose erst nach einem Jahr vollzogen ist. Daher ist eine endgültige Beurteilung der Kontinenz erst nach dieser Zeit möglich.

Abbildung 4.4.8 veranschaulicht den allmählichen Rückgang der Defäkationsfrequenz über ein Jahr bei einer eigenen Serie von Patienten. Selbst ein Jahr nach der Operation

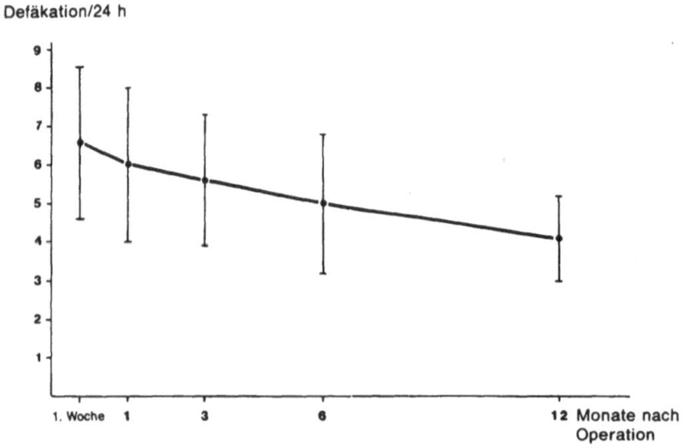

Abb. 4.4.8: Abhängigkeit der Defäkationsfrequenz vom Zeitintervall nach Operation. Mittelwerte bei 100 Patienten ± Standardabweichung

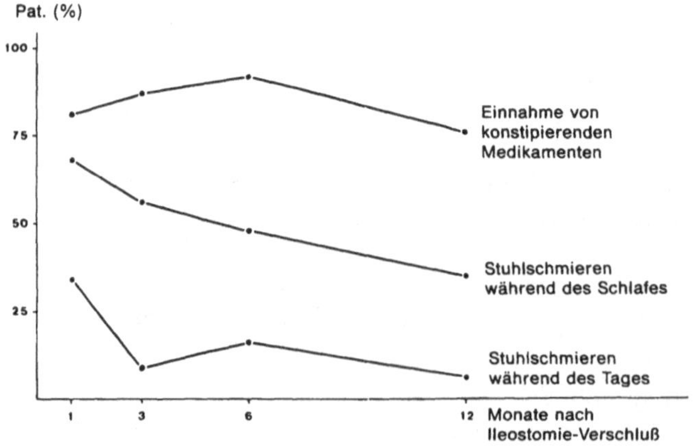

Abb. 4.4.9: Die Einnahme von konstipierenden Medikamenten und die Häufigkeit der Verschmutzung der Wäsche in Abhängigkeit vom Zeitintervall nach Operation

benutzte aber der überwiegende Anteil der Patienten konstipierende Medikamente, um die Stuhlfrequenz einzudämmen (Abb. 4.4.9).

Auch die Häufigkeit der Verschmutzung der Unterwäsche während der Tageszeit nimmt mit längerem Intervall zwischen Operation und Untersuchung deutlich ab. Dagegen ist das Stuhlschmieren während der Schlafenszeit noch bei etwa 40% der Patienten selbst nach einem Jahr vorhanden (Abb. 4.4.9). Der häufige Gebrauch von Windeln reflektiert diese Dysfunktion der Kontinenz, obwohl viele Patienten zugeben, Vorlagen eher als vorbeugende Maßnahme zu verwenden (Abb. 4.4.10).

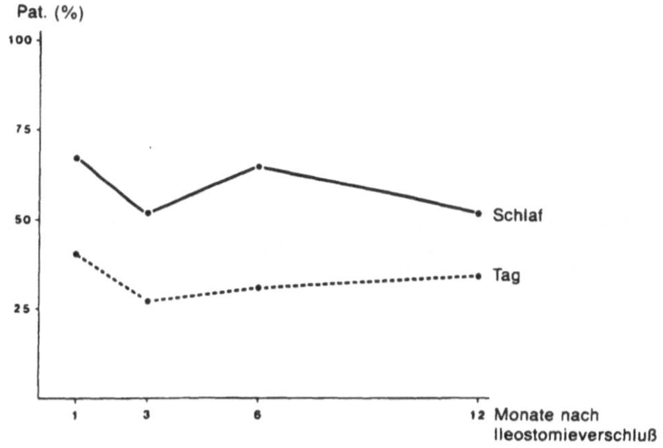

Abb. 4.4.10: Prozentualer Anteil von Patienten, die eine Vorlage benutzen

Physiologische Studien konnten fundamentale Unterschiede zwischen dem normalen Rektum und dem ilealen Pouch demonstrieren, die einen Hinweis auf die obengenannten Funktionseinbußen geben könnten [936–938, 450a, 712]. Während das gesunde Rektum auf steigende Füllungsvolumina mit insignifikanten motorischen Kontraktionen reagiert, bewirkt die Distension des ilealen Pouches eine motorische Peristaltik mit alternierend niedrigen und hohen Druckwellen, die manchmal 30 bis 40 mm Hg erreichen können, und die mit Schmerzen im unteren Abdomen oder Defäkationsdrang einhergehen.

Deshalb ist es wahrscheinlich, daß das Ausmaß der Distension des ilealen Pouches zusammen mit den dadurch induzierten hohen Druckwellen eine wichtige Determinante der hohen Stuhlfrequenz darstellt und die Konstruktion des Pouches das klinische Resultat beeinflussen kann.

Obwohl zwischen S- und J-Pouch in dieser Hinsicht keine signifikanten Unterschiede bestehen, zeigen experimentelle und klinische Untersuchungen anderer Pouchkonstruktionen [689, 690, 691, 64] eine geringere Motilität als Folge einer Distension und damit eine verbesserte Funktion.

Detaillierte anorektale Manometriestudien zeigen, daß der Ruheanaldruck unmittelbar postoperativ erheblich reduziert ist. Obwohl eine graduelle Verbesserung mit längerem

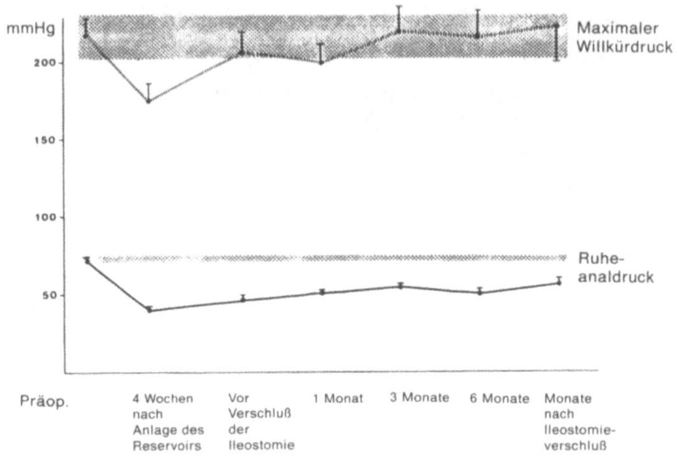

Abb. 4.4.11: Verlauf des maximalen Druckes bei willkürlicher Kontraktion (oben) und des analen Ruhedruckes (unten) prä- und postoperativ (Normalwerte innerhalb der Markierungen)

Zeitintervall beobachtet wird, verbleibt der Ruheanaldruck selbst ein Jahr nach Operation auf signifikant niedrigem Niveau (Abb. 4.4.11) [450 b]. Abgesehen von einem initialen Abfall kehrt der maximale Analdruck bei willkürlicher Kontraktion (maximaler Willkürdruck) schnell auf normale Werte zurück. Der Abfall des Analruhetonus mag ein Faktor sein, der die hohe Frequenz von Stuhlschmieren besonders während der Schlafensperioden, in denen der Analtonus schon normalerweise reduziert ist, erklären könnte. Dieses Phänomen könnte durch die Manipulationen an den analen Sphinkteren während der Mukosektomie und die damit verbundene Schädigung des Sphinkterapparates bedingt sein. Die Mukosektomie aus einem abdominellen Zugang wurde kürzlich als Methode herausgestellt, die einen geringeren Schaden am Sphinkterapparat hinterläßt und mit einer geringeren Verschmutzungstendenz einhergeht [486].

In diesem Zusammenhang muß auch die Motilität des Pouches beurteilt werden. Wenn hohe Druckwellen im Pouch entstehen, die den Widerstand des Sphinkterapparates überwinden, so kann Stuhlschmieren auch bei Patienten eintreten, die einen offensichtlich normalen Sphinktertonus haben. Dies gilt besonders während der Schlafphase, bei der die Tonuswellen nicht mit einem Anstieg der Aktivität des externen Sphinkters einhergehen. Ein Gleichgewicht zwischen der Funktion des Sphinkterapparates und des Pouches ist offenbar die Hauptdeterminante für die Kontinenz.

Diese klinischen und physiologischen Daten implizieren, daß Patienten mit einem pelvinen Pouch ein spezifisches Defäkationsmuster erwerben, bei dem die Kontinenzfunktion im wesentlichen erhalten bleibt. Trotz gewisser Nachteile scheint der Zustand für den Patienten akzeptabel zu sein [489, 150].

4.4.5 Indikationen für die Pouchanastomose

Die Konstruktion eines pelvinen Pouches und die Anlage einer ileoanalen Anastomose ist eine lange und technisch sehr anspruchsvolle Operation. Wegen der hohen Gefahr von pelvinen septischen Komplikationen besteht Übereinstimmung, daß diese Operation nur spezialisierten Zentren vorbehalten bleiben sollte.

Unter solchen Bedingungen ist ein pelviner Pouch bei den meisten Patienten mit Colitis ulcerosa oder familiärer Polyposis coli indiziert, wenn Heilungswille und Kooperationsbereitschaft vorliegen, eine gute Motivation besteht und eindeutig über die Risiken der Operation aufgeklärt wurde. Gegenstand der Aufklärung sollten auch die initialen Kontinenzstörungen sein. Bei Patienten mit schlechter Funktion des Sphinkterapparates oder mit Läsionen des Analkanals – dies betrifft die Mehrzahl der älteren Patienten – sollte diese Operation nicht durchgeführt werden, weil der intakte Sphinkterapparat eine Grundvoraussetzung für das Gelingen der Operation ist.

Übereinstimmend wird von den meisten Chirurgen ein zweizeitiges Vorgehen gefordert. Die protektive Ileostomie sollte erst verschlossen werden, wenn der ileoanale Pouch sicher eingeheilt ist. Diese Empfehlung hat sowohl für Patienten mit familiärer Polyposis coli als auch für Patienten mit Colitis ulcerosa in Remission und in gutem Allgemeinzustand Gültigkeit.

Eine dreizeitige Operation, bei der der erste Schritt sich auf die Kolektomie und Ileostomie mit Erhaltung eines Rektumstumpfes beschränkt, wird besonders bei Patienten empfohlen, die mit einer akuten Exazerbation einer Colitis ulcerosa oder in schlechter allgemeiner Verfassung aufgenommen werden. Auch wenn die Diagnose der Colitis ulcerosa unsicher ist, sollte ein dreizeitiges Vorgehen gewählt werden.

Die subtotale Kolektomie und Ileostomie, bei der das Sigmoid oder Rektum als blinder Stumpf in situ belassen werden, oder bei der Sigmoid oder Rektum als Mukusfistel zur Bauchwand gebracht werden, stellt ebenfalls eine attraktive Alternative dar, zumal diese Patienten dann zwecks späterer definitiver Versorgung an spezialisierte Zentren verwiesen werden können (Abb. 4.4.12).

Für die Operationstaktik in der zweiten Phase der Operation haben sich folgende Punkte als wichtig herauskristallisiert:

1. Der abdominelle Zugang sollte durch mediane Laparotomie erfolgen.
2. Die A.ileocolica und jeder Zentimeter der Ileums sollte erhalten bleiben.
3. Das große Netz sollte mit der Kolektomie entfernt werden.
4. Der Rektumstumpf sollte eine genügende Länge aufweisen und beim Blindverschluß fixiert werden, um einer Retraktion in die Tiefe des kleinen Beckens vorzubeugen.
5. Eine exzessive postoperative Gewichtszunahme sollte vermieden werden.

Die ileoanale Pouchanastomose stellt heute die Methode der ersten Wahl für die kurative Behandlung der Colitis ulcerosa und der familiären Polyposis coli in vielen Weltzentren dar. Die Gesamtmorbidität fällt kontinuierlich. Die Mißerfolgsrate, die die Resektion des Pouches erfordert, wird mit 5% angegeben, wobei meist septische Komplikationen, schlechte funktionelle Resultate oder eine therapieresistente Pouchitis ursächlich für die Resektion des Pouches sind. Der Vorteil dieser Operation liegt in

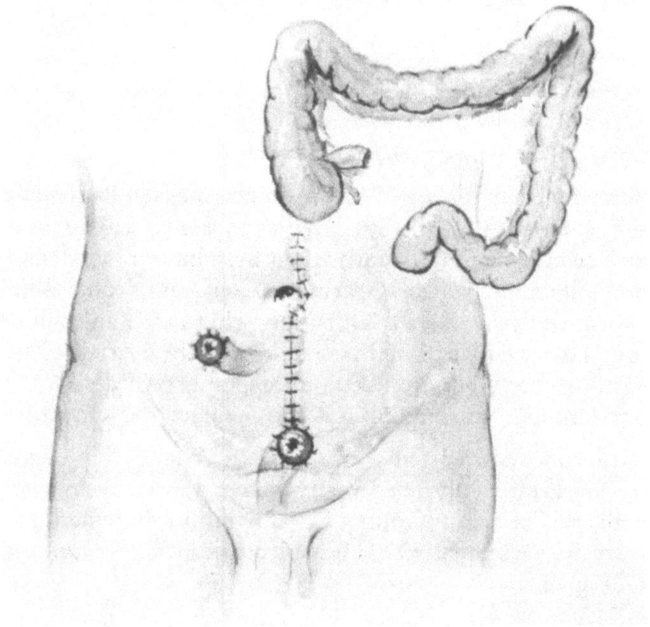

Abb. 4.4.12: Subtotale Kolektomie und Ileostomie unter Erhaltung des Rektosigmoids, das als Mukus-Fistel an der Bauchwand ausgeleitet wird

der Tatsache begründet, daß bei Fällen, bei denen diese Prozedur versagt, andere Alternativen, so die kontinente und die konventionelle Ileostomie noch immer mögliche Optionen bleiben. Es ist verfrüht, ein abschließendes Urteil über die beste Variante der Reservoirkonfiguration abzugeben. Die optimale Länge der anorektalen Manschette ist noch unklar, ebenso, ob die Mukosektomie von abdominell bessere Resultate erbringt als die Mukosektomie von perineal.

Kürzlich wurde eine neue Technik der Proktokolektomie beschrieben, die ausschließlich von abdominell her erfolgt und bei der die ileoanale Pouchanastomose end-zu-end mit einem Stapler durchgeführt wird [392, 475] (Abb. 4.4.13).

Der grundsätzliche Unterschied im Vergleich zur früher beschriebenen Technik ist, daß der gesamte Analkanal mit intakter analer Mukosa erhalten bleibt. Die ileoanale Anastomose liegt also 1 – 1,5 cm rektalwärts der Linea dentata. Die bisher erzielten Resultate zeigen, daß die Mehrzahl der Patienten völlig kontinent sind. Die meisten Patienten sind in der Lage, zwischen Flatus und Faeces zu unterscheiden und fühlen sich auch sicher, Winde abgehen zu lassen, ohne daß es zu einer Verschmutzung durch Schleim oder Stuhl kommt. Sowohl der anale Sphinkterstatus als auch die anale Sensibilität und diskriminatorische Funktion sind besser erhalten als nach Mukosektomie. Diese Resultate sind ermutigend und stellen die Bedeutung der analen sensorischen Funktion für die Erhaltung der Kontinenz heraus. Jedoch sind Defäkations-

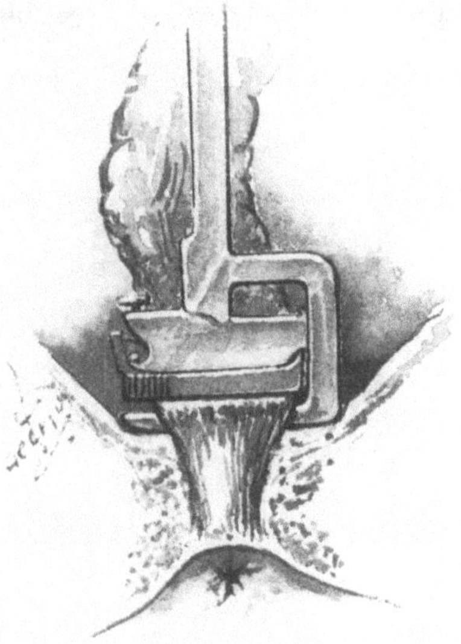

a

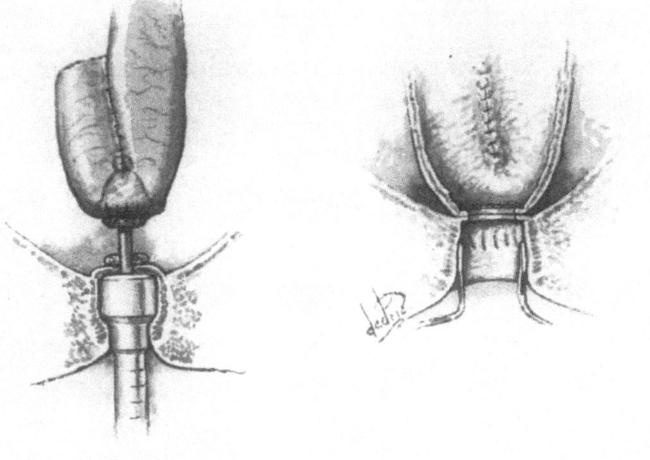

Abb. 4.4.13: Resection mit TA 30 Stapler in Levatorhöhe (a), Die Ileoanale Pouchanastomose end-zu-end mit dem EEA Instrument (b)

frequenz, insbesondere bei Nacht, Stuhldrang oder Entleerungsschwierigkeiten ebenso wie die Inzidenz der Pouchitis nicht dokumentiert. Darüber hinaus ist unklar, ob und in welchem Maße die verbliebene Analmukosa einen möglichen Nachteil in Langzeituntersuchungen darstellt. Einige dieser Fragen können am besten durch zukünftige prosektiv Studien beantwortet werden.

5 Allgemeine Behandlungsgrundsätze

5.1 Präoperative internistische Risikobeurteilung

L. J. Aronne, S. J. Margulis

5.1.1 Einleitung

Das Operationsrisiko bei einem Patienten mit einem kolorektalen Karzinom hängt von vielen Faktoren ab, ähnlich wie das Risiko bei anderen Operationen. Diese Faktoren umfassen das Alter, das Geschlecht, den körperlichen Status, den Ernährungsstatus sowie den sozio-ökonomischen Status und die chirurgische Erkrankung selber. Viele dieser Faktoren sind voneinander abhängig.

Einer Untersuchung über chirurgische Todesfälle und Komplikationen des American College of Surgeons zufolge sind die Hauptursachen der postoperativen Morbidität Infektion und Blutung, die der postoperativen Mortalität Myokardinfarkt, Lungenembolie, Infektion und Herzinsuffizienz. Obwohl es unmöglich ist, allen perioperativen Komplikationen vorzubeugen, sollte es das Ziel der Risikobeurteilung sein, Faktoren zu identifizieren, die zur Entwicklung von Komplikationen prädisponieren. Die internistische Behandlung zielt darauf ab, verbesserbare Faktoren adäquat zu behandeln, um das Risiko zu verringern.

Die Klassifikation des physikalischen Status, die von der American Society of Anaesthesiologists vorgeschlagen wurde, korreliert, obwohl sie ursprünglich nicht als ein Prädiktor des Risikos entwickelt wurde, sowohl mit intraoperativen, d. h. anästhesiologischen [214], als auch postoperativen Todesfällen [598]. Die Risikopopulation für die Entwicklung eines kolorektalen Karzinoms umfaßt in der Hauptsache Patienten des 5. – 8. Lebensjahrzehnts. In dieser Altersgruppe sind Begleiterkrankungen häufig, die auch bei adäquater Behandlung die Zuordnung der Patienten in die ASA-Klassifikation II oder III bedingen (Tab. 5.1.1).

5.1.2 Kardiovaskuläre Erkrankungen

Die wichtigsten kardiologischen Risikofaktoren sind Myokardinfarkt in den vorausgehenden 6 Monaten und eine Herzinsuffizienz.

Die Inzidenz eines perioperativen Reinfarktes beträgt etwa 30%, wenn größere chirurgische Maßnahmen innerhalb eines Zeitintervalls von 3 Monaten nach nachgewiesenem Myokardinfarkt durchgeführt werden [954, 934]. Nach Ablauf von 4 – 6 Monaten fällt die Inzidenzrate auf 11 bis 16% und nach 6 Monaten auf 4 bis 6%. Die Inzidenzrate eines perioperativen Infarktes nach Ablauf von 6 Monaten unter-

Tab. 5.1.1: Die Klassifikation des physikalischen Status durch die American Society of Anesthesiologists

Klasse I:		Keine organischen, physiologischen, biochemischen oder psychiatrischen Abnormitäten. Der pathologische Prozeß, der die Operationsindikation darstellt, ist lokalisiert und beinhaltet keine systemische Komponente.
	Beispiele:	Leistenhernie bei einem körperlich normalen Patienten, Uterus myomatosus bei einer ansonsten gesunden Frau.
Klasse II:		Geringe bis mäßige systemische Störungen, die entweder durch die zugrundeliegende Erkrankung, die chirurgisch behandelt werden soll, oder durch andere pathophysiologische Prozesse verursacht sind.
	Beispiele:	Nicht oder nur gering beeinträchtigende organische Herzerkrankung, milder Diabetes, essentielle Hypertonie, Anämie, Altersextreme: Neugeborene und Lebensalter über 80 Jahre bei fehlendem Nachweis einer Systemerkrankung. Auch die extreme Adipositas oder die chronische Bronchitis können in diese Kategorie eingeschlossen werden.
Klasse III:		Schwere systemische Störungen oder Erkrankungen.
	Beispiele:	Extrem beeinträchtigende organische Herzerkrankung, schwerer Diabetes mellitus mit vaskulären Komplikationen, mäßige bis schwere Grade der pulmonalen Insuffizienz, Angina pectoris, Z. n. Myokardinfarkt.
Klasse IV:		Schwere systemische Erkrankungen, die bereits für sich lebensbedrohlich sind und nicht notwendigerweise durch die Operation korrigiert werden können.
	Beispiele:	Organische Herzerkrankung mit erheblichen Zeichen der Herzinsuffizienz, persistierende Angina-pectoris oder aktive Myokarditis, weit fortgeschrittene Grade einer pulmonalen, hepatischen, renalen oder endokrinen Insuffizienz.
Klasse V:		Moribunde Patienten mit geringer Überlebenschance.
	Beispiele:	Rupturiertes Aortenaneurysma mit massivem hämorrhagischen Schock, schweres Schädel-Hirn-Trauma mit rapidem intrakraniellem Druckanstieg, massive Lungenembolie. Die meisten Patienten dieser Klasse benötigen die Operation als eine wiederbelebende Maßnahme mit nur wenig, wenn überhaupt mit Anästhesie.
Notfalloperation (E):		Jeder Patient in einer der oben genannten Klassen, der als Notfall operiert wird, wird so betrachtet, als ob er in schlechterer physikalischer Verfassung als normal wäre. Der Buchstabe E wird deshalb neben die numerische Klassifikation plaziert. Ein Patient mit einer bis dato unkomplizierten Hernie, z. B. die nunmehr inkarzeriert ist, wird als IE klassifiziert. (Hallen, B: Acta Anesthet Scan ⟨Suppl⟩ 52:5, 1973, Munksgaard International Publishers Ltd. Copenhagen, Denmark.)

scheidet sich statistisch nicht von einer Population, bei der anamnestisch kein Infarkt zu eruieren ist. Daher sollten alle Elektivoperationen erst 6 Monate nach dem Infarkt durchgeführt werden.

Eine instabile Angina pectoris gilt als erheblicher Risikofaktor, obwohl nur wenig Daten vorliegen, die diese Annahme stützen. Die stabile Angina scheint dagegen kein

Risikofaktor zu sein [325]. Nach koronarchirurgischen Maßnahmen besteht kein erhöhtes Risiko.

In der perioperativen Periode erhöht eine anamnestisch bekannte Herzinsuffizienz signifikant die Wahrscheinlichkeit der Entwickung eines Lungenödems bzw. eines Herzversagens [325]. Wenn klinische Zeichen einer Herzinsuffizienz bestehen, ist die Inzidenz perioperativer Komplikationen erhöht [324], so daß die chirurgischen Maßnahmen erst nach Rekompensation durchgeführt werden sollten. Eine perioperative Überwachung durch Pulmonaliskatheter ist empfehlenswert.

Auch Herzrhythmusstörungen, insbesondere ventrikuläre Extrasystolien, stellen einen Risikofaktor dar [324]. Daher sollten chirurgische Maßnahmen bis zum Abschluß einer weitergehenden Diagnostik (24 Stunden Langzeit-EKG etc.) zurückgestellt werden. Jede spezifische Rhythmusstörung sollte adäquat behandelt werden, ehe die Operation durchgeführt wird.

5.1.3 Lungenerkrankungen

Chirurgische Maßnahmen im Unterbauch sind mit einer 10–30%igen Inzidenz von pulmonalen Komplikationen vergesellschaftet. Bei Oberbaucheingriffen erhöht sich die Inzidenz auf 30 bis 60% [952, 904]. Eine Operationsdauer von mehr als 3 Stunden verdoppelt das Risiko der Entwicklung pulmonaler Komplikationen im Vergleich zu Maßnahmen mit einer Operationsdauer von weniger als 3 Stunden [215]. Aus diesem Grund sind pulmonale Komplikationen nach kolorektalen Operationen zu erwarten.

Risikofaktoren für die mögliche Entwicklung pulmonaler Komplikationen sind Auswurf, Dyspnoe in Ruhe oder nach geringer Belastung, Adipositas, ein Lebensalter von über 70 Jahren, Nikotinabusus sowie eine chronisch obstruktive Lungenerkrankung. Liegen einer oder mehrere dieser Faktoren vor, so ist die Durchführung einer Lungenfunktionsuntersuchung und einer arteriellen Blutgasanalyse unumgänglich. Zigarettenraucher sollten 2 bis 4 Wochen präoperativ nicht mehr rauchen. Eine chronisch obstruktive Lungenerkrankung oder eine Bronchitis sollten adäquat behandelt werden (Antibiotika, Bronchodilatatoren, Physiotherapie) [134]. Bei Adipositas ist eine Gewichtsreduktion anzustreben. Das Gewicht sollte maximal 20% oberhalb des idealen Körpergewichts liegen.

5.1.4 Arterielle Hypertonie

Patienten mit einer inadäquat eingestellten arteriellen Hypertonie bilden eine weitere Gruppe mit hohem chirurgischen Risiko. Die defekte Autoregulation des Blutdruckes bei der Hypertonie kann zu instabilen Blutdruckphasen intra- und postoperativ führen, die zerebrale oder kardiale Ischämien nach sich ziehen können.

Ein diastolischer Blutdruck von über 110 mm Hg ist eine Kontraindikation zur Operation [326]. Der Eingriff sollte erst nach Blutdruckeinstellung durchgeführt werden. Medikamente der ersten Wahl sind Kalziumantagonisten. Diuretika und ACE-Hemmer sollten aufgrund des Risikos einer Dehydration und einer intra- und postoperativen Blutdruckinstabilität vermieden werden. Auch Beta-Blocker sind bei der präoperativen Blutdruckeinstellung von begrenztem Wert aufgrund ihrer negativ inotropen Wirkung am Herzen und der limitierten Regulation bei Hypotension.

Patienten mit diastolischen Drucken zwischen 90 und 110 mm Hg haben statistisch kein erhöhtes Risiko [326]. Daher ist es hier nicht notwendig, chirurgische Maßnahmen zur Behandlung des Bluthochdruckes zu verzögern. Aufgrund einer möglichen intraoperativen Hypotension sollte eine präoperative Übertherapie strikt vermieden werden.

5.1.5 Diabetes mellitus

75% aller Diabetiker, die chirurgischen Maßnahmen unterzogen werden, gehören der Altersgruppe über 50 Jahren an [289]. Daher wird ein Diabetes mellitus sehr häufig bei Patienten beobachtet, die wegen eines kolorektalen Karzinoms chirurgischen Maßnahmen unterzogen werden sollen. Der Diabetes mellitus stellt einen Risikofaktor für chirurgische Maßnahmen dar, hauptsächlich wegen resultierender kardiovaskulärer Komplikationen und der Entwicklung einer postoperativen Infektion.

Auch Patienten mit gut eingestelltem Blutzuckerspiegel, bei denen kein anderer Risikofaktor besteht, entwickeln eine Arteriosklerose und bieten ein höheres Risiko für die Entwicklung eines Myokardinfarktes. Der Myokardinfarkt und der plötzliche Herztod haben eine erheblich höhere Prävalenz in der diabetischen Population, weshalb Diabetiker sehr sorgfältig untersucht und überwacht werden sollten. Die postoperative Wundinfektionsrate ist erhöht, besonders bei schlecht eingestellten Patienten. Die Möglichkeit einer zerebrovaskulären Insuffizienz sollte durch die Anamneseerhebung, Carotisauskultation und Carotis-Duplex-Scan ausgeschlossen werden. Auch eine Niereninsuffizienz kann auftreten. Wegen der vielen Risiken chirurgischer Maßnahmen beim diabetischen Patienten sollte die Bestimmung des Harnstoffstickstoffes bzw. des Harnstoffes, des Kreatinins, der Glukose, die Urinanalyse, eine komplette Blutuntersuchung, das EKG und die Röntgen-Thorax-Untersuchung präoperativ erfolgen. Ein weiterer Risikofaktor bei Patienten, die mit Insulin oder einem oralen Antidiabetikum behandelt werden, ist die intraoperative Hypoglykämie. Patienten mit oralen Antidiabetika sollten deshalb am Tag vor der Operation diese Medikation absetzen und die intraoperative Infusionstherapie sollte glukosehaltige Lösungen berücksichtigen.

Diabetiker unter Insulinbehandlung sollten am Morgen des Operationstages etwa die Hälfte bis ein Drittel ihrer üblichen Insulindosis erhalten, auch hier sollte intraoperativ Glukoselösung gegeben werden. Blutzuckerkontrollen sind obligat.

5.1.6 Blutungsanomalien

Die Anamneseerhebung ist die beste Möglichkeit, Patienten mit Gerinnungsstörungen zu identifizieren. Der Patient sollte ausführlich darüber befragt werden, ob Blutungsepisoden während zahnmedizinischer oder chirurgischer Maßnahmen, nach Trauma, Schwangerschaft oder im Rahmen der Menses aufgetreten sind. Die Anamneseerhebung in bezug auf die Medikation sollte speziell die Einnahme von Aspirin oder anderen nichtsteroidalen antiinflammatorischen Medikamenten oder die Einnahme von Antikoagulantien berücksichtigen. Das Vorliegen einer chronischen Lebererkrankung, einer Malabsorption und Blutungsdiathesen (Hämophilie, von-Willebrand-Syndrom) sind für gewöhnlich aus der Anamnese zu erheben. Der Nachweis multipler Ekchymosen bei der körperlichen Untersuchung kann ebenfalls ein Hinweis auf ein Blutungsproblem sein.

Wenn eine Gerinnungsstörung vermutet wird, können durch vier Untersuchungen zusammen etwa 95% aller Blutungserkrankungen verifiziert werden: durch Bestimmung der Thrombozytenzahl, der Prothrombinzeit, der aktivierten partiellen Thromboplastinzeit und der Blutungszeit.

5.1.7 Zusammenfassung

Die präoperative Risikobeurteilung eines Patienten mit einem kolorektalen Karzinom beginnt mit einer intensiven Anamneseerhebung und körperlichen Untersuchung, um Risikofaktoren zu erkennen. Die Population mit einem hohen Risiko für die Entwicklung eines kolorektalen Karzinoms besitzt ebenfalls ein hohes Risiko für viele andere Erkrankungen, die chirurgische Maßnahmen komplizieren können. Die präoperative Untersuchung umfaßt das Elektrokardiogramm, die Röntgen-Thorax-Untersuchung, die komplette Blutuntersuchung (Hämoglobin, Leukozytenzahl, Thrombozytenzahl) die Prothrombin- und partielle Thromboplastinzeit, sowie laborchemische Serumuntersuchungen (Glukose, Harnstoff, Kreatinin, Kalzium, Leberfunktionstests und Urinanalyse).

5.2 Prinzipien der kurativen kolorektalen Tumorchirurgie

G. Slater, D. A. Dreiling

5.2.1 Einleitung

Seit der ersten erfolgreichen Resektion eines Sigmatumors durch Reybard [804] hält die Diskussion über die adäquate chirurgische Therapie des kolorektalen Karzinoms an. Generell muß die kurative Resektion eines kolorektalen Karzinoms vier Kriterien erfüllen.

1. Die Resektion des Tumors muß mit einem ausreichenden Sicherheitsabstand sowohl nach aboral als auch nach oral hin erfolgen.
2. Die kurative Resektion beinhaltet die Entfernung aller adhärenten benachbarten Strukturen en bloc mit dem Tumor.
3. Die Manipulation des Tumors muß auf ein Minimum beschränkt bleiben, um eine iatrogene Verbreitung und Kontamination mit Tumorzellen zu verhindern.
4. Schließlich muß die Resektion alle potentiellen Ausbreitungswege des Tumors berücksichtigen.

Besonders das vierte Kriterium wird kontrovers diskutiert und ist die Ursache für die Vielzahl der chirurgischen Behandlungsmöglichkeiten des kolorektalen Karzinoms.

5.2.2 Sicherheitsabstand bei kolorektalen Resektionen

Die kurative Resektion eines kolorektalen Karzinoms erfordert die Resektion des befallenen Dickdarmsegmentes unter Beachtung eines ausreichenden Sicherheitsabstandes sowohl nach oral als auch nach aboral. Von den meisten Autoren wird ein Minimalabstand von 5 cm akzeptiert [357]. Beim Rektumkarzinom in der mittleren Etage werden aborale Sicherheitsabstände von weniger als 5 cm vorgeschlagen, um dem Patienten eine permanente Kolostomie zu ersparen [1025]. Unterstützt wird dieser Vorschlag durch die nur minimale intramurale Ausbreitung des Tumors nach distal, die im Regelfall 2 cm nicht überschreitet.

Findet sich eine intramurale Ausbreitung von mehr als 2 cm, dann handelt es sich nahezu immer um ein wenig differenziertes kolorektales Adenokarzinom, das bereits in die regionalen Lymphknoten metastasiert hat. Die Prognose dieses Tumortyps, der sich durch ein ausgeprägtes intramurales Wachstum auszeichnet, ist extrem schlecht. Grinnell [360] konnte bei 5 von 309 Patienten mit einem Rektumkarzinom (1,6%)

eine retrograde pararektale Lymphknotenmetastasierung nachweisen, die ursächlich auf eine proximale lymphatische Blockade zurückzuführen war. Eine intramurale Ausbreitung von mehr als 1 cm aboral des Tumors lag bei nahezu 12% der Fälle vor, oft ebenfalls mit einer proximalen lymphatischen Blockade vergesellschaftet. Eine Heilungschance war in den Fällen mit retrograder Metastasierung, gleichgültig, ob intramural oder extramural, unabhängig von der jeweils durchgeführten Operation nicht gegeben. In einer anderen Untersuchung von Williams et al. [1025] war eine intramurale Ausbreitung über mehr als 2 cm bei 6% der Patienten mit einem Rektumkarzinom nachzuweisen. In den klinischen Studien von Wilson [1031] und Wolmark [1043] war die Länge des distalen Sicherheitsabstandes nicht mit der Überlebensrate oder der lokalen Rezidivrate korreliert. Auch Pollet et al. [761] konnten keinen Unterschied in der Überlebensrate oder Lokalrezidivrate bei 3 Gruppen von Patienten finden, die alle einer tiefen anterioren Resektion mit distalen Sicherheitsabständen von weniger als 2 cm, 2 bis 5 cm, und mehr als 5 cm unterzogen wurden. Daher wird bei allen Tumoren mit mittlerem und hohem Differenzierungsgrad ein aboraler Sicherheitsabstand von 2 cm als ausreichend erachtet.

5.2.3 Resektion von infiltrierten benachbarten Strukturen

Die zweite Grundvoraussetzung einer kurativen Resektion beinhaltet die adäquate lokale Tumorexstirpation durch en-bloc-Resektion jeder infiltrierten benachbarten Struktur. Sugarbaker [917, 916] schätzt den Anteil von Patienten mit einem kolorektalen Karzinom, bei dem benachbarte Organe oder Strukturen in das lokale Tumorgeschehen (sei es durch Adhärenz oder direkte Infiltration bedingt) einbezogen sind, auf etwa 10 bis 15% aller Patienten. Dabei können so unterschiedliche Strukturen wie Harnblase, Ureter, Vagina, Uterus, Ovarien, Dünndarm, Magen, Gallenblase, Pankreas, Duodenum oder Bauchwand etc. durch den Tumor infiltriert sein. Die Planung einer kurativen Resektion sollte immer die eventuelle en-bloc-Resektion des Tumors und der beteiligten benachbarten Organe oder Strukturen miteinbeziehen, wenn die damit verbundene Morbidität tolerabel erscheint und der Patient sich in einem befriedigenden Allgemeinzustand befindet. Diese aggressive Operationsstrategie resultiert in einer signifikant verbesserten Resektablität und Überlebensrate mit im Vergleich dazu nur wenig erhöhter Morbidität [916, 917, 179, 1005, 237]. Dabei scheint die direkte lokale Invasion eines kolorektalen Karzinoms in benachbarte Organe oder Strukturen keine schlechtere Prognose zu haben als der Nachweis von bis zu 5 Lymphknotenmetastasen [898]. 42% von 19 Patienten mit erweiterten Resektionen überlebten ohne Anhalt für ein Rezidiv eine Zeit von 6 bis 47 Monaten nach Operation [759]. Die Indikation für erweiterte kurative Resektionen sollte schätzungsweise bei etwa 12% aller Patienten mit Beteiligung extrakolischer Organe gestellt werden [77]. Sehr wichtig erscheint uns der Hinweis darauf, daß der makroskopische Aspekt oder der palpatorische Befund nicht zwischen einer tumorösen oder entzündlichen Infiltration des Tumors unterscheiden lassen. Liegt eine Adhärenz von benachbarten Strukturen vor, sollte keine Dissektion versucht werden, sondern unter der Annahme einer tumorösen Infiltration eine en-bloc-Resektion angestrebt werden.

5.2.4 Tumormanipulation und Tumorzellkontamination

Übereinstimmend sollte sich bei der Resektion eines kolorektalen Karzinoms die Tumormanipulation auf das geringste Maß beschränken, um eine Kontamination durch Tumorzellen zu verhindern. Aus diesem Grunde wird eine Abdeckung der abdominellen Inzision gefordert. Von fraglichem Wert ist die Irrigation des Tumorbetts mit unterschiedlichen Lösungen und die Benetzung der Resektionsränder mit Antiseptika.

Durch Barnes [42] wurde erstmals eine Technik für die Resektion von Kolonkarzinomen angegeben, bei der die Tumormanipulation auf ein Minimum beschränkt blieb. Das Grundprinzip bestand in der primären Ligatur des lymphovaskulären Pedikels und der Durchtrennung des Dickdarms, ehe der Tumor selbst angegangen wurde. Cole erbrachte 1954 erstmals den Nachweis von Tumorzellen im venösen Abstromgebiet eines perfundierten karzinombefallenen Kolonresektates [151]. Auch von ihm wurde die primäre Ligatur des Lymph-Gefäß-Bündels vor der Resektion des betreffenden Kolonsegmentes empfohlen. Fischer und Turnbull wiesen Tumorzellen in den Mesenterialvenen resezierter tumorbefallener Kolonsegmente in immerhin 8 von 25 Fällen (32%) nach [265]. Die bekannteste Methode zur Reduktion der manipulationsbedingten Tumoraussaat ist die sogenannte No-touch-Isolations-Technik von Turnbull [963]. Mit dieser Technik konnten im Vergleich mit anderen klinischen Studien beeindruckende Resultate erzielt werden [963]. Schwachpunkte der Untersuchungen von Turnbull waren zum einen, daß die Vergleichsgruppen nicht randomisiert waren, sondern eine historische Kontrollgruppe herangezogen wurde, zum anderen, daß das verwendete Staging-System erheblich von gebräuchlichen Staging-Systemen differierte und so den Vergleich mit anderen Patientenserien erschwerte. Von anderen Autoren, so z. B. von Stearns et al. [901] und Ennker et al. [239], sind unter Anwendung konventioneller Techniken mit ausgedehnten Resektionen des Mesenteriums gleichwertige Resultate erzielt worden. Deswegen hat die formale No-touch-Isolations-Technik zumindest in den USA generell keine weite Verbreitung gefunden.

5.2.5 Berücksichtigung der Ausbreitungswege des Tumors

Vielleicht der wichtigste, jedoch auch der am meisten kontrovers diskutierte Aspekt von kurativen Resektionen des kolorektalen Karzinoms ist die Berücksichtigung der Ausbreitungswege des Primärtumors. Neben der direkten Invasion, die bereits diskutiert wurde, breitet sich das kolorektale Karzinom vornehmlich lymphogen und hämatogen aus. Bei etwa 40% aller Patienten mit einem kolorektalen Karzinom ist eine Lymphknotenmetastasierung nachweisbar. Dabei schreitet die Lymphknotenmetastasierung – dies ist generell akzeptiert – gesetzmäßig von den parakolischen Lymphknoten zu zentral gelegenen Lymphknoten fort, wobei der Lymphfluß nach kranial gerichtet ist. Nach den anatomischen Studien von Rouviere [828] folgt der Lymphabfluß des Kolorektums der arteriellen Blutversorgung. Die Planung einer kurativen kolorektalen Resektion, die die Lymphabflußwege des Tumors berücksichtigt, unterliegt dem Grundprinzip, das gesamte Mesenterium zwischen den zwei benannten größeren Arterien zu beiden Seiten der das tumortragende Segment versorgenden Hauptarterie zu entfernen. Abbildung 5.2.1 zeigt zur Veranschaulichung die Blutversorgung des Kolorektums.

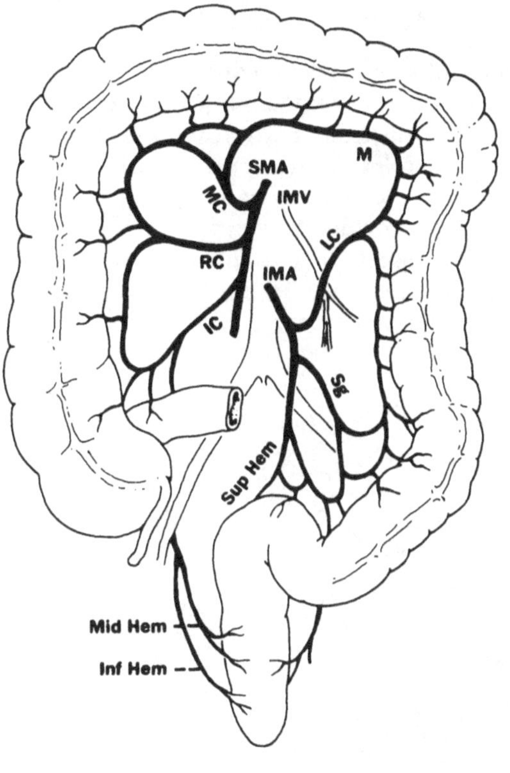

Abb. 5.2.1: Blutversorgung des Dickdarms

SMA	=	A. mesenterica superior
MC	=	A. colica media
RC	=	A. colica dextra
IC	=	A. ileo colica
Mid Hem	=	A. haemorrhoidalis media
Inf. Hem	=	A. haemorrhoidalis inferior
M	=	Marginalarterie
IMV	=	V. mesenterica inferior
LC	=	A. colica sinistra
IMA	=	A. mesenterica inferior
Sg	=	A. Sigmoidea
Sup Hem	=	A. haemorrhoidalis superior

Der venöse Abfluß des Kolorektums folgt ebenfalls der arteriellen Blutversorgung. Deshalb erfolgt bei jeder Standardresektion des Kolons neben der Entfernung der Lymphgefäße auch die Entfernung der Venen im Mesenterium. Die einzige Ausnahme bildet die V. mesenterica inferior, die nicht exakt dem Verlauf der A. mesenterica inferior folgt. Falls notwendig, kann die V. mesenterica inferior isoliert nahe der Mündung in die V. lienalis am Pankreasunterrand ligiert werden.

Die Tumorlokalisation bedingt eine Modifikation der kolorektalen Resektion.

Bei Tumoren des Coecums und Colon ascendens wird somit eine formale rechte Hemikolektomie durchgeführt. Dabei werden mindestens 20 cm des terminalen Ileums (bei Tumorlokalisation im Coecum mehr), das rechte Kolon und die rechte Hälfte des Colon transversum entfernt. Es erfolgt die stammnahe Dissektion, Ligatur und Durchtrennung der A. ileocolica, der A. colica dextra und des rechten Astes der A. colica media (Abb. 5.2.2). Der Hauptstamm der A. colica media kann ebenfalls ligiert werden, um so eine Erweiterung der Resektion zum linksseitigen Colon transversum zu erreichen. Das Omentum majus der rechten Seite des Colon transversum sollte en bloc mit dem Operationspräparat entfernt werden.

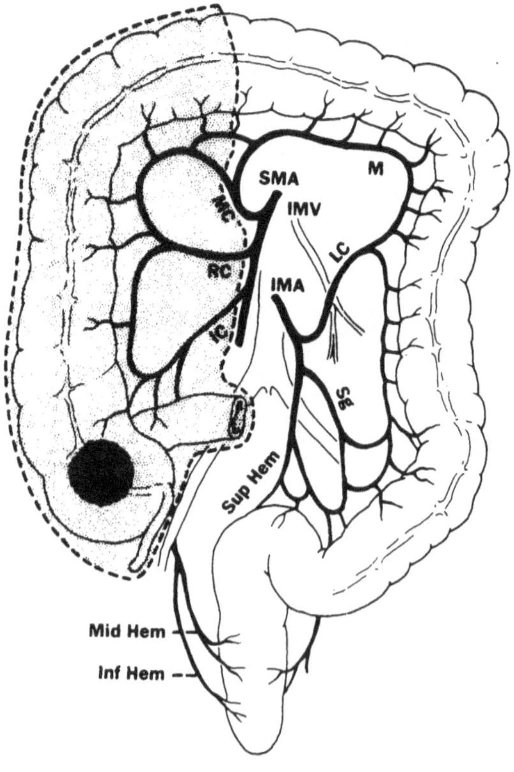

Abb. 5.2.2: Resektion bei Coecum- oder Colon-ascendens-Karzinom

Für Tumoren der rechten Flexur wird die erweiterte rechte Hemikolektomie empfohlen. Dabei wird die A. colica media ursprungsnah ligiert und die Kontinuität zum distalen Colon transversum hergestellt (Abb. 5.2.3). Die gleichzeitige Resektion der linken Flexur und nachfolgende Ileodescendostomie gewährleistet eine größere Radikalität.

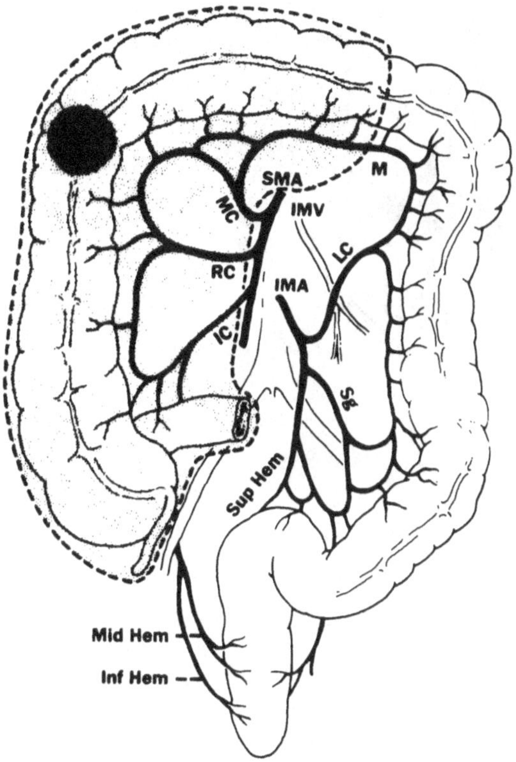

Abb. 5.2.3: Resektion bei Karzinom der rechten Flexur

Für Tumoren des Colon transversum wird eine ganze Anzahl von verschiedenen Operationen in Abhängigkeit von der Lokalisation des Tumors und dem Allgemeinzustand des Patienten angegeben. Dabei ist die umfassendste Radikalität mit einem Resektionsumfang vom Ileum bis Colon descendens gegeben (Abb. 5.2.4); dabei werden A. ileocolica, A. colica dextra, A. colica media und A. colica sinistra stammnah ligiert. Für mehr distal lokalisierte Tumoren des Colon transversum muß zusätzlich der größte Teil des Colon descendens reseziert werden. Patienten mit hohen Risikofaktoren und einem mobilen Colon transversum sollten einer einfachen Transversumresektion zugeführt werden.

Tumoren der linken Flexur werden mit einer linksseitigen Hemikolektomie, bei der die A. colica sinistra und A. colica media stammnah ligiert werden, angegangen. Das

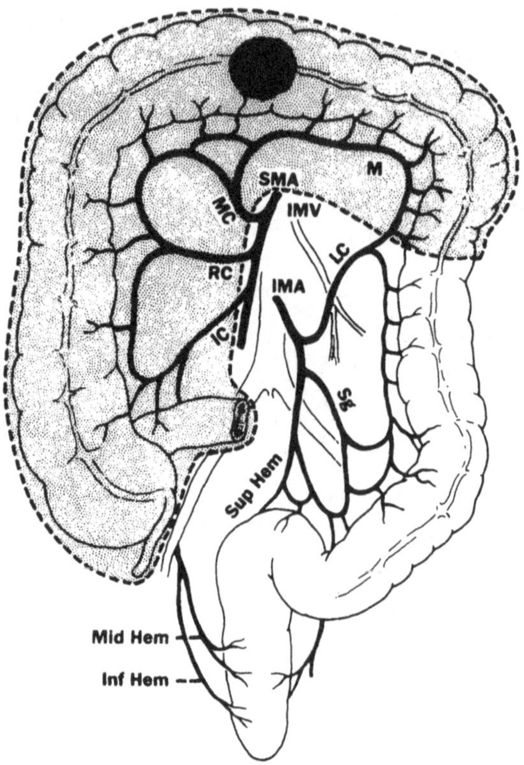

Abb. 5.2.4: Resektion bei Tumoren des Colon transversum

Colon transversum wird dabei an das proximale Sigma anastomosiert. Eine Alternative bietet die erweiterte Hemikolektomie, bei der auch das rechte Kolon entfernt wird und die Darmkontinuität durch Anlage einer Ileosigmoidostomie wiederhergestellt wird (Abb. 5.2.5).

Bei Tumoren des Colon descendens bietet sich die linksseitige Hemikolektomie an. Dabei wird neben der A. mesenterica inferior unmittelbar am Abgang aus der Aorta der linke Ast der A. colica media ligiert, so daß das rechte Colon transversum mit dem distalen Sigma oder dem Rektosigmoid anastomosiert werden kann (Abb. 5.2.6). Je nach chirurgischer Schule und Temperament kann in Abhängigkeit vom Allgemeinzustand des Patienten statt der abgangsnahen Ligatur der A. mesenterica inferior eine isolierte Ligatur der A. colica sinistra und der Aa. sigmoideae durchgeführt werden.

Bei Karzinomen, die im Sigma lokalisiert sind, erfolgt die Anastomosierung nach linksseitiger Hemikolektomie mehr distal mit der oberen Rektumetage. Bei mobilem Sigma kann auch eine Sigmaresektion und Anastomose zwischen dem Colon descendens und der oberen Rektumetage durchgeführt werden (Abb. 5.2.7), wenn ein aus-

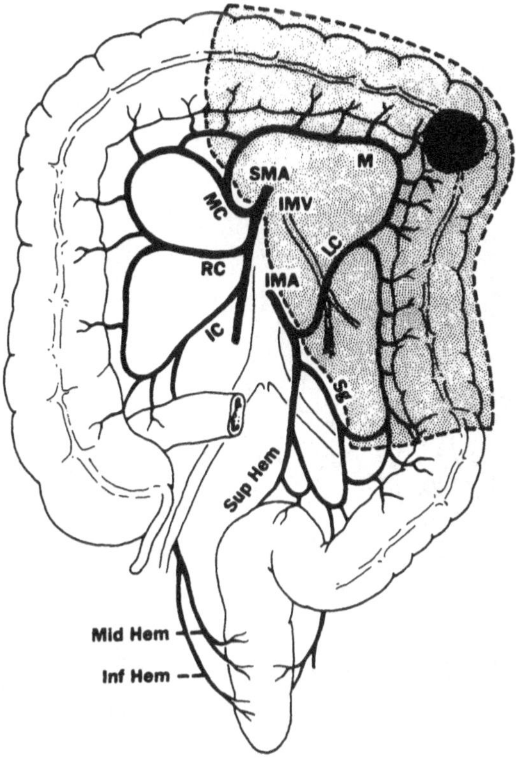

Abb. 5.2.5: Resektion bei Tumoren der linken Flexur

reichender Sicherheitsabstand sowohl nach oral als auch nach aboral sichergestellt ist.

Tumoren des Rektosigmoids und der oberen Etage des Rektums werden durch anteriore Resektion behandelt. Sie erfordert die abgangsnahe Ligatur der A. mesenterica inferior. Abhängig von der Distanz des Tumors zum Anus müssen gelegentlich auch die mittleren Hämorrhoidalgefäße geopfert werden (Abb. 5.2.8). Dabei kann sich der proximale Resektionsrand gelegentlich bis zum mittleren Colon transversum erstrecken. Die linke Flexur muß in jedem Fall mobilisiert werden. Der aborale Sicherheitsabstand sollte dabei 5 cm umfassen, in vielen Fällen wird jedoch ein Sicherheitsabstand von 2 cm als ausreichend erachtet.

Bei Karzinomen der mittleren Rektumetage erfolgt die tiefe anteriore Rektumresektion mit tiefer Anastomose. Bei technischen Schwierigkeiten kann eine Protektion der Anastomose durch temporäre Transversostomie erreicht werden. Die Anwendung mechanischer Klammernahtgeräte hat nach Ansicht einiger Autoren neben der Möglichkeit tieferer Anastomosen die Notwendigkeit von Kolostomien verringert. Dabei haben sich für die tiefe anteriore Resektion Klammernahtgeräte bewährt, die eine

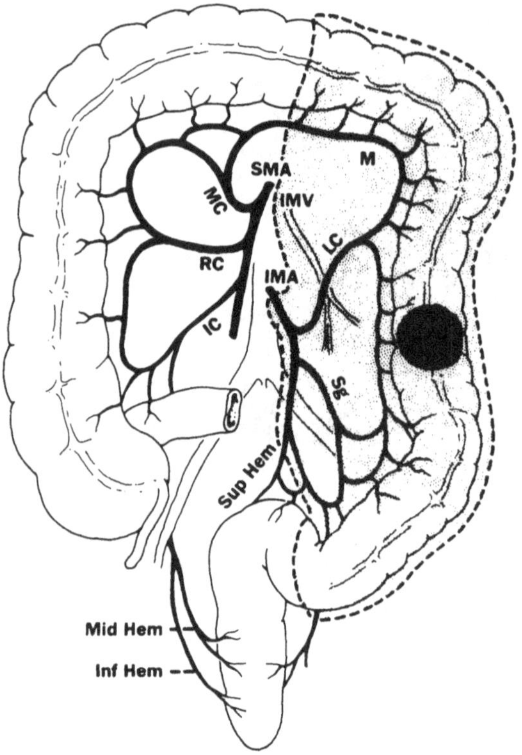

Abb. 5.2.6: Resektion bei Tumoren des Colon descendens

End-zu-End-Anastomose erlauben. Karzinome des mittleren Rektums können auch durch eine abdominosakrale Resektion oder Durchzugsoperationen behandelt werden.

Karzinome der unteren Rektumetage, bei denen eine Anastomose mit einem Sicherheitsabstand von 2 bis 5 cm nicht erreicht werden kann, werden üblicherweise einer abdominoperinealen Resektion zugeführt. Dieses Verfahren gleicht einer anterioren Resektion, zusätzlich erfolgt von perineal her die Entfernung des unteren Rektums und Anus zusammen mit den unteren Hämorrhoidalgefäßen (Abb. 5.2.9) und die Anlage einer permanenten Kolostomie des Colon descendens.

5.2.5.1 Vor- und Nachteile der radikalen Lymphadenektomie

Die oben genannten operativen Verfahren sind generell akzeptierte Operationen für die Behandlung kolorektaler Tumoren unterschiedlicher Lokalisation. Allerdings werden bestimmte Aspekte, hier insbesondere die Lymphadenektomie, zum Teil sehr kontrovers diskutiert.

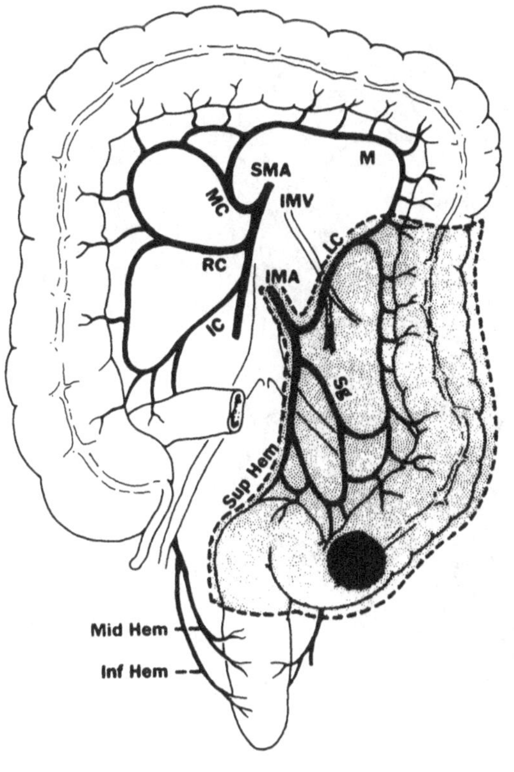

Abb. 5.2.7: Resektion eines Sigmatumors

Sugarbaker [915] teilte die Lymphgefäßgebiete kolorektaler Neoplasien in fünf Etagen ein, basierend auf dem Abstand der Lymphknoten zum Primärtumor. Es werden epikolische, parakolische, intermediäre, primäre und paraaortale Lymphknoten unterschieden. Bei einer limitierten Segmentresektion werden die epikolischen Lymphknoten, die in der unmittelbaren Nähe des Tumors liegen und die parakolischen Lymphknoten, die der Drummond'-Marginalarterie benachbart sind, entfernt. Bei einer Hemikolektomie erfolgt zusätzlich die Entfernung der intermediären Lymphknoten, die zentral der parakolischen Lymphknoten liegen. Die intermediäre Lymphknotengruppe liegt im Mesenterium und folgt dem Verlauf der Hauptarterien, die das tumortragende Segment versorgen. Die primären Lymphknoten am Abgang der großen Arterien (z. B. um den Abgang der A. mesenterica inferior im Fall eines linksseitigen Kolontumors) werden bei einer sogenannten radikalen Resektion mit entfernt. Sind die paraaortalen Lymphknoten, die außerhalb des Operationsgebietes jeder Standardkolonresektion liegen, von Tumormetastasen befallen, so ist dies als Zeichen der Inkurabilität zu verstehen.

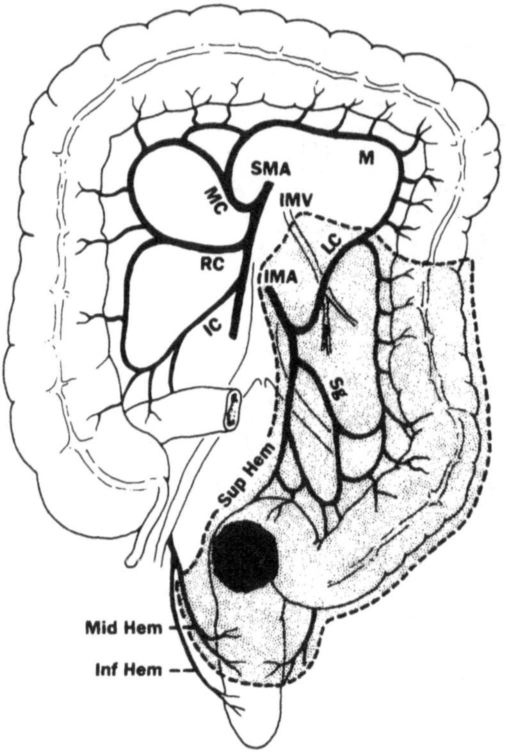

Abb. 5.2.8: Resektion bei Karzinom der oberen Rektumetage oder des rektosigmoidalen Übergangs

Die größte Kontroverse bei der Ausdehnung der Lymphadenektomie besteht in der Frage der Entfernung von Lymphknoten um den Abgang der A. mesenterica inferior, was einer sogenannten hohen Ligatur dieses Gefäßes gleichkommt. Die Kontroverse über die Höhe der Ligatur dieser Arterie datiert bis in die frühen Jahre dieses Jahrhunderts zurück. Miles [627] empfiehlt in seiner ersten Beschreibung der abdominoperinealen Resektion die Ligatur dieser Arterie gerade distal des linken Kolonastes, während Moynihan [667] die hohe Ligatur unmittelbar am Abgang aus der Aorta befürwortet.

Grundlage der radikalen Lymphadenektomie sind anatomische und pathologische Prinzipien. Die Studien von Gabriel et al. [282] zeigten, daß Lymphknotenmetastasen in einer gesetzmäßigen Reihenfolge von den Lymphknoten in der Umgebung des Tumors zu zentralen Lymphknoten am Abgang der größeren Blutgefäße fortschreiten. Deswegen wurde unter der Vorstellung, eine höhere Heilungsrate zu erzielen, von diesen Autoren die radikale Resektion im Sinne der hohen Ligatur der Arteria mesenterica inferior empfohlen. Dieses Konzept wird durch die Beobachtung gestützt, daß bei einem zwar kleinen, aber signifikanten Anteil von Patienten Lymphknoten-

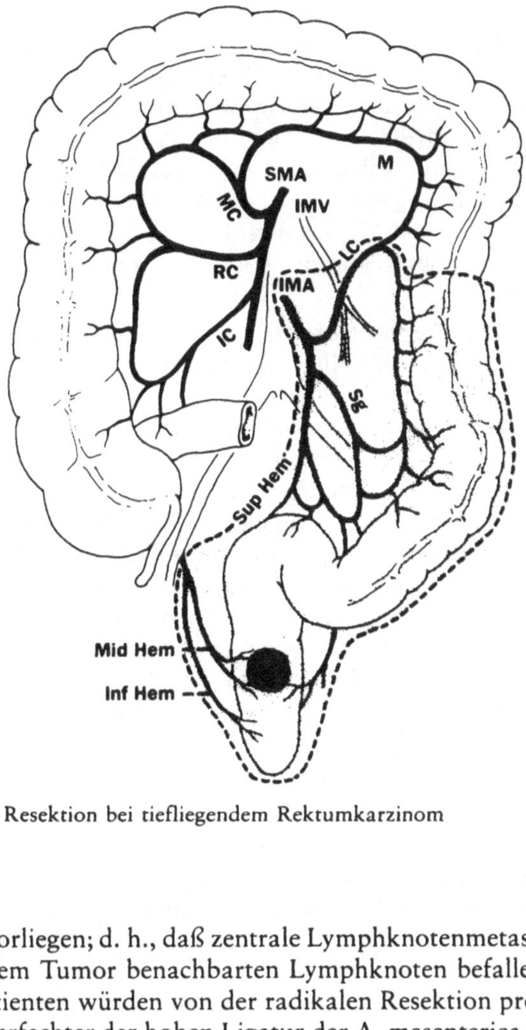

Abb. 5.2.9: Resektion bei tiefliegendem Rektumkarzinom

sprünge vorliegen; d. h., daß zentrale Lymphknotenmetastasen nachweisbar sind, ohne daß die dem Tumor benachbarten Lymphknoten befallen sind [916, 917, 282]. Auch solche Patienten würden von der radikalen Resektion profitieren. Auch Morgan [650] war ein Verfechter der hohen Ligatur der A. mesenterica inferior, weil sie bei manchen Patienten als potentiell kurative Operation zu verstehen war. Grinnell [359] konnte bei 17% von 41 Patienten mit hoher Ligatur der A. mesenterica inferior Lymphknotenmetastasen am Abgang der Arterie nachweisen, die mit akzeptabler Mortalität und Morbidität operiert wurden.

Trotz des anfänglichen Enthusiasmus im Hinblick auf die radikale Lymphadenektomie in Zusammenhang mit einer hohen Ligatur der Arterie konnten in nachfolgenden klinischen Studien klare Vorteile der Methode nicht demonstriert werden. In der Untersuchung von Grinnell [359] führte die radikale Lymphadenektomie bei keinem Patienten, der positive Lymphknoten oberhalb des Abgangs der A. colica sinistra aufwies, zur Heilung. Auch die Studie von Rosi et al. [824] stützte das Konzept der radikalen Lymphadenektomie nicht. Petzin und Nicholls [746] fanden nach Resektionen von Tumoren des linksseitigen Kolons und des Rektums, die mit hoher oder tiefer

Ligatur der A. mesenterica inferior durchgeführt wurden, keinen signifikanten Unterschied der Überlebensrate oder der Inzidenz von lokalen Rezidiven. Auch durch die Studie von Busuttil et al. [116] wurde die Effizienz einer radikalen Lymphknotendissektion in Frage gestellt; beim Vergleich zweier Gruppen von Patienten mit Sigmakarzinom oder Karzinom des oberen Rektums zeigte die Gruppe von Patienten, die einer mehr konservativen lokalen segmentalen Resektion zugeführt wurde, eine bessere 5-Jahres-Überlebensrate und eine niedrigere Mortalitätsrate als die Gruppe mit radikaler linksseitiger Hemikolektomie. Von Wilson und Beahrs [1031] wurden ebenfalls gleich gute Resultate bei der anterioren Resektion wegen Karzinomen des Sigmas und des oberen Rektums angegeben.

Die Technik einer radikalen Lymphadenektomie bei einer linksseitigen Kolonläsion ist relativ einfach. Zunächst erfolgt die Mobilisation der aboralen Hälfte des Colon transversum, des Colon descendens und des Sigmas sowie des Rektosigmoids. Das Peritoneum entlang des Treitzschen Bandes und unterhalb der Untergrenze des Duodenums wird dann inzidiert und die Vena mesenterica inferior entweder nahe des Treitzschen Bandes oder direkt unterhalb der Untergrenze des Pankreas ligiert. Die A. mesenterica inferior wird unmittelbar am Abgang aus der Aorta ligiert. Dabei findet sich der Abgang dieser Arterie etwa 2 bis 6 cm kranial der Aortenbifurkation. Zur Exposition des Gefäßes muß gelegentlich das Duodenum mobilisiert werden. Nach Ligatur der A. mesenterica inferior wird das Mesenterium präpariert und eine Anastomose zwischen Colon transversum und Rektosigmoid angelegt. In früheren Serien [35] wurde eine Lymphknotendissektion entlang der Aorta und V. cava nach caudal von der linken V. renalis angegeben, jedoch kommt diese Operationstechnik in den USA nunmehr selten zur Anwendung, weil befallene Lymphknoten kranial der A. mesenterica inferior nach Ansicht führender amerikanischer Chirurgen die Inkurabilität des Tumorleidens anzeigen.

Die hohe Ligatur der A. mesenterica inferior im Rahmen einer Sigma- oder Rektumresektion erfordert die Sicherstellung einer ausreichenden Blutversorgung des proximalen und distalen Dickdarmsegmentes. Die Blutversorgung des proximalen Kolons erfolgt durch Äste der A. mesenterica superior. Deshalb müssen die terminalen Äste der A. colica sinistra nahe der linken Flexur erhalten bleiben [650]. Die Ligatur der A. mesenterica inferior erfordert auch den Nachweis der A. colica media. Bei erheblicher Arteriosklerose ist die Erhaltung der A. mesenterica und A. hämorrhoidalis superior anzuraten. Die Blutversorgung des distalen Rektums ist gewöhnlich ausreichend, wenn keine extensive Mobilisation der oberen Rektumetage erfolgte. Auch sie muß jedoch sehr sorgfältig beachtet werden, zumal die A. haemorrhoidalis superior als terminaler Ast der A. mesenterica inferior dieses Segment des Rektums versorgt.

Zur Vorbeugung einer Tumorzelldissemination muß der venöse Abfluß des Kolorektums ebenfalls ligiert werden. Verfechter der hohen Ligatur der A. mesenterica inferior unmittelbar am Abgang aus der Aorta befürworten auch die hohe Ligatur der V. mesenterica inferior unmittelbar am Confluens mit der V. lienalis am Unterrand des Pankreas. Während einige Autoren die initiale Ligatur der Vene empfehlen, hat Ackerman [5] die präliminäre Ligatur der Arterie vertreten, da die primäre Ligatur der V. mesenterica inferior zu einer Erhöhung des Lymphflusses führte. Gegenwärtig wird in den USA die hohe primäre venöse Ligatur sehr selten praktiziert.

Durch radikale Resektionen war es in der Vergangenheit bisher nicht möglich, die Prognose von Patienten mit kolorektalen Karzinomen zu verbessern; dafür gibt es verschiedene Erklärungen [916, 917, 746]. Zum einen besteht die Möglichkeit, daß alternative lymphatische Ausbreitungswege durch die radikalen Resektionen nicht miterfaßt werden. Als Beispiele für die alternativen Ausbreitungswege sollen hier die laterale Ausbreitung von Karzinomen der mittleren Rektumetage entlang der mittleren Hämorrhoidalgefäße sowie die retroperitoneale Ausbreitung von Sigma- und Rektumkarzinomen angesprochen werden.

Eine weitere Erklärung für die stagnierende Prognose nach radikaler Resektion ist die bekannt schlechte Prognose von Patienten mit multiplen Lymphknotenmetastasen. Bei fast allen Patienten mit positiven Lymphknoten am Abgang der A. mesenterica inferior wird auch der multiple Befall anderer Lymphknotenstationen beobachtet, weshalb diese Patienten per se einer ungünstigeren Prognosegruppe angehören. Da die radikale Lymphadenektomie in Kombination mit einer hohen Ligatur der A. mesenterica inferior mit einer höheren Morbidität assoziiert ist als die Standardresektion, und die Überlegenheit dieser Technik bisher noch nicht eindeutig genug demonstriert werden konnte, wird zumindest in den USA die radikale Lymphadenektomie nicht generell praktiziert. Die hohe Ligatur der A. mesenterica inferior als Standardoperation kommt nur in einigen Institutionen zur Anwendung. In anderen Zentren bleibt sie lediglich einem selektionierten Patientengut mit hoher Operationstoleranz vorbehalten, das aufgrund der tumorbezogenen Risikofaktoren ein hohes Risiko für die Entwicklung eines Lokalrezidivs aufweist.

Die lymphatische Metastasierung von Rektumkarzinomen kann grundsätzlich in drei Richtungen erfolgen. Der wichtigste Ausbreitungsweg ist nach kranial gerichtet und orientiert sich entlang des Verlaufes der A. haemorrhoidalis superior und A. mesenterica inferior bis in die Lymphknoten entlang der Aorta und der V. cava. Die lymphatische Metastasierung kann auch nach lateral entlang des Verlaufes der mittleren Hämorrhoidalgefäße und letztlich zu den Iliacaegefäßen erfolgen, schließlich können besonders Tumoren der untersten Rektumetage (sehr tief liegende Rektumkarzinome und Analkarzinome) lymphogen entlang der A. haemorrhoidalis inferior zur Leistenregion metastasieren.

Hinsichtlich seines lymphatischen Abflusses kann das Rektum in zwei Segmente gegliedert werden [841]. Dabei dient die Kohlrauschsche Falte, die etwa 6 bis 8 cm vom After entfernt ist, als anatomische Grenze zwischen den beiden Segmenten. Der Lymphabfluß des oberen Rektumsegmentes erfolgt vorwiegend nach kranial, während die Lymphgefäße des unteren Rektumsegmentes sich nach kranial, lateral und zu den iliakalen Lymphknoten orientieren. Andere Autoren dagegen vermuten, daß jede rektale oder tiefe Sigmaläsion potentiell nach lateral und ins Retroperitoneum drainieren kann [239]. Die Studie von Bartholdson et al. [43], bei der radioaktiv markiertes Gold submukös ins Rektum injiziert wurde, zeigte jedoch, daß die Lymphdrainage sich hauptsächlich nach kranial entlang der oberen Hämorrhoidalgefäße, der A. mesenterica inferior zum anterioren und lateralen Aspekt der Aorta, zur V. cava und der A. iliaca communis orientierte. Der Abfluß entlang der A. iliaca externa zu den interiliakalen Lymphknoten sowie über den medialen Aspekt der A. iliaca communis spielte dagegen nur eine untergeordnete Rolle.

Durch verschiedene Studien wurde in der Vergangenheit das Konzept einer radikalen Lymphadenektomie mit retroperitonealer Dissektion unterstützt [239, 900, 842, 992]. Enker hat 1979 [239] die Prinzipien einer pelvinen Dissektion für linksseitig gelegene Tumoren festgelegt. Nach präliminärer Ligatur der arteriellen Blutversorgung mit abgangsnaher Ligatur der A. mesenterica inferior wird die endopelvine Faszie eröffnet und alles Gewebe an der Aortenbifurkation und Vena cava inferior exstirpiert. Die Dissektion erstreckt sich dann nach distal entlang der A. iliaca interna und externa. Dazu gehört auch die laterale Dissektion der mittleren Hämorrhoidalgefäße und der lateralen Ligamente des Rektums. Mit dieser Technik konnte Enker eine 5-Jahres-Überlebensrate von 65,5% bei 216 Patienten mit kolorektalem Karzinom erreichen.

Erfahrungsberichte anderer Autoren konnten jedoch keinen so eindeutigen Nutzen dieser radikalen Operation im Vergleich mit Standardresektionen aufzeigen [650, 900]. Bis heute steht eine prospektive randomisierte klinische Studie zum Nutzen einer radikalen Lymphknotendissektion im Vergleich mit einer Standardlymphknotendissektion aus, so daß die Bestimmung des Ausmaßes der Lymphknotendissektion letztendlich jedem Chirurgen selbst überlassen bleibt.

5.3 Chirurgische Behandlung

S. Goldenberg, B. Barone, A. Goldenberg, D. K. Wilker,
J. R. Izbicki

5.3.1 Anatomische Grundlagen

Das Kolon kann anatomisch in Coecum mit Appendix vermiformis, Colon ascendens, die rechte Kolonflexur (Flexura hepatica), das Colon transversum, die linke Kolonflexur (Flexura lienalis), das Colon descendens, das Colon sigmoidum und das Rektum unterteilt werden.

Das Kolon besitzt eine Länge von etwa 120 bis 200 cm und sein Durchmesser, der am coecalen Ende etwa 7,5 cm beträgt, vermindert sich bis auf 2,5 cm am Ende des Colon sigmoideum.

Funktionell kann das Kolon in zwei Segmente unterteilt werden. Das rechte Kolon, das vom Coecum bis zur Mitte des Colon transversum reicht, verfügt über resorptive Fähigkeiten, während das linke Kolon vorwiegend nur noch der Wasserresorption, dem Transport und der Speicherung dient.

Drei anatomische Merkmale kennzeichnen das Kolon und unterscheiden es vom Dünndarm:

1. Die Taenien vereinigen die Längsmuskulatur des Darmes in drei longitudinal ausgerichteten muskulären Bündeln, die sich von der Spitze des Coecums bis zum Rektosigmoid erstrecken.
2. Die Haustren stellen buckelförmige Ausbauchungen der dünnen Kolonwand dar.
3. Die Appendices epiploicae enthalten als gestielte Fettanhänge des Peritoneums Gefäße. Besonders im Colon sigmoideum erreichen sie beträchtliche Länge.

5.3.1.1 Das Coecum

Die Grenze zwischen Coecum und Colon ascendens wird durch die Valvula ileocoecalis (Bauhinsche Klappe) gebildet. Sie trennt den Dünndarm vom Dickdarm. Durch den taschenförmigen zum Kolon hin konkaven Bau wird ein Rückstrom von Coecalinhalt ins Ileum verhindert. Das Coecum endet blind mit dem Processus vermiformis und liegt gewöhnlich in der rechten Fossa iliaca. Ausnahmen finden sich bei Malrotation des Intestinaltraktes, Situs inversus oder Coecum mobile. Seine drei longitudinalen Taenien laufen an der Spitze des Coecums zusammen und dienen so als anatomische Leitlinie zur Lokalisation der Appendix.

5.3.1.2 Colon ascendens

Das Colon ascendens erstreckt sich von der Einmündung des Ileums bis zur hepatischen Flexur. Seine Länge variiert von 12 bis 20 cm. Als teilweise retroperitoneales Organ liegt es mit seiner posterioren Fläche der hinteren Bauchwand an. Seine peritoneale Befestigung stellt embryologisch eine Fusion zwischen viszeralem und parietalem Peritoneum dar (Toldt-Faszie). Es wird von der Niere durch das perirenale Fett und die perirenale Faszie getrennt (Gérota-Faszie).

5.3.1.3 Hepatische Kolonflexur

An der Unterfläche der Leber biegt das Colon ascendens in einem scharfen Knick nach medial und kaudal um, und bildet so die hepatische oder rechte Kolonflexur. Die Hinterfläche der Flexur befindet sich in unmittelbarer anatomischer Nachbarschaft zur Pars descendens des Duodenums. Die Mobilisation erfolgt durch Dissektion hinter dieser Flexur, wobei Verletzungen des Duodenums vermieden werden müssen (Abb. 5.3.1).

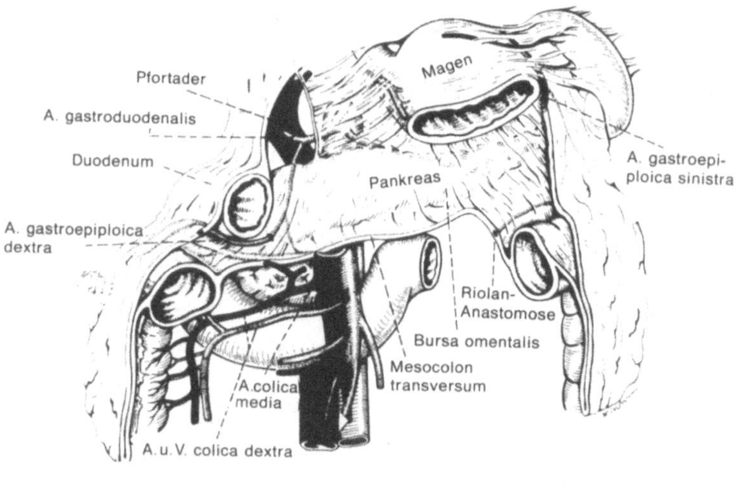

Abb. 5.3.1: Topographische Beziehungen der Bursa omentalis. Beachte die enge anatomische Beziehung der rechten Kolonflexur zu Duodenum und Pankreaskopf. Das große Netz ist mit dem Querkolon verbunden und kann in einer gefäßarmen Schicht vom Querkolon abgetrennt werden.

5.3.1.4 Colon transversum

Das Colon transversum erstreckt sich transversal von der hepatischen Flexur auf der rechten Seite schräg aufsteigend zur renalen Flexur auf der linken Seite. Seine Länge beträgt etwa 40 bis 50 cm. Es ist vollständig von Peritoneum überzogen und weist ein langes Mesenterium (Mesocolon transversum) auf. Es stellt daher den mobilsten Teil des Colons dar. Die große Kurvatur des Magens ist am Colon transversum durch das Ligamentum gastrocolicum fixiert. Das große Netz, das vom Magen herabhängt, ist gewöhnlich über die gesamte Länge des Colon transversum mit ihm verwachsen (Abb. 5.3.1). Unterhalb der Milz biegt das Colon transversum in einem scharfen Knick nach kaudal ab, und bildet hier die lienale Flexur.

5.3.1.5 Lienale oder linksseitige Kolonflexur

Die linksseitige Kolonflexur wird an ihrer lateralen Fläche durch das phrenikokolische Ligament in Höhe der 10. und 11. Rippe und am Pankreasschwanz durch die linksseitigen Ausläufer des Mesocolon transversum fixiert (Abb. 5.3.1). Im Gegensatz zur rechten Flexur ist die linke Flexur spitzwinklig und höher gelegen.

5.3.1.6 Colon descendens

Das Colon descendens reicht von der lienalen Flexur bis zur Fossa iliaca in Höhe des Beckenrandes, um dort in das Colon sigmoideum überzugehen. Seine Länge beträgt etwa 25 bis 30 cm. Als sekundär retroperitoneales Organ ist es an der lateralen und posterioren Bauchwand fixiert.

5.3.1.7 Colon sigmoideum

Das Colon sigmoideum (Abb. 5.3.2) beginnt in der linken Fossa iliaca und erstreckt sich bis zum rectosigmoidalen Übergang. Der Übergang liegt etwa in Höhe des 3.

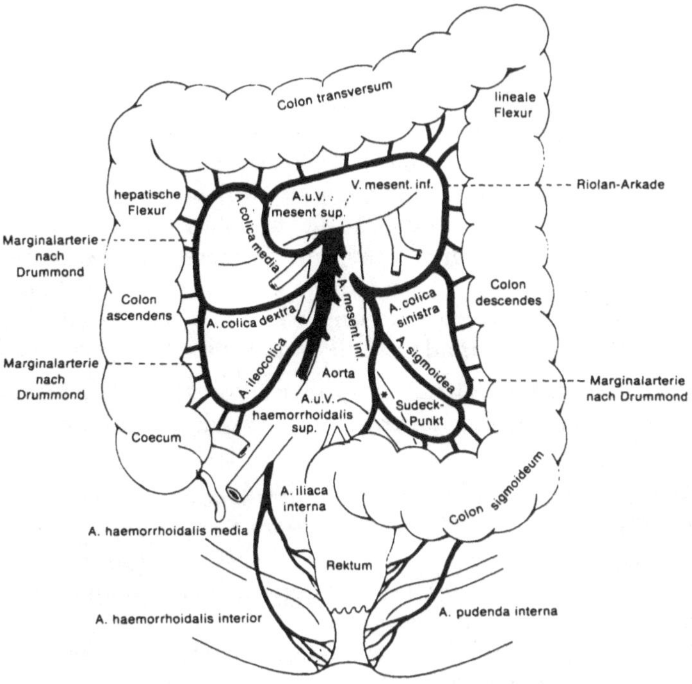

Abb. 5.3.2: Gefäßversorgung des Kolons

Sakralwirbels. Das Colon sigmoideum kann in ein mobiles pelvines Segment und ein fixiertes iliakales Segment unterteilt werden. Seine Länge beträgt etwa 40 cm.

5.3.1.8 Rektum

Das Rektum (Abb. 5.3.2) ist durch folgende anatomische Merkmale charakterisiert:

1. fehlender peritonealer Überzug,
2. bilaterale Paraproktien,
3. Vereinigung der drei longitudinalen Taenien zu einem longitudinal ausgerichteten kompletten Muskelmantel des Rektums,
4. fehlende Appendices epiploicae.

Das Rektum folgt der konkaven Vorderfläche des Kreuz- und Steißbeines. Es durchsetzt den Beckenboden, der durch die Levatoren gebildet wird. Die Puborektalisschlinge bildet die funktionelle Grenze des Rektums zum Analkanal.

5.3.1.9 Blutversorgung des Kolons

Einer der wichtigsten Faktoren in der Kolonchirurgie ist die Kenntnis der Blutversorgung der einzelnen Kolonsegmente (Abb. 5.3.2).

Das Kolon bezieht seine Gefäßversorgung aus der A. mesenterica superior und A. mesenterica inferior. Die A. mesenterica superior versorgt den Teil des Intestinaltraktes, der sich von der Pars horizontalis des Duodenums bis zur linken Flexur des Kolons erstreckt. Das Gefäß kommt unter dem Pankreas hervor, tritt über die Pars horizontalis duodeni in die Mesenterialwurzel ein und verläuft in einem Bogen zur rechten Fossa iliaca. Von der linken Seite der A. mesenterica superior werden Äste an den Dünndarm abgegeben, während der Dickdarm durch Äste aus der rechten Seite versorgt wird. Die für die Blutversorgung des Kolons bedeutsamen Äste der A. mesenterica superior sind die A. ileocolica, die A. colica dextra und die A. colica media (Abb. 1, 2). Die Blutversorgung durch die A. mesenterica superior unterliegt vielfachen Variationen; dieser Tatsache muß bei chirurgischen Maßnahmen Rechnung getragen werden. Entsprechend den Arterien verlaufen in der Regel die Venen, die zusammen mit den Venen des Dünndarms die V. mesenterica superior bilden.

Die A. colica media (Abb. 5.3.1, 5.3.2) entspringt unterhalb des Pankreas und stellt den ersten Ast der A. mesenterica superior dar. Sie teilt sich in einen rechten und linken Ast.

Die A. colica dextra entspringt etwas unterhalb der A. colica media und versorgt das Colon ascendens. Die A. ileocolica bildet die direkte Fortsetzung der A. mesenterica superior und versorgt das terminale Ileum, das Coecum, die Appendix und Teile des Colon ascendens. Der ileocoecale Ast dieser Arterie teilt sich in anteriore und posteriore coecale, appendikuläre und ileale Äste (Abb. 5.3.3 a). Zwischen dem ilealen Ast der A. ileocolica und dem terminalen Dünndarmast der A. mesenterica superior besteht eine Arkade. Aus ihr entspringen Vasa recta, die das terminale Ileum versorgen (Abb. 5.3.3 a).

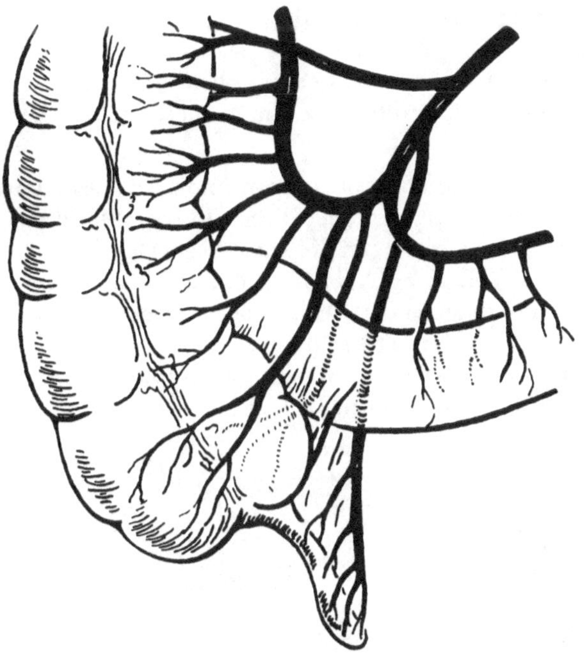

Abb. 5.3.3a: Gefäßversorgung des ileocoecalen Übergangs und der Appendix. Beachte die Gefäßversorgung der Appendix durch retroileale Äste

Die A. mesenterica inferior (Abb. 5.3.2) versorgt das Colon descendens, das Colon sigmoideum und den proximalen Teil des Rektums. Sie entspringt an der Vorderfläche der Aorta, 3 cm oberhalb der Aortenbifurkation in Höhe des 3. Lumbalwirbels. Ihr Gefäßkaliber ist im Vergleich zur A. mesenterica superior kleiner. Sie gibt folgende Äste ab:

die A. colica sinistra zum Colon descendens,
die Aa. sigmoideae zum Sigmoid und
die A. haemorrhoidalis superior im Mesocolon sigmoideum zum oberen Teil des Rektums.

Die V. mesenterica inferior liegt lateral der Arterie, verläuft jedoch nicht in enger anatomischer Beziehung zu ihr. Zwischen A. haemorrhoidalis superior und der am weitesten caudal gelegenen A. sigmoidea (A. sigmoidea ima) besteht nur eine schwache Gefäßverbindung. Wird der Stamm der A. haemorrhoidalis superior unterhalb seiner Verbindung mit der A. sigmoidea ima unterbunden, so ist die Blutversorgung des aboral gelegenen Darmes reduziert (kritischer Gefäßpunkt nach Sudeck) (Abb. 5.3.2). Unterhalb der A. sigmoidea ima setzt sich die A. mesenterica inferior als A. haemorrhoidalis superior fort. Sie verläuft hinter dem Rektum nach caudal (Mesorectum) und teilt sich in paarige Äste. Diese haben nur schwach ausgebildete Anastomosen zur A. haemorrhoidalis media in der Submukosa des Analkanals (Abb. 5.3.4, 5.3.5).

Die Randarterie nach Drummond (Abb. 5.3.2) wird durch die Gefäßarkaden der das Kolon versorgenden großen Gefäße gebildet. Die Riolansche Anastomose ist der Teil der Drummond-Arterie zwischen linkem Ast der A. colica media und dem aszendierenden Ast der A. colica sinistra. Sie verbindet so die A. mesenterica superior mit der A. mesenterica inferior.

Die Randarterie gibt terminale Äste ab, wobei lange und kurze Äste unterschieden werden können. Kurze Äste entstehen entweder direkt aus der Marginalarterie oder den langen Ästen. Die kurzen Äste versorgen die zum Mesocolon hin gelegenen zwei Drittel der Zirkumferenz des Dickdarmes (Abb. 5.3.3 b). Die langen Äste durchdringen die Serosa des Kolons und umschließen den Dickdarm unter der Serosa zirkulär, um das antimesenterial gelegene Drittel der Zirkumferenz des Kolons zu versorgen. Diese langen Äste verlaufen durch die Basis der Appendices epiploicae und können bei Abtragung dieser Fettanhängsel unterbrochen werden.

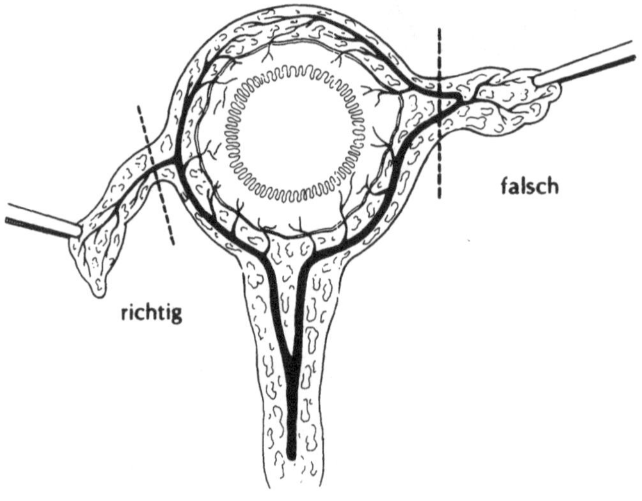

Abb. 5.3.3b: Gefäßversorgung der Kolonwand durch lange und kurze Äste der Marginalarterie. Die langen Äste können bei der Präparation der Appendices epiploicae leicht unterbunden werden

5.3.1.10 Grenzlamellen des Rektums und Anatomie des Beckenbodens

Die Ampulla recti (Abb. 5.3.4, 5.3.5 u. 5.3.6) ist in lockeres Bindegewebe eingebettet. Nach dorsal spannen sich Bindegewebszüge, die als Mesorectum bezeichnet werden (Fortsetzung des Mesosigmas). In ihr verlaufen Endäste der A. rectalis superior sowie der Plexus hypogastricus. Die dorsale Begrenzung des Mesorectums bildet die Waldeyersche Faszie, die bei der Rektumresektion geschont werden muß. Die ventrale Präparationsebene beim Mann ist die Denonvilliersche Faszie, die bindegewebig stärker an der Blase fixiert ist und deshalb eine gute Präparationsschicht für die ventrale Auslösung des Rektums bildet (Abb. 5.3.4). Zwischen Denonvillierscher

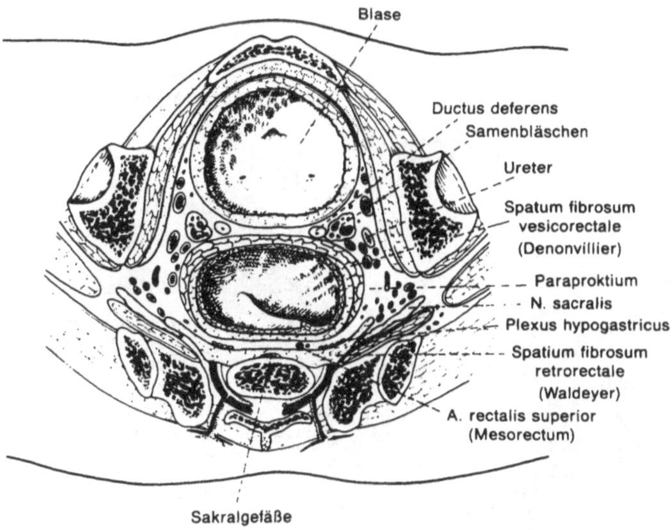

Abb. 5.3.4: Transversalschnitt durch das männliche kleine Becken.
(Modifiziert nach Pernkopf, Atlas der topographischen und angewandten Anatomie des Menschen, Band II, Urban & Schwarzenberg, München, Wien, Baltimore 1980 2. Auflage)

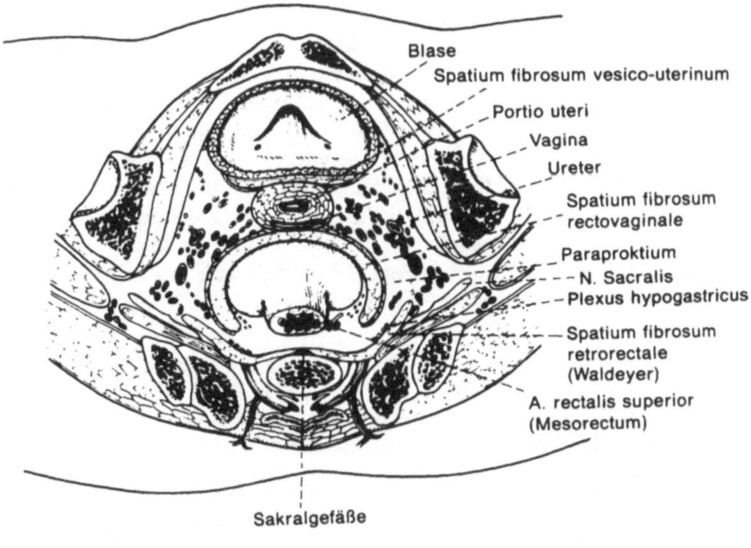

Abb. 5.3.5: Transversalschnitt durch das weibliche kleine Becken.
(Modifiziert nach Pernkopf, Atlas der topographischen und angewandten Anatomie des Menschen, Band II, Urban & Schwarzenberg, München, Wien, Baltimore 1980 2. Auflage)

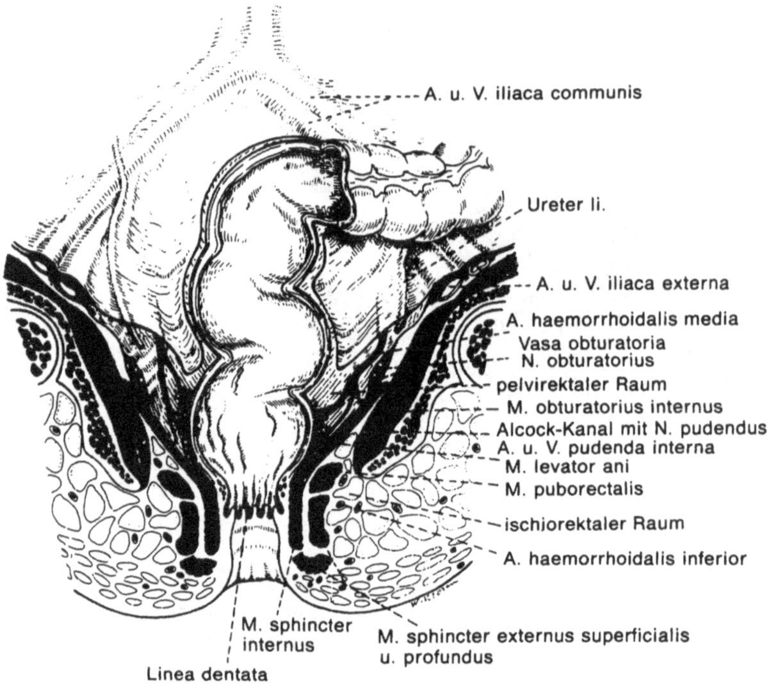

Abb. 5.3.6: Topographie des Beckenbodens.
Frontalschnitt durch das kleine Becken im Rektumniveau. Das Bauchfell bekleidet nur einen Teil des Enddarmes. In der Beckeneingangsebene finden sich unterhalb des Peritonealüberzuges die A. und V. iliaca communis sowie der Ureter. Zwischen M. levator, M. Obturatorius internus und Rektum befindet sich der supralevatorische oder pelvirektale Raum, in dem die Äste der A. haemorrhoidalis media verlaufen. Auf dem M. obturatorius nahe am Ansatz des M. levator verlaufen die Vasa obturatoria sowie der N. obturatorius. Unterhalb der Levatorenebene befindet sich der ischiorektale Raum mit Ästen der A. haemorrhoidalis inferior. Die Faszie des M. obturatorius internus bildet die Rückwand des Alcockschen Kanals, der den N. pudendus sowie die Vasa pudenda interna enthält. Von klinisch-chirurgischer Bedeutung ist weniger die Linea dentata, die dem anatomischen Übergang des Analkanals zum Rektum bildet, sondern vielmehr die kraniale Begrenzung der Puborektalisschlinge, die in funktioneller Hinsicht den Übergang des Analkanals in das Rektum darstellt

Faszie und Blase liegen lateral der Ductus deferens, die Samenbläschen sowie die Ureteren. Nach lateral spannen sich die Paraproktien oder die Lateralligamente, in denen die Äste der A. haemorrhoidalis media verlaufen.

Bei der Frau gleichen die topographischen Beziehungen des Rektums mit seinen Grenzlamellen nach dorsal und lateral dem männlichen kleinen Becken (Abb. 5.3.5). Die Excavatio rectouterina (Douglasscher Raum) reicht bei der Frau häufig tiefer als die Excavatio rectovesicalis beim Mann. Die ventrale Auslösungs- oder Präparationsschicht bei der Frau bildet das Spatium fibrosum rectovaginale, wobei die Faszie an der Vagina stärker fixiert ist als am Rektum.

5.3.1.11 Lymphabfluß des Kolorektums

Ein wesentlicher Aspekt der onkologischen Chirurgie des Dickdarmes stellt die Kenntnis der Lymphabstromgebiete der jeweiligen Dickdarmsegmente dar. Prinzipiell folgt der Lymphabstrom dem Verlauf der Arterien (Abb. 5.3.7).

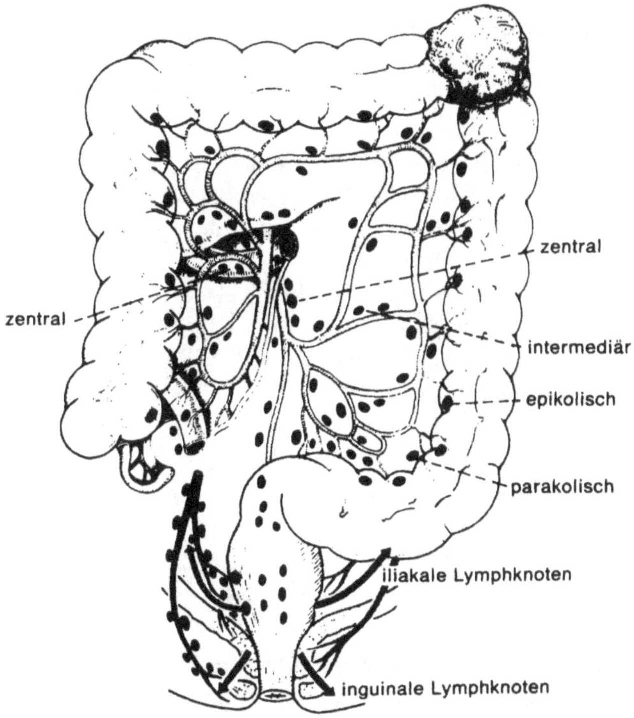

Abb. 5.3.7: Lymphabfluß des Kolorektums.
Der Lymphabstrom des unteren und mittleren Rektumdrittels geht hauptsächlich ebenfalls in kranialer Richtung wie beim oberen Rektumdrittel. Zusätzlich bestehen jedoch lymphatische Verbindungen zu den Lymphknoten der iliakalen Gruppe. Zu diesen beiden Lymphabflußwegen kommt im unteren Rektumdrittel der Abstrom in die inguinalen Lymphknotengruppen. Klinisch sind diese beiden Lymphabstromgebiete nur von Bedeutung, wenn eine ausgedehnte kraniale Lymphknotenmetastasierung und damit eine proximale lymphatische Blockade vorliegt.

Submuköse und subseröse lymphatische Plexus in der Kolonwand kommunizieren in der Muscularis und drainieren in die epikolischen Lymphknoten, die unter der Serosa der Kolonwand unmittelbar aufliegen oder in den Appendices epiploicae lokalisiert sind. Besonders im Colon sigmoideum finden sich epikolische Lymphknoten.

Von den epikolischen Lymphknoten erfolgt der Lymphabfluß in die parakolischen Lymphknoten, die darmwandnahe im Mesocolon liegen. Von dort geht der Lymphabstrom in die intermediären Lymphknoten. In der rechten Hälfte des Kolons, proximal der lienalen Flexur drainieren die intermediären Lymphknoten in die zentralen Hauptlymphknoten am Abgang der A. mesenterica superior, während der Lymphabfluß des linksseitigen Kolons distal der lienalen Flexur in die Hauptlymphknoten am Abgang der A. mesenterica inferior erfolgt. Schließlich mündet der Lymphabfluß über paraaortale Lymphknoten in den Ductus thoracicus. Ein drittes Lymphabstromgebiet für Karzinome des rechten Kolons und des Colon transversum bilden die infrapylorischen Lymphknoten am Abgang der A. gastroepiploica dextra. Offenbar nimmt das Colon transversum eine Sonderstellung ein, da Lymphknotenmetastasen sowohl im Abstromgebiet der A. colica media als auch im Gebiet der A. mesenterica inferior beobachtet werden [285].

Es bestehen lymphatische Verbindungen des rechten Mesocolons zur Niere. Sie durchdringen die Fettkapsel bis zum Gefäßstiel der Niere, wobei Verbindungen zu den Lymphgefäßen der Fettkapsel, der fibrösen Kapsel und des renalen Parenchyms beobachtet werden können. Dagegen bestehen zwischen dem linksseitigen Kolon und der linken Niere keine lymphatischen Verbindungen [322]. Theoretisch besteht somit die Möglichkeit der hämatogenen Metastasierung über Lymphgefäße zur rechten Niere.

5.3.2 Präoperative Vorbereitung

Am Vorabend des Operationstages erfolgt die mechanische Darmreinigung durch orthograde Darmspülung mit 6–7 Liter Spüllösung (Polyäthylenglykol 4000 6,340 g, Natriumsulfat 0,422 g, Natriumchlorid 0,145 g, Kaliumchlorid 0,074 g in 100 ml).

Perioperativ erfolgt eine Antibiotikaprophylaxe mit Metronidazol (Clont®, Flagyl®) und Piperacillin (Pipril®), Mezlocillin (Baypen®) oder Cefoxitin (Mefoxitin®).

5.3.3 Generelle Operationstechnik

5.3.3.1 Lagerung auf dem Operationstisch

Für alle Tumoren des rechten Kolons erfolgt die Lagerung in Rückenlage, während bei Tumoren des linken Kolons die Trendelenburglagerung zur Anwendung kommt, die bei Verwendung von Lloyd-Davies-Beinhaltern ohne Probleme intraoperativ in eine Steinschnittlagerung umgewandelt werden kann (Abb. 5.3.8).

Intraoperativ erfolgt die systematische Exploration der Bauchhöhle (Aszites, Peritonealmetastasierung, Gallenblase, weibl. Genitale, Magen) zum intraoperativen klinischen Staging. Nachdem zumeist präoperativ die Malignität des Tumors bestimmt wurde, wird intraoperativ abgeschätzt, ob der Primärtumor frei mobil oder fixiert an benachbarte Strukturen oder Organe ist. Weiter gehört zur intraoperativen Exploration die Palpation der Leber, der Lymphknotenstraße und des übrigen Kolons. Eine

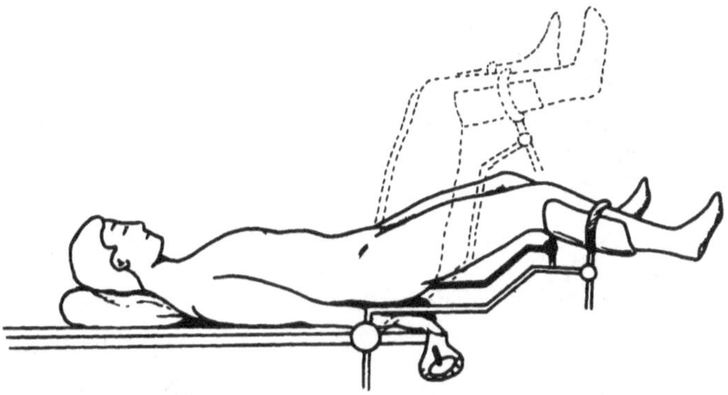

Abb. 5.3.8: Lagerung bei Tumoren des linksseitigen Kolons und Rektums

metastatische Beteiligung der Leber und vergrößerte Lymphknoten sollten protokolliert werden. Neben der Inspektion und Palpation der Leber kann die intraoperative Ultraschalluntersuchung zum Metastasenausschluß herangezogen werden.

5.3.3.2 Operationsschritte

Die Ligatur des Lymphgefäßbündels ist der erste Schritt bei der Resektion eines kolorektalen Karzinoms. Sie verhindert die iatrogene Dissemination maligner Zellen durch intraoperative Manipulation am Tumor. Der zweite Schritt ist die präliminäre Ligatur des Darmes proximal und distal des Tumors, wodurch der intraluminalen Tumorzellverschleppung Einhalt geboten werden soll. Erst dann erfolgt die Mobilisation des zu resezierenden tumortragenden Darmsegmentes und die Resektion. Die Anastomosierung bildet den letzten Schritt der Operation.

5.3.4 Spezielle Operationstechnik

Der operative Zugang für alle Kolonkarzinome ist die mediane Ober- und Unterbauchlaparotomie vom Xiphoid bis zur Symphyse.

5.3.4.1 Rechtsseitige Hemikolektomie (Karzinome des Coecums und des Colon ascendens)

5.3.4.1.1 Präliminäre Gefäßligatur

Zur Darstellung der A. und V. mesenterica superior wird zunächst das gesamte Dünndarmkonvolut auf die rechte Seite verlagert. Unmittelbar unterhalb der Flexura duodenojejunalis wird das Peritoneum eröffnet und die Vasa mesenterica superiora mit dem rechten Zeigefinger unterfahren (Abb. 5.3.9 a). Dann wird das gesamte Dünndarmkonvolut auf die linke Seite herübergelegt und das Peritoneum mit dem

Finger unmittelbar neben den Mesenterialgefäßen durchstoßen (Abb. 5.3.9 b). Der linke Zeigefinger wird unter die Mesenterialgefäße gebracht, das Peritoneum eröffnet und die Gefäße exponiert (Abb. 5.3.9 c). Die zum rechten Kolon ziehenden Gefäße, A. und V. colica dextra sowie A. und V. ileocolica, werden unmittelbar am Stamm zwischen Overholt-Klemmen durchtrennt und ligiert und sämtliche Lymphknoten

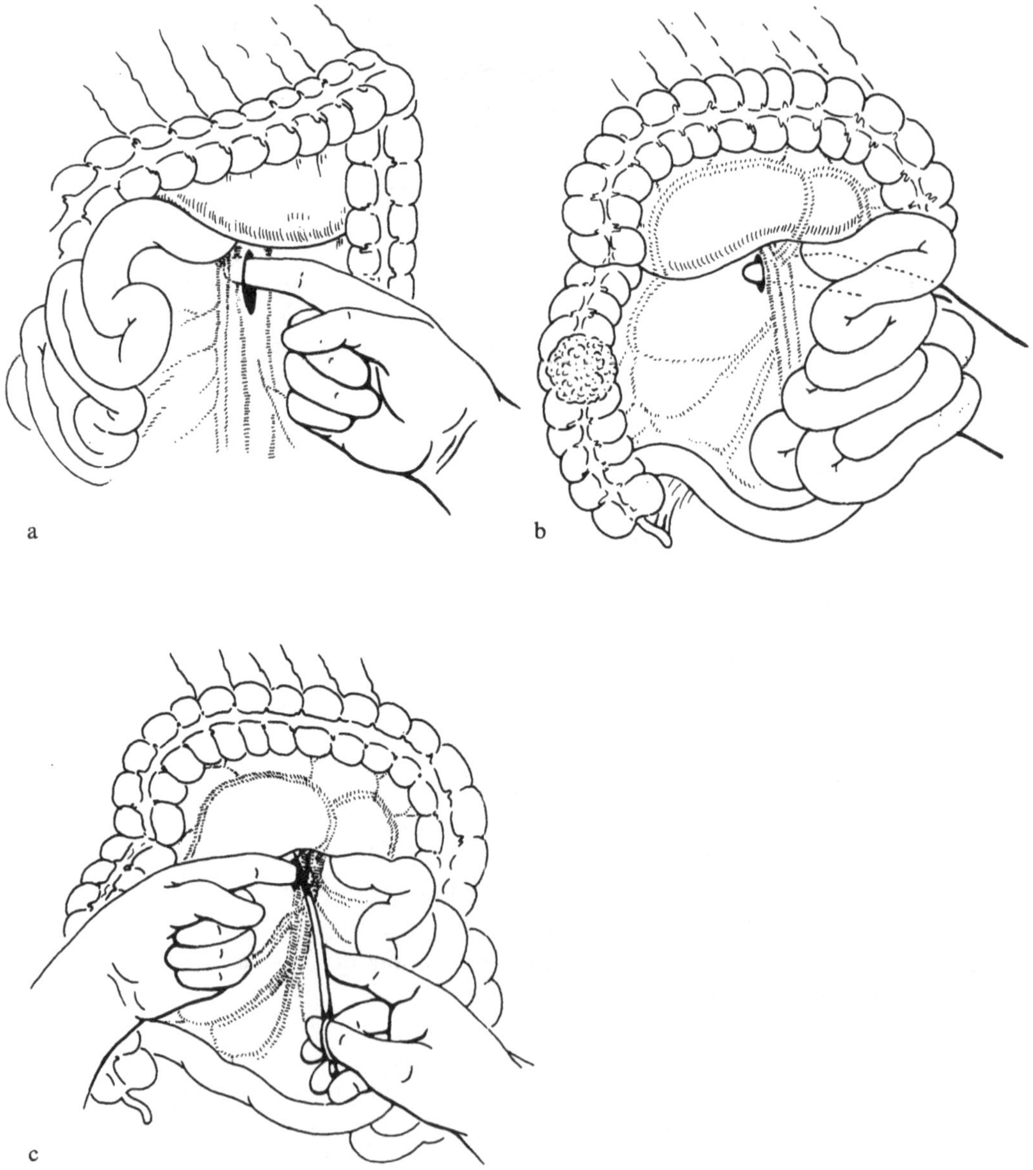

a b c

Abb. 5.3.9: Manöver zur Darstellung der A. und V. mesenterica superior mitentfernt (Abb. 5.3.10). A. und V. colica media werden an ihrem Ursprung dargestellt. Die am Ursprung lokalisierten Lymphknoten werden entfernt, die Gefäße selbst bleiben erhalten.

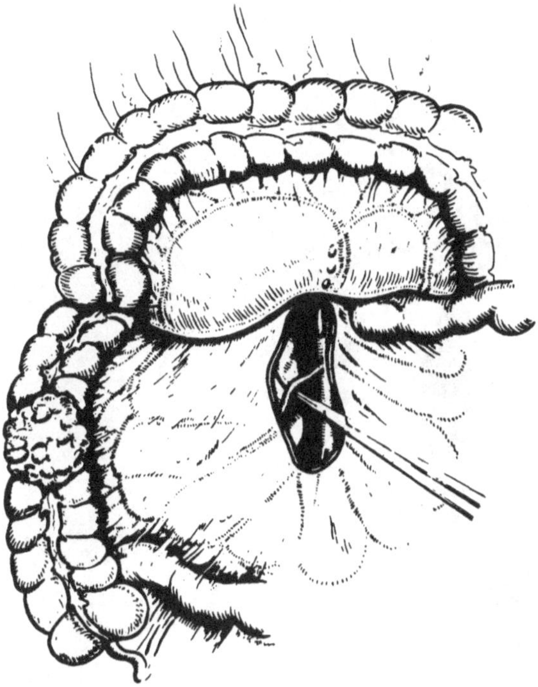

Abb. 5.3.10: Darstellung der A. und V. mesenterica superior, Unterfahren der A. colica dextra

5.3.4.1.2 Präliminäre Ligatur von Querkolon und terminalem Ileum im Bereich der Resektionsgrenzen

Nach Längsdurchtrennung des großen Netzes wird das Querkolon unmittelbar neben der A. colica media ligiert. Das Ileum wird an der Durchblutungsgrenze der A. ileocolica ebenfalls ligiert (Abb. 5.3.11).

5.3.4.1.3 Präparation des tumortragenden Darmabschnittes

Die fötalen Verwachsungen des rechten Kolons mit dem Retroperitoneum lassen sich leicht mit der Schere durchtrennen (Abb. 5.3.12). Besonders im Bereich des Tumors darf nur scharf präpariert werden, um einen genügenden Sicherheitsabstand zum Tumor hin zu gewährleisten. Ansonsten ist die Präparation teilweise stumpf möglich. Dabei stellen sich Ureter, A. und V. iliaca und V. cava dar. Am kranialen Präparationsrand kommen Duodenum und unterer Nierenpol zur Darstellung. Das Ligamen-

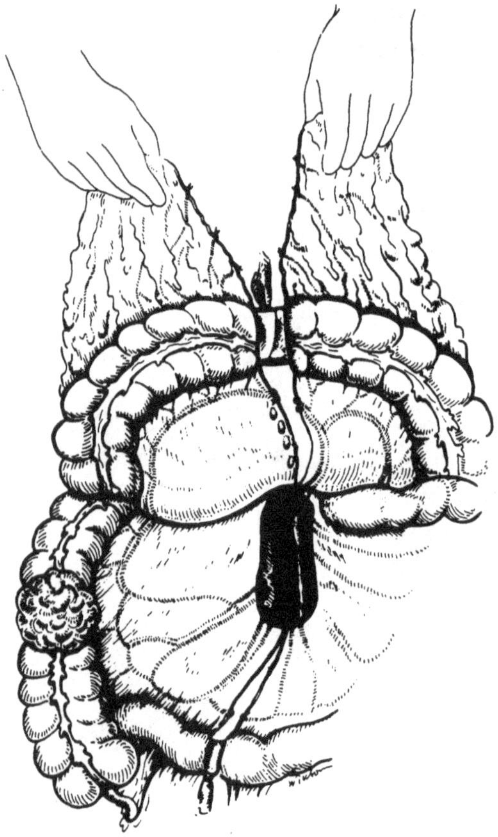

Abb. 5.3.11: A. und V. colica dextra sowie A. und V. ileocolica bereits durchtrennt. Präliminäre Ligatur des Colon transversum und des terminalen Ileums

tum gastrocolicum wird magennah zwischen Overholt-Klemmen durchtrennt (Abb. 5.3.13). Die A. gastroepiploica dextra wird auf dem Pankreaskopf durchtrennt, die Lymphknoten mitsamt dem Mesocolon transversum entfernt (Abb. 5.3.14).

5.3.4.1.4 Resektion des tumortragenden Segmentes

Kolon und Dünndarm werden unmittelbar neben der Ligatur durchtrennt, nachdem beide Darmanteile mit weichen Darmklemmen versorgt wurden. Die Anastomosierung des Darmes wird durch eine Ileotransversostomie End-zu-End in einreihiger Nahttechnik bewerkstelligt. Das Mesenterium wird mit dem Mesocolon transversum durch fortlaufende Naht oder Einzelknopfnähte vereinigt (Abb. 5.3.15). Anschließend wird das gesamte Abdomen mit warmer Ringerlösung sorgfältig gespült und die Spülflüssigkeit wieder vollständig abgesaugt. Eine Drainage ist, wenn überhaupt, für einen Tag als Blutungsdrainage erforderlich.

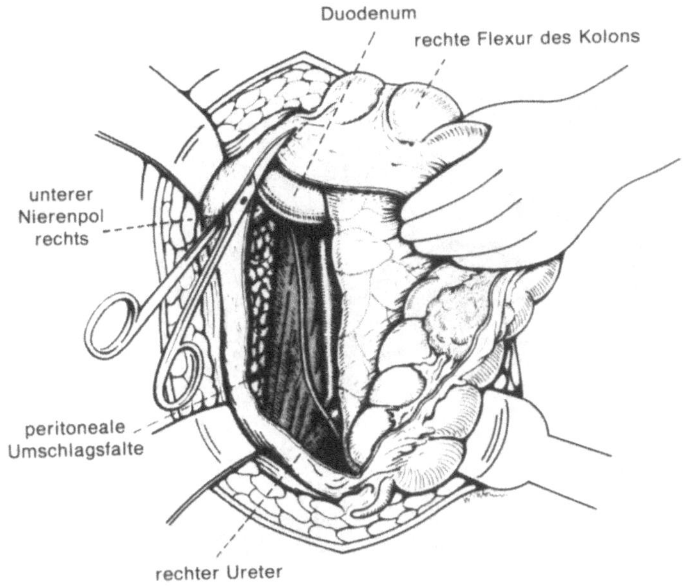

Abb. 5.3.12: Mobilisation des rechten Kolons, dabei kommt der Ureter und das Duodenum zur Darstellung

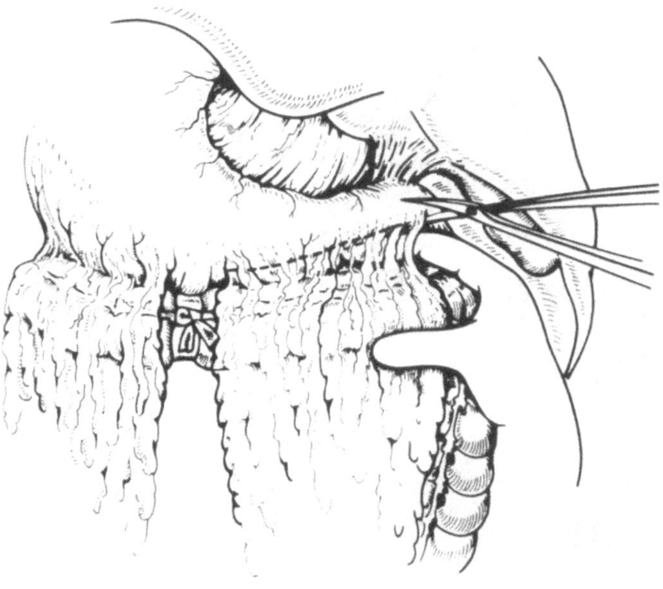

Abb. 5.3.13: Durchtrennung des großen Netzes magennah

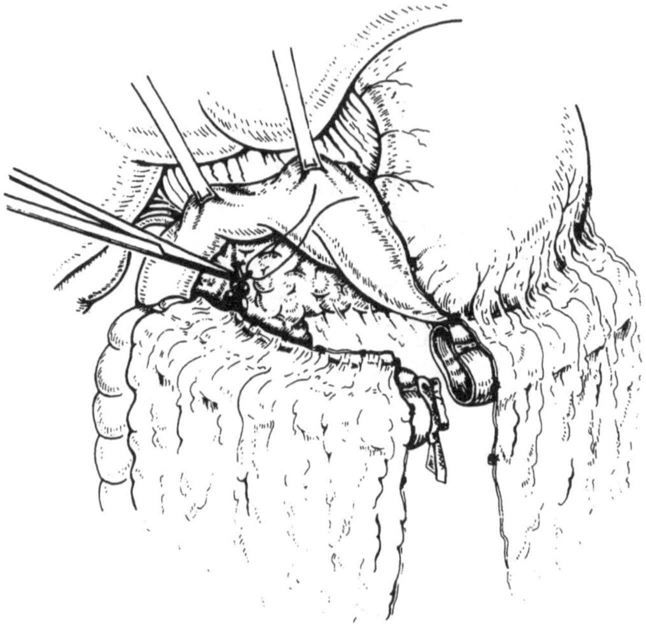

Abb. 5.3.14: Durchtrennung der Vasa gastroepipoloica dextra auf dem Pankreaskopf zur Lymphadenektomie

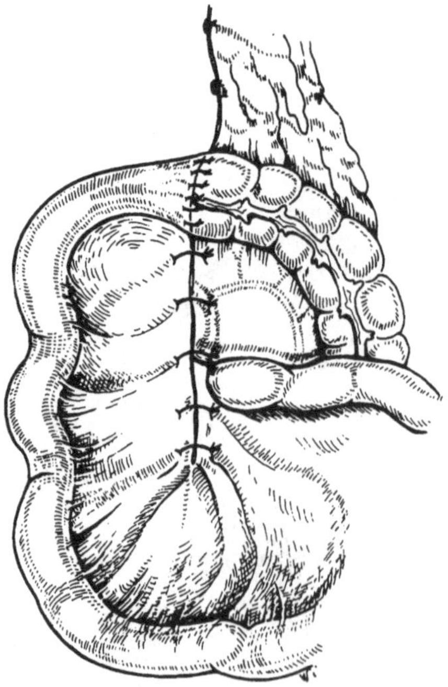

Abb. 5.3.15: Ileotransversostomie mit Verschluß der Mesenteriallücke

5.3.4.2 Erweiterte Hemikolektomie rechts (Karzinome der rechten Flexur und des Colon transversum)

Die erweiterte rechtsseitige Hemikolektomie kommt bei Karzinomlokalisationen im Bereich der rechten Flexur und in der rechten Hälfte des Colon transversum zur Anwendung. Sie beinhaltet eine Resektion des gesamten Colon transversum, unter Einschluß beider Flexuren und unter Mitnahme des gesamten rechtsseitigen Kolons. Im Unterschied zur rechtsseitigen Hemikolektomie werden die Vasa colica media stammnah am Unterrand des Pankreas durchtrennt. Die Lymphknoten am Pankreasunterrand sowie die infrapylorischen Lymphknoten um die A. gastroepiploica werden mitentfernt. Das große Netz wird magennah durchtrennt und mit dem Querkolon vollständig entfernt. Dazu ist eine Mobilisierung der linken Flexur erforderlich, damit die Anastomose zwischen Ileum und Colon descendens problemlos erfolgen kann.

5.3.4.3 Das Karzinom des Colon transversum

Beim Karzinom des Colon transversum ist aus onkologischen Gesichtspunkten eine subtotale Kolektomie zu erwägen, weil der Lymphabfluß zwar hauptsächlich entlang der A. colica media verläuft, aber auch Lymphknotenmetastasen im Bereich der A. colica dextra und sinistra beschrieben worden sind [285]. Wir bevorzugen die erweiterte Hemikolektomie rechts mit Ausräumung der Lymphknoten am Stamm der A. mesenterica inferior unter Schonung des Gefäßes. Der aszendierende Ast der A. colica sinistra bzw. die A. colica sinistra wird stammnah ligiert und durchtrennt (Abb. 5.3.16 Insert).

5.3.4.4 Linksseitige Hemikolektomie (Karzinom des Colon descendens)

5.3.4.4.1 Darstellung und Ligatur des Gefäßstammes und Resektion der Lymphknoten

Zur Darstellung der A. mesenterica inferior wird der Dünndarm in den rechten Oberbauch verlagert. Unmittelbar kaudal der Flexura duodenojejunalis wird das Peritoneum längs eröffnet und der Abgang der A. mesenterica inferior aus der Aorta freipräpariert (Abb. 5.3.16). Nach aortennaher Durchtrennung des Gefäßes wird die lateral und dorsal gelegene V. mesenterica inferior dargestellt und am Unterrand des Pankreas durchtrennt (Abb. 5.3.16). Alle Lymphknoten um die beiden großen Gefäße werden mitreseziert. Die A. und V. colica media werden im Mesocolon transversum identifiziert. Die linksseitigen Äste der A. und V. colica media werden durchtrennt, die rechtsseitigen bleiben erhalten. Bei diesem Schritt werden auch alle Lymphknoten am Pankreasunterrand, die am Stamm dieser beiden Gefäße lokalisiert sind, mitgenommen (Abb. 5.3.17).

5.3.4.4.2 Präliminäre Ligatur des Darmes

Die Resektionsgrenzen oral der linken Flexur in der Mitte des Querkolons und am unteren Sigma werden festgelegt und der Darm ligiert. Dabei erfolgt die Längsdurchtrennung des großen Netzes bis zur Resektionsgrenze des Darmes (Abb. 5.3.18).

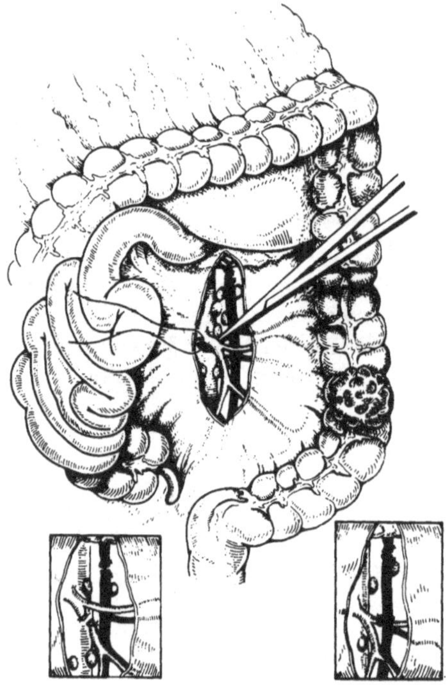

Abb. 5.3.16: Darstellung und Ligatur der A. mesenterica inferior stammnah sowie Durchtrennung und Ligatur der V. mesenterica inferior am Pankreasunterrand.
Die Inserts zeigen zwei Modifikationen. Das linke Insert zeigt die Ligatur und Durchtrennung der A. mesenterica inferior unter Erhalt der A. colica sinistra. Diese Modifikation der Ligatur des Gefäßstammes kommt bei der Sigmasegmentresektion oder in Einzelfällen bei der tiefen anterioren Rektumresektion zur Anwendung.
Das rechte Insert zeigt die Ligatur und Durchtrennung der A. colica sinistra unter Erhalt des Hauptstammes der A. mesenterica inferior. Diese Modifikation kommt hauptsächlich bei der erweiterten rechtsseitigen Hemikolektomie für Karzinome der rechten Flexur und des Colon transversum zur Anwendung

5.3.4.4.3 Mobilisation des tumortragenden Darmsegmentes

Die Mobilisation des Darmes beginnt mit der Durchtrennung der fötalen Verwachsungen im Sigmabereich (Abb. 5.3.19). Diese laterale Inzision wird bis zur linken Flexur fortgesetzt. Im Bereich des Tumors wird die Präparation scharf mit ausreichendem Sicherheitsabstand durchgeführt. Ein Einbruch des Tumors in die Bauchwand wird weit im Gesunden umschnitten. Bei der Mobilisation der linken Flexur wird zur besseren Orientierung die Bursa omentalis im Bereich der Resektionsgrenze eröffnet (Abb. 5.3.20). Die Präparation wird durch magenwandnahe Durchtrennung des großen Netzes bis zur linken Flexur fortgesetzt (Abb. 5.3.20). Die Auslösung der linken Flexur gelingt leichter, wenn Colon descendens und Colon transversum gleich-

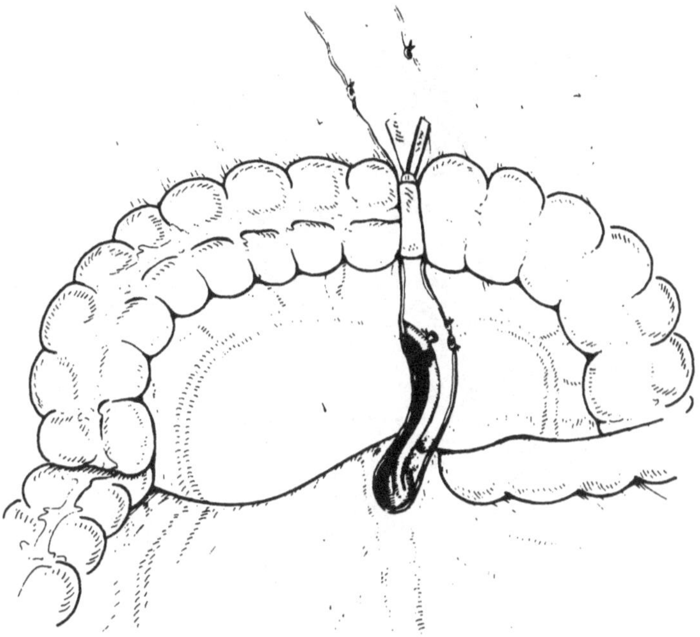

Abb. 5.3.17: Durchtrennung der linksseitigen Äste der Vasa colica media mit Dissektion der Lymphknoten am Ursprung dieser Gefäße

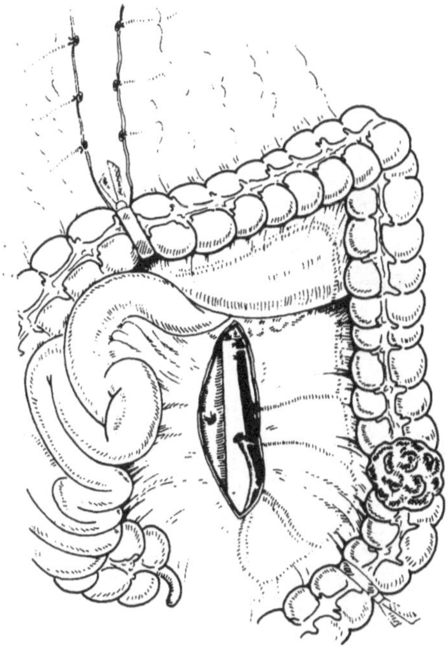

Abb. 5.3.18: Festlegung der Resektionsgrenzen mit Durchtrennung des großen Netzes

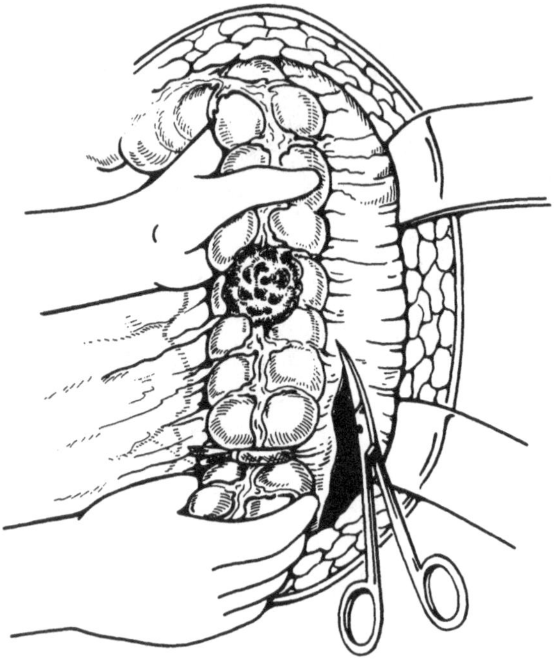

Abb. 5.3.19: Lösen der fötalen Verwachsungen des Sigmas

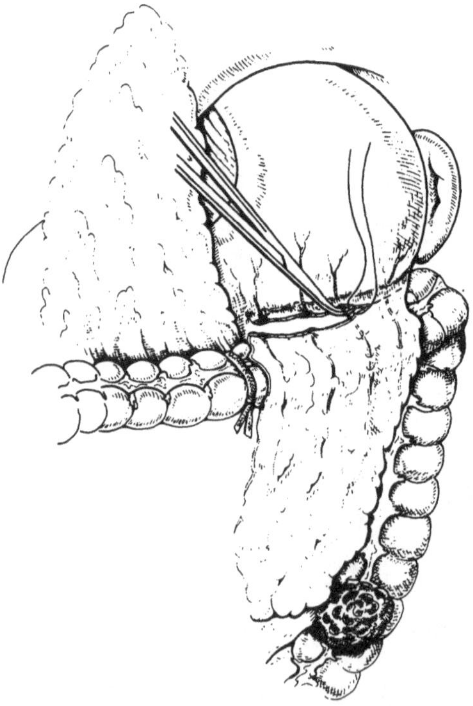

Abb. 5.3.20: Eröffnung der Bursa omentalis durch magenwandnahe Durchtrennung des Ligamentum gastrocolicum im Bereich der Resektionsgrenze

zeitig mit einer Hand gefaßt und nach mediokaudal gezogen werden (Abb. 5.3.21). Mit diesem Schritt erfolgt die Durchtrennung der A. gastroepiploica sinistra, einem Ast der A. lienalis (Abb. 5.3.1). Dabei muß der ausgeübte Zug sehr dosiert sein, um iatrogene Milzverletzungen zu vermeiden. Der absteigende Kolonrahmen wird nun-

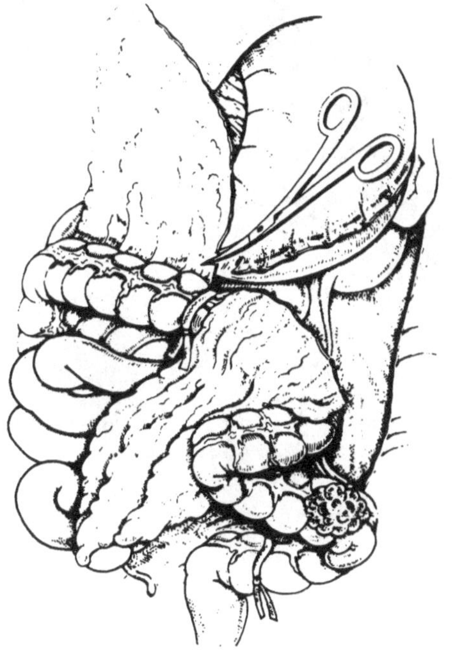

Abb. 5.3.21: Mobilisierung der linken Flexur. Colon descendens und Colon transversum werden gleichzeitig mit einer Hand gefaßt und nach mediokaudal gezogen

mehr nach rechts geschlagen und das Mesocolon descendens vom übrigen retroperitonealen Gewebe abpräpariert. Dabei kommen der linke Ureter sowie die Vasa spermatica bzw. die Vasa ovarica zur Darstellung, die geschont werden (Abb. 5.3.22).

5.3.4.4.4 Resektion des tumortragenden Darmsegmentes

Nach vollständiger Mobilisation des linken Kolons wird das Mesocolon zwischen den zentralen Gefäßligaturen und der provisorischen Darmligatur durchtrennt.

5.3.4.4.5 Anastomosierung

Die Anastomose (Abb. 5.3.23) darf nicht oral des rektosigmoidalen Überganges angelegt werden, weil bei hoher Ligatur der A. mesenterica inferior das distale Darmsegment durch die A. rectalis media versorgt wird. Ist vorgesehen, das distale Sigma zu belassen, dann sollte auch die A. rectalis superior geschont und die Ligatur der A.

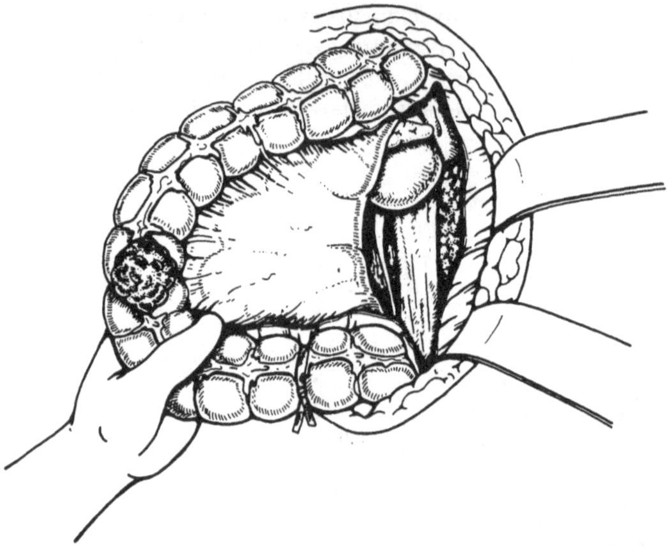

Abb. 5.3.22: Präparation des Mesocolon sigmoideum mit Darstellung des linken Ureters sowie der Vasa spermatica bzw. der Vasa ovarica

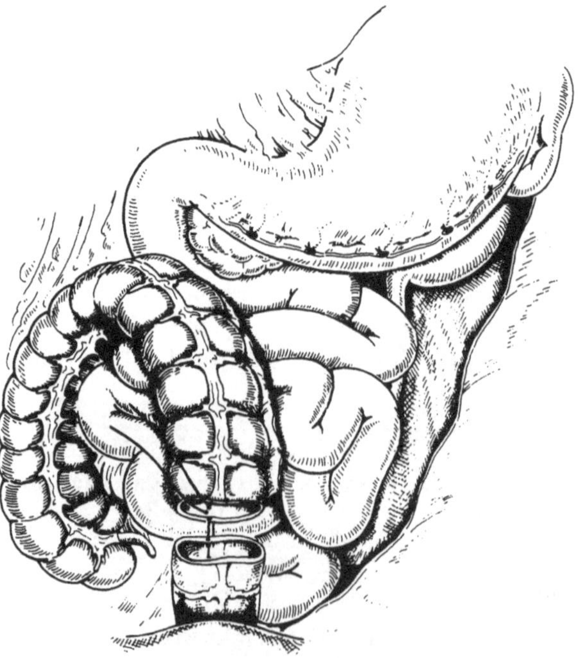

Abb. 5.3.23: Situs nach linksseitiger Hemikolektomie: Vorbereitung der Anastomose zwischen Colon transversum und oberem Rektum (Transversorektostomie)

colica sinistra erfolgen (Abb. 5.3.16 Insert). Auch in diesem Fall wird eine Lymphknotendissektion der Lymphknotengruppe am Ursprung der A. mesenterica inferior aus der Aorta durchgeführt.

5.3.4.5 Sigmasegmentresektion

5.3.4.5.1 Darstellung und Ligatur des Gefäßstammes und Dissektion der Lymphknoten

Die Sigmasegmentresektion stellt eine Operation mit eingeschränkter Radikalität dar und sollte deshalb nur bei multimorbiden Patienten oder als Palliativoperation im Sinne einer Resektion des Primärtumors zur Anwendung kommen.

Bei der Sigmasegmentresektion bleibt die A. colica sinistra mit dem Hauptstamm der A. mesenterica inferior erhalten. Damit wird eine optimale Durchblutung des Colon descendens gewährleistet (Arteriosklerose) (Abb. 5.3.16 Insert). Hierbei kann ebenfalls eine Dissektion der Lymphknoten am Ursprung der A. mesenterica inferior aus der Aorta erfolgen. Die Ligatur und Durchtrennung der das Darmsegment drainierenden Venen erfolgt in Höhe der Arterienligatur.

5.3.4.5.2 Präliminäre Ligatur

Die präliminäre Ligatur erfolgt in Höhe des rektosigmoidalen Überganges und des Überganges vom Colon descendens zum Colon sigmoideum.

5.3.4.5.3 Mobilisation des tumortragenden Segmentes

Die Mobilisation des Sigmas entspricht der bei der linksseitigen Hemikolektomie beschriebenen Technik, allerdings mit eingeschränktem Ausmaß. Im Unterschied zur linksseitigen Hemikolektomie erfolgt hier nicht die Resektion des großen Netzes. Vielmehr wird das Omentum majus nach oben geschlagen und in der avaskulären Schicht vom Querkolon abgelöst (Abb. 5.3.24, 5.3.25). Dann erfolgt die Mobilisation der linken Flexur entsprechend der bereits beschriebenen Weise (Abb. 5.3.25).

Nach Resektion des Sigmas erfolgt die Anastomose in Form einer termino-terminalen Deszendorektostomie.

5.3.4.6 Tiefe anteriore Rektumresektion

5.3.4.6.1 Darstellung und Ligatur des Gefäßstammes und Dissektion der Lymphknoten

Der erste Schritt der tiefen anterioren Rektumresektion entspricht der Hemikolektomie links, bzw. dem Vorgehen bei der Sigmasegmentresektion. Als Regel durchtrennen wir die A. mesenterica inferior unmittelbar am Ursprung aus der Aorta. Die V. mesenterica inferior wird am Pankreasunterrand durchtrennt und ligiert. Nur wenn Durchblutungsstörungen des Kolons zu befürchten sind (Verschluß der Riolanschen Anastomose) (s. Abb. 5.3.2), muß die A. colica sinistra erhalten bleiben. Die Lymph-

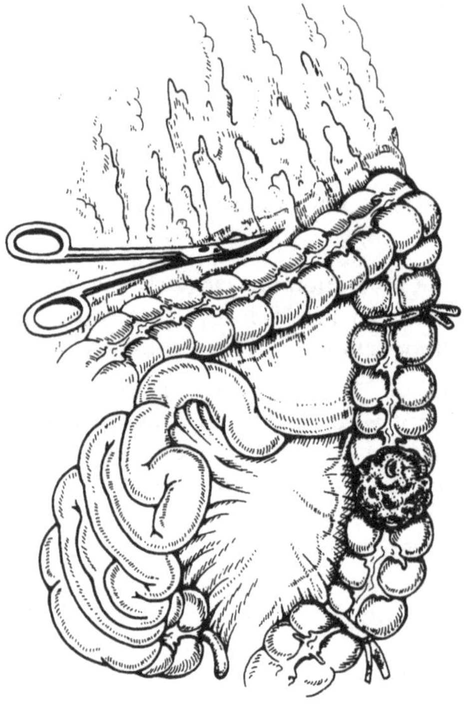

Abb. 5.3.24: Sigmasegmentresektion: Ablösung des großen Netzes vom Querkolon

knoten am Ursprung der A. mesenterica inferior werden unter Ausschälung des Gefäßes mitentfernt. Damit bleibt die Durchblutung des linken Kolons erhalten (Abb. 5.3.16 mit Insert). Der Nachteil dieses Vorgehens ist allerdings eine Fesselung des linken Kolons am Gefäßstiel, so daß tiefe Rektumanastomosen unter Umständen nicht mehr spannungsfrei möglich sind.

5.3.4.6.2 Präliminäre Darmligatur und Mobilisation des tumortragenden Darmsegmentes

Bei Rektumtumoren ist eine präliminäre Darmligatur nach aboral nicht möglich. Die orale Ligatur wird im Colon descendens oder im Sigmabereich angelegt. Die peritoneale Inzision wird entlang der Aorta nach kaudal, ausgehend von der Gefäßpräparationsstelle, fortgesetzt. Die peritoneale Inzision verläuft omegaförmig um das Rektum (Abb. 5.3.26), sodann erfolgt das Lösen der fötalen Verwachsungen des Sigmas, des Colon descendens und des Rektums von lateral. Beim Abschieben des Mesocolons vom Retroperitoneum stellen sich der linke Ureter und die Vasa spermatica bzw. die Vasa ovarica dar (Abb. 5.3.27). Die laterale Inzision des Peritoneums wird nach kaudal fortgesetzt, erfaßt bogenförmig die Vorderseite des Rektums und trifft auf die von medial angelegte peritoneale Inzision. Das Peritoneum wird nach kranial in der

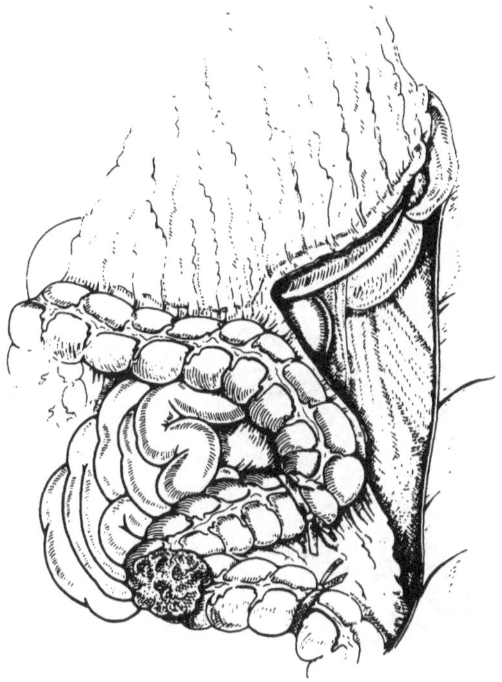

Abb. 5.3.25: Mobilisierung der linken Flexur unter Schonung des großen Netzes

lateralen Kolonrinne bis zur linken Flexur inzidiert. Die Mobilisation der linken Flexur erfolgt unter Schonung des großen Netzes wie bei der Sigmasegmentresektion (s. Abb. 5.3.24 u. 5.3.25).

An der lateralen Wand des kleinen Beckens in Höhe der Beckeneingangsebene erfolgt das stumpfe Abschieben des Ureters nach ventral-lateral mit dem Präparierstiel (Abb. 5.3.28). Die weitere Präparation des Rektums erfolgt prinzipiell in entgegengesetzter Richtung, so daß der Ureter nicht mehr verletzt werden kann. Das Colon sigmoideum wird mit der linken Hand nach ventral gehalten und es erfolgt die Dissektion des Mesosigmas entlang der Aorta unter Mitnahme der Lymphknoten bis zum Promontorium. Dieser Schritt kann scharf erfolgen. Dabei kommt der rechte Ureter zur Darstellung. Die Fortsetzung der Präparation des Mesorectums erfolgt entlang dem Kreuzbein auf der Waldeyerschen Faszie, wobei der Plexus hypogastricus erhalten bleiben muß. Er verläuft unmittelbar auf der Aorta und teilt sich unterhalb der Aortenbifurkation in zwei Nervenbündel. Verletzungen dieses Plexus führen zu Ejakulations- und Blasenentleerungsstörungen (s. Abb. 5.3.4, 5.3.5). Bei dorsal gelegenen Rektumtumoren wird scharf auf der Waldeyerschen Faszie präpariert. Eine Eröffnung der Waldeyerschen Faszie ist unbedingt zu vermeiden, da es sonst zu schwer stillbaren Blutungen aus den Sakralvenen kommt (s. Abb. 5.3.4, 5.3.5).

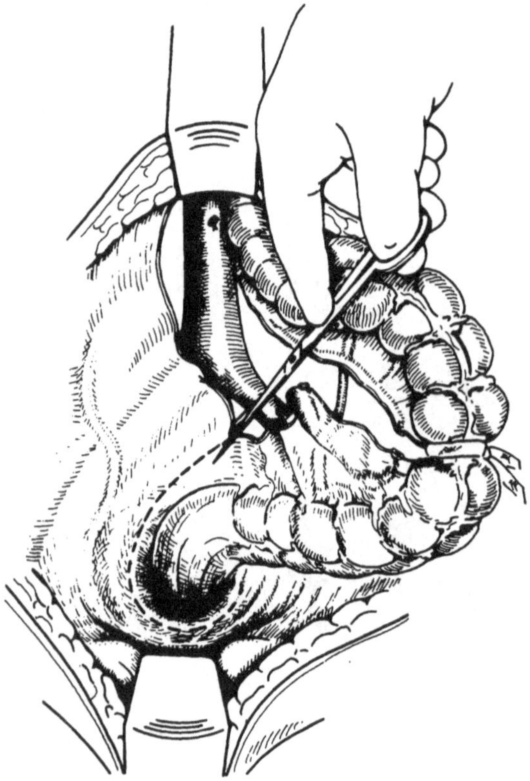

Abb. 5.3.26: Tiefe anteriore Rektumresektion.
Fortsetzung der Peritonealinzision entlang der Aorta nach kaudal und omegaförmige Umschneidung des peritonealen Rektumüberzuges

Bei der ventralen Präparation wird das Rektum mit der linken Hand nach dorsal gehalten, während die Blase bzw. der Uterus mit einem Haken nach ventral gezogen werden. Die Präparation erfolgt im Spatium vesicorectale (Denonvillier) (s. Abb. 5.3.4) bzw. im Spatium rectovaginale (s. Abb. 5.3.5). Nach ventral zu verdichtet sich das Spatium, das aus Bindegewebe besteht, zu einer Faszie, die die Blasenrückwand bzw. die Vaginahinterwand bedeckt. Die Präparation erfolgt scharf auf dieser Faszie (Abb. 5.3.29). Unter dieser Faszie befinden sich die Samenbläschen und die Nn. erigentes. Die Faszie wird nur bei wandübergreifendem, ventral gelegenem Rektumkarzinom mitreseziert. Der letzte Schritt der Rektummobilisation ist die Durchtrennung der lateralen Ligamente nahe der Beckenwand zwischen Overholt-Klemmen. In den Lateralligamenten oder Paraproktien verlaufen die A. und V. haemorrhoidalis media. Dabei müssen A. und V. iliaca interna und der lateral verlaufende Ureter geschont werden (Abb. 5.3.30).

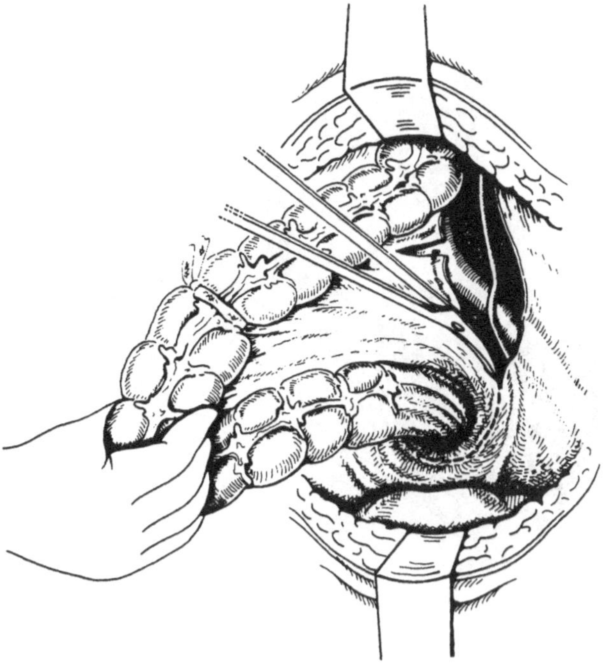

Abb. 5.3.27: Laterale Lösung der fötalen Verwachsungen in der lateralen Kolonrinne

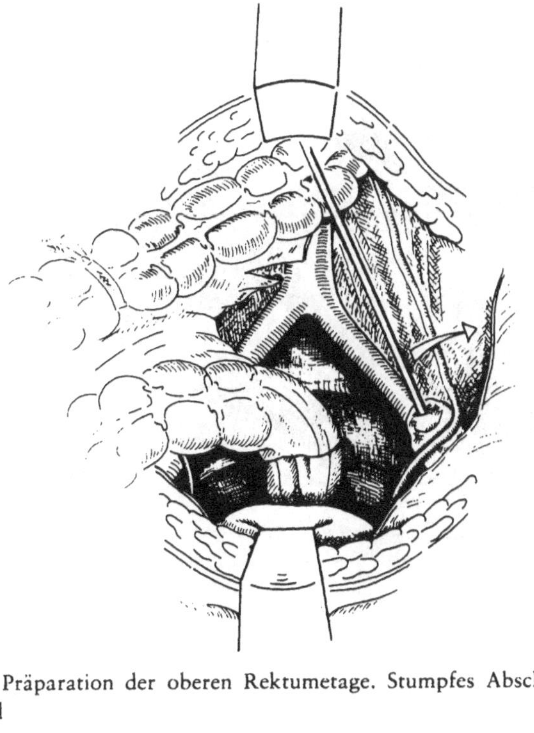

Abb. 5.3.28: Präparation der oberen Rektumetage. Stumpfes Abschieben des linken Ureters nach ventro-lateral

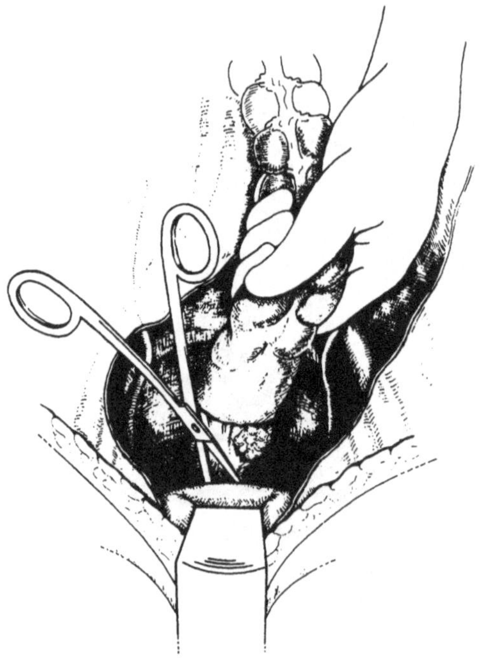

Abb. 5.3.29: Ventrale Präparation des Rektums im Spatium vesicorectale bzw. rectovaginale. Die Blase bzw. der Uterus werden mit einem Haken nach ventral gezogen, während das Rektum nach dorsal gehalten wird

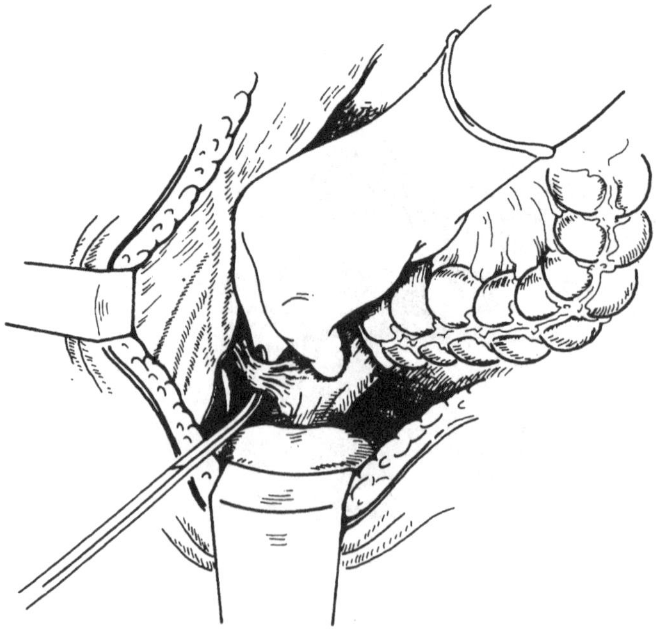

Abb. 5.3.30: Präparation der Lateralligamente

Ist das Rektum zirkulär im kleinen Becken mobilisiert, wird es distal des Tumors mit einer kräftigen Rechtwinkelklemme abgeklemmt. Jetzt erfolgt die peranale Spülung des Rektums mit verdünnter Betaisodonna-Lösung, um abgeschilferte Tumorzellen aus dem Darmlumen zu entfernen (Wash out) (Abb. 5.3.31).

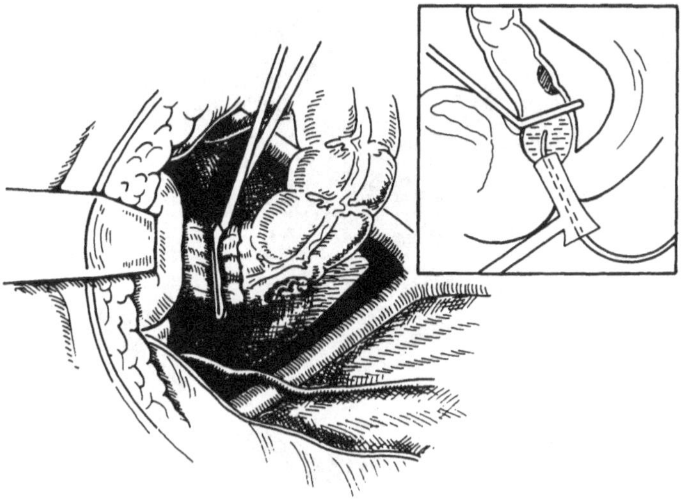

Abb. 5.3.31: Abklemmung des Rektums und peranale Spülung über ein Proktoskop (Wash out)

5.3.4.6.3 Resektion des tumortragenden Darmsegmentes

Unterhalb der Rechtwinkelklemme erfolgt in entsprechendem Sicherheitsabstand die Resektion des Rektums. Das Mesosigma wird in Höhe der Absetzungsstelle der A. mesenterica inferior zur Darmwand hin zwischen Overholt-Klemmen durchtrennt und ligiert und der Darm durchtrennt. Es erfolgt in der Regel die terminoterminale Deszendorektostomie, wobei die Spannungsfreiheit der Anastomose durch die zuvorige ausgiebige Mobilisation der linken Flexur gewährleistet ist (Abb. 5.3.32).

5.3.4.7 Abdominoperineale Rektumexstirpation

Bei der abdominoperinealen Rektumexstirpation wird nach Abwaschen und Desinfektion der Operationsgebiete der Anus durch Tabaksbeutelnaht verschlossen (Abb. 5.3.33). Der abdominelle Teil entspricht den zuvor beschriebenen Operationsschritten bei der tiefen anterioren Rektumresektion. Die Präparationsebene reicht dabei in der Regel bis zum Beginn des Analkanals. Die Präparationsebenen des sakralen Teils sind in Abbildung 5.3.33 dargestellt.

Der sakrale Teil beginnt mit einer spindelförmigen Inzision der Haut und des Subkutangewebes. Das Ligamentum anococcygeum wird steißbeinnah durchtrennt (Abb. 5.3.34). Das Ligament wird mit der scharfen Klemme gefaßt und angezogen. Sodann werden die Levatoren von dorsal nach ventral etwa 1 bis 2 cm von der

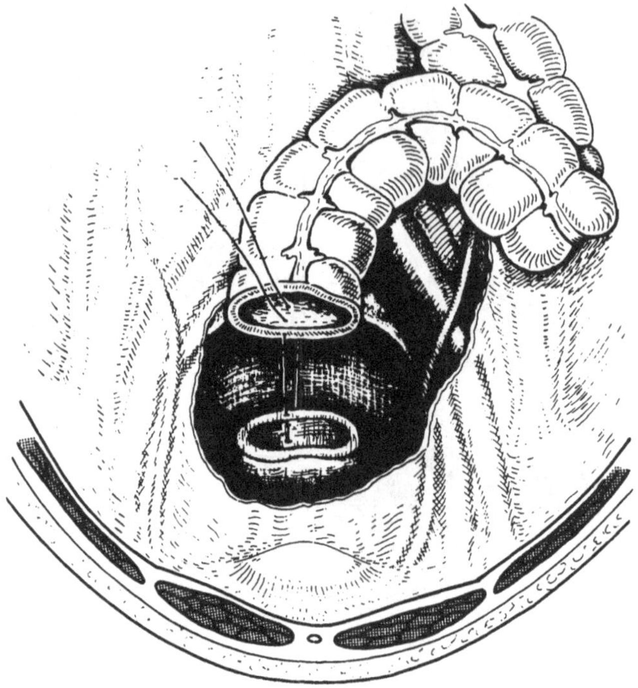

Abb. 5.3.32: Anlage der Deszendorektostomie termino-terminal

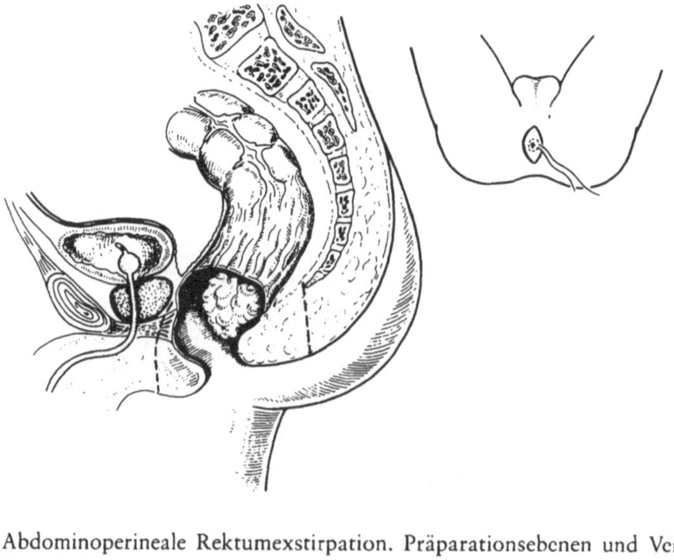

Abb. 5.3.33: Abdominoperineale Rektumexstirpation. Präparationsebenen und Verschluß des Anus durch Tabaksbeutelnaht

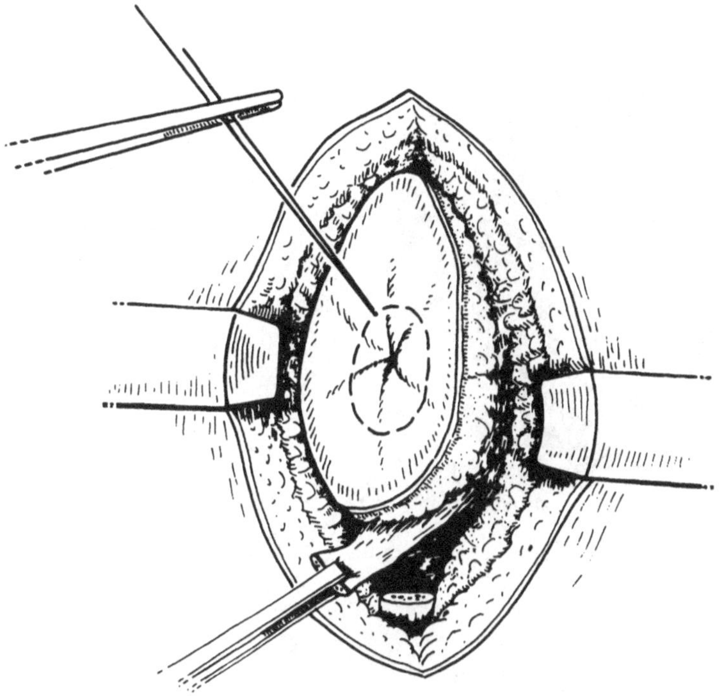

Abb. 5.3.34: Spindelförmige Inzision der Haut und des Subkutangewebes beim sakralen Teil. Das Ligamentum anococcygeum wird steißbeinnah durchtrennt

Rektumwand entfernt sukzessive durchtrennt (Abb. 5.3.35). Blutungen werden durch Koagulation gestillt. Der schwierigste Schritt beim sakralen Teil der abdominoperinealen Rektumexstirpation ist die ventrale Mobilisation des Analkanals und des Rektums. Verletzungen der Harnröhre oder der Prostata sind möglich. Zur besseren Exposition dieser Region erfolgt durch den abdominellen Operateur das Durchschieben des oralen Rektumstumpfes durch die dorsale Perineal-Inzision (Abb. 5.3.36). Der ventrale Zipfel des spindelförmigen Exzidates wird mit einer scharfen Klemme gefaßt, auf die ein dorsaler Zug ausgeübt wird. Dadurch entfaltet sich das Spatium retrovesikale und das Spatium retroprostaticum bzw. das Spatium rectovaginale, so daß unter Sicht scharf nach kranial präpariert werden kann. Bei ventral gelegenen Tumoren, die alle Wandschichten des Rektums durchbrochen haben, wird aus Radikalitätsgründen die Vaginahinterwand bzw. die Denonvillierfaszie mitreseziert. Nach Exstirpation des Rektums und Spülung der Operationswunde werden die Levatorenschenkel durch tiefgreifende Einzelknopfnähte adaptiert, nachdem zuvor eine oder zwei dicke Redondrainagen in die Sakralhöhle eingelegt und durch gesonderte Stichinzisionen ausgeleitet wurden (Abb. 5.3.37). Nach Adaptationsnähten des Subkutangewebes erfolgt der Verschluß der perinealen Haut. Ein Verschluß des Beckenbodenperitoneums ist prinzipiell nicht notwendig.

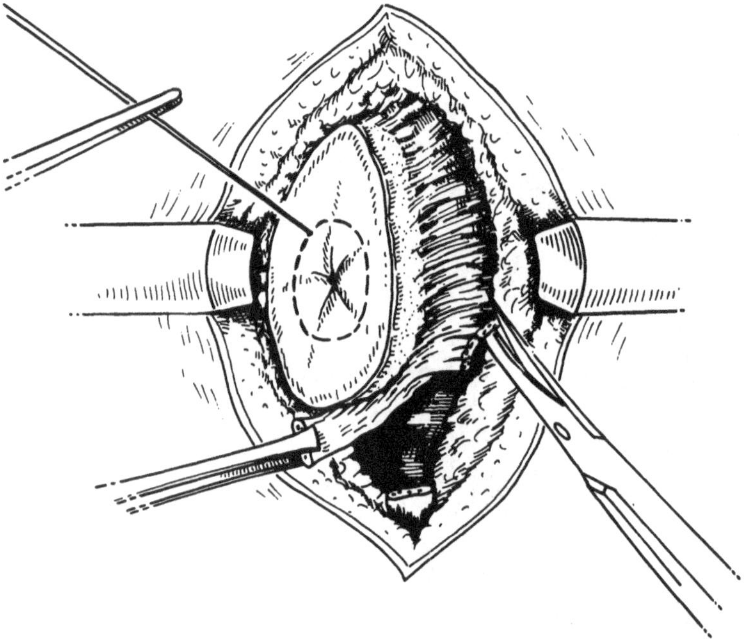

Abb. 5.3.35: Durchtrennung der Levatoren von dorsal nach ventral

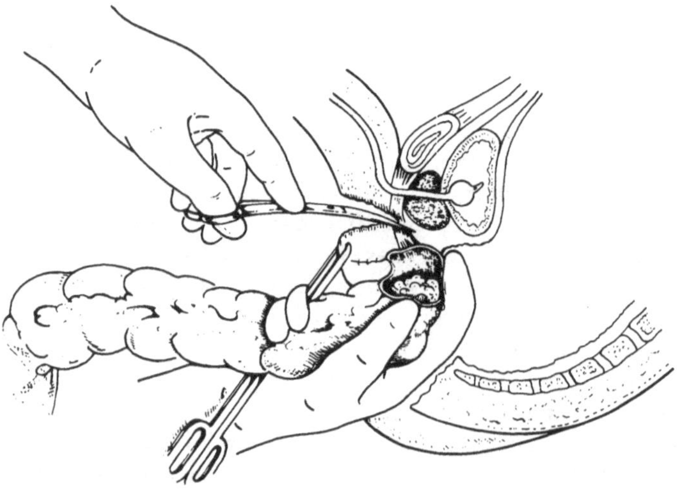

Abb. 5.3.36: Ventrale Präparation des Rektums im Spatium retroprostaticum bzw. rectovaginale

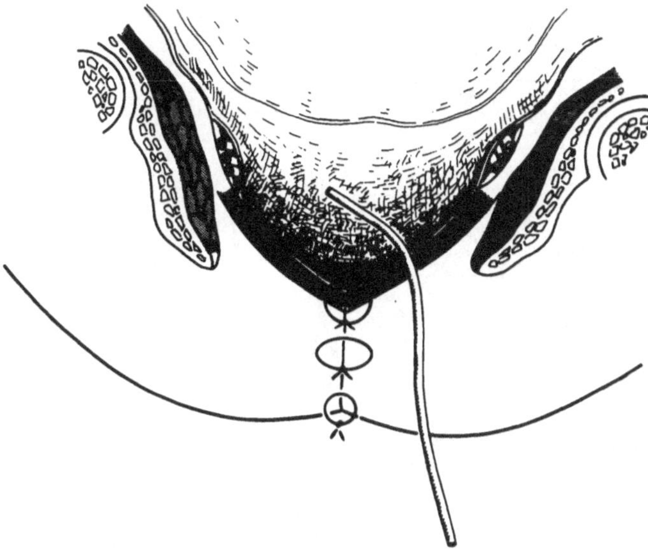

Abb. 5.3.37: Verschluß der Levatorenschenkel

5.3.4.8 Anlage des Anus praeter

Die Anlage des künstlichen Darmausganges wird vielfach als eine lästige Pflicht am Ende der Operation angesehen. Die Aufmerksamkeit nach dem langen Eingriff läßt nach, so daß sich Fehler einschleichen können. Der gut angelegte Anus praeter ist aber die Visitenkarte des Operateurs. Da der Patient mit diesem Anus praeter den Rest seines Lebens verbringen muß, kann ein schlecht angelegter künstlicher Ausgang zu dauerhaften Einbußen der Lebensqualität führen.

Im Grunde sind bei der Anlage des Anus praeter nur wenige Punkte zu beachten, um ein befriedigendes Ergebnis zu erreichen. Am Tag vor der Operation ist es absolut erforderlich, die Lage des Stomas durch Markierungen auf der Haut festzulegen. Hierzu muß der Patient nicht nur stehen und liegen, sondern vor allem auch sitzen. Die günstigste Lage des Stomas liegt in der Regel genau in der Mitte zwischen dem Nabel und einem Punkt etwas unterhalb der Spina iliaca anterior superior (Abb. 5.3.38). Häufig geht die Markierung durch den Abwaschvorgang verloren, sie muß dann vor dem Bauchschnitt erneut aufgefrischt werden. Nach dem Hautschnitt verzieht sich die Stelle der Anus-praeter-Anlage, so daß nachträgliche Markierungen häufig zu fehlerhafter Anlage führen. Vor Anlage des Anus praeter muß die gesamte Bauchwand der linken Seite strammgezogen werden, indem Ellis-Klemmen oder scharfe Klemmen am Faszienrand angebracht werden und an diesen Klemmen kräftig zur Gegenseite gezogen wird. Dann wird die Haut kreisrund exzidiert: Dies gelingt am leichtesten, wenn die Haut in der Mitte der Markierung mit einer scharfen Klemme gefaßt wird, hochgezogen wird und tangential mit dem Messer abgetragen wird. Dann entsteht ein kreisrunder Defekt der Haut, der etwa 2,5 cm Durchmesser

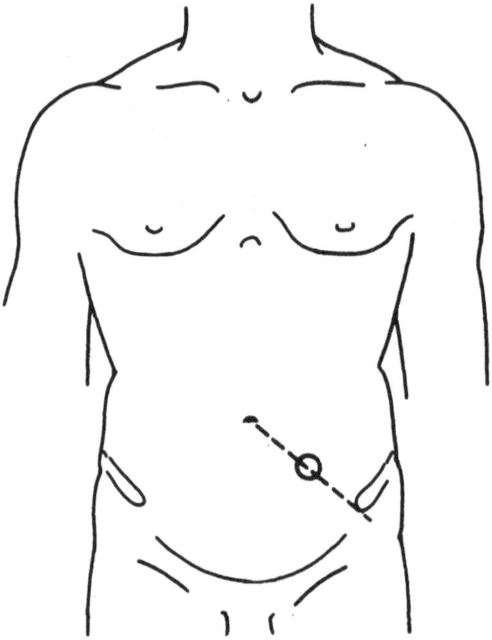

Abb. 5.3.38: Anlagestelle des Anus praeter naturalis

betragen sollte (Abb. 5.3.39). Das Subkutangewebe wird bis auf die Faszie zylinderförmig entfernt, die Faszie wird mit zwei Langenbeck-Haken dargestellt und kreuzförmig inzidiert (Abb. 5.3.40). Die Muskulatur wird teils scharf, teils stumpf zur Seite gedrängt. Der so entstehende Kanal in der Bauchwand sollte für 2 Finger, bei sehr fettreichem Darm für 3 Querfinger durchgängig sein (Abb. 5.3.41). Bei strammgezogener Bauchwand sollte die Perforation der Bauchdecken absolut senkrecht sein. Die Hautinzision darf nicht zu groß sein und sollte dem angegebenen Maß von 2,5 cm entsprechen.

Durch die so geschaffene Öffnung in der Bauchwand wird eine große Schere oder eine Kornzange von außen nach innen geschoben und mit Hilfe dieses Instrumentes die Bauchwand nach außen gehebelt und durch einen Assistenten gehalten. Dann wird das Colon descendens etwas unterhalb der Flexur beginnend bis zu der Öffnung mit fortlaufender Naht stramm an der seitlichen Bauchwand befestigt (Abb. 5.3.42), der Darm wird dann durch die Bauchwand hindurchgezogen, auf die entsprechende Länge nachreseziert und mit Ellis-Klemmen gehalten (Abb. 5.3.43). Der Darm sollte in der Öffnung der Bauchwand stramm liegen, darf aber nicht stranguliert werden. Dies ist an einer Blauverfärbung der Mukosa zu erkennen. Das mesenteriale Fett mit den Blutgefäßen des Darmes muß durch die Anus-praeter-Öffnung bis subkutan mitgeführt werden, damit eine gute Durchblutung des durchgezogenen Kolonanteils gewährleistet ist. Nähte zur Fixierung des Darmes an den Faszien der Bauchwand

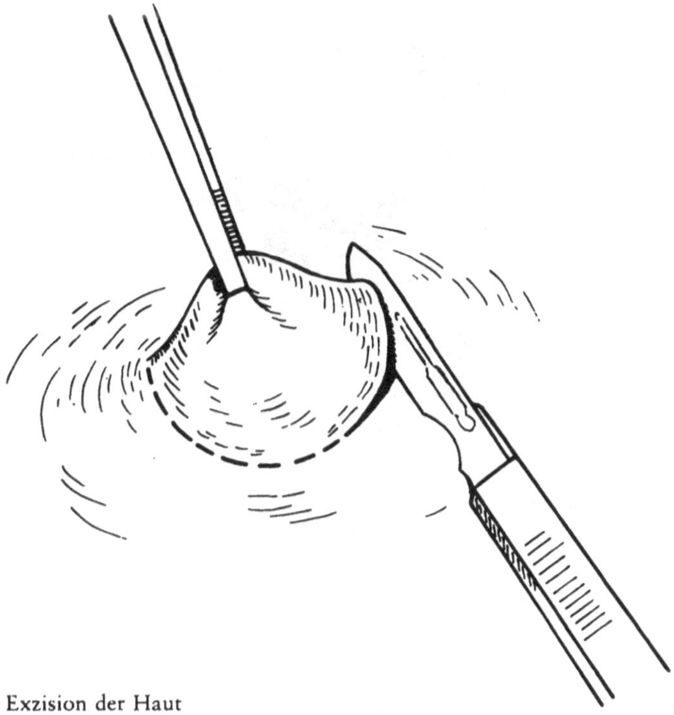

Abb. 5.3.39: Exzision der Haut

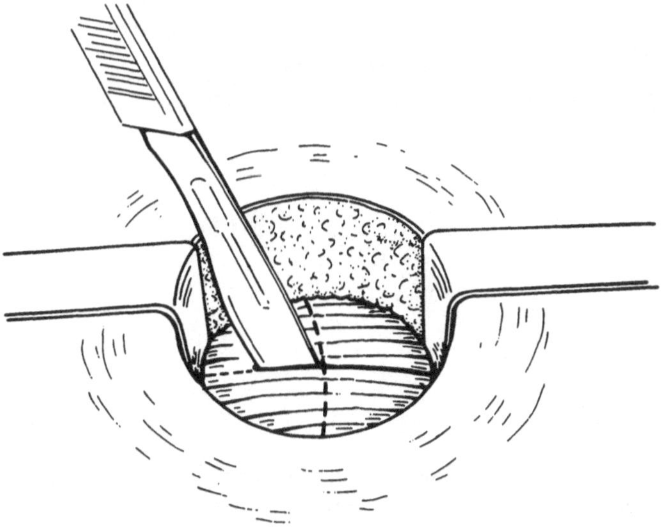

Abb. 5.3.40: Kreuzförmige Inzision der Faszie

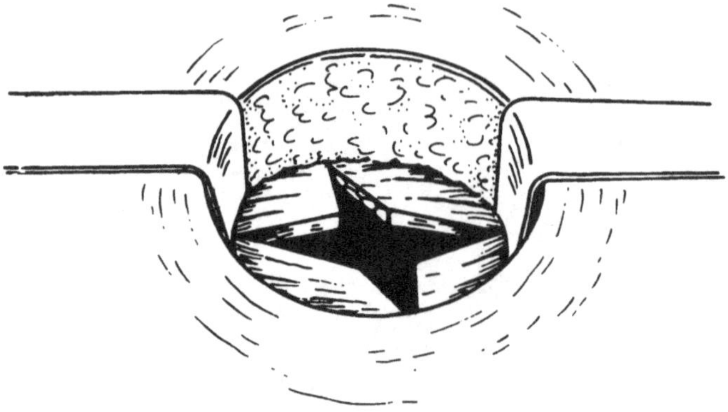

Abb. 5.3.41: Vollständige Kreuzinzision der Faszie. Der Defekt sollte für drei Querfinger durchgängig sein

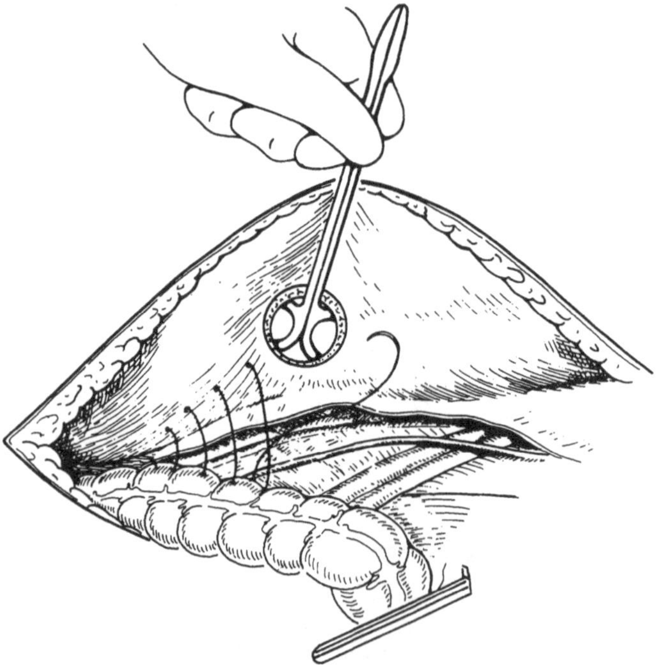

Abb. 5.3.42: Fixierung des Colon descendens mit fortlaufender Naht an der seitlichen Bauchwand

sind nicht erforderlich. Das Darmende wird lediglich an der Haut durch Einzelknopfnähte befestigt. Durch diese Einzelknopfnähte soll eine geringfügige Prominenz des Anus bewirkt werden (Abb. 5.3.44). Dadurch läßt sich der Anus praeter besonders gut befestigen, Verunreinigungen und Mazerationen der Haut sind auch bei eventuell

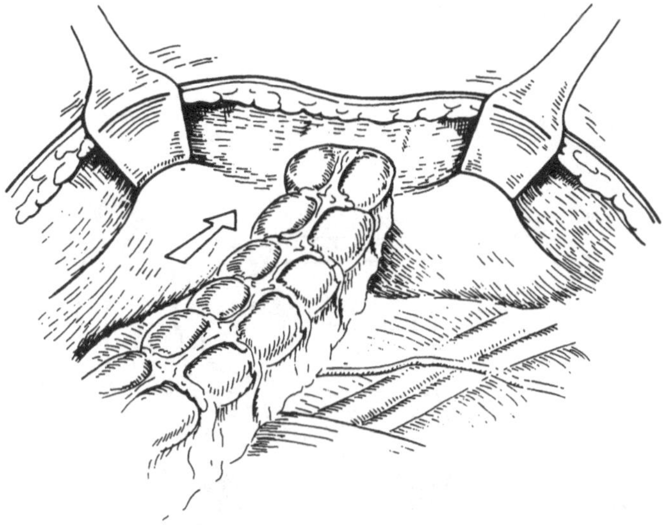

Abb. 5.3.43: Durchzug des Darmes durch die Bauchwand. Beachte die stramme Lage des Darmes in der Bauchhöhle

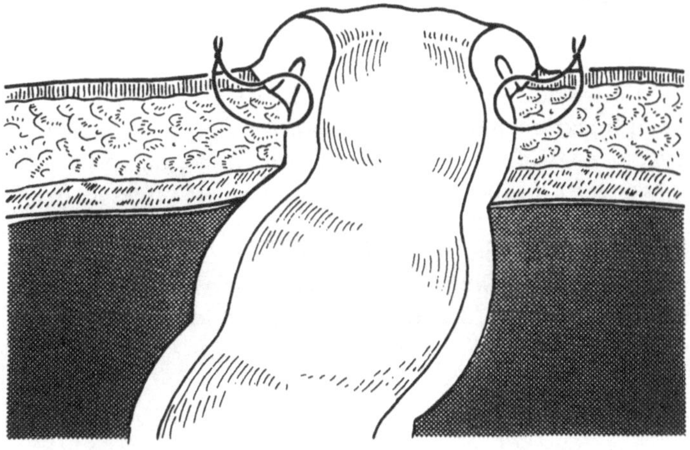

Abb. 5.3.44: Befestigung des Colon descendens an der Haut (prominenter Anus praeter)

auftretenden Durchfallepisoden nicht zu erwarten. Der Anus praeter braucht allerdings nicht so ausgeprägt peniform gebildet zu werden wie bei einem Dünndarm-Anus-praeter. Die Nahtführung verläuft durch die Haut bis ins Subkutangewebe, dann wird das Kolon seromuskulär etwa 1,5 cm vom Ende entfernt gefaßt, danach erfolgt ein extramuköser Stich am Darmrand und schließlich wird die Haut noch an einer schmalen Lefze gefaßt (Abb. 5.3.45).

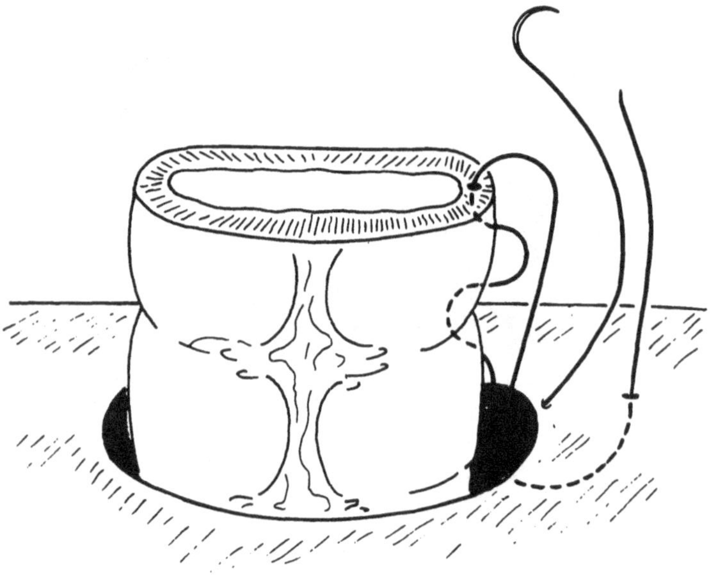

Abb. 5.3.45: Nahtführung bei der Anus-praeter-Anlage

Häufige Komplikationen des Anus praeter sind die parastomalen Hernien, der Anus-praeter-Prolaps und Infektionen um den Anus praeter. Parastomale Hernien entstehen häufig durch zu große Exzision der Bauchwand. Der Anus-praeter-Prolaps tritt immer dann auf, wenn der Darm nicht stramm (Abb. 5.3.43) auf direktem Wege zum Anus praeter an der seitlichen Bauchwand fixiert wurde, sondern schleifenförmig in der Bauchhöhle liegt. Infektionen des Anus preater treten besonders häufig auf, wenn Korrekturen im unmittelbar postoperativen Verlauf notwendig sind. All diese Komplikationen sollten durch standardisierte Technik vermeidbar sein.

5.4 Nahttechniken

D. K. Wilker, J. R. Izbicki, H. Waldner

5.4.1 Einleitung

Die Nahttechnik am Kolon hat in den letzten Jahrzehnten mehrere Wandlungen durchgemacht. In den Operationslehren haben die überaus variantenreichen Anastomosierungsverfahren viel Platz eingenommen. Die unterschiedlichen Techniken haben den Anfänger allerdings eher verwirrt, als daß sie ihm geholfen hätten.

Neben der Vielzahl der Anastomosierungstechniken wurden Details an jeder Klinik noch unterschiedlich gehandhabt. Damit hatte in den sechziger und siebziger Jahren jede Klinik in Deutschland praktisch ihre eigene Nahttechnik. Viele Handhabungen waren eine Frage der Schule, aus der der Chirurg hervorgegangen war, ohne daß rationale Begründungen für dieses Vorgehen belegbar waren. Es gab Chirurgen, die einreihig, zweireihig oder sogar dreireihig nähten. Anfang der achtziger Jahre hat sich die Arbeitsgemeinschaft für Gastroenterologische Chirurgie um eine Vereinheitlichung der Nahttechniken bemüht. Diese standardisierte Nahttechnik soll im folgenden berücksichtigt werden. Alle anderen möglichen Nahttechniken sind komplizierter und nicht so uniform am gesamten Gastrointestinaltrakt anwendbar.

5.4.2 Präparation des Darmes vor Anastomosierung

Die optimale Durchblutung der zu anastomosierenden Darmanteile ist die wichtigste Voraussetzung zur Heilung von Anastomosen. Bei der Präparation muß nach Möglichkeit ein gut pulsierendes Gefäß 5 – 7 mm neben dem Schnittrand des Darmes liegen. Die Entfernung dieses Gefäßes vom Darmrand sollte in etwa dem Randabstand des Stiches der Anastomosierungsnähte entsprechen. Manchmal ist das Mesenterium des Darmes so stark verfettet, daß einzelne Gefäße nicht von außen beurteilt werden können. In dieser Situation muß die spontane arterielle Blutung aus dem Schnittrand als Beweis für eine gute Vaskularisation dienen.

5.4.3 Ileotransversostomie

Das terminale Ileum hat in der Regel ein dünneres Kaliber als das Querkolon. Aus diesem Grunde müssen die Lumina einander angepaßt werden. Bei allen Darmnähten wird auf der mesenterialen Seite begonnen, da hier die Situation meist am wenigsten übersichtlich ist. Die zweite Naht wird auf der kontramesenterialen Seite angelegt. Der Randabstand muß bei unterschiedlichen Lumina der zu anastomosierenden Darmanteile auch unterschiedlich weit sein. Auf der Dünndarmseite wird ein Randabstand von ca. 5 mm, auf der Kolonseite von ca. 7 mm gewählt (Ab. 5.4.1). Das Verhältnis

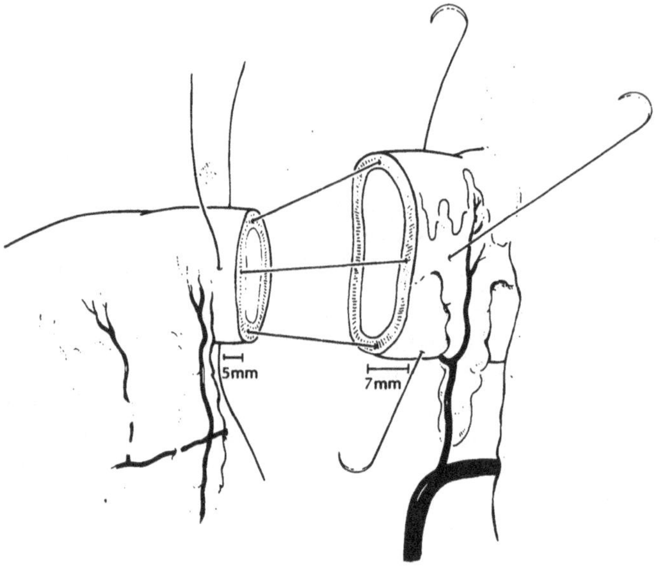

Abb. 5.4.1: Extramuköse Naht am wendbaren Darm (Ileotransversostomie). Beachte die unterschiedlichen Randabstände der Naht zur besseren Lumenadaptation

der beiden Randabstände spiegelt das Verhältnis der Darmlumina wider. Die beiden zuerst gelegten Nähte werden nicht abgeschnitten, sondern mit Klemmen bewehrt. Dabei wird das eine Ende des mesenterial gelegten Fadens in Richtung Mesenterium, das andere Ende hinter dem Darm her in die entgegengesetzte Richtung gehalten (Abb. 5.4.2). Um eine bessere Aufteilung der Darmlumina zu erreichen, wird dann zwischen diesen beiden Nähten genau in der Mitte der jeweiligen Darmwände wiederum eine Naht angelegt und geknotet (Abb. 5.4.1). Der mittlere Faden und der mesenteriale Faden werden dann gegeneinander angespannt und das dazwischen gelegene Lumen wird durch weitere Nähte verschlossen, wobei der Randabstand am Dünndarm z. B. 5 mm, der am Kolon 7 mm beträgt.

Der einzelne Stich wird extramukös geführt (Abb. 5.4.1). Das heißt, er führt durch die Serosa, Muscularis und Submukosa in dem oben genannten Randabstand, biegt dann senkrecht in Richtung auf den Darmrand ab und verläuft unter der Mukosa bis zum Darmrand, um hier zwischen Mukosa und Submukosa herausgeführt zu werden. Auf der Gegenseite wird genau umgekehrt gestochen, es wird auf dem Schnittrand zwischen Mukosa und Submukosa eingestochen, die Nadel bis weit in die Tiefe

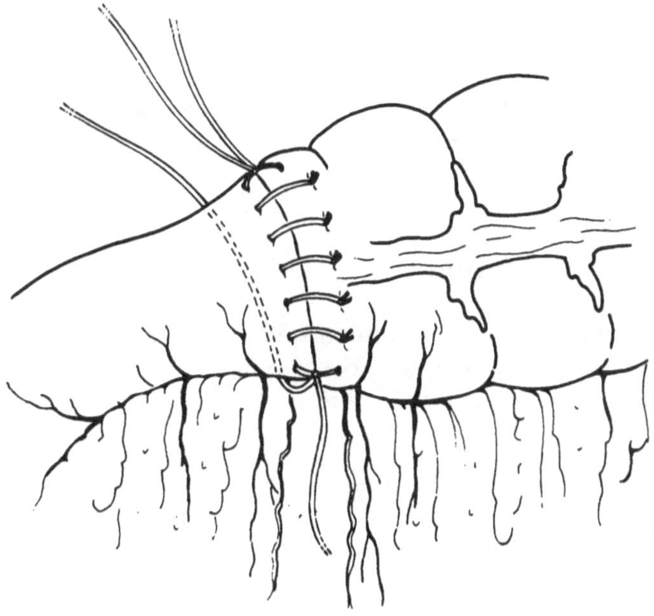

Abb. 5.4.2: Fertiggestellte Vorderwand. Ein Faden der mesenterialen Ecknaht ist unter dem Darm zur kontramesenterialen Seite geführt

entsprechend dem Randabstand vorgeführt, dann senkrecht in Richtung auf die Serosa abgebogen und die Nadel durch die Darmwand nach außen gestochen (15 a, 395 a). Beim Knoten des Fadens ist darauf zu achten, daß es zu einer leichten Inversion der beiden Darmenden kommt, damit ein sero-seröser Kontakt der beiden zu anatomosierenden Darmenden erreicht wird (Abb. 5.4.2). Ist die Vorderwand vernäht, läßt sich der Darm leicht mit Hilfe des mesenterialen Fadens, der hinter dem Darm hergeführt wurde, wenden (Abb. 5.4.3). Der zur mesenterialen Seite gelegte Faden wird dazu abgeschnitten. Jetzt liegt die Hinterwand vorne, sie wird wie die Vorderwand mit extramukösen Stichen verschlossen.

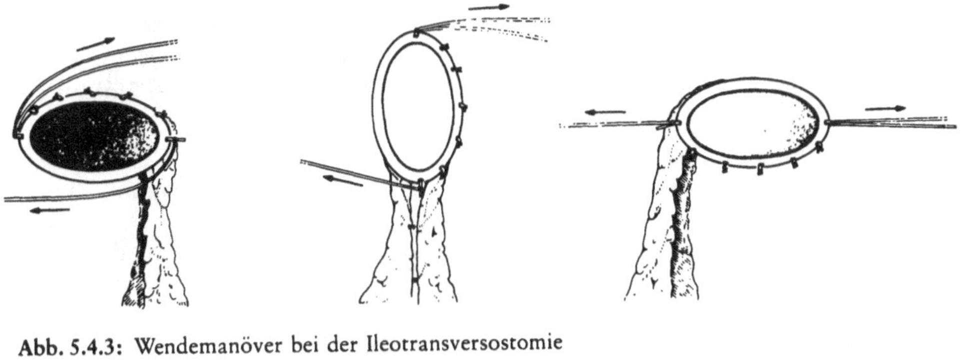

Abb. 5.4.3: Wendemanöver bei der Ileotransversostomie

In ähnlicher Technik können auch kolo-kolische Anastomosen angelegt werden. Dabei sind die Darmlumina in der Regel gleich groß, so daß eine Lumenadaptation entfällt (identischer Randabstand der beiden zu vereinigenden Darmenden). Der Randabstand muß grundsätzlich gleich dem Nahtabstand sein, d. h. bei einem Randabstand von 7 mm muß der Abstand zur nächsten Naht ebenfalls 7 mm betragen.

5.4.4 Tiefe Rektumanastomose

Beim Rektum müssen die Lateralligamente so weit als möglich geschont werden, da sie die Vaskularisation des Rektums garantieren. Sie bleiben also 1 cm unterhalb des Stumpfes unberührt (Abb. 5.4.4). Das Mesorectum auf der Dorsalseite des Rektums

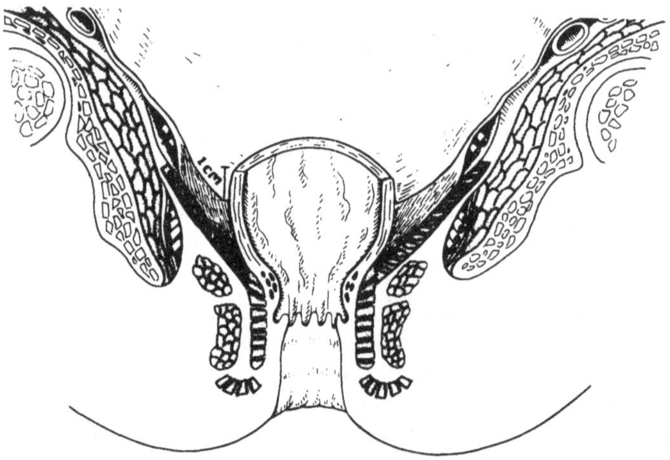

Abb. 5.4.4: Frontalschnitt durch das kleine Becken in der Rektumebene. Zur Gewährleistung der Vaskularisation des Rektumstumpfes werden die Lateralligamente soweit als möglich geschont (präparationsebene 1 cm)

wird nach Heald zur Entfernung von Abtropfmetastasen vollständig exzidiert. Eine Vaskularisation des Rektums ist aus diesem Gewebe auch nicht zu erwarten, da hier nur Endäste der A. haemorrhoidalis superior verlaufen, die ja bei der Präparation des tumortragenden Darmabschnittes mitentfernt wurde (Abb. 5.4.5).

Ein Wenden des Darmes ist bei Rektumanastomosen nicht möglich, so daß Vorderwand und Hinterwand durch unterschiedliche Techniken versorgt werden müssen. Zur besseren Übersicht werden alle Hinterwandnähte zunächst gelegt. Die Hinterwände am nicht wendbaren Darm werden grundsätzlich mit Rückstichnähten versorgt. Am Sigma wird zunächst etwa 1 cm vom Rand entfernt durch alle Wandschichten von innen nach außen gestochen, dann wird in gleicher Weise von außen nach innen ebenfalls durch alle Wandschichten das Rektum durchstochen. Beim Rückstich

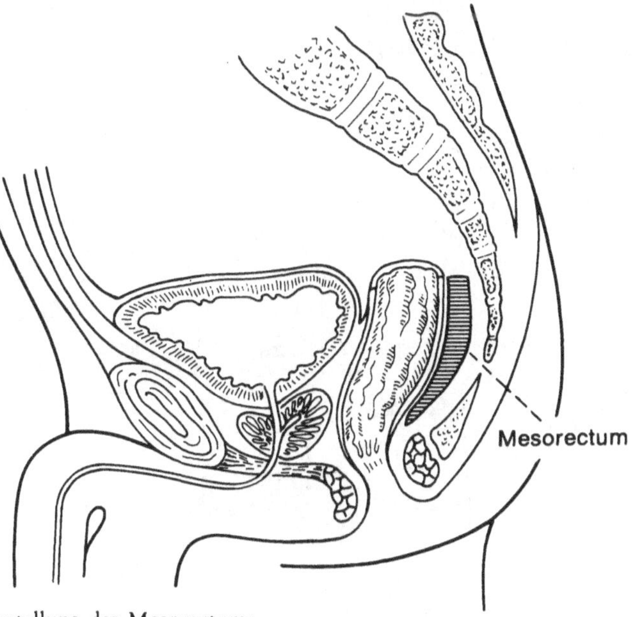

Abb. 5.4.5: Darstellung des Mesorectums

wird zunächst die Mukosa des Rektum und dann die des Sigma gefaßt. Alle Fäden werden zunächst gelegt und einzeln angeklemmt. Entlang den angespannten Fäden wird das Sigma dann ins kleine Becken hinuntergeführt (Abb. 5.4.6). Nachdem die

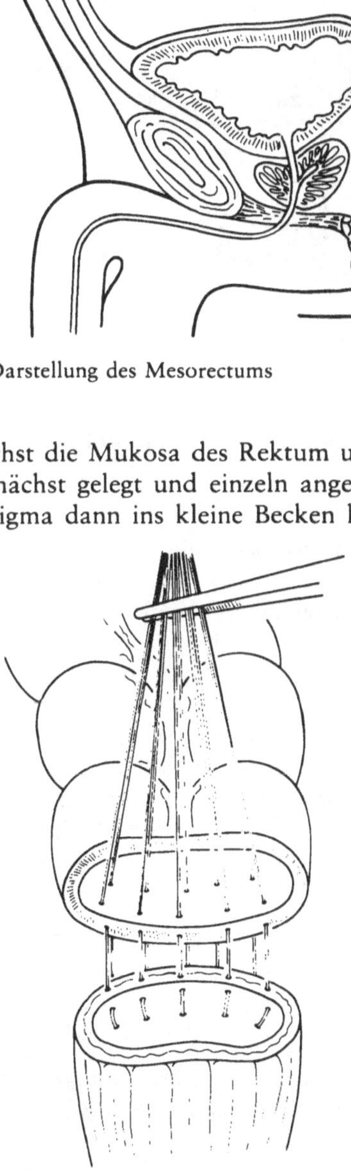

Abb. 5.4.6: Naht der Hinterwand in Rückstichtechnik. Die Nähte werden zunächst vorgelegt

Hinterwandnähte geknotet sind, werden sie abgeschnitten, lediglich die beiden Eckfäden werden angeklemmt (Abb. 5.4.7).

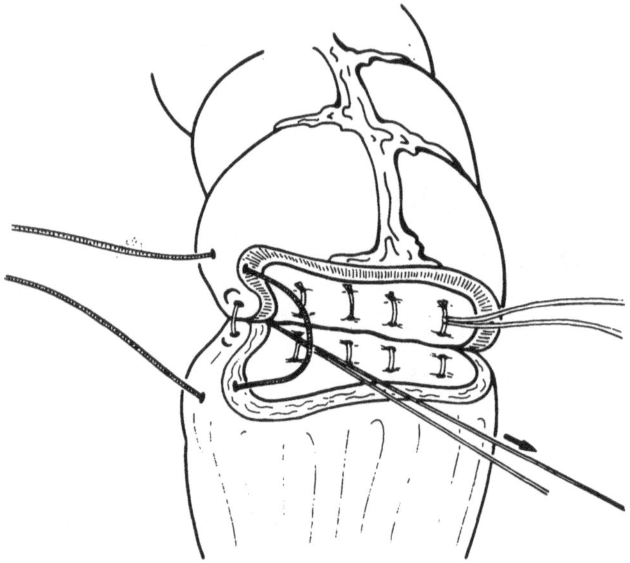

Abb. 5.4.7: Erster Stich der Vorderwand nach Komplettierung der Hinterwand

Jetzt werden die Vorderwandnähte in extramuköser Nahttechnik durchgeführt. Sie sollten einen Rand- und Nahtabstand, ebenso wie die Rückwandnähte, von etwa 1 cm haben. Nachdem der Eckfaden zur gegenüberliegenden Seite gezogen wird, entfaltet sich die Übergangszone zwischen Hinter- und Vorderwand optimal, so daß der extramuköse Stich unter guter Sicht plaziert werden kann (Abb. 5.4.7). Das gleiche Vorgehen wird auf der anderen Seite beschritten. Vor dem Knoten der jeweiligen Eckfäden wird der innere Faden abgeschnitten und es wird dann der Eckfaden der Vorderwand angeklemmt (Abb. 5.4.8). Anschließend werden die Vorderwandnähte im Rand- und Nahtabstand von etwa 1 cm in extramuköser Technik gelegt, einzeln angeklemmt und danach geknotet. Die Fäden werden sämtlich grundsätzlich locker geknotet und die Darmwände nur adaptiert, damit keine Ischämisierung des Gewebes provoziert wird.

5.4.5 Koloanale Anastomose

Bei dieser Anastomosierung bedarf die Vaskularisation des heruntergezogenen Kolonanteils ganz besonderer Beachtung. Die Drummondsche Randarkade muß gut ausgebildet sein, damit das Blut von der A. colica media bis zum Sigma hinunterreicht und der Schnittrand eine gute arterielle Durchblutung aufweist. Für eine spannungs-

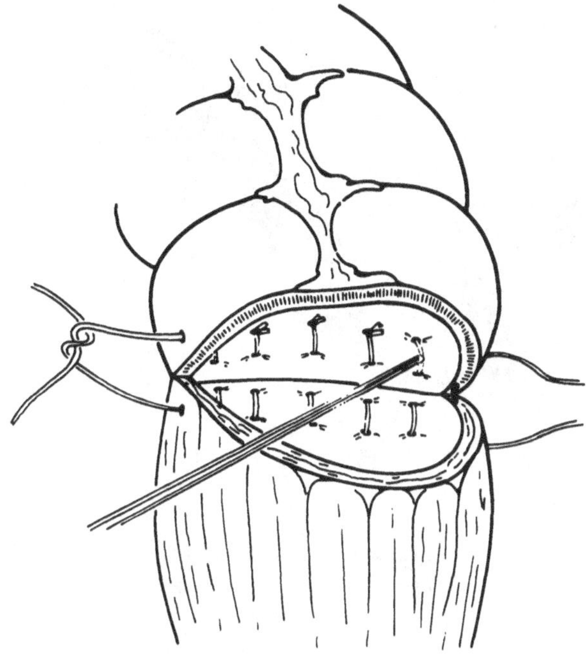

Abb. 5.4.8: Zweiter Eckfaden der Vorderwand in extramuköser Technik

freie Anastomose muß sich der Darm locker in die Kreuzbeinhöhle einlegen lassen. Eine Durchtrennung der A. mesenterica inferior unmittelbar an der Aorta ebenso wie eine Durchtrennung der V. colica inferior am Unterrand des Pankreas ist dabei unerläßlich. Um die Anastomosierung transanal durchführen zu können, wird der Analkanal in voller Relaxation des Patienten maximal gedehnt und dann die Linea dentata durch vier Haltenähte so weit als möglich nach außen evertiert.

Der heruntergezogene transanal gelegte Darm wird zunächst mit vier Haltenähten, zwischen dem Gewebe des oberen Analkanals, also vorwiegend der Puborektalisschlinge und der Serosa des Sigmas provisorisch fixiert (Abb. 5.4.9). Dann werden zirkulär Rückstichnähte gelegt, die einen Zentimeter vom Sigmarand durch alle Wandschichten verlaufen, dann den Bereich um die Linea dentata kräftig erfassen und als Rückstichnähte durch das Anoderm und die Mukosa des Sigmas gestochen werden (Abb. 5.4.10). Für eine solche Anastomose sind 12 bis 20 Nähte erforderlich.

5.4.6 Kolorektale Anastomose mit Stapler

Bei tiefen anterioren Resektionen hat sich, besonders bei sehr tiefen Anastomosen und in schwierigen anatomischen Situationen, die Anastomosierung mit Hilfe des

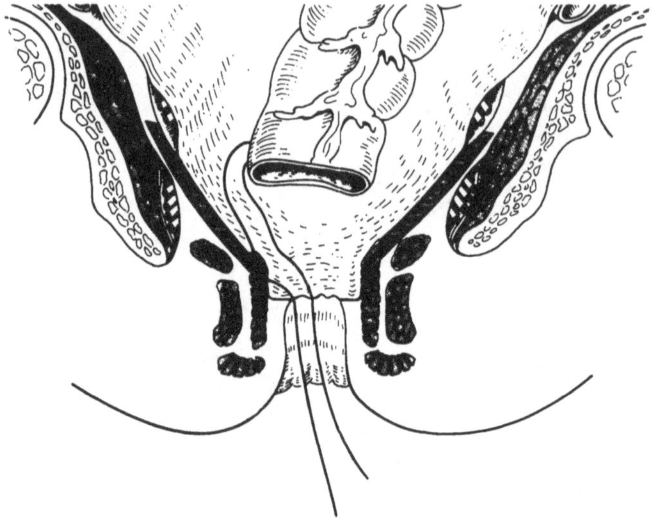

Abb. 5.4.9: Koloanale Anastomose. Provisorische Haltenähte. Zur besseren Übersichtlichkeit wurde auf die Darstellung der Haltenähte zur Eversion des Analkanals verzichtet

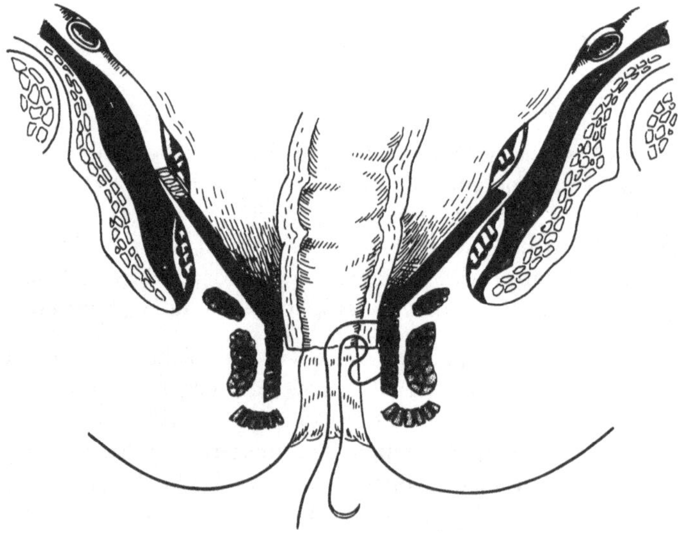

Abb. 5.4.10: Rückstichnahttechnik bei der kolonalen Anastomose. Nach Durchtrennung der Haltenähte schlüpft die Anastomose nach oben

Rundklammernahtgerätes bewährt. Dazu wird nach dem Wash out die Gabelklemme unterhalb der scharfen Darmklemme angebracht und die Tabaksbeutelnaht angelegt. Dies gelingt nach unseren Erfahrungen mit der relativ kleinen Klemme bei fast allen Patienten. Im engen kleinen Becken können die Nadeln beim Herausziehen um die

Nadelhalter gedreht werden. Danach wird der Darm über der Tabaksbeutelnahtklemme mit Hilfe der Schere (hierzu sind auch Rechtwinkelscheren konstruiert worden) durchtrennt. Die Tabaksbeutelnahtklemme muß etwa 1 cm von der Präparationsebene der Lateralligamente entfernt gelegt werden. Dadurch wird erreicht, daß nach Einführen des Klammernahtgerätes die endgültige Nahtreihe unmittelbar neben der Präparationsgrenze der Lateralligamente liegt. Die Tabaksbeutelnaht wird nach Möglichkeit durch zwei Klemmen gehalten, damit der Darm beim Anziehen der Fäden nicht gleich verschlossen wird. Das Rundklammernahtgerät wird transanal vorgeschoben und aufgedreht, sobald die Andruckplatte durch die Tabaksbeutelnaht hindurchgetreten ist. Das Gerät wird maximal aufgedreht, d. h. Andruckplatte und Magazin sollten soweit wie möglich voneinander entfernt sein. Das zu anastomosierende Kolon wird ebenfalls mit einer Tabaksbeutelnaht versehen und mit Hilfe von drei Ellis-Klemmen über die Andruckplatte gezogen. Hier wird die Tabaksbeutelnaht verknotet (Abb. 5.4.11). Die Positionierung der Andruckplatte ist im kleinen Becken oft schwierig. Besonders elegant ist das Verfahren der neuen Premiumgeräte von AutoSuture. Dabei wird die Andruckplatte mit dem Gewebestift aus dem Gerät herausgezogen, nachdem die Tabaksbeutelnaht des Rektumstumpfes über dem Gewebestift verknotet ist. Der Gewebestift mit der Andruckplatte kann dann außerhalb des kleinen

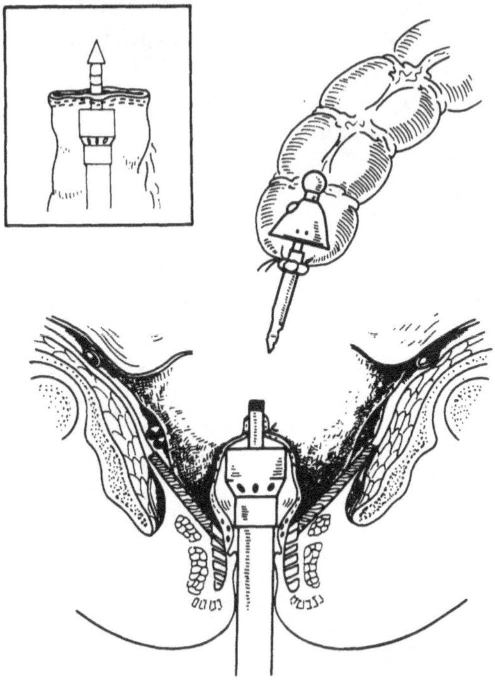

Abb. 5.4.11: Schematische Darstellung einer Stapleranastomose mit dem neuen Premiumgerät von Autosuture im Frontalschnitt durch das kleine Becken. Die Tabaksbeutelnähte sind bereits geknotet. Die Nahtpistole kann nach Approximierung der Andruckplatte ausgelöst werden.
Das Insert zeigt die Double-staple-Technik. Verschluß des Rektumstumpfes durch linearen Stapler

Beckens in das zu anastomosierende Kolon geschoben werden und die Tabaksbeutelnaht bequem über dem Gewebestift verknotet werden. Dann wird der Gewebestift mitsamt dem Kolon ins kleine Becken plaziert und dort wieder in das Klammernahtgerät eingeschoben (Abb. 5.4.11). Danach wird das Gerät wieder zusammengeschraubt, die beiden Darmenden müssen dabei unter Spannung gehalten werden, so daß sie stramm über der Andruckplatte bzw. dem Magazin liegen. Nachdem das Gerät vollständig geschlossen ist, wird die Nahtpistole abgeschossen und das Gerät mit drei Drehungen nach links wieder geöffnet. Nun wird die Anastomose durch drehende Bewegungen aus dem Gerät befreit und anschließend das Gerät vorsichtig wieder herausgezogen. Eine Probe auf Dichtigkeit führen wir immer mit dem Rektoskop durch. Dabei füllen wir das kleine Becken mit Ringer-Lösung. Steigen keine Luftblasen auf, so ist die Anastomose dicht. Zusätzlich werden die beiden ausgestanzten Darmringe aus dem Magazin entfernt, auf Vollständigkeit überprüft und der Rektumring zusätzlich zur histologischen Untersuchung eingesandt.

Ebenso wie bei der handgenähten tiefen Rektumanastomose verzichten wir auch bei der Klammernahtanastomose auf den Verschluß des Beckenbodens. Alternative Techniken bei der Vorbereitung einer Klammernahtanastomose sind die Herstellung der Tabaksbeutelnaht mit Hilfe einer Handnaht und die Doublestaple-Technik. Bei letzterer wird der Rektumstumpf provisorisch mit Hilfe eines linearen Klammernahtgerätes verschlossen. Hier hat sich besonders der Rotikulator bewährt, bei dem die Möglichkeit besteht, die Magazinebene gegenüber dem Haltegriff zu variieren. Allerdings ist das Gerät so klobig, daß es oft kaum in das kleine Becken hineinpaßt. Durch die Klammernahtreihe hindurch bzw. unmittelbar daneben kann der Gewebestift des Magazines durchgestochen werden und es kann dann die Andruckplatte aufgeschraubt bzw. bei dem Premiumgerät der Darm mitsamt der Andruckplatte und dem Gewebestift in das Gerät eingeschoben werden (Abb. 5.4.11 Insert).

6 Spezielle Behandlungsgrundsätze

6.1 Kontinenzerhaltende Operationen bei tiefen Rektumkarzinomen

H. Hansen, D. K. Wilker, J. R. Izbicki

6.1.1 Indikation

Etwa 90% aller Rektumkarzinome können kontinenzerhaltend reseziert werden [383]. Während dies beim Krebs im oberen und mittleren Drittel des Mastdarmes heute weitgehend akzeptiert ist, wird ein Kontinenzerhalt bei Karzinomen in der Mastdarmampulle aus technischen und radikalchirurgischen Gründen oft noch abgelehnt. Aufgrund zahlreicher Untersuchungen wissen wir, daß der Blut- und Lymphabfluß aus dem gesamten Mastdarm fast ausschließlich nach kranial erfolgt [1026]. Der Befall iliakaler oder inguinaler Lymphknoten tritt extrem selten und wenn, dann nur in fortgeschrittenen Fällen auf (s. Kap. 6.4). Ein Karzinom in der Mastdarmampulle kann deshalb häufig ebenfalls kontinenzerhaltend reseziert werden.

Bei unserer Entscheidung zum resezierenden Eingriff müssen wir auch die Möglichkeit einer lokalen Exzision der Geschwulst oder aber die Notwendigkeit einer abdominoperinealen Rektumexstirpation überprüfen.

Die örtliche Entfernung einer Geschwulst ist nur bei kleinen polypoiden oberflächlich wachsenden Karzinomen der unteren Rektumampulle und vor allem nur beim älteren Patienten zu erwägen; d. h. nur Tumoren im Stadium Dukes A bzw. T1 und eventuell noch T2 (Größe < 3 cm) mit gutem oder mäßigem Differenzierungsgrad (G1 bis G2), kommen für dieses Verfahren in Frage. Unbedingte Voraussetzung hierfür ist der sichere Ausschluß von vergrößerten Lymphknoten durch sorgfältige rektale Palpation oder Endosonografie. Solche kleine Tumoren im Mastdarm können aber auch durch Laserkoagulation behandelt werdend, wenn anaesthesiologische oder internistische Gründe einen größeren Eingriff verbieten. Wir betreuen einige so behandelter Fälle. Einer davon ist seit mehr als 2 Jahren rezidivfrei.

Im allgemeinen erwägen wir jedoch immer zunächst die Durchführung einer Radikaloperation. Radikal bedeutet die Entfernung größerer Anteile des tumortragenden Mastdarms mit seiner abdominellen Metastasenstraße entlang den oberen Rektalgefäßen. Ob wir kontinenzerhaltend reserzieren können oder eine Rektumexstirpation durchführen müssen, hängt von verschiedenen Faktoren ab. Als grobe Orientierung gilt, daß ein Krebs, dessen unterer Tumorrand nicht oder gerade mit dem Zeigefinger noch tastbar ist, kontinent reseziert werden kann. Dies entspricht einer Höhe von 7 – 8 cm von der Anokutanlinie. Inzwischen operieren wir digital palpabele Ampullenkarzinome ohne Opferung des Darmausgangs dann radikal, wenn die distale Resektionsgrenze wenigstens 2 cm vom unteren Tumorrand entfernt angelegt werden

Tab. 6.1.1: Methodenwahl beim Rektumkarzinom

Lokale Exzision (unteres Rektumdrittel)	anteriore Resektion	abdominoperineale Rektumextirpation
<3 cm Ø	>3 cm Ø	
p T_{1-2}	p – T_3	p T_4
G_{1-2} keine Lymphknoten-metastasen nachweisbar	Sicherheitsabstand G_{1-2} 2 cm G_{3-4} 3 cm	Sicherheitsabstand unterschritten

kann. Anastomosen in Höhe des Beckenbodens oder im Analkanal sind deshalb keine Seltenheit mehr. Die Berechtigung zu dieser knappen, beckenbodennahen Abtragung im fett- und lymphknotenfreien Abschnitt des Rektums haben wir 1984 dargelegt (906 a).

Die Rückfallraten nach Kontinzenresektionen sind nicht höher als nach Rektumexstirpationen. Ein excessiver Sicherheitsabstand bringt keinen zusätzlichen Gewinn.

Stelzner hat kürzlich die guten Ergebnisse der knappen Kontinenzresektion nochmals betont (906 b). Voraussetzung für einen erfolgreichen Ersatz der Rektumampulle und das Erzielen eines guten Funktionsergebnisses ist die ausreichende Mobilisation des gesamten linken Kolons. Die spannungslose Nahtfähigkeit und lockere Plazierung des Dickdarms am Beckenboden ist eine der entscheidenden Bedingungen für eine störungsfreie Einheilung der Anastomose.

Die Resektion der Mastdarmampulle kann abdominotransanal oder nach Stelzner transanoabdominal vorgenommen werden. Bei letzterem Verfahren wird initial von transanal die distale Resektionslinie festgelegt. Damit gelingt es, einen exakten Abstand zum distalen Tumorrand einzuhalten.

Ist die gesamte Rektumampulle entfernt worden, so kann anschließend ein Abfall des intraanalen Drucks auftreten. Diese Abschlußstörungen bessern sich meist spontan innerhalb von 6 – 12 Monaten. Gelegentlich treten auch bleibende Kontinenzschwä-

Tab. 6.1.2: Koloanale Anastomosen beim Rektumkarzinom

	N	mittlerer Abstand	Letalität	lokale Rezidivrate	Anastomosen-probleme
Keighley (1980) [486a]	8 (12)	6,3 cm	0%	40% (3 – 12 Mon.)	13,7%
Parks (1982) [734b]	76	4 – 12 cm	9%	10% (36 Mon.)	70%
Enker (1985) [240b]	41	6,7	0%	12% (31 Mon.)	14%
Wunderlich (1986) [1050]	30 (40)	6,4 cm ± 1,5	7,5%	3% (16 Mon.)	13,5%

chen auf. Wir haben jedoch niemals bei unseren Patienten so ausgeprägte Störungen beobachtet, daß ein Stoma angelegt werden mußte.

Besteht ein weit fortgeschrittenes Karzinom in der unteren Ampulle, so verzichten wir besser auf einen kontinenzerhaltenden Eingriff. Da die Rezidivrate hier sehr hoch ist, wird in diesen Fällen durch eine Rektumamputation für den Patienten eine längere Zeit der Beschwerdefreiheit erzielt. Operationstechnische Gründe, die gegen einen kontinenzerhaltenden Eingriff beim tiefen Rektumkarzinom sprechen, sind nach unseren heutigen Erfahrungen nur selten vorhanden. Eine massive Adipositas kann jedoch gelegentlich die Mobilisation des herabzuziehenden Kolons derartig erschweren, daß man von einer tiefen Rektumresektion Abstand nehmen muß.

6.1.2 Technik

Der Patient wird in leichter Trendelenburg-Position gelagert. Bei vorgesehener Klammernahtanastomosierung mit transanal eingeführtem Gerät oder bei einer transanal genähten koloanalen Anastomose müssen die Beine auf 2 Stützen, z. B. Lloyd-Davies-Beinhalter, ausgelagert werden, die bei Bedarf die unteren Extremitäten in Steinschnittlage bringen können (s. Kap. 5.3). Wir beginnen die Operation durch eine mediane Laparotomie, die von der Symphyse bis links um den Nabel, knapp an den Oberbauch reicht. Je nach Ausmaß einer bestehenden Adipositas und Lage der linken Flexur endet die Inzision unterschiedlich weit vom Nabel entfernt. Bei pyknischen Patienten ist es manchmal von Vorteil, oberhalb des Nabels die Inzision im schrägen Verlauf durch den linken Oberbauch zum Rippenbogen zu verlängern. Dadurch wird ein besserer Zugang zur linken Flexur gewährleistet. Im allgemeinen bevorzugen wir jedoch die Inzision im Bereich der Linea alba.

6.1.2.1 Präparation des Rektums

Für eine spannungsfreie beckenbodennahe kolorektale oder koloanale Rektumresektion ist die Mobilisation der linken Kolonflexur fast immer erforderlich. Dazu wird das große Netz hochgeklappt und schrittweise scharf vom Colon transversusm abpräpariert. Dies gelingt gewöhnlich ohne Ligaturen (s. Kap. 5.3). Anschließend wird das linke Kolon mit seinem Mesenterium zur Mitte hin freipräpariert, wenn dies nicht bereits zu Beginn des Eingriffs durchgeführt worden ist. Danach wird das Sigma vom parietalen Bauchfell gelöst und der Recessus intersigmoideus aufgesucht. Von hier aus wird das Beckenbodenperitoneum gespalten und der linksseitige Ureter dargestellt. Anschließend wird auch die kontralaterale Seite des Beckenbodens incidiert. Danach wird das Spatium retrorectale im oberen Abschnitt dargestellt und die oberen Rektalgefäße aufgesucht. Sie werden bis zu ihrem Abgang aus der Mesenterika inferior bzw. Aorta dargestellt und zwischen Ligaturen durchtrennt. Bei einer geplanten tiefen Anastomose wird zur besseren lockeren Plazierung des Kolons im Becken die A. mesenterica von der Aorta abgetrennt. Ebenso wird die V. mesenterica deshalb am besten unterhalb des Pankreas durchschnitten. Die Aushülsung des Rektums aus dem

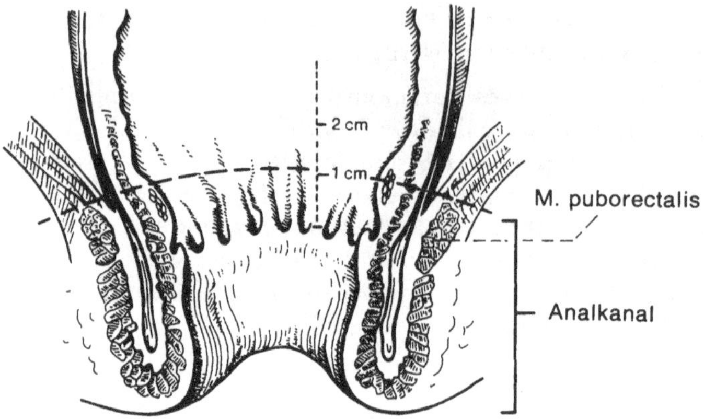

Abb. 6.1.1: Frontalschnitt durch das kleine Becken unter besonderer Berücksichtigung der Analregion mit Darstellung der Länge des Rektumstumpfes, der für eine Kontinenzerhaltung erforderlich ist

kleinen Becken erfolgt bevorzugt scharf und unter Sicht. Bei der Präparation des Spatium retrorectale sollte beim männlichen Patienten der die Ejakulation steuernde Nervus hypogastricus geschont werden. Er zieht als breiter Strang von kranial kommend in das kleine Becken und verzweigt sich 2 – 3 cm unterhalb des Promontoriums in zwei Äste. Sie sind gewöhnlich auf der Fascia pelvis parietalis interna (Waldeyer'sche Faszie) als gelbliche Stränge sichtbar.

Das Beckenbodenperitoneum wird im Bereich der Umschlagsfalte durchtrennt. Danach werden die Paraproktien nahe dem retrorektalen Fettkörper tangential durchschnitten. Eine Blutung tritt nur dann auf, wenn man zu weit nach lateral bzw. in den retrorektalen Fettkörper schneidet.

Die spinnwebendünnen Fasern zwischen Waldeyer'scher Faszie und der hinteren Grenzlamelle (Spatium retrorectale) können nach eigener Erfahrung am besten mit einer Schere nach kaudal hin durchschnitten werden. Die häufig zu sehende stumpfe Präparation durch den sogenannten Obduzentengriff kann immer wieder zu einem Einriß der zarten präsakralen Venen und zu einer schwer stillbaren Blutung führen. Bei fortgeschrittenen Tumoren kann durch die stumpfe Präparation ein Tumoraufbruch eintreten.

Die Freipräparation des Spatium praerectale kann gelegentlich schwierig sein. Das Auffinden der richtigen Schicht kann besonders nach vorausgegangenen gynäkologischen oder urologischen Operationen erschwert sein. Beim Mann wird die Samenblase und die Prostata durch die kräftige Denonvilliersche Faszie bedeckt. Wir sollten sie schonen, da unter ihr die parasympathischen Nervi erigentes verlaufen (s. Kap. 5.3). Bei einem Krebs an der Mastdarmvorderwand ist dies oft nicht möglich. Hier exzidieren wir dann die Faszie. Die Samenblasen springen deutlich sichtbar wie Nüsse aus einer Schale hervor. Die Präparation bis zum Beckenboden ist gewöhnlich ohne nennenswerte Blutung möglich, wenn man in der richtigen Schicht entlang der hinteren bzw. vorderen Grenzlamelle präpariert. Ist das Rektum allseitig frei, so haben wir oberhalb des Beckenbodens einen 1,5 – 2 cm langen Abschnitt des Mastdarmes, der fett- und lymphknotenfrei ist. Der retro-rektale Fettkörper (Mesorectum) endet also oberhalb dieses Bezirkes. Nach unserer Erfahrung ist dieser Darmabschnitt aus Gründen der Radikalität, aber auch aus operationstechnischen Gründen zur Anastomosierung besonders gut geeignet.

6.1.2.2 Zur Technik bei beckenbodennahen Anastomosen

Drei Möglichkeiten der Anastomosierung stehen uns zur Verfügung:

1. Die transabdominelle, handgenähte Anastomose.
2. Die geklammerte Anastomose.
3. Die transanale, handgenähte Anastomose.

Bis vor wenigen Jahren war die transabdominelle, handgenähte Anastomose unser bevorzugtes Verfahren. Wenn das Rektum knapp oberhalb des Beckenbodens abgesetzt werden muß, so kann aber von Fall zu Fall die Anastomose aus technischen Gründen nicht von transabdominell vorgenommen werden. Dies gilt z. B. für ein enges Becken oder eine starke Adipositas. In solchen Fällen ist die transanal vorgenommene Anastomose oder auch die geklammerte Anastomose mit einem transanal eingeführten Klammernahtgerät technisch einfacher.

Die Technik der Klammernahtanastomosierung ist an anderer Stelle dargestellt (s. Kap. 5.4). Hier sollen nur einige besondere Punkte der beckenbodennahen Anastomosen hervorgehoben werden. In etwa 90% gelingt es, die Tabaksbeutelnaht mit Hilfe einer Spezialklemme am distalen Resektionsrand des Rektumstumpfes anzubringen. Wenn dies wegen der Breite des Stumpfes unmöglich ist, verschließen manche Chirurgen den Stumpf quer mit einer linearen Klammernaht anstelle einer Tabaksbeutelnaht. Eine andere Möglichkeit, den Rektumstumpf zu versorgen, besteht darin, daß man nach Anlegen einer proximalen Darmklemme zunächst die Rektumvorderwand knapp unterhalb der Klemme mit einem elektrischen Messer durchtrennt und dann schrittweise, bevor der Darm nach kaudal wegschlüpfen kann, durch eine überwendliche Naht die Darmwand allschichtig faßt. Anschließend wird die Hinterwand durchtrennt und die Naht komplettiert. Alternativ kann auch von transanal eine Tabaksbeutelnaht intraluminär angelegt werden. Für die kolorektalen Anastomosen empfiehlt es sich immer, den größtmöglichen Kopf des Nahtinstrumentes zu verwenden. Meist muß das herabgezogene Kolon mit einer Kornzange dazu etwas aufgedehnt werden.

Die Frage, ob eine entlastende Kotfistel angelegt werden soll, wird unterschiedlich beantwortet. Im Zweifel empfehlen wir die Anlage einer Zökalfistel oder auch einer Kolostomie. Bei endoanalen (transanal genähten) Anastomosen wird eine Kolostomie allgemein empfohlen. Bei der heute üblichen intensiven Darmvorbereitung durch orthograde Spülung kann man aber auch auf den Anus praeter verzichten und läßt eine orale Ernährung erst nach 10 Tagen wieder zu.

6.1.3 Nachsorge

Postoperativ sind nach tiefen Rektumresektionen, vor allem aber nach intraanaler Anastomosierung, Störungen der Kontinenz und ebenso der Darmentleerung zu erwarten. Mit leichten Einbußen der Abschlußkraft ist bei älteren Patienten zu rechnen. In den ersten Wochen oder Monaten müssen diese Patienten daher Vorlagen tragen. Wie bereits ausgeführt, gelingt eine Adaptation an die neue Anatomie der Mehrzahl der Patienten. Von einigen Patienten wird eine oft gleichzeitig bestehende beeinträchtigte Darmentleerung als störender empfunden. Diese Funktionseinbuße ist Folge des Wegfalls der gesamten Rektumampulle, die ja neben der Speicherfunktion aufgrund ihrer besonderen Muskelfaserkonstruktion (polarer Wandaufbau) auch gleichzeitig die Aufgabe der Austreibung des Darminhaltes hat. Betroffene Patienten müssen sich deshalb meist regelmäßig irrigieren. Einige Patienten erzielen durch entsprechende Ernährung im Laufe der Zeit eine zureichende Anpassung.

Die Nachsorge nach tiefen Rektumresektionen entspricht im wesentlichen der in anderen Darmabschnitten operierten Karzinome. In den ersten 2 Jahren richten wir unser Augenmerk vor allem auf ein mögliches Nahtlinienrezidiv. Die beste Untersuchung ist hier nach wie vor die vierteljährliche digitale Palpation der Anastomosenregion. Die Nahtstelle läßt sich immer gut mit dem Finger untersuchen. Die Mehrzahl der Rezidive wächst von außen sekundär in die Anastomose und imponiert häufig als Stenose. Der Nachweis eines Rezidivs läßt sich dann mit Hilfe einer Stanzbiopsie verifizieren. Die Tumorrückfallrate nach Rektumresektion beträgt im persönlich operierten Krankengut 7% [383]. Dabei sind Rückfälle nach tiefen Resektionen nicht häufiger als nach Resektionen im mittleren und oberen Drittel des Mastdarms. Die Rückfallrate wird in erster Linie von der dem Tumor innewohnenden Malignität bestimmt und weniger von dem gewählten Operationsverfahren.

6.2 Chirurgie des Dickdarmkarzinoms im Ileus

K. Geissler, B. Eibl-Eibesfeldt

6.2.1 Inzidenz und Lokalisation der Tumoren

Bei vorhandenem Kolonkarzinom kommt es in 17,6% – 23% der Fälle zum manifesten Dickdarm-Ileus. In der Altersgruppe über 65 Jahre ist das kolorektale Karzinom bereits in 65% der Fälle als Ileusursache anzusehen. Andere Ileusursachen, wie Volvolus und Invagination, treten mit zunehmendem Alter deutlich in den Hintergrund, lediglich die entzündlichen Erkrankungen, wie Divertikulitis, zeigen ansteigende Tendenz. Kombinierte Ileusformen mit Dickdarm- und Dünndarmbeteiligung werden in durchschnittlich 6% der Fälle vorgefunden.

Die obturierenden Karzinome, die zum Ileus führen, liegen zu rund 28% am rechten Kolon mit Einschluß der rechten Flexur, zu 26% am Colon transversum. Die Hauptlokalisation ist mit 46% das linke Kolon von der linken Flexur mit Einschluß des Rektumsegmentes [330]. Dabei ist das zahlenmäßig häufige Rektumkarzinom nur in 4 – 5% der Fälle die Ursache eines Ileus [518, 399, 400]. Die perioperative Letalität muß unabhängig von der Art des operativen Vorgehens bei 30% angenommen werden.

6.2.2 Besonderheiten des Dickdarm-Ileus

Operationen im karzinombedingten Ileus sind durch eine besonders ungünstige Konstellation belastet.

1. Die vorwiegend älteren und alten Patienten befinden sich häufig in protrahiertem Ileuszustand und sind prädestiniert für pulmonale und septische Komplikationen.
2. Der Notfalleingriff im Ileus ist ein hochseptischer Eingriff mit operationstechnischen Schwierigkeiten.

Während nach Ileusoperationen am Dünndarm in aller Regel zuverlässige Anastomosen angelegt werden können, liegt das Insuffizienzrisiko bei entsprechenden Problem-Kolonanastomosen 5fach höher (12,5 – 17%). Dementsprechend liegt die Letalität 2 – 3fach höher [861]. Im Gegensatz zu den festen Wandschichten des Dünndarms, die reichlich Kollagenfasern in der Submukosa- und Seromuscularis enthalten, sind die Wandschichten des Kolons dünner, kollagenarm und weniger reißfest. Sie stellen ein vergleichsweise schwaches Nahtlager dar.

Die arterielle Blutversorgung der Dünndarmwand erfolgt gleichmäßig in allen Darmabschnitten über zahlreiche mesenteriale Segmentarterien und Kollateralen. Anastomosen sind in jedem Abschnitt gut durchblutet.

Das Kolon dagegen wird in großen Segmenten von den weit kalibrierten Stammgefäßen versorgt (A. colica dextra, media, sinistra). Die Übergangszone zwischen den Kolonsegmenten ist stets schwächer versorgt. Die Randarkaden sind vielfach unterdimensioniert und bei 10–20% der Patienten unvollständig [626]. Streckenweise besteht eine mangelhafte intramurale Kollateralversorgung [384].

Der Dickdarm, besonders das linke Kolon, ist aufgrund seiner physiologischen Funktion: Stuhleindickung, Stuhlkonzentration, der Ort der höchsten pathogenen Keimdichte im menschlichen Körper (10^9 Bakterien/g Stuhl). Im Ileuszustand wächst die Konzentration speziell der pathogenen Anaerobier bis auf das 100fache an (10^{12} Bakterien/g Stuhl).

6.2.3 Operationen im Dickdarm-Ileus

6.2.3.1 Operation am rechten Kolon

Das rechte Kolon, bestehend aus Coecumkopf, Colon ascendens und rechter Flexur stellt eine physiologische und operationstechnische Einheit dar. Diese ist durch die Art der Blutversorgung und durch die tumorchirurgisch bedeutsamen Lymphabflußbahnen vorgegeben.

Als Grenze ist die A. colica media anzusehen.

Auch aus physiologischer Sicht unterscheidet sich das rechte Kolon von der linken Seite. Die Sekretions- und Resorptionseigenschaften sind dem terminalen Ileum ähnlich. Wie dieses entstammt das rechte Kolon dem embryonalen Mitteldarm. Die Karzinome des rechten Kolons zeigen vorwiegend exophytische Erscheinungsformen, im Gegensatz zu den vorwiegend konzentrischen wandinfiltrativen Tumorformen des linken Kolons. Aufgrund der Lumenweite von durchschnittlich 12 cm kommt es erst spät zur Obturation. Voraus gehen wochenlange Phasen mit Stuhlunregelmäßigkeiten, Meteorismus, Brechreiz und kolikartigen Schmerzen. Der endgültige Verschluß ist durch eine charakteristische Akutphase mit heftigen Schmerzen, Erbrechen und letztlich peritonealer Symptomatik gekennzeichnet, ähnlich dem Dünndarm-Ileus. Da bei 10–20% der Patienten [863] die Ileozoekalklappe insuffizient ist oder wird, liegt auch tatsächlich ein zusätzlicher Dünndarm-Ileus vor. Dieses Ereignis wird klinisch oft als „trügerische Erleichterung“ beobachtet.

6.2.3.1.1 Hemikolektomie rechts

Für die stenosierenden Tumoren des gesamten rechten Kolons ist die primäre Hemikolektomie rechts die Methode der Wahl (Tab. 6.2.1). Auch im tumorbedingten Ileuszustand hat dieses Verfahren die bestmöglichen Ergebnisse. Die Ileotransversostomie ist bei technisch einwandfreier Durchführung ein sicheres Verfahren, die Insuffizienzrate liegt bei 3%.

Speziell am rechten Kolon kann die primäre Tumorresektion unter Mitnahme des gesamten ileusgeschädigten Darmabschnittes auch im Notfall durchgeführt werden.

Gleichzeitig kann weitgehend nach tumorchirurgischen Gesichtspunkten operiert werden, d. h. die Lymphadenektomie ist eingeschlossen. So sind am rechten Kolon 5-Jahres-Überlebensraten zu erzielen, die dem Elektiveingriff vergleichbar sind.

Operationstechnische Hinweise:

- Der Eingriff im Ileus wird unter perioperativer Antibiotikaprophylaxe durchgeführt. Die erste Applikation erfolgt eine Stunde vor Operationsbeginn. Das Spektrum muß Schwerpunkte im gramnegativen Bereich und bei den Anaerobiern aufweisen.
- Der massiv überdehnte prästenotische Kolon- und Dünndarmabschnitt wird im ersten Operationsschritt abgesaugt und dekomprimiert. Dazu ist am besten ein großlumiger doppelläufiger Urinspülkatheter (Charr. 30) geeignet.
- Die Resektionsgrenzen am Ileum und am Colon transversum werden als erste Maßnahme freipräpariert und nach Ausstreichen des Darminhaltes in das Resektum z. B. durch Nahtapparat oder Ligatur dicht verschlossen. Dies verhindert weitere Keimverschleppung und Aussaat von Tumormaterial. Das weitere Vorgehen entspricht der elektiven Hemikolektomie.
- Auch im Ileus wird die Ileotransversostomie als End-zu-End-Anastomose angelegt. Diese hat die besten funktionellen Ergebnisse.

6.2.3.1.2 Umgehungsanastomosen

Aufgrund der guten Ergebnisse, welche die Hemikolektomie auch im Notfall erbringt, sind Umgehungsanastomosen, wie die Ileotransversostomie, weitgehend verlassen worden. Sie bleiben besonderen Situationen vorbehalten (Tab. 6.2.1).

Bei nicht resezierbaren Tumoren, z. B. bei großflächiger Infiltration der Bauchwand, der retroperitonealen Organe oder des Mesenterialstammes, ist die Ileotransversostomie als palliative Maßnahme anzuwenden. Ebenso bei alten Patienten in sehr schlechtem Allgemeinzustand, insbesondere wenn aufgrund fortgeschrittener Metastasierung nur noch eine kurze Lebenserwartung besteht. Die Ileotransversostomie ohne Tumorresektion kann selten einmal bei schwer kranken Patienten indiziert sein. Erst nach Erholung des Patienten wird die Resektion nachgeholt.

Die Ileostransversostomie ist die gebräuchlichste Form der Umgehungsanastomose. Alle Stenosen vom Coecumkopf bis zum mittleren Querkolon lassen sich so behandeln. Sie wird aus operationstechnischen Gründen anisoperistaltisch angelegt. Die Einleitung in das Querkolon ermöglicht eine spätere Hemikolektomie ohne Neuanlage einer Anastomose.

Gravierender Nachteil aller Umgehungsanastomosen ist die Hinterlassung eines großen Blindsackes, der besonders den Teil vor der Stenose umfaßt! Der Effekt dieser „inneren Dekompression" ist unsicher. Eine komplette Entleerung ist durch die mangelhafte Retro-Peristaltik des Dünndarmes nicht zu erwarten. Koprostase und pathologische Keimüberwucherung im Blindsack stellen eine fortdauernd Gefährdung des Patienten durch mögliche Perforation, Abszesse und septische Fernkomplikationen dar.

6.2.3.1.3 Diskontinuitätsresektion

Die Diskontinuitätsresektion ist am rechten Kolon ein selten angewandtes Verfahren. Trotzdem gibt es Notfälle, die dieses Vorgehen erfordern (Tab. 6.2.1).

Wenn eine Tumorperforation mit fortgeschrittener kotiger Peritonitis oder ein protrahierter septischer Schock vorliegt, ist die Entfernung des septischen Herdes obligat, die Anastomosierung jedoch nicht indiziert. Die getrennte Ausleitung von Ileum und Kolon stellt das geringere Risiko dar. Um die pflegerischen Maßnahmen und die Therapie der Peritonitis nicht zu gefährden, müssen die Ausleitungsstellen sorgfältig geplant werden. Das terminale Ileostoma und die endständige Querkolonfistel müssen in ausreichendem Abstand von der Laparotomie angelegt werden, um die offene Peritonitisbehandlung durchführen zu können. Die Prognose dieses besonderen Notfalls (Ileus + Peritonitis) ist schlecht, die Letalität liegt bei über 50%.

6.2.3.2 Operationen am Colon transversum

Das Colon transversum ist in 26% von stenosierenden Karzinomen mit Ileus betroffen. Definitionsgemäß wird der Kolonabschnitt zwischen beiden Flexuren als Colon transversum bezeichnet. Nach physiologischen und operationstechnischen Gesichtspunkten ist das Colon transversum aber keine eigene Einheit. Der Abschnitt rechts der A. colica media wird dem rechten Kolon, der aborale Teil dem linken Kolon zugeordnet.

6.2.3.2.1 Segmentresektion

Aufgrund der unsicheren Durchblutungsverhältnisse sind die Anastomosen nach Querkolonsegmentresektionen immer insuffizienzgefährdet (Tab. 6.2.2). Die Zone um beide Flexuren ist schwach kollateralisiert, teilweise fehlt die Randarkade [626]. Zur Bildung einer spannungsfreien Anastomose ist die vollständige Mobilisierung beider Flexuren notwendig. Kurative, onkologisch einwandfreie Segmentresektionen sind am Querkolon wegen der extrem kurzen Lymphabflußwege zum portalen System nur im Frühstadium möglich. Für Patienten in fortgeschrittenem Alter mit kleinen, mobilen Tumoren kommt die Segmentresektion in Frage. Auch bei fortgeschrittener Metastasierung besteht eine Indikation zur palliativen Beseitigung der Stenose.

6.2.3.2.2 Erweiterte Hemikolektomie rechts

Seit Goligher 1970 [329] seine guten Ergebnisse mit der erweiterten Hemikolektomie rechts bis hin zur subtotalen Kolektomie im Ileus vorlegte, haben alle chirurgischen Zentren diese Methode zumindest für das Querkolon übernommen (Tab. 6.2.2). Die positiven Ergebnisse sprechen für dieses Vorgehen. Die Letalität wird in Einzelkollektiven mit 11% – 19% angegeben.

Die erweiterte Hemikolektomie rechts ist in den letzten Jahren zum Standardverfahren für alle obturierenden Tumoren des Querkolons mit Ileus geworden. Bei großen Tumoren der linken Flexur und fortgeschrittenem Ileus ist jedoch die Anlage einer Transversostomie rechts die bessere Lösung. Durch die sofortige Entfernung des

Tab. 6.2.1: Ileusoperationen am rechten Kolon

Operationsmethode	Indikation Kontraindikation	Vorteile	Nachteile
Hemikolektomie rechts „Standard-Operation"	alle Formen des Tumorileus	einzeitige Operation sichere Anastomosen (Dünndam/Dickdarm) definitive Sanierung Kuratives Op-Verfahren	großer Eingriff im Notfall
Diskontinuitätsresektion (Ileostoma/Kolonfistel)	nur bei Tumorperforation, dekomp. kotiger Peritonitis Etappen-Lavage	sofortige Herdsanierung	zweizeitige Operation erschwerte Pflege Ileostoma + Kolostoma
Umgehungsanastomosen (Ileotransversostomie)	lokale Inoperabilität Peritonealkarzinose	kleiner Eingriff innere Anastomose	Palliativeingriff keine Herdsanierung großer Blindsack

Tab. 6.2.2: Ileus-Operationen am Querkolon

Operationsmethode	Indikation	Vorteile	Nachteile
Segmentresektion	Kleine Tumoren maximaler Subileus *Kontraindikation* fortgeschrittener Ileus Perforationsperitonitis	einzeitige Operation Erhalt d. Kontinuität geringes Operationstrauma	fragliche Radikalität ungünstige Anastomosen-Durchblutung
Erweiterte Hemikolektomie, rechts „Standard-Operation"	große Querkolontumoren alle Ileusstadien *Kontraindikation* fortgeschrittene kotige Peritonitis Tumorperforation	einzeitige Operation Beseitigung von Tumor und Ileusdarm gute Tumorradikalität sichere Anastomose	größeres Debridement Verlust des rechten Kolons
Diskontinuitätsresektion	nur Sonderfälle fortgeschrittene kotige Peritonitis	sofortige Herdsanierung Ileus-Dekompression	zweizeitige Operation schwierige Pflege

Tumors zusammen mit dem geschädigten Ileusdarmabschnitt wird eine weitere Gefährdung des Patienten vermieden. Die unsicheren Querkolonanastomosen werden durch die zuverlässigere Ileodeszendostomie ersetzt. Die onkologische Radikalität ist bei diesem Verfahren eher zu gewährleisten.

6.2.3.2.3 Andere Methoden

Coecostomie
Die präliminäre Anlage einer Coecostomie zur Dekompression wird kontrovers diskutiert (360 a) [518]. Die Entlastung des aszedierenden Kolons ist stets unvollständig. Darüber hinaus ist die Ableitung des dünnflüssigen, fermentreichen Dünndarmstuhles mit lokalen Stomaproblemen und Schwierigkeiten der Bilanzierung belastet. Der spätere Zweiteingriff kann nicht unter optimalen Bedingungen erfolgen.

Diskontinuitätsresektion
Die Querkolonresektion mit getrennter Ausleitung des zu- und abführenden Kolonschenkels ist extremen Notfallsituationen vorbehalten. Diese Maßnahme ist in Einzelfällen mit Tumorperforation und kotiger Peritonitis angezeigt (Tab. 6.2.2).

6.2.3.3 Operationen am linken Kolon

Unter physiologischen Gesichtspunkten wird der Bereich vom linken Querkolon bis zum kolorektalen Übergang als funktionelle Einheit betrachtet. Diese Kolonregion erfordert aufgrund ihrer besonderen Eigenschaften ein differenziertes operatives Vorgehen.

- Das linke Kolon entstammt entwicklungsgeschichtlich dem embryonalen Enddarm. Die Funktion ist auf Stuhlkonzentration und Formung ausgelegt, die sekretorische Funktion tritt in den Hintergrund.
- Die Stuhlmasse besteht im Normalfall bereits zu 40% aus koliformen und anderen gramnegativen Bakterien mit einem Anaerobieranteil von 90%. Bei Koprostase und im Ileus steigt die Konzentration speziell der pathogenen Anaerobier auf das 10–100fache an.

Die hohe septische Gefährdung und die speziellen Probleme bei kolo-kolischen Anastomosen haben zum Konzept der geplanten zwei- und dreizeitigen Operation geführt.

6.2.3.3.1 Mehrzeitige Operationen

Der um die Jahrhundertwende geprägte Leitsatz, im Kolonileus nicht zu resezieren, sondern in erster Sitzung eine Kolostomie oder Coecostomie zur Entlastung anzulegen, hat beim Tumorileus am linken Kolon nach wie vor große Bedeutung (360 a) (Tab. 6.2.3). Die Indikation zum primären Colostoma ist bei Patienten in fortgeschrittenem Alter und schlechtem Allgemeinzustand gegeben. Massiver Kotstau im gesamten Kolon stellt ebenfalls eine Indikation zur primären Kolostomie dar. Große, infiltrierend wachsende Tumoren weisen im Ileus meist einen unübersichtlichen Operationssitus auf. Es bestehen kaum Möglichkeiten, nach tumorchirurgischen Gesichtspunkten zu

Tab. 6.2.3: Ileus-Operationen am linken Kolon

Operationsmethode	Indikation	Vorteile	Nachteile
Linksresektion + primäre Anastomose	Subileus *Kontraindikation* Tumorperforation Peritonitis	einzeitige Operation sofortige Herdsanierung	risikoreicher Akuteingriff Anastomosenprobleme
+ intraop. Darmlavage	kompensierter Ileus Stuhlverschmutzung	Ileus-Beseitigung „Elektiv-Bedingungen“	akute Zusatzbelastung Zeitaufwand
Subtotale Kolektomie	hochgradige Darmschädigung guter Op-Zustand *Kontraindikation* Perforationsperitonitis	einzeitige Operation sofortige Herdanierung gute Tumorradikalität sichere Anastomose	großer Akuteingriff großes Op-Trauma subtotaler Kolonverlust Stuhlprobleme
Diskontinuitätsoperation	dekompensierter Ileus Perforation Peritonitis	sofortige Herdsanierung Ileusbeseitigung ausreichende Tumorradikalität	zweizeitige Operation Kolostoma (temporär) schwieriger Zweiteingriff
Primäre Kolostomie + sekundäre Resektion	dekompensierter Ileus schlechter Allgemeinzustand Koprostase	kleiner Ersteingriff schonende Dekompression Risikominderung	keine sofortige Herdsanierung unsichere Erholungsphase Risiko: Zweiteingriff

operieren. Hier kann die primäre Dekompressionsoperation die Voraussetzung schaffen, um später einen resektionsfähigen Zustand herzustellen.

Dazu wird nach medianer Laparotomie die doppelläufige Transversostomie am besten in den rechten Mittelbauch plaziert, um die spätere Linksresektion nicht zu behindern. Dieses Vorgehen läßt alle Möglichkeiten der späteren Sanierung offen. Die Anlage einer Coecostomie wird von einigen Autoren als insuffizient erachtet [200], andere haben einen guten Dekompressionseffekt festgestellt (360 a).

Das Prinzip des zwei- und dreizeitigen Vorgehens hat eine längere Hospitalisierung mit wiederholter Operations- und Narkosebelastung zur Folge. Die Letalität in dieser Konzeptgruppe wird in der Literatur zwischen 22% – 37% [399, 377] angegeben, liegt also im höchsten Bereich aller Vergleichsgruppen. Ursache dafür ist jedoch nicht allein die mehrfache Operationsbelastung, sondern die Tatsache, daß diese Patientengruppe aufgrund besonders desolater Ausgangsbedingungen meist keinem anderen Operationsverfahren zugänglich ist.

6.2.3.3.2 Primäre Kolonanastomose

Angesichts der nicht unerheblichen Risiken des Zweiteingriffs [374, 167] haben sich immer wieder namhafte Chirurgengruppen mit den Möglichkeiten und Bedingungen der primären Resektion im Ileus auseinandergesetzt (Tab. 6.2.3).

Das traditionelle Konzept der mehrzeitigen Operation ist nicht nur mit Inkomfort und langer Liegedauer verbunden. Durch den verbliebenen Tumor und Ileusdarm ist die Erholungsphase zwischen den Operationen permanent gefährdet.

In mehreren Veröffentlichungen [400, 403 – 407] wird die Letalität für die alleinige Anlage einer doppelläufigen Kolostomie bereits mit bis zu 31% angegeben. Für den Zweiteingriff mit sanierender Resektion wird die Letalität mit durchschnittlich 21% angegeben.

Demgegenüber stehen die Ergebnisse der primären Linksresektion mit Anastomose. Hier wird eine mittlere Letalität zwischen 14% und 38% angegeben, im Mittel 28%!

Die reinen Zahlenbeispiele allein erlauben jedoch keine sichere Aussage zugunsten der primären Anastomose im Ileus. Dazu fehlt eine randomisierte Studie mit vergleichbaren Patientengruppen. Es ist bei allen Zahlen davon auszugehen, daß gerade die Patienten mit den ungünstigsten Konditionen und dem Höchstrisiko im Vollbild des Ileus immer der Dekompressionsoperation zugeführt werden.

Die primäre Kolonresektion im Ileus mit Anastomosenbildung ist eine anspruchsvolle Operation, die im Einzelfall nicht erzwungen werden darf. Dies setzt ein geübtes Operationsteam und ein optimal funktionierendes operatives Umfeld voraus. Die herkömmliche Notfall-Anastomose am Linkskolon muß aus Sicherheitsgründen praktisch immer durch ein vorgeschaltetes Kolostoma geschützt werden.

6.2.3.3.3 Darmspülung

Die Methode der intraoperativen orthograden Dickdarmspülung hat die Ergebnisse von primären Kolonanastomosen im Notfall entscheidend verbessert.

Ausgehend von den Erfolgen der präoperativen orthograden Darmlavage hat Dudley 1980 [216] ein weitgehend geschlossenes Verfahren zur intraoperativen Anwendung vorgestellt. Dadurch können am intraoperativen Situs in vielen Fällen ähnliche Bedingungen wie bei der elektiven Kolonanastomose geschaffen werden.

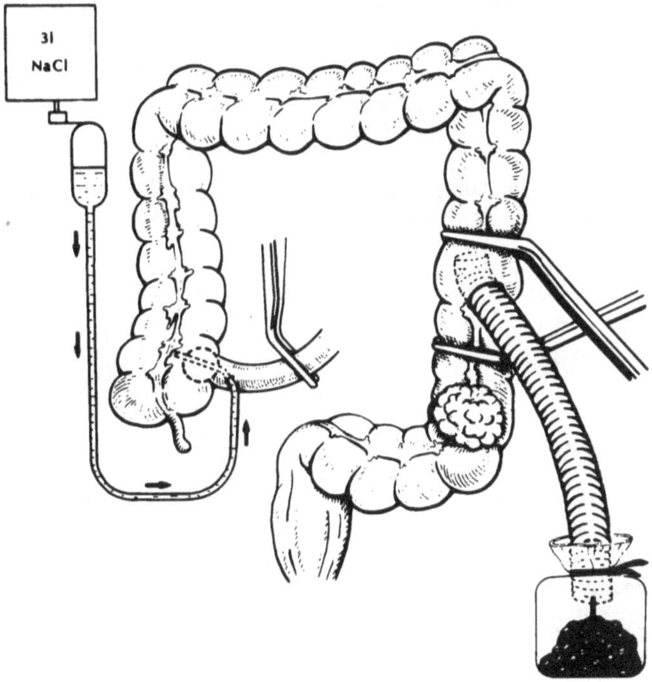

Abb. 6.2.1: Intraoperative orthograde Dickdarmspülung

Technik der intraoperativen Dickdarmspülung (Abb. 6.2.1):

- Durch eine mediane Laparotomie vom Xyphoid bis zur Symphyse wird das gesamte Kolon übersichtlich dargestellt.
- Als erste Maßnahme wird der linksseitige Kolontumor mobilisiert und nach aboral und oral mit Mersilene-Bändern separiert.
- Nach Dissektion der A. und V. mesenterica inferior mit den Lymphabflußgebieten erfolgt die vollständige Ablösung der linken Kolonflexur und des Colon descendens.
- In Höhe der oralen Resektionsgrenze wird zwischen 2 Darmklemmen ein großlumiger, durchsichtiger Abflußschlauch in das Darmlumen plaziert und eingebunden. Die Ableitung erfolgt in einen angeschlossenen Plastikbeutel.
- Über das terminale Ileum (wahlweise über Kolostomie oder Appendektomie) wird ein großlumiger Urin-Spülkatheter (Charr. 26) in den Coecumkopf gelegt. Nach Anschluß eines Infusionssystems können 4–9 l körperwarme isotone NaCl-Lösung perfundiert werden.

- Der Koloninhalt wird immer wieder vorsichtig manuell zum Abfluß hin ausgestrichen, um Überdehnung und Perforation zu vermeiden. Dazu muß die Zufuhr gelegentlich unterbrochen werden.
- Nach vollständiger Klarspülung (mindestens 4–6 l NaCl-Lösung) wird der Darm nochmals ausgestreift, bevor Zufluß und Abfluß entfernt werden.
- Die Methode der intraoperativen Darmspülung wurde von mehreren Arbeitsgruppen aufgegriffen und bei unterschiedlichen Formen der Kolonstenose bis hin zum Ileus angewandt. Dabei zeigte sich eine beachtenswert niedrige Infektionsrate von 4–6%, die Quote der Anastomoseninsuffizienzen lag bei durchschnittlich 6,6%. Die Letalität wurde mit durchschnittlich 8,2% angegeben.

Somit ist die intraoperative Darmlavage eine geeignete Methode, um bei subtotaler Tumorstenose mit erheblicher Stuhlretention, bis hin zum Subileus elektive Operationsbedingungen für die primäre Anastomose herzustellen.

Als Kontraindikation für diese Methode ist nach wie vor der manifeste Kolonileus anzusehen, der durch chronische Schädigung der Darmwand und systemische Ileuszeichen gekennzeichnet ist.

6.2.3.3.4 Subtotale Kolektomie

Aufgrund der positiven Ergebnisse mit der erweiterten Hemikolektomie rechts, hat Goligher bereits 1975 diese Methode konsequent bis zur subtotalen Kolektomie im Ileus erweitert [329]. Das Endergebnis ist die primäre Ileosigmoidostomie und die ileorektale Anastomose (Tab. 6.2.3).

Golighers bemerkenswerte Ergebnisse sind nicht ohne weiteres reproduzierbar. Dies zeigt die Streubreite von 11% –21% Letalität in der Literatur [445].

Die Vorteile dieses Prinzips liegen in der Kombination der sofortigen Tumorentfernung mit dem geschädigten prästenotischen Dickdarm und in der Nahtsicherheit der primären Ileum-Koloanastomose. Dadurch erübrigen sich vorgeschaltete entlastende Stomata.

Im Unterschied zur begrenzten Erweiterung der Rechtsresektion am Querkolon erfordert die subtotale Kolektomie einen wesentlich größeren Präparationsaufwand. Dies ist mit einer größeren Traumatisierung und der Hinterlassung großer deperitonealisierter Flächen verbunden. Die akute Belastung des Patienten bei der Notfalloperation ist deutlich höher, ebenso das Risiko für postoperative Komplikationen (z. B. septische Verläufe, Nachblutungen).

Der subtotale Kolonverlust ist mit hohen Stuhlfrequenzen in der postoperativen Phase belastet. Dies bleibt ein Problem mit eigenem Krankheitswert, wenn nicht mindestens 50–60 cm Kolon erhalten bleiben. Nicht zuletzt erscheint der Verlust des gesamten nicht erkrankten rechten Kolons als unnötiger Organverlust. Das Verfahren der subtotalen Kolektomie mit ileosigmoidaler Anastomose ist wegen der Ausdehnung des Eingriffs nur bei ausreichendem Allgemeinzustand möglich. Außerdem sollte keine diffuse schwere Peritonitis vorliegen. Darüber hinaus ist nur ein erfahrenes Operationsteam in der Lage, diesen Eingriff im Notfall zu einem guten Ende zu bringen.

6.2.3.3.5 Diskontinuitätsresektion

Bei Tumorperforation mit diffuser Peritonitis hat die primäre Kolonresektion ohne Anastomosierung ihre feste Indikation (Tab. 6.2.3). Das Verfahren wurde 1931 von Hartmann zunächst zur Behandlung der Divertikulitis angegeben und hat in den letzten Jahren zunehmend an Bedeutung auch bei anderen Notfallsituationen am Kolon gewonnen [386].

Der gesamte betroffene Darmabschnitt wird schonend mobilisiert und großzügig im Gesunden entfernt. Je nach Ausdehnung der Schädigung wird oral oder aboral der linken Flexur abgesetzt. Die Ausleitungsstelle der Kolostomie muß im Hinblick auf die spätere Reoperation zur Anastomosierung günstig plaziert werden, z. B. rechts. Der Hartmannstumpf wird bei starker Kotfüllung vor dem Verschluß lavagiert. Bei langem Hartmannstumpf kann aus Sicherheitsgründen auch dieser Darmanteil durch die Bauchdecke abgeleitet werden. Dies sollte nicht durch den unteren Winkel der Laparotomiewunde erfolgen. Septische Wundprobleme und entzündliche Verwachsungen erschweren die spätere Reanastomosierung.

Im Hinblick auf Tumorradikalität und Durchblutung ist der Blindverschluß eines kurz belassenen Sigmastumpfes günstiger. Dagegen verursacht ein allzu kurzer Rektumstumpf, der unter die peritoneale Umschlagfalte versenkt wurde, erhöhte technische Schwierigkeiten beim Versuch der späteren Reanastomose. Die Letalität beim Hartmann-Verfahren liegt unter 20%. Dies muß als günstig betrachtet werden, da es sich durchwegs um schwere Krankheitsbilder handelt.

6.2.3.3.6 Andere Operationsverfahren

Umgehungsanastomosen, wie die Ileosigmoidostomie und die Transversosigmoideostomie, sind wegen der großen Blindsackprobleme obsolet. Trotzdem sind sie in Ausnahmefällen bei inoperablem Operationssitus mit desolater Metastasierung zur Aufrechterhaltung eines pflegefähigen Zustands die einzige Alternative. Die Tumorverlagerung und Vorverlagerung der Anastomose ist durch die Diskontinuitätsresektion abgelöst worden.

6.2.3.4 Tumoren des Rektums

Obwohl die Karzinome des Rektums in den letzten beiden Jahrzehnten zahlenmäßig zugenommen haben, ist ihr Anteil an der Gesamtzahl karzinombedingter Dickdarmverschlüsse gering (4% – 6%). Bei subtotaler und totaler Obturation kann oft nur die Anlage einer doppelläufigen Kolostomie beim Ersteingriff die Voraussetzung für einen erfolgreichen Zweiteingriff schaffen. Obwohl mit einer doppelläufigen Sigmoidostomie wirkungsvoll und ohne Blindsackbildung der Stuhl abgeleitet werden kann, sollte immer der rechts plazierten Transversostomie der Vorzug gegeben werden. Die Sigmaausleitung erschwert die spätere tumorgerechte Resektion und erhöht die Infektionsgefahr im direkten Operationsgebiet [377].

Das Verfahren der intraoperativen Lavage [216] kann auch bei stenosierenden Rektumtumoren mit Subileus einen resektionsfähigen Zustand schaffen und die primäre Anastomosierung ermöglichen.

6.2.4 Operationstaktik

Der traditionelle Grundsatz, im Dickdarm-Ileus keine primäre Resektion zu wagen, sondern zuerst nur zu dekomprimieren, gilt aus heutiger Sicht für die verschiedenen Kolonregionen und Ileus-Formen nicht mehr gleichermaßen uneingeschränkt.

Das allgemein anerkannte Konzept der mehrzeitigen Operation hat am linken Kolon – dem komplikationsträchtigsten Darmteil – nach wie vor seine Berechtigung. Im dekompensierenden Stadium des Ileus, bei massiver Koprostase und drohendem Organversagen ist die Anlage einer Kolostomie praktisch die einzig erfolgversprechende Maßnahme. Dies gilt auch für alle Situationen, in denen keine optimalen technischen Operationsbedingungen (OP-Team, Anästhesie, Intensiv-Pflege) zur Verfügung stehen.

Bei irreparablen Darmschäden, erfolgter Perforation und fortgeschrittener Peritonitis sowie bei unübersichtlichem Operationssitus ist die Diskontinuitätsresektion nach Hartmann das überlegene Verfahren. Dieses hochakute Stadium des karzinombedingten Ileus liegt aber am Dickdarm in höchstens 15% der Fälle vor. In allen anderen Stadien, d. h. bei kompensiertem Kolonileus, reversiblen Darmveränderungen und subakuter Allgemeinsymptomatik stehen uns heute mehrere erfolgversprechende operative Verfahren zur Verfügung. Dies ist am linken Kolon die primäre Resektion mit und ohne schützende Kolostomie.

Durch die Methode der intraoperativen Dickdarm-Spülung [216] sind die Möglichkeiten zur primären Anastomose erheblich erweitert worden. Dies gilt allerdings nur, wenn ähnliche Bedingungen wie zur Elektivoperation hergestellt werden können.

Unter bestimmten Voraussetzungen hat auch die subtotale Kolektomie mit ileokolischer Anastomose ihre Indikation. Die Wahl der Methode muß im Einzelfall vom Stadium der Erkrankung, dem Zustand des Patienten und der Erfahrung des Operateurs abhängig gemacht werden.

Am rechten Kolon ist auch im fortgeschrittenen Ileuszustand die primäre Hemikolektomie die Methode der Wahl. Operationstechnische Probleme sind selten, daher sind Alternativen nur in besonders gelagerten Fällen indiziert.

Bei Verschlüssen im Verlauf des gesamten Querkolons ist die erweiterte Hemikolektomie rechts das dominierende Verfahren ohne gleichwertige Alternative.

Die Tumorverschlüsse der linken Kolonflexur stellen eine gewisse Grenzmarke mit Methodenwechsel dar. Während bei guter Mobilisierbarkeit die erweiterte Hemikolektomie bis zum Colon descendens als zuverlässiges Standardverfahren gelten kann, sollte bei Schwierigkeiten der Tumorisolierung an der Flexur der vorherigen Anlage einer rechten Transversostomie der Vorzug gegeben werden.

Da das Risiko der Zweitoperation speziell bei belassenem Tumor und dekomprimiertem Ileus-Darm früher vielfach unterschätzt wurde, geht heute die Tendenz auch am linken Kolon in Richtung Primärresektion. Dabei hat die Diskontinuitätsresektion nach Hartmann einen hohen Stellenwert erlangt, die Anastomose kann und darf nicht erzwungen werden.

Die Notfalleingriffe im Dickdarm-Ileus stellen nach wie vor eine besondere Herausforderung für den Chirurgen dar und erfordern großes Engagement, Sorgfalt und Erfahrung.

6.3 Lokale Exzision des Rektumkarzinoms

B. Eibl-Eibesfeldt, D. K. Wilker, J. R. Izbicki, M. Richter-Turtur

6.3.1 Einleitung

Bei der onkologisch orientierten Operationsplanung müssen mehrere, gelegentlich gegenläufige Aspekte berücksichtigt werden. Der Forderung nach chirurgisch radikaler Tumorexstirpation durch eine klassische Radikaloperation mit Entfernung des Tumors en bloc weit im Gesunden einschließlich dem jeweiligen Lymphabflußgebiet steht, insbesondere bei tiefsitzenden Tumoren, die Forderung nach Funktionserhalt mit möglichst geringer funktioneller Beeinträchtigung (hier Kontinenzerhalt) entgegen. Zudem ist die chirurgische Radikaloperation besonders im fortgeschrittenen Alter mit einer hohen Letalität verbunden [284 b]. Es ergibt sich die Frage, ob sich Patientenkollektive identifizieren lassen, die von einer Behandlungsstrategie mit eingeschränkten Verfahren in kurativer beziehungsweise palliativer Zielsetzung profitieren.

6.3.2 Pathologisch-anatomische Voraussetzungen

Morson [654, 655] konnte an einer konsekutiven Serie von 2084 Tumorpräparationen nach Rektumexstirpation zeigen, daß Lymphknotenmetastasen wesentlich in Abhängigkeit von der Infiltrationstiefe des Tumors auftreten. Tumore, die nicht die Muscularis propria infiltriert hatten, wiesen nur zu 10,9% Lymphknotenmetastasen auf. Bei auf die Rektumwand beschränkten Tumoren lag die Inzidenz von Lymphknotenmetastasen bei 12,1% und stieg bei Überschreiten der Rektumwand sprunghaft auf 58,3% an. Bei allen frühen Karzinomen mit lymphatischer Metastasierung handelte es sich um wenig oder undifferenzierte Tumore. Diese Angaben werden von Scheele et al. [853, 854] bestätigt. Wie Abbildung 6.3.1 zeigt, steigt die Inzidenz von Lymphknotenmetastasen mit dem Grad der Entdifferenzierung und der Tiefeninfiltration des Tumors. Faßt man alle 370 auf die Rektumwand beschränkten Tumore mit dem histologischen Differenzierungsgrad G1 und G2 zusammen, so ergibt sich eine Inzidenz von Lymphknotenmetastasen von 13%. Somit kann histologisch eine Gruppe mit einem geringen Risiko für eine lymphogene Metastasierung definiert werden. Aufgrund dieser Überlegungen kann eine lokale Exzision als eingeschränktes Verfahren mit kurativer Absicht akzeptiert werden, wenn folgende Kriterien erfüllt sind (Tab. 6.3.1): Es sollte sich um einen gut oder mäßig differenzierten Tumor handeln, der Tumor sollte die Rektumwand nicht überschritten haben. Aus technischen Gründen wird meist eine Tumorgröße von unter 3 cm gefordert, obwohl sich eine Abhängigkeit

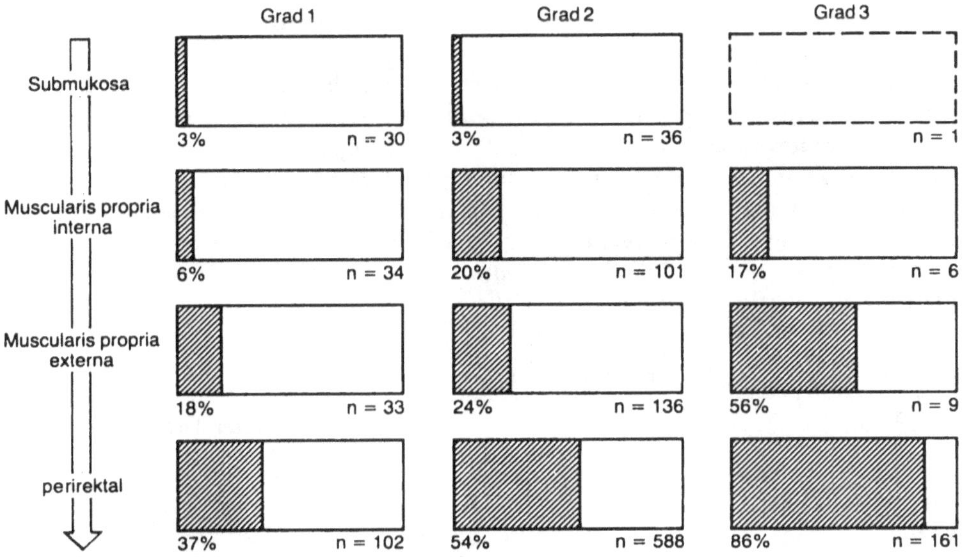

Abb. 6.3.1: Häufigkeit lymphogener Metastasierung des Rektumkarzinoms in Abhängigkeit von Infiltrationstiefe und histologischem Malignitätsgrad. Patienten mit klassischer Radikaloperation (n = 1237). Chirurgische Universitätsklinik Erlangen 1969–1983. [848, 849]

Tab. 6.3.1: Kriterien zur lokalen kurativen Therapie des Rektumkarzinoms

Tiefeninfiltration: auf die Rektumwand beschränkt (pT1, pT2)	
Differenzierungsgrad:	gut oder mäßig (G1/2) kein Siegelringkarzinom kein muzinöses Adenokarzinom kein undifferenziertes Karzinom
Freie Resektionsränder: > 5 mm	
Durchmesser: < 3 cm	
unteres Rektumdrittel	

der Prognose von der Tumorgröße unabhängig von der Tiefeninfiltration nicht zeigen ließ [1013]. Die lokale Exzision sollte mit einem Sicherheitsabstand von mindestens 5 mm erfolgen. Hermanek [403] betrachtet Tumore mit nachweisbaren Lymphgefäßeinbrüchen als „High-risk"-Karzinome, bei denen eine alleinige lokale Exzision in kurativer Absicht nicht genüge [848, 849].

6.3.3 Präoperative Diagnostik, Patientenselektion

Ein Ausschluß derjenigen Tumore, die sicher nicht die oben genannten Kriterien erfüllen, ist bereits präoperativ wünschenswert. Palpatorisch ergeben sich Hinweise auf die Infiltrationstiefe [604] (Tab. 6.3.2). Eine prospektive Untersuchung von 70 tastbaren Rektumkarzinomen durch unabhängige Untersucher, deren Ergebnisse dann nach Operation mit der histologischen Infiltrationstiefe verglichen wurden, zeigte, daß mit ausreichend hoher Genauigkeit (80% Trefferquote) nur zwischen zwei größeren Gruppen, den lokal begrenzten und den lokal fortgeschrittenen Tumoren, unterschieden werden konnte [686, 687].

Tab. 6.3.2: Klinisches Staging von Rektumkarzinomen [604]

Klinisches Stadium	Definition	wahrscheinliche Korrelation zur Tiefenausdehnung
CS I	frei beweglich	Submukosa
CS II	beweglich	Muscularis propria
CS III	wenig beweglich	mäßig ausgedehnt periproktal
CS IV	fixiert	ausgedehnt periproktal, Infiltration der Umgebung

Die Aussagekraft der bildgebenden Verfahren bezüglich der Tiefeninvasion ist beschränkt. Die Computertomographie kann die intramurale Ausbreitung nicht differenzieren, jedoch eine deutlich über die Rektumwand hinausgehende Infiltration recht sicher identifizieren [513, 206]. Der endorektale Ultraschall mit rotierenden Köpfen hoher Frequenz (5 – 7 MHz) kann die sogenannten Interfaces der einzelnen Wandschichten differenzieren und erlaubt somit eine Aussage über die intramurale Tiefeninfiltration [419]. Noch ermöglicht keine Untersuchung die präoperative sichere Identifizierung von Lymphknotenmetastasen.

In Abbildung 6.3.2 sind die Untersuchungen zur prätherapeutischen Stadienbestimmung zusammengefaßt. Die endorektale Ultraschalluntersuchung weist die größte diagnostische Übereinstimmung mit dem endgültigen histologischen Ergebnis auf.

Der histologische Malignitätsgrad kann durch präoperative Probebiopsien weitgehend sicher bestimmt werden. Allerdings sind nicht alle Tumoren homogen differenziert, daher empfiehlt sich die Entnahme von multiplen Biopsien, sowohl aus dem Tumorzentrum als auch aus dem Randbereich [692]. S. Kap. 2.5.

6.3.4 Klinische Ergebnisse

Einen Überblick über die klinischen Ergebnisse der lokalen Exzision mit kurativer Absicht gibt Tabelle 6.3.3. Die Serien beziehen sich auf sehr große Zeiträume und scheinen dennoch relativ klein. Dies liegt daran, daß die Indikation zu einem eingeschränkten Verfahren nur in 3 – 4% aller Rektumkarzinome gestellt wurde. In einer

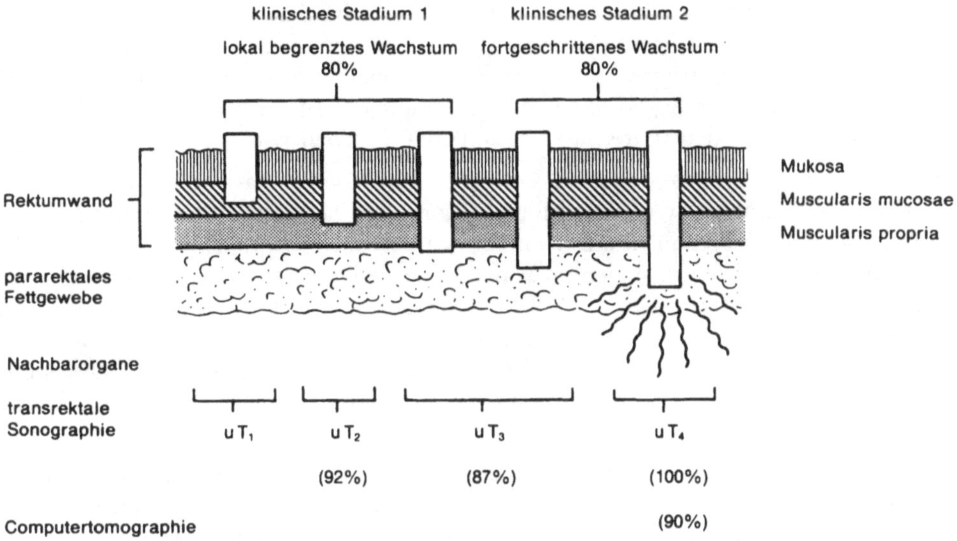

Abb. 6.3.2: Präoperative Stadienerfassung durch klinische Untersuchung, endorektalen Ultraschall (uT_n) und Computertomographie: Die Prozentangaben beziehen sich auf die Treffsicherheit im Vergleich mit dem pathologisch-anatomischen Staging postoperativ (modifiziert nach Nicholls und Lubowski [691, 692]

Tab. 6.3.3: Ergebnisse nach kurativer lokaler Exzision bei Rektumkarzinomen

Autor	Zeitraum	n	% aller CRC	5-Jahres-Überlebens-rate	Kommentar
Morson et al. 1977 [661]	1948–72	91	3,9%	82% (100% korr.)	alle lokalen Exzisionen
Scheele et al. 1985 [848, 849]	1969–82	pT1 52 pT2 19	6,2%	84% 82%	–
Stearns et al. [899–901]	1954–78	31	3%	75%	–
Whiteway et al. [1013]	1973–78	24 + 6 (hohes Alter)	3,5%	85%	5/24 erfüllten Kriterien nicht und wurden radikal nachoperiert
Heberer et al. 1987 [393]	1974–85	36	3,2%	84%	im gleichen Zeitraum: abdominoperineale Rektumexstirpation bei pT1/2 N_0 5-Jahres-ÜLZ 73% anteriore Resektion 76%

jüngeren Arbeit wurde die Indikation mit 6% bereits häufiger gestellt [848, 849]. Dies ist einerseits auf die häufigere Diagnose früher Stadien, andererseits auf eine stärkere Beachtung dieser therapeutischen Alternative in jüngerer Zeit zurückzuführen. Die 5-Jahres-Überlebensraten liegen um 80% und damit in dem Bereich, der für die Radikaloperation bei vergleichbaren Tumorstadien angegeben wird.

Heberer et al. [393] behandelten 62 Patienten lokal. Bei 20 Patienten erfolgte, da sie die Kriterien postoperativ nicht erfüllten, später eine radikale Tumoroperation. Weitere 6 Patienten erfüllten die Kriterien nicht, wurden aber aus verschiedensten Gründen nicht nachoperiert. Bei 36 Patienten war die lokale Exzision definitive Therapie mit einer 5-Jahres-Überlebensrate von 84%. Die Autoren geben Vergleichszahlen für abdominoperineale Rektumexstirpationen bzw. anteriore Resektionen aus dem gleichen Zeitraum mit vergleichbaren Tumorstadien an. Die 5-Jahres-Überlebensraten betragen 73% bzw. 74% und unterscheiden sich damit nicht von denen bei lokaler Exzision.

Whiteway [1013] berichtet über 24 Patienten, die nach den Richtlinien der kurativen lokalen Exzision behandelt wurden. Von diesen mußten 5 onkologisch radikal nachoperiert werden. Sechs weitere, sehr alte Patienten, die im wesentlichen mit palliativer Zielsetzung wegen eines hohen Operationsrisikos lokal operiert worden waren, erfüllten ebenfalls die Kriterien der kurativen Lokaltherapie. Die 5-Jahres-Überlebensrate für das Gesamtkollektiv liegt bei 85%.

6.3.5 Formen der lokalen Therapie

Grundsätzlich kann zwischen Verfahren der lokalen Tumorentfernung (Exzision, Schlingenbiopsie) und solchen einer Tumorzerstörung unterschieden werden. Anatomisch am besten definiert ist die präparative chirurgische Exzision. In der Regel wird sie bei dem sehr tief sitzenden Karzinom transanal in der von Parks [733] beschriebenen Technik, jedoch modifiziert als Rektumvollwandexzision durchgeführt (siehe unten). Bei etwas höher, aber immer noch im extraperitonealen Rektum gelegenen Tumoren wird voraussichtlich die endoskopisch mikrochirurgische Technik, wie sie von Buess [104] entwickelt wurde, zunehmend an Bedeutung gewinnen. Hierzu liegen jedoch noch keine ausreichenden Erfahrungen vor. Ist ein transanaler Zugang aufgrund der Höhenlokalisation oder der Tumorgröße nicht möglich, kann der Zugang transsphinktär [603] oder über eine posteriore Rektotomie [514] erfolgen. Diese Verfahren sind jedoch selbst wieder mit einer höheren Komplikationsrate verbunden, wie Literaturübersichten zeigen [105]. Die chirurgische Technik wird im Kapitel 4.3 beschrieben. Eine tabellarische Übersicht zu weiteren lokalen Verfahren gibt Tabelle 6.3.4.

Unter den tumorzerstörenden Verfahren kommt der intrakavitären Strahlentherapie [728] eine große Bedeutung zu. Bei einem sehr großen Patientengut von 245 primär intrakavitär bestrahlten Patienten, die über fünf Jahre beobachtet wurden, liegt die tumorfreie Überlebensrate bei 73%. Auch diese Patienten wurden nach den eingangs genannten Kriterien der lokalen Therapie ausgewählt. Kryochirurgie [158, 979],

Tab. 6.3.4: Formen der lokalen Therapie bei Rektumkarzinom

Exzision:	– transanal [733] – transanal endochirurgisch [104] – transsphinktär [603] – posteriore Rektotomie [514] – tubuläre Resektion [284b]
endoskopische Polypektomie:	– maligner Polyp [663]
Strahlentherapie:	– [726, 727]
sonstige:	– Kryochirurgie [158] – Lasertherapie [497] – Elektrokoagulation [912]

Elektrokoagulation [912, 107b] und die Lasertherapie werden meist mit primär palliativer Zielsetzung eingesetzt und sind nicht ausreichend auf ihre Wertigkeit bei primär kurativer Zielsetzung untersucht worden. Dennoch erlauben auch diese Verfahren eine lange und palliativ befriedigende lokale Tumorkontrolle ohne Kolostomie (s. Kap. 7.1).

6.3.6 Transanale Exzision

Nach Dickdarmreinigung durch orthograde Spülung unter perioperativer Antibiotikaprophylaxe mit gegen Anaerobier und Aerobier wirksamen Substanzen, erfolgt der operative Eingriff in Vollnarkose unter Vollrelaxation. Die Lagerung des Patienten richtet sich nach der Tumorlokalisation: Steinschnittlagerung bei dorsaler oder seitlicher, Bauchlage bei ventraler Lokalisation. Abhängig von der Mobilität des Rektums können Tumore bis zu 8 cm oberhalb der Kryptenlinie transanal exzidiert werden. Bei einer Größe über 3 cm entstehen, wenn der geforderte Sicherheitsabstand von 5 mm eingehalten wird, zunehmend technische Schwierigkeiten.

Nach gefühlvollem digitalen Aufdehnen des Analkanals und Austasten der Geschwulst, wird ein Analspreizer eingesetzt (in der klassischen Technik der nach Parks benannte 2-3-Valvenspreizer (Abb. 6.3.3 a). Wir bevorzugen meist die offenen oder geschlossenen Rektumspekula von Sims. Sie erlauben immer wieder eine kurzfristige Entspannung der Valven, eine Daueranaldehnung wird eher vermieden.

Nach Darstellung des Tumors empfiehlt sich eine Markierung der geplanten Resektionsränder, entweder durch Diathermie oder durch Haltefäden. Die proximal des Tumors gelegene Rektumwand sollte bei höher gelegenen Läsionen mit zwei Fäden sicher gefaßt werden. Zu viele Haltefäden, insbesondere proximal, stören jedoch bei der Präparation, zur Markierung verwenden wir daher meist die Diathermie. Die Präparation erfolgt dann von distal nach proximal und vom tiefsten Punkt zum höhergelegenen, um nicht durch Blut von oben in der Übersicht gehindert zu werden

(Abb. 6.3.3 b). Auf eine sorgfältige Blutstillung und Darstellung ist zu achten, nur so kann sicher präpariert werden.

Nach zirkulärer distaler Inzision erfolgt die komplette Durchtrennung der Rektumwand bis in das pararektale Fett. Gefäße im Mesorectum werden umstochen, die Mitnahme eines Mantels pararektalen Fetts erlaubt eine bessere Stadieneinteilung, ist aber nicht obligat.

Die Präparation setzt sich nun nach proximal fort, wobei der erste Assistent hierbei mit den Haltefäden einen Gegenzug und ein Widerlager schafft, indem er die proximale Rektumwand nach unten zieht. Durch diese Intussuszeption können oft auch höher gelegene Läsionen erreicht werden.

Nach der Exzision erfolgt eine sorgfältige Blutstillung. Das Präparat wird dann vom Operateur ausgebreitet oder besser noch ausgespannt (Abb. 6.3.3 c) und auf Vollständigkeit der Exzision und Weite des Sicherheitsabstandes überprüft. Unter Umständen werden Schnellschnittuntersuchungen notwendig, falls in gleicher Sitzung, bei Nichterfüllen der Kriterien zur lokalen Therapie, ein onkologisch radikales Vorgehen angeschlossen werden soll.

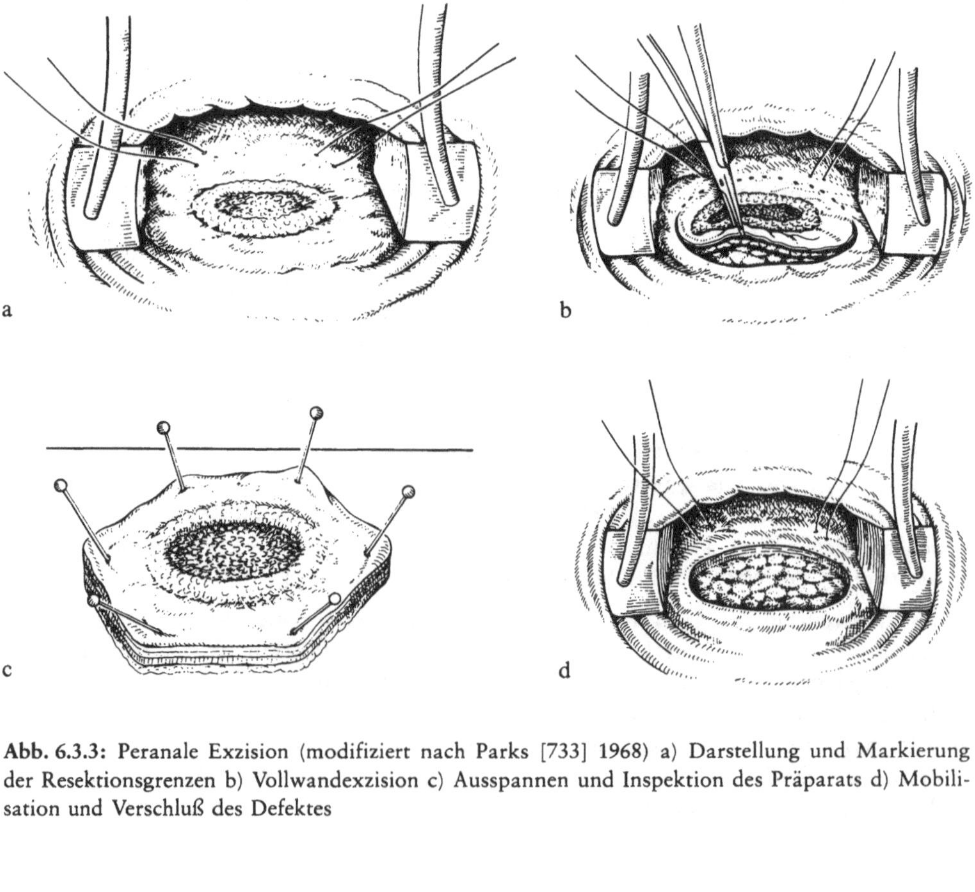

a b c d

Abb. 6.3.3: Peranale Exzision (modifiziert nach Parks [733] 1968) a) Darstellung und Markierung der Resektionsgrenzen b) Vollwandexzision c) Ausspannen und Inspektion des Präparats d) Mobilisation und Verschluß des Defektes

Den entstandenen Defekt und das Rektum reinigen wir mit Polyvidonjod, um abgeschilferte Tumorzellen zu beseitigen. Vor Verschluß des Defektes kann eine Mobilisation der proximalen Wand notwendig werden. Die Ränder sollten spannungsfrei anliegen. Die Naht erfolgt in einreihiger Allschicht-Einzelknopftechnik (Abb. 6. 3. 3 d). Als Nahtmaterial verwenden wir resorbierbare Fäden der Stärke 3/0 mit einer kräftigen, stark gebogenen Nadel. Diese erlaubt eine sichere Stichtechnik auch unter beengten Verhältnissen.

Postoperativ werden die Patienten sechs Tage parenteral und flüssig ernährt, bei komplikationslosem Verlauf erfolgt dann ein schneller Kostaufbau.

6.3.7 Diagnostisch-therapeutischer Stufenplan

Besondere Bedeutung kommt der lokalen Exzision bei sehr tief liegenden Tumoren mit einer Entfernung von 0 – 4 cm von der Kryptenlinie* zu, deren radikale Behandlung mit Kontinenzverlust (abdominoperineale Rektumexstirpation) oder wesentlicher

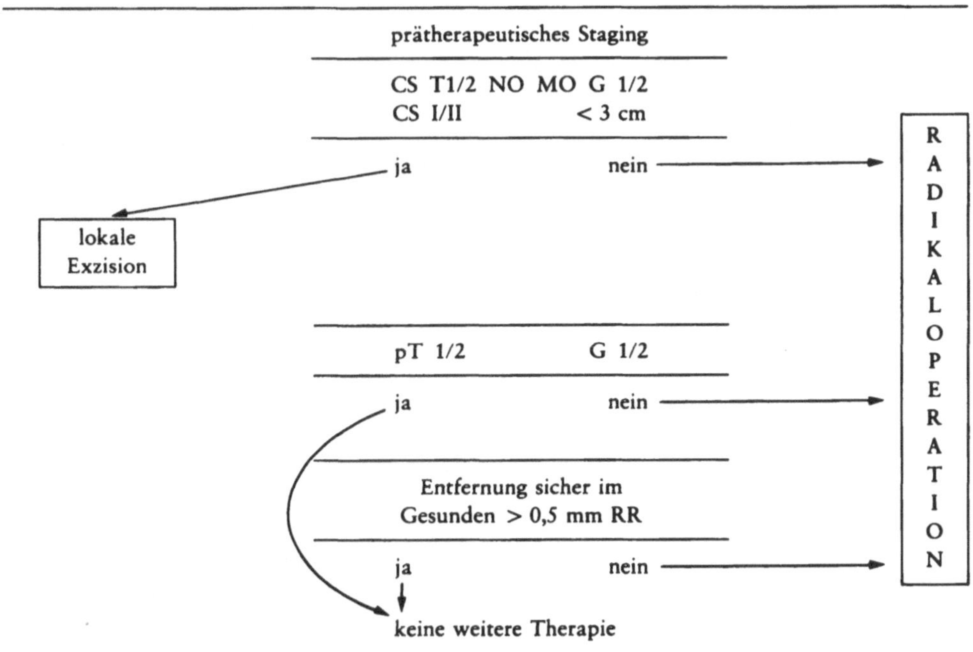

Abb. 6.3.4: Diagnostisch-therapeutischer Stufenplan

* Entfernungsangaben sollten sich immer auf die Höhe der Kryptenlinie beziehen. Sie ist eine weitgehend fixe Grenzlinie, eine Höhenlokalisation „ab ano" bezieht leider allzuoft die Nates in die Messung mit ein, die Höhe des Analkanals selbst variiert interindividuell sehr stark.

Kontinenzstörung (koloanale Anastomosierung beim älteren Menschen) verbunden wäre. Bei höher gelegenen Tumoren von Patienten im fortgeschrittenen Alter muß eine Abwägung des Risikos bei eingeschränkten Verfahren gegen das Operationsrisiko der Radikaloperation erfolgen. In einigen Fällen wird das kurativ sicherste Verfahren zugunsten eines Verfahrens mit eingeschränkter Radikalität mit u. U. weniger sicherer Kuration oder in primär palliativer Absicht verlassen werden müssen. Sind die angeführten Tumorkriterien erfüllt und erscheint eine lokale Exzision mit kurativer Zielsetzung indiziert, so muß der Patient über den diagnostisch-therapeutischen Stufenplan (Flußdiagramm Abb. 6.3.4) aufgeklärt werden. Erfüllt der Tumor nach lokaler Exzision die Kriterien nicht mehr (anderer Differenzierungsgrad), knapper Resektionsrand, Lymphknoten im perirektalen Fett, technisch nicht entfernbarer Tumor) so war die Exzision lediglich ein weiterer diagnostischer Schritt, dem dann die onkologische Radikaloperation, vorzugsweise in den nächsten zwei Wochen, folgen muß. Dem Patienten wird mit diesem Behandlungskonzept durch die vorausgegangene unsichere lokale Entfernung die mögliche Kuration nicht verwehrt [661]. Der Patient sollte genauestens über das Konzept aufgeklärt sein, insbesondere in Abhängigkeit vom intraoperativen Befund und der abschließenden Histologie.

6.4 Radikale systematische Lymphadenektomie

T. Takahashi

6.4.1 Allgemeine Prinzipien

Die Resektion eines Karzinoms gleich welcher Lokalisation umfaßt prinzipiell zwei Schritte:

- die Entfernung des Primärtumors,
- die Dissektion der regionalen Lymphknoten.

Beim ersten Schritt wird nicht nur der Tumor selbst, sondern auch umgebendes Gewebe mit einem genügenden Sicherheitsabstand entfernt. Der zweite Schritt erfordert die Dissektion der Lymphknotenkette des jeweiligen Organsegmentes bis hoch zur Hauptlymphknotengruppe.

Etwa die Hälfte der Oberfläche des Dickdarms besitzt keinen peritonealen Überzug; dazu zählen der dorsale Anteil des Colon ascendens und das Colon descendens sowie der überwiegende Teil des Rektums. Da hier die Grenzlamelle der Serosa fehlt, kann ein Tumor leicht benachbarte Strukturen infiltrieren. Die radikale Entfernung des Tumors erfordert dann die Enbloc-Resektion der infiltrierten Strukturen oder Organe.

Abbildung 6.4.1 demonstriert die Überlebenskurven unseres Patientengutes mit kolorektalen Karzinomen, die nach diesen Prinzipien makroskopisch kurativ operiert wurden. Im Vergleich zu Daten aus der Literatur sind die Überlebensraten selbst bei Tumoren mit Lymphknotenmetastasierung oder Beteiligung anderer Organe sehr günstig und bestätigen damit die Richtigkeit der zwei zuvor genannten Prinzipien der kolorektalen Karzinomchirurgie. Dagegen ist die Prognose bei bestehenden peritonealen oder Lebermetastasen trotz kurativen Anspruchs der Operation schlecht.

Die Einhaltung dieser Prinzipien erfordert die genaue Kenntnis der Architektur des retroperitonealen Raumes und die korrekte Lokalisation regionaler Lymphknoten.

6.4.2 Präparationstechnik

Bei Tumoren im Bereich der primär oder sekundär retroperitoneal gelegenen Kolonsegmente wie Rektum, Colon ascendens und Colon descendens muß eine Präparation des retroperitonealen und extraperitonealen Raumes des Beckens erfolgen.

Anatomische Leitlinie bei der chirurgischen Behandlung des Kolonkarzinoms ist die retroperitoneale Faszie, d. h. die Verlängerung der Gerota-Faszie. Zusätzlich ist im Bereich der rechten Flexur die rechtsseitige Toldtsche Verklebungsfaszie, die in die

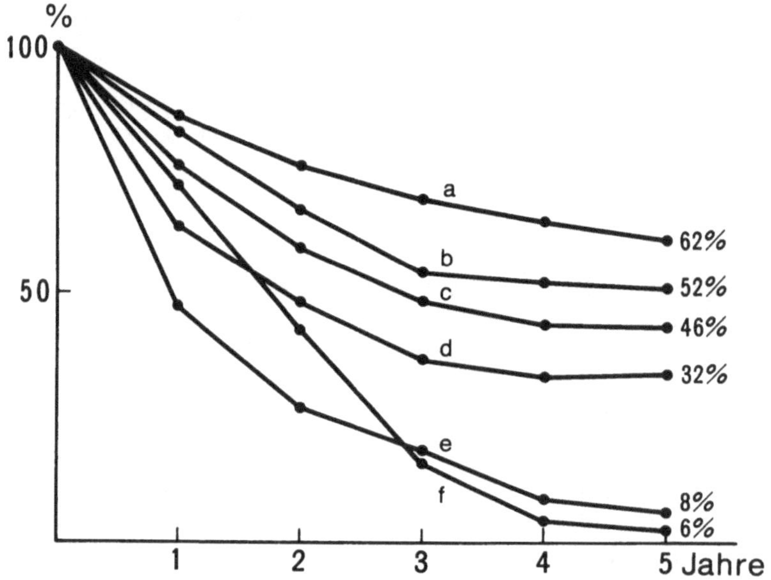

Abb. 6.4.1: Überlebenskurven nach makroskopisch kurativer Resektion kolorektaler Karzinome bei Patienten mit unterschiedlichen Tumorstadien
a: Kolonkarzinome mit positiven Lymphknoten (n = 92)
b: Kolonkarzinome mit Ausdehnung in benachbarte Organe (n = 35)
c: Rektumkarzinome mit positiven Lymphknoten (n = 282)
d: Rektumkarzinome mit Ausdehnung in benachbarte Organe (n = 52)
e: Kolon- und Rektumkarzinome mit peritonealer Aussaat (n = 13) (incl. Resektion der Peritonealmetastasen)
f: Kolon- und Rektumkarzinome mit Lebermetastasen (n = 18) (incl. Resektion der Lebermetastasen)

präduodeno-pankreatische Faszie übergeht und im Bereich der linken Flexur die linksseitige Toldtsche Verklebungsfaszie zu beachten (Abb. 6.4.2, 6.4.3).

Da die Toldtsche Verklebungsfaszie unmittelbar hinter dem Kolon liegt, kann sie leicht durch Tumoren dieser Region penetriert werden [741]. Daher sollten bei Tumoren des Colon ascendens und descendens die Toldtsche Faszie mitreseziert werden, so daß die Gerota-Faszie freiliegt (Abb. 6.4.2). Da die Ureteren unterhalb der Gerota-Faszie liegen, kann bei exakter Beibehaltung der Präparationsebene eine Verletzung der Ureteren vermieden werden. Im Bereich der rechten Flexur bedeutet dies die Resektion der präduodeno-pankreatischen Faszie, so daß die Pars descendens des Duodenums und der Pankreaskopf exponiert sind.

Die Fortsetzung dieser Präparationsebene bis nahe der Medianlinie erlaubt einen einfachen Zugang zu den zentralen Lymphknotengruppen.

Hat der Tumor bereits die Darmwand überschritten, sollte auch die Gerota-Faszie mit einem entsprechenden Sicherheitsabstand exzidiert werden.

a

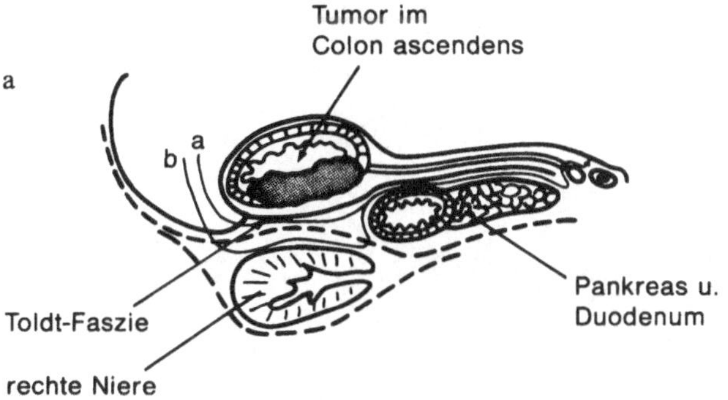

b

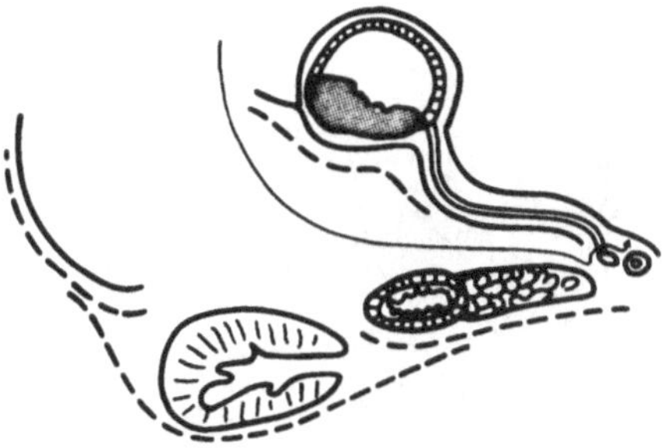

Abb. 6.4.2: Schematische Darstellung der Dissektion des retroperitonealen Raumes an der rechten Kolonflexur
a) die Standardpräparationsebene unter Mitnahme der Toldt-Faszie
b) die erweiterte Präparationsebene unter Mitnahme der Gerota-Faszie
Die Präparation sollte sich bis zum Ursprung der A. mesenterica superior erstrecken, wo die zentralen Lymphknotengruppen lokalisiert sind

An der Rückseite des Rektums erfolgt die Präparation unterhalb der viszeralen endopelvinen Faszie, die eine Verlängerung der Gerota-Faszie bis ins Becken darstellt.

Die Präparationsebene ist sakrumnah. Am Beckenboden erfolgt die scharfe Durchtrennung einer dichten fibrösen Verbindung zwischen dem 4. oder 5. Sakralwirbel und der Rückwand des Rektums, die retrosakrales Ligament genannt wird. Dieses Ligament stellt einen Ausläufer der parietalen endopelvinen Faszie oder Waldeyer-Faszie dar (Abb. 6.4.4 a).

An der Ventralseite des Rektums wird nach Eröffnung des extraperitonealen Raumes durch Inzision des Peritoneums im Douglas-Raum die Denonvillier-Faszie von der Hinterwand der Prostata bzw. der Vagina abgelöst und zusammen mit dem Rektum exzidiert (Abb. 6.4.4 b).

Zu beiden Seiten des Rektums erfolgt die Präparation entlang der Vasa iliaca communes und dann entlang der Vasa iliaca interna beckenbodenwärts bis unterhalb der Paraproktien, so daß die A. rectalis media ursprungsnah durchtrennt wird. Bei dieser

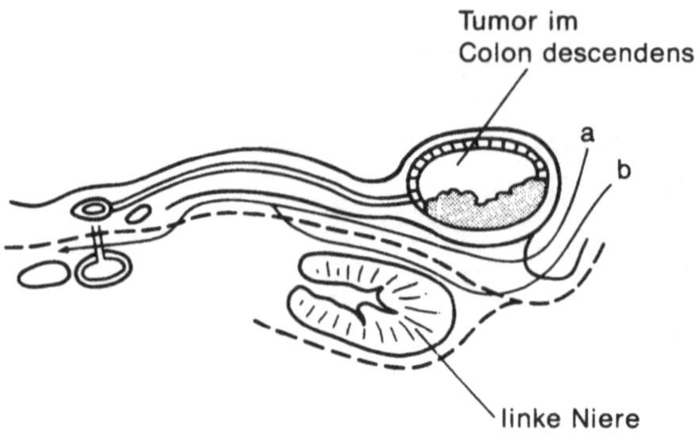

a

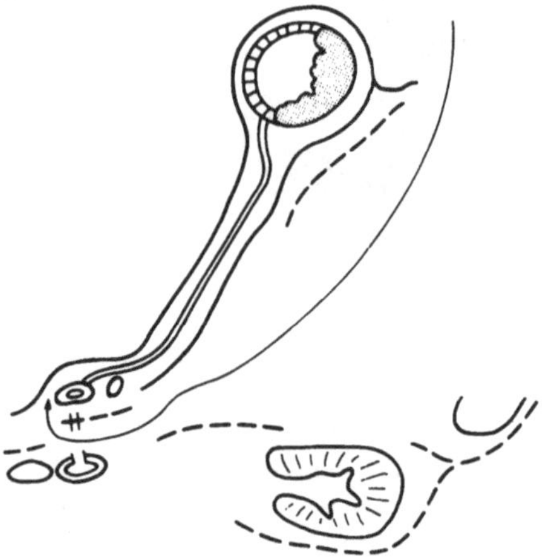

b

Abb. 6.4.3: Schematische Darstellung der Präparation des retroperitonealen Raumes an der linken Kolonflexur
a) Standardpräparationsebene unter Mitnahme der Toldt-Faszie
b) erweiterte Präparationsebene unter Mitnahme der Gerota-Faszie
Die Präparationsebene sollte sich bis zum Ursprung der A. mesenterica inferior erstrecken, wo die zentralen Lymphknotengruppen lokalisiert sind

Präparation wird das Gewebe um die großen Gefäße einschließlich Lymphknoten mitentfernt (Abb. 6.4.5).

Bei einer sphinktererhaltenden Operation müssen diese Standardpräparationsebenen bis in Höhe der Durchtrennung des Rektums beibehalten werden.

Im Falle der Rektumamputation erfolgt die Fortsetzung der Präparationsebene bis zur Höhe der Levator-ani-Muskeln. In der perinealen Phase wird das Gewebe des

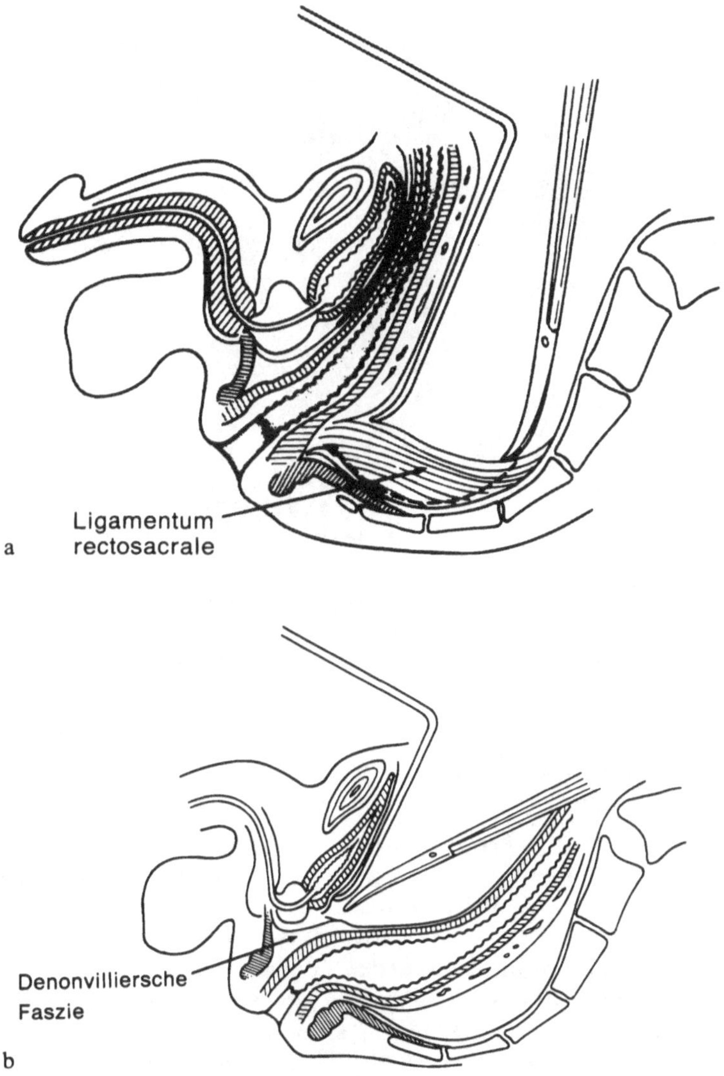

Abb. 6.4.4: Schematische Darstellung der Präparation des extraperitonealen Rektums (Sagittalschnitt des Beckens)

a) Ein Haken zieht das Rektum nach ventral. Die Präparation wird entlang des Os sacrums fortgesetzt, wobei das rektosakrale Ligament durchtrennt wird (gestrichelte Linie)

b) Ein Haken zieht die Harnblase nach ventral. Nach Eröffnung des extraperitonealen Raumes wird die Präparation ventral und entlang der anterioren Fläche der Denonvillierschen Faszie fortgesetzt

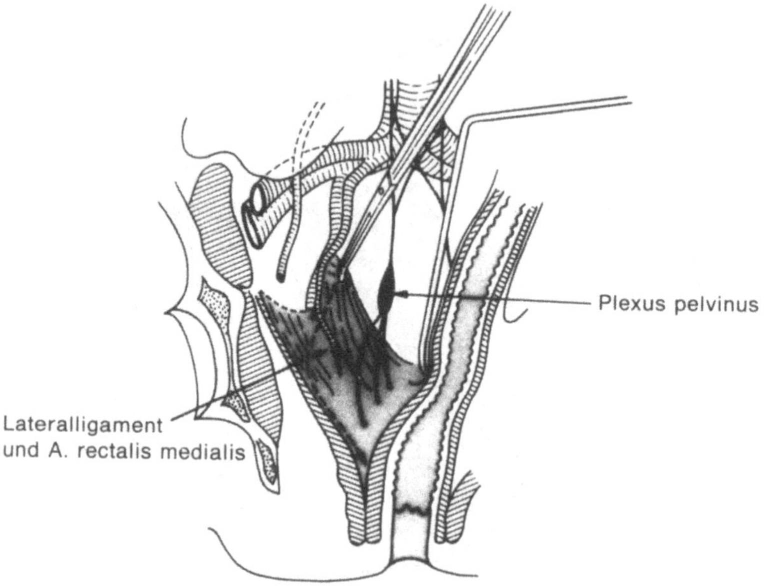

Abb. 6.4.5: Schematische Darstellung der Präparation des extraperitonealen Rektums
Die Präparation zu beiden Seiten des Rektums erfolgt entlang der Vasa iliaca interna. Die Paraproktien werden zusammen mit der A. rectalis media und dem pelvinen Plexus ursprungsnah durchtrennt (gestrichelte Linie). Lymphknoten an der Oberfläche der A. und V. iliaca interna werden mitentfernt

ischiorektalen Raumes komplett entfernt und der M. levator ani ursprungsnah durchtrennt (Abb. 6.4.6).

Abbildung 6.4.7 illustriert das Prinzip durch schematische Darstellung der Präparationebenen (U-Form bei sphinktererhaltenden Operationen, H-Form bei der Rektumamputation). Eine V-förmige Präparationsebene ist nicht empfehlenswert, da sie nach lateral eine geringere Radikalität aufweist, die die Ursache für Lokalrezidive nach potentiell kurativer Chirurgie darstellen könnte. Der von Anderberg [23] und Neville [681] beschriebene Konus-Effekt ist ein Synonym für die auf die Resektionsstelle konvergierende Präparationstechnik. Reicht die U- oder H-förmige Präparationstechnik nicht aus, um den Tumor bei Infiltration benachbarter Organe radikal zu entfernen, so muß die Resektion auf diese Organe ausgedehnt werden.

6.4.3 Lymphabflußwege

Generell orientiert sich der lymphatische Abfluß des Gastrointestinaltraktes nach zentral entlang der Arterien.

Im rechten Kolon sammelt sich der lymphatische Abfluß in den zentralen Lymphknotengruppen um den Ursprung der A. mesenterica superior, während der lympha-

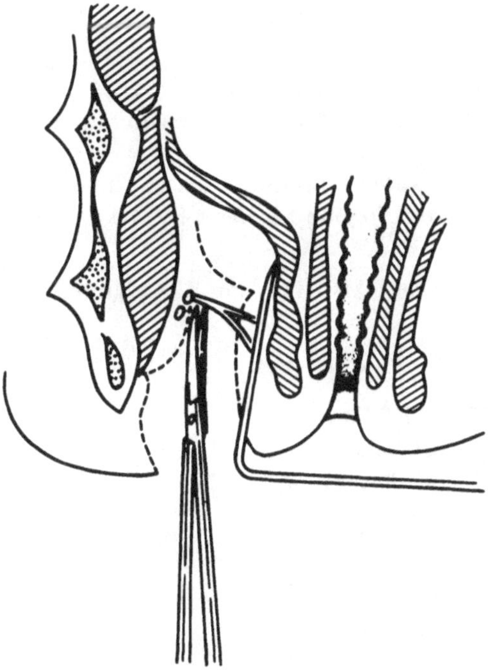

Abb. 6.4.6: Schematische Darstellung der perinealen Phase der Rektumamputation.
Das Gewebe des ischiorektalen Raumes wird komplett entfernt. Die A. rectalis inferior wird ursprungsnah ligiert. Der Levator-ani-Muskel wird ursprungsnah durchtrennt (gestrichelte Linie)

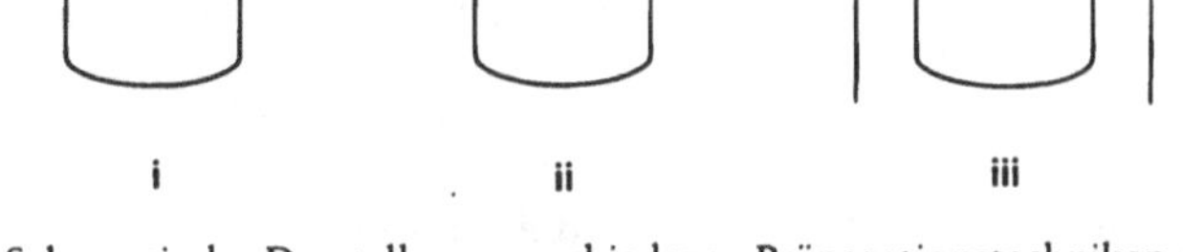

Abb. 6.4.7: Schematische Darstellung verschiedener Präparationstechniken am Rektum.
i: V-förmige Präparation. Die konvergierende Präparationstechnik weist den Nachteil der geringeren lateralen Radikalität auf.
ii: U-förmige Präparation. Die laterale Präparation wird bis in Höhe der Resektionsebene beibehalten.
iii: H-förmige Präparation bei der Rektumamputation. Die U-förmige Präparation reicht bis zu den Levatoren und wird von perineal durch eine komplette Resektion des ischiorektalen Raumes H-förmig ergänzt.
a: Resektionsebene
b: Levator-ani-Ebene

tische Abfluß des linken Kolons in die Lymphknoten am Ursprung der A. mesenterica inferior mündet [465].

Für das Rektum gibt es prinzipiell drei Lymphabflußwege:
- Zentrale Lymphknoten um den Ursprung der A. mesenterica inferior für das gesamte Rektum.
- Zentrale Lymphknoten an der iliakalen Bifurkation für das untere Rektum und
- zentrale Lymphknoten in die Inguinalregion für das tiefe Rektum und den Analkanal.

Abbildung 6.4.8 zeigt eine schematische Darstellung des Lymphabflusses von Kolon und Rektum.

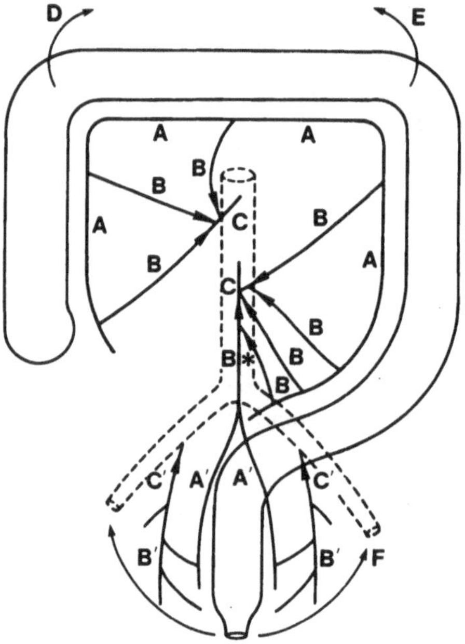

Abb. 6.4.8: Schematische Darstellung des Lymphabflusses des Kolons und Rektums.
Im Kolon
A: Lymphabfluß parallel zur Intestinalwand mit epi- und parakolischen Lymphknoten.
B: Lymphknotenabfluß zu intermediären Lymphknoten
C: Hauptlymphknotengruppen um den Ursprung von A. mesenterica inferior oder superior
Im Rektum
A': anorektale Lymphknoten (Gerota 1895), entsprechend A im Kolon
B': Lymphknoten entlang der Vasa iliaca interna entsprechend B im Kolon
C': Hauptlymphknoten an der iliakalen Bifurkation
D, E, F zeigen Ausnahmen vom Lymphabfluß, D: zum Pylorusbereich, E: zum Milzhilus und F: zu den Inguinallymphknoten

Entsprechend der Terminologie von J. K. Jamieson 1909 [465] werden Lymphknoten entlang der Marginalarterie parakolische Lymphknoten genannt. Er verwendete den Terminus epikolische Lymphknoten, um die Lymphknoten zu definieren, die an der äußeren Oberfläche der Darmwand lokalisiert sind! Die zentralen Lymphknoten am Ursprung der großen Darmarterien wurden als Hauptlymphknoten bezeichnet. Die Lymphknoten, die entlang der Arterien zwischen der Marginalarterie und dem Ursprung der A. mesenterica inferior oder superior liegen, wurden intermediäre Lymphknoten genannt.

Der Lymphabfluß jedes Dickdarmsegments kann entlang der Marginalarterie sowohl in oraler als auch aboraler Richtung erfolgen, bis er entlang größerer Segmentarterien über intermediäre Lymphknoten zu den Hauptlymphknoten gelangt.

Nachdem der Lymphabfluß den Stamm der A. ileocolica oder A. colica dextra erreicht hat, orientiert er sich entlang des anterioren oder posterioren Aspektes der V. mesenterica superior, bis er die Einmündung der V. gastrocolica erreicht. Ein Teil des Lymphabflusses geht direkt zur A. mesenterica superior (Abb. 6.4.9).

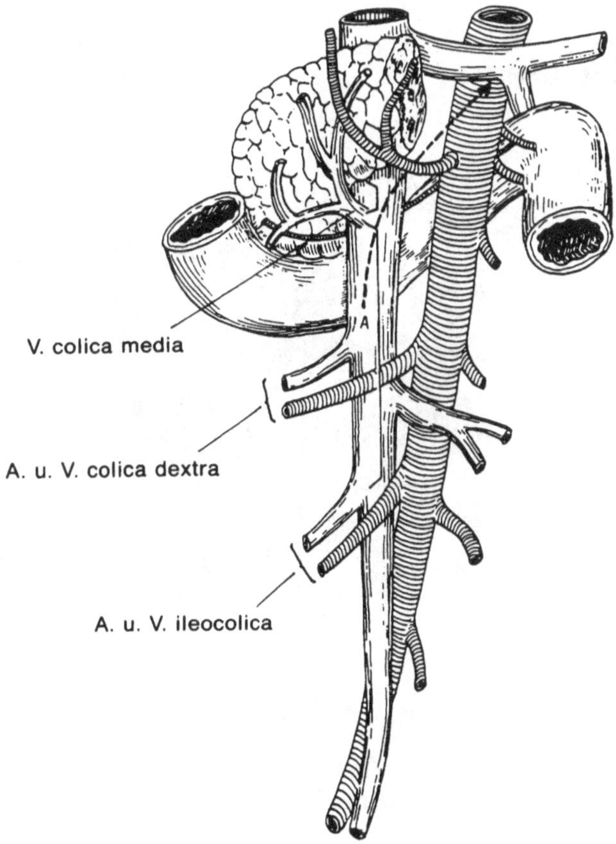

Abb. 6.4.9: Schematische Darstellung des chirurgischen Stammes der V. mesenterica superior
A: Begrenzungen des chirurgischen Stammes der V. mesenterica superior. Die gestrichelte Linie zeigt die Richtung des Lymphabflusses vom chirurgischen Stamm zum Ursprung der A. mesenterica superior

Hinter der Einmündung der V. gastrocolica mündet der Lymphabfluß in die zentralen Lymphknoten am Ursprung der A. mesenterica superior. Diese werden als anatomische Hauptlymphknotengruppe des rechtsseitigen Kolons bezeichnet.

Aus anatomischen Gründen ist die Dissektion dieser Lymphknoten nicht möglich. Vom klinischen Standpunkt scheint es deshalb gerechtfertigt, diejenigen Lymphknoten als Hauptlymphknoten zu benennen, die entlang des Hauptstammes der V. mesenterica superior zwischen der V. ileocolica und V. gastrocolica liegen. Dieser Teil der Vene wird als „chirurgischer Stamm" bezeichnet [315] (Abb. 6.4.9).

Vom Colon transversum geht der Lymphabfluß über Lymphknoten der Marginalarterie und die intermediären Lymphknoten am rechten und linken Ast der A. colica media bis zu den Hauptlymphknoten am Ursprung der A. colica media. Der Zugang erfolgt leicht durch Dissektion des Pankreaskörperunterrandes.

Vom linken Kolon erfolgt der Lymphabfluß entlang der A. colica sinistra und den Aa. simoideae bis zu den zentralen Lymphknoten zum Ursprung der A. mesenterica inferior. Obwohl der Lymphabfluß zum Teil bereits vor der Einmündung der A. mesenterica inferior in die Aorta paraaortale Lymphknoten erreichen kann, werden die Lymphknoten am Ursprung als die Hauptlymphknotengruppe bezeichnet (Abb. 6.4.10).

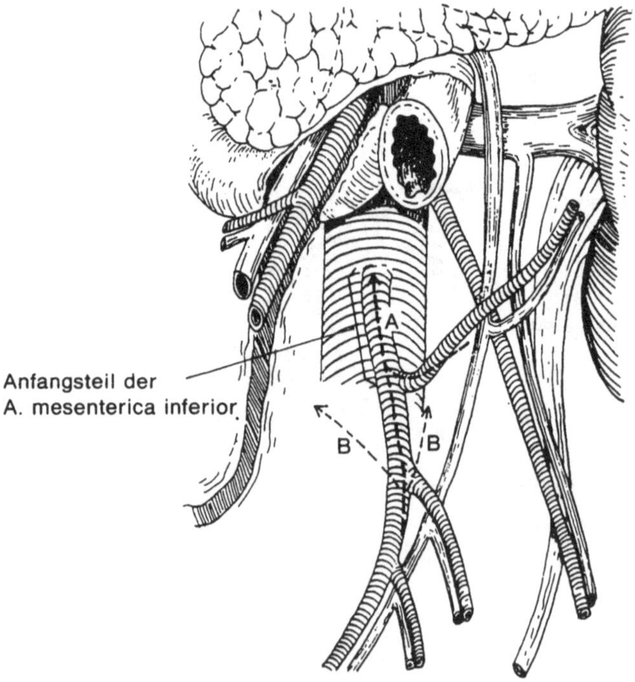

Abb. 6.4.10: Anatomische Beziehungen des Anfangsteils der A. mesenterica inferior und der umgebenden Strukturen.
Gestrichelte Linie A zeigt den Hauptlymphabfluß zum Ursprung der A. mesenterica inferior.
Gestrichelte Linie B zeigt den möglichen Lymphabfluß direkt in paraaortale Lymphknoten

Der Lymphabfluß aus dem Rektum entlang der A. iliaca interna sammelt sich in den Hauptlymphknoten an der Bifurkation von A. iliaca interna und externa. Der Lymphabfluß im kleinen Becken ist jedoch komplexer als im sonstigen Kolon: Neben dieser Hauptroute existieren häufig variable Lymphabflußwege. Es ist daher sehr schwierig, im anatomischen Sinne irgendwelche Lymphknoten an der Beckenwand als Hauptlymphknoten für das Abstromgebiet des Rektums zu definieren (Abb. 6.4.11).

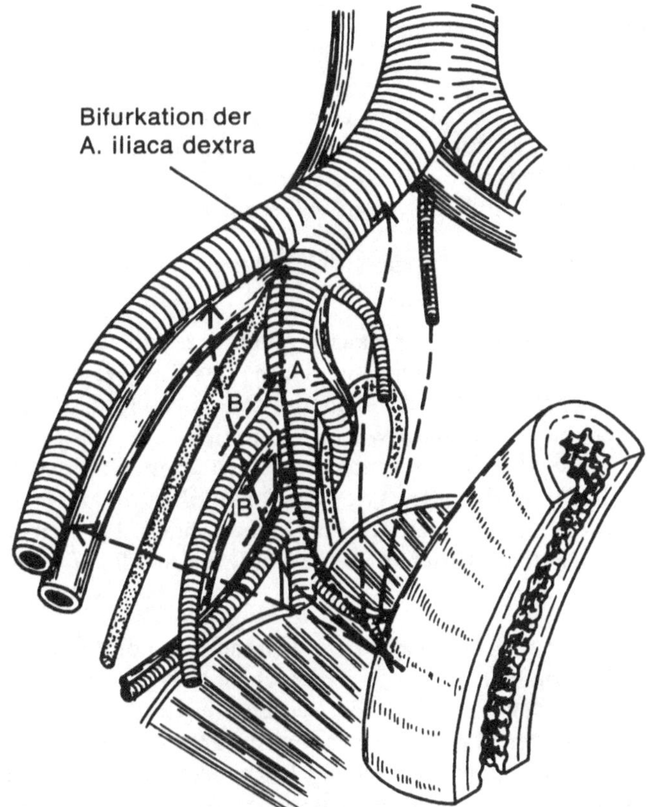

Abb. 6.4.11: Schematische Darstellung des Lymphabflusses entlang der Iliakalgefäße.
Der hauptsächliche laterale Lymphabfluß (A) orientiert sich entlang der A. haemorrhoidalis media und dem Hauptstamm der A. iliaca interna zur iliakalen Bifurkation.
B zeigt variable Lymphabflußwege unter Umgehung des Hauptabflußweges.

6.4.4 Radikalitätsgrade

Aufgrund des gesetzmäßig erfolgenden Lymphabflusses kann das Ausmaß der Lymphknotendissektion variiert werden. Beim fortgeschrittenen Karzinom muß das Dissektionsausmaß die Hauptlymphknoten einschließen. Für rechtsseitige Kolonkarzinome sollte deshalb die Dissektion bis zu den Hauptlymphknoten am chirurgischen Stamm der V. mesenterica superior ausgedehnt werden. Für linksseitige Kolonkarzinome und Rektumkarzinome umfaßt sie die Hauptlymphknoten am Ursprung der A. mesenterica inferior. Für tiefsitzende Rektumkarzinome wird zusätzlich die Dissektion bis zu den Hauptlymphknoten an der Bifurkation der A. iliaca interna und externa gefordert.

Das Ausmaß der Dissektion kann auch reduziert werden. Bei Tumoren, die auf die Muscularis propria beschränkt sind, reicht die Lymphadenektomie bis zu den intermediären Lymphknoten. Bei noch geringerer Penetrationstiefe kann das Ausmaß sogar weiter reduziert werden.

Die größtmögliche Distanz einer lymphatischen Metastasierung entlang der Marginalarterie beträgt 10 cm. Daher sollte der Sicherheitsabstand distal und proximal des Tumors bei einer Standardoperation 10 cm gesunden Darmes in beide Richtungen einschließlich epi- und parakolischer Lymphknoten umfassen.

Das entfernte Darmsegment muß ein größeres Gefäß enthalten, das aus einer der beiden Darmarterien entspringt.

Der distale Sicherheitsabstand bei Rektumkarzinomen unterscheidet sich von Kolonkarzinomen, weil eine retrograde distale Ausbreitung des Tumors ungewöhnlich ist. Ein Sicherheitsabstand nach aboral von 4 cm für Dukes-B-oder-C-Karzinome bzw. von 2 cm für fortgeschrittene Tumoren wird als ausreichend erachtet. (Anmerkung der Herausgeber: Im Gegensatz dazu erachten wir einen aboralen Sicherheitsabstand von 2 cm bei der potentiell kurativen Resektion des Rektumkarzinoms für ausreichend, wenn es sich nicht um ein undifferenziertes Karzinom handelt. Bei weit fortgeschrittenen Tumoren, die in palliativer Absicht operiert werden, kann der Sicherheitsabstand auch geringer sein. (Vgl. hierzu Kapitel 5.2.))

Im folgenden sollen die japanischen Regeln zur Behandlung kolorektaler Karzinome vorgestellt werden, die von der Japanese Research Society for Colon and Rectal Cancer 1972 publiziert wurden [466]. Danach werden drei Grade der Radikalität, R1, R2 und R3 unterschieden. Der Radikalitätsgrad wird durch das Ausmaß der Lymphknotendissektion und den Sicherheitsabstand am Darm bestimmt. Werden die Lymphknoten an der Marginalarterie entfernt, die als N1-Station bezeichnet werden, wird die Radikalität des Eingriffs als R1 definiert. Wenn sowohl N1-Lymphknoten als auch die intermediären N2-Lymphknoten entfernt werden, erhält die Operation den Radikalitätsgrad R2. Werden zusätzlich die N3-Lymphknoten als zentrale Lymphknoten exzidiert, so besteht die Radikalität R3. Der Sicherheitsabstand sowohl nach oral als auch nach aboral beträgt bei einer R1-Operation unter 5 cm vom Tumorrand, bei einer R2-Operation über 5 cm und bei einer R3-Operation über 10 cm.

Beim Rektumkarzinom ist der Sicherheitsabstand nach aboral jeweils kürzer. Bei einer R1-Operation liegt er bei 2,0 cm, bei einer R2-Operation zwischen 2 und 4 cm und bei einer R3-Operation zumindest über 4 cm. Für den proximalen Sicherheitsabstand gelten dieselben Regeln wie beim Kolonkarzinom.

6.4.5 Lymphadenektomie beim rechtsseitigen Kolonkarzinom

Nach Separation des rechten Kolons und seines Mesenteriums zusammen mit der Toldt-Faszie stellt sich die Gerota-Faszie dar. Sie bleibt bei einer Standardoperation unangetastet. Das Ileum wird mit seinen Marginalarterien 10 cm oral der Bauhinschen Klappe durchtrennt. Nach Inzision des vorderen Blattes des Mesocolons wird die V. mesenterica superior an der Einmündungsstelle der V. ileocolica dargestellt, wobei die A. ileocolica die V. mesenterica superior überkreuzt. Die A. und V. ileocolica werden ligiert und an ihrem Ursprung durchtrennt. Die Präparation geht dann nach kranial entlang der V. mesenterica superior unter Dissektion der Lymphknoten. Die A. colica dextra und V. colica dextra müssen ebenfalls ligiert und durchtrennt werden. Sobald die Einmündung der V. gastrocolica erreicht ist, werden die Lymphknoten so weit entfernt, daß die Aufteilung des Stammes in den gastrischen und Kolonast identifiziert werden kann. Der Kolonast wird durchtrennt. Am Ende der Präparation stellt sich die V. mesenterica superior als chirurgischer Stamm dar. Dies ist ein Zeichen für die Vollständigkeit der Dissektion der Hauptlymphknotengruppen des rechtsseitigen Kolons. Danach wird das hintere Blatt des Mesocolons inzidiert. Dabei sind Pars horizontalis des Duodenums und Pankreaskopf ohne Faszienumhüllung exponiert, sie sollten nicht verletzt werden (Abb. 6.4.12).

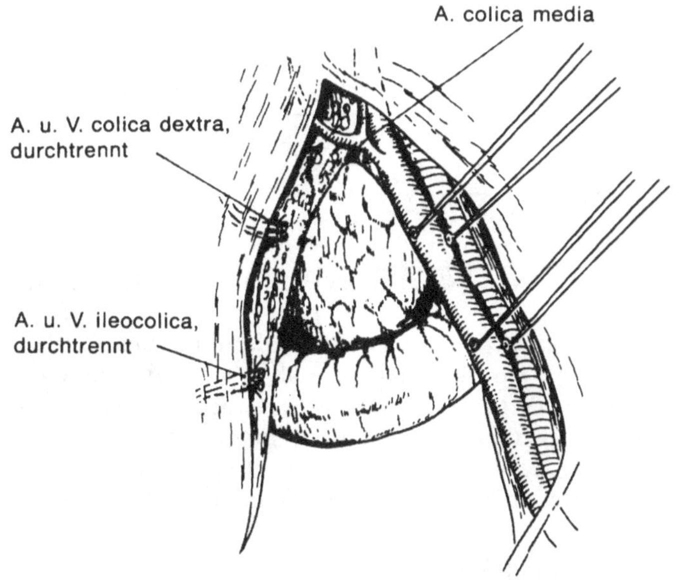

Abb. 6.4.12: Lymphknotendissektion des rechtsseitigen Kolons.
Die vollständige Darstellung des chirurgischen Stammes der V. mesenterica superior ist das Zeichen für die komplette Hauptlymphknotendissektion. Wir sehen die Einmündung der V. gastrocolica. Pars horizontalis des Duodenums und das Pankreas sind voll exponiert, weil die Toldt-Faszie (die Präduodeno-Pankreatiko-Faszie) entfernt wurde

Wenn wir die Dissektion bei Karzinomen des Colon transversum bis zum Ursprung der A. colica media fortsetzen, so ist es notwendig, das Pankreas auf der linken Seite der V. mesenterica superior zu exponieren und anzuheben. Dadurch wird der retroperitoneale Raum eröffnet, wo der Ursprung der A. colica media lokalisiert ist. Hier trifft man manchmal auf eine kräftige V. colica media, die etwas proximal des gastrokolischen Stammes in die V. mesenterica mündet.

Von 1950 bis 1985 wurden von uns 223 rechtsseitige Kolonkarzinome operiert. Bei fast allen Patienten wurde eine Lymphknotendissektion bis zu den Hauptlymphknotengruppen durchgeführt. Jeder entfernte Lymphknoten wurde durch erfahrene Pathologen als positiv oder negativ klassifiziert. Bei 52 von 223 Patienten konnten ein oder mehrere positive Lymphknoten in den epikolischen oder parakolischen Lymphknotengruppen identifiziert werden. Dies entspricht einer Inzidenz von 23,3%. 33 Patienten zeigten befallene intermediäre Lymphknoten, die Metastaseninzidenz lag bei 14,7%. Die Hauptlymphknotengruppen waren bei 17 Patienten befallen, was einer Inzidenz von 7,6% entspricht.

Die Nachsorge der bis 1981 operierten Patienten zeigt eine 5-Jahres-Überlebensrate bei epi- oder parakolischen Lymphknoten von 66,0%, bei Befall der intermediären Lymphknoten 48,4%, bei Metastasen in den Hauptlymphknoten 43,7% (Tab. 6.4.1).

Tab. 6.4.1: Rechtsseitiges Kolonkarzinom.
Inzidenz von Metastasen in den Lymphknotenstationen und 5-Jahres-Überlebensraten von Patienten mit Lymphknotenmetastasen

	periphere Lymphknotengruppe	intermediäre Lymphknotengruppe	Hauptlymphknotengruppe
Inzidenz	23,3% (52/223)	14,7% (33/223)	7,6% (17/223)
5-Jahres-Überlebensrate	66,0% (31/47)	48,4% (15/31)	43,7% (7/16)

6.4.6 Lymphadenektomie bei linksseitigem Kolonkarzinom

Nach Inzision des Mesosigmoids wird der retroperitoneale Raum in Höhe der Aortenbifurkation eröffnet. Die Dissektionsebene muß sich gerade oberhalb der Gerota-Faszie orientieren, so daß der Plexus hypogastricus, der eine wichtige Rolle in der Sexualfunktion spielt, erhalten bleibt. Die Dissektion geht dann nach kranial, bis der Ursprung der A. mesenterica inferior erreicht ist. Die Gerota-Faszie wird inzidiert, um die abdominelle Aorta darzustellen. Damit kann eine komplette Dissektion der Lymphknoten am Ursprung der A. mesenterica inferior erreicht werden.

Für die Dissektion der Hauptlymphknoten linksseitiger Kolonkarzinome bieten sich zwei Alternativen an. Bei der ersten Modifikation wird die Gerota-Faszie zusammen mit dem hypogastrischen Plexus exzidiert. Sodann wird die A. mesenterica inferior an ihrem Ursprung ligiert und zusammen mit den Hauptlymphknoten herausgenommen. Die V. mesenterica inferior, die gewöhnlich auf der linken Seite der Arterie etwa 2–3 cm entfernt nach kranial verläuft, wird ebenfalls in derselben Höhe wie die

Arterie ligiert und durchtrennt. Die Inzision des Mesosigmoids sollte bis zur erwarteten Transsektionslinie des Colon descendens oder Sigmas fortgeführt werden mit Ligatur und Durchtrennung der A. und V. colica sinistra (Abb. 6.4.13 a).

Bei der erhaltenden Variante wird der initiale Teil der A. mesenterica inferior dargestellt und das Gewebe um das Gefäß präpariert. Die Dissektion wird nach distal hinter die Abzweigung der A. colica sinistra fortgesetzt und die A. mesenterica inferior unmittelbar distal dieser Abzweigung ligiert und durchtrennt. Auch die V. mesenterica inferior wird distal der Abflußeinmündung der V. colica sinistra durchtrennt. Damit bleiben die A. colica sinistra und V. colica sinistra erhalten (Abb. 6.4.13 b). Die Inzision des Mesosigmoids wird bis zum Darm vervollständigt.

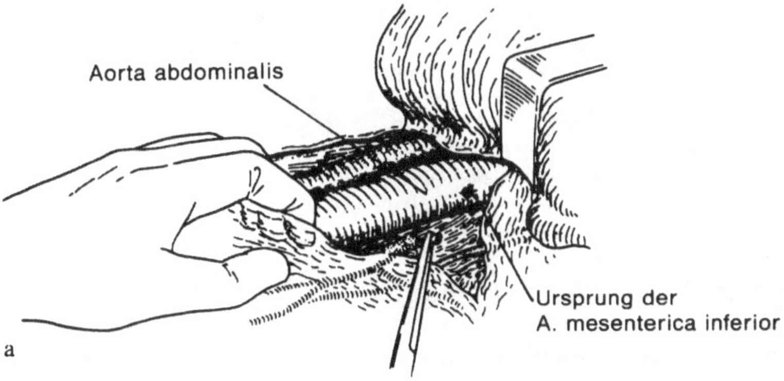

a

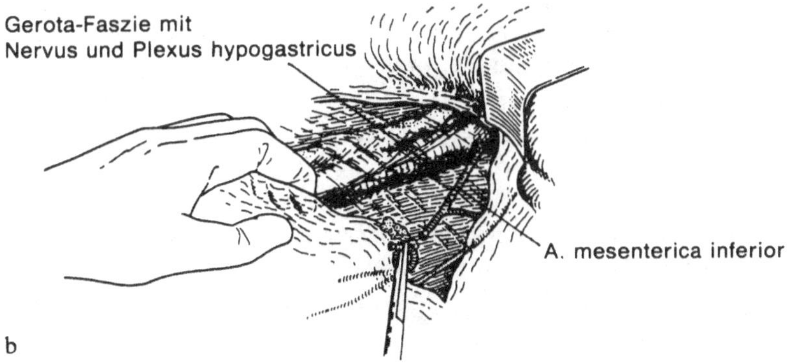

b

Abb. 6.4.13: Lymphknotendissektion beim linksseitigen Kolon und Rektum.
a) Die Gerota-Faszie mit dem hypogastrischen Plexus wird vom retroperitonealen Raum abpräpariert, so daß die abdominelle Aorta voll dargestellt ist. Die A. mesenterica inferior wird an ihrem Ursprung durchtrennt und zusammen mit den Hauptlymphknoten entfernt
b) Die Gerota-Faszie zusammen mit dem hypogastrischen Plexus bleibt erhalten. Der Ursprung und der Anfangsteil der A. mesenterica inferior sind dargestellt. Die Arterie wird distal des Abgangs der A. colica sinistra durchtrennt. Die Lymphknoten am Strom der A. mesenterica inferior werden mit dem Präparat entfernt

Von 1950 bis 1985 wurden in unserer Klinik 389 Patienten mit linksseitigen Kolonkarzinomen in kurativer Absicht operiert. 89 dieser Fälle hatten ein oder mehrere Metastasen in den epikolischen oder parakolischen Lymphknotengruppen (22,8%). Für die intermediäre Lymphknotengruppe wurden 51 positive Fälle gefunden (31,1%). In 19 Fällen (4,9%) waren die zentralen Lymphknoten befallen.

Für die epi- oder parakolischen lymphknotenpositiven Fälle konnte eine 5-Jahres-Überlebensrate von 68,3% ermittelt werden, für die intermediären Lymphknoten lag sie bei 56,5% und für die Hauptlymphknoten bei 33,3% (Tab. 6.42).

Tab. 6.4.2: Linksseitiges Kolonkarzinom.
Inzidenz von Metastasen in den Lymphknotenstationen und 5-Jahres-Überlebensraten von Patienten mit Lymphknotenmetastasen

	periphere Lymphknotengruppe	intermediäre Lymphknotengruppe	Hauptlymphknoten-gruppe
Inzidenz	22,8% (89/389)	13,1% (51/389)	4,9% (19/389)
5-Jahres-Überlebensrate	68,3% (56/82)	56,5% (26/46)	33,3% (6/18)

6.4.7 Lymphadenektomie beim Rektumkarzinom

Bei Rektumkarzinomen gleich welcher Lokalisation sollte im fortgeschritteneren Stadium die Lymphknotendissektion bis zu den Hauptlymphknoten am Ursprung der A. mesenterica inferior, wie beim linksseitigen Kolonkarzinom, durchgeführt werden. Die Technik wurde bereits beim linksseitigen Kolon beschrieben. Bei Rektumkarzinomen in der unteren Hälfte des Rektums sollte zusätzlich eine laterale Lymphknotendissektion, eine Dissektion der Lymphknoten entlang der A. iliaca interna, durchgeführt werden.

Die erste Phase der lateralen Dissektion umfaßt die Präparation der Lymphknoten im Raum zwischen den Vasa iliaca interna und dem Rektum. Die Präparationsebene verläuft entlang dieser Gefäße, die am Ende der Präparation freiliegen. Die Paraproktien zusammen mit der A. haemorrhoidalis media werden dabei ursprungsnah durchtrennt. Die Gefäßscheide wird mitreseziert.

Als zweite Phase der lateralen Lymphknotendissektion erfolgt die Dissektion des Raumes zwischen Faszie des M. obturatorius und Vasa iliaca interna bzw. Blase, der paravesikaler Raum genannt wird. Ausgehend von der Bifurkation der A. iliaca wird der paravesikale Raum eröffnet. Ein langer schmaler Haken wird auf die A. vesikalis superior, den ersten viszeralen Ast der A. iliaca interna, plaziert und nach medial angespannt.

Die Präparation erfolgt analwärts unter Exzision des Gewebes dieses Raumes. Um zum Foramen obturatum zu gelangen, ist es notwendig, den N. obturatorius, der durch diesen Raum zieht, zu identifizieren. Das Fettgewebe von der A. iliaca interna und ihren Ästen wird entfernt. Am Ende der lateralen Lymphknotendissektion ist der paravesikale Raum bis auf den N. obturatorius völlig frei. Der Boden dieses Raumes ist der M. levator ani. Der paravesikale Raum kommuniziert dann mit dem Gebiet zwischen Vasa iliaca interna und dem Rektum, der in der ersten Phase disseziert wurde. Bei einer Rektumexstirpation werden die Levator-ani-Muskeln ursprungsnah durchtrennt. Mit der Dissektion des ischiorektalen Raumes erfolgt die Exstirpation der Lymphknoten um die A. haemorrhoidalis inferior (Abb. 6.4.14).

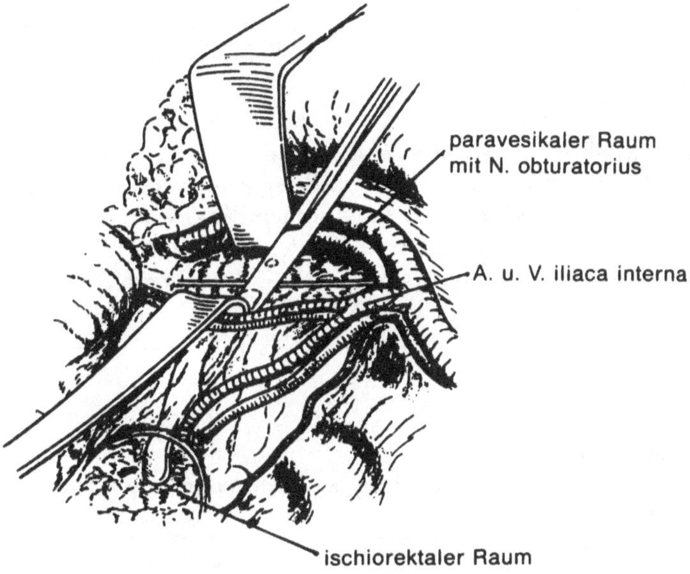

Abb. 6.4.14: Laterale Lymphknotendissektion für tiefsitzende Rektumkarzinome.
Ein Retraktor wird auf die A. vesikalis superior plaziert, um den paravesikalen Raum zu eröffnen, der vollständig disseziert wird. Der erste Schritt der Lymphknotendissektion ist bereits erfolgt. Die Vasa iliaca interna liegen frei

Zwischen 1950 und 1985 wurden von uns 1063 Rektumkarzinome operiert. In jedem Fall erfolgte die Lymphknotendissektion bis zur Hauptlymphknotengruppe am Ursprung der A. mesenterica inferior. Bei 255 Fällen (23,9%) wurden ein oder mehr befallene pararektale Lymphknoten nachgewiesen. Intermediäre Lymphknoten waren in 192 Fällen (18,1%) positiv, während in 42 Fällen (3,9%) die Hauptlymphknotengruppe um den Ursprung der A. mesenterica inferior befallen waren. Damit liegt nahezu dieselbe Inzidenz von Lymphknotenmetastasen wie beim linksseitigen Kolonkarzinom vor. 113 von 241 Fällen mit epi- oder pararektalen Lymphknotenmetastasen überlebten mehr als 5 Jahre. Dies entspricht einer 5-Jahres-Überlebensrate von 46,9%. Bei Patienten mit positiven intermediären Lymphknoten lag die 5-Jahres-Überlebensrate bei 41,5%, während die 5-Jahres-Überlebensrate bei befallenen Hauptlymphknoten mit 13,8% ermittelt wurde. Im Vergleich zum linksseitigen Kolonkarzinom ist die Prognose bei vergleichbarem Lymphknotenbefall ungünstiger. Offenbar spielt die laterale lymphatische Ausbreitung des tiefsitzenden Rektumkarzinoms hier eine Rolle (Tab. 6.4.3).

Tab. 6.4.3: Rektumkarzinom.
Inzidenz von Metastasen in den Lymphknotenstationen und 5-Jahres-Überlebensrate von Patienten mit Lymphknotenmetastasen

	periphere Lymphknotengruppe	intermediäre Lymphknotengruppe	Hauptlymphknoten-gruppe
Inzidenz	23,9% (255/1063)	18,1% (192/1063)	3,9% (42/1063)
5-Jahres-Überlebensrate	46,9% (113/241)	41,5% (76/183)	13,8% (5/36)

Bei fast allen Rektumkarzinomen wurde auch der laterale Lymphknotenstatus erhoben. Bei tiefsitzenden Rektumkarzinomen wurde eine laterale Lymphknotendissektion regelmäßig durchgeführt, während bei Karzinomen der oberen Rektumhälfte zumindest Lymphknotenbiopsien durchgeführt wurden. Die Resultate dieser klinischen Untersuchung sind in Tabelle 6.4.4 zusammengefaßt. Dabei zeigt sich, daß eine laterale Lymphknotenmetastasierung ausschließlich bei Tumoren unterhalb der peritonealen Umschlagsfalte stattfindet.

Tab. 6.4.4: Rektumkarzinom.
Inzidenz von Lymphknotenmetastasen, aufgeschlüsselt nach Ausbreitungsrichtung in Abhängigkeit von der Tumorlokalisation

Tumorlokalisation (bezogen auf den unteren Tumorrand)	Anzahl der Fälle	Anzahl der Fälle mit Metastasen	Ausbreitungswege		
			kranial (A. mesent. inferior)	lateral (A. iliaca interna)	kaudal (inguinal)
oberhalb der peritonealen Umschlagfalte	335	135 (40,3%)	135 (40,3%)	9 (2,7%)	0
unterhalb der peritonealen Umschlagfalte	475	227 (47,8%)	219 (46,1%)	60 (12,6%)	0
oberhalb des Analkanals	186	91 (48,9%)	84 (45,2%)	48 (25,8%)	19 (10,2%)
insgesamt	996	453 (45,5%)	435 (43,7%)	117 (11,7%)	19 (1,9%)

Wir haben die Lymphknoten entlang der Vasa iliaca interna in zwei Etagen unterteilt, wobei die A. vesicalis superior die Grenze bildet. Für die untere Etage wurde die Inzidenz befallener Lymphknoten mit 5,6% ermittelt. In der zentralen oberen Etage betrug die Häufigkeit von Metastasen 6,1%. Die 5-Jahres-Überlebensrate bei Befall der unteren Etage lag bei 41,8% und bei Befall der oberen Etage bei 16,9% (Tab. 6.4.5). Ein Befall der zentral gelegenen oberen Etage ist demnach mit einer wesentlich schlechteren Prognose verbunden.

Tab. 6.4.5: Rektumkarzinom.

Inzidenz von Metastasen in den Lymphknotenstationen entlang der Vasa iliaca interna und 5-Jahres-Überlebensraten von Patienten mit lateralen Lymphknotenmetastasen

	untere Etage	obere Etage
Inzidenz	5,6% (59/1063)	6,1% (65/1063)
5-Jahres-Überlebensrate	41,8% (23/55)	16,9% (11/65)

6.5 Adjuvante Therapie

W. J. Cunliffe, P. H. Sugarbaker

6.5.1 Einleitung

Trotz Verbesserungen chirurgischer Maßnahmen ist in den letzten vierzig Jahren keine Verbesserung der Gesamt-5-Jahres-Überlebensrate bei kolorektalem Karzinom zu verzeichnen gewesen [916]. Die Erkrankung ist bei Diagnosestellung sehr häufig bereits weit fortgeschritten [217, 218, 220]. Zu diesem Zeitpunkt weisen mehr als 20% aller Patienten bereits eine hämatogene Aussaat auf [919], wobei der histologische Befund einer Gefäßinfiltration gut mit der hämatogenen Fernmetastasierung korreliert [931]. Sowohl für das Rektum- als auch für das Kolonkarzinom sind Rezidivraten von bis zu 50% in der Literatur angegeben worden [309, 364, 131, 1006, 594, 1018, 834, 367, 368].

Rezidivmuster (lokoregionär-hämatogen) sind besonders exakt an Autopsiematerial und anhand von Reoperationsserien zu eruieren. Im Gegensatz zu klinischen Studien, bei denen eine auf die Leber beschränkte hämatogene Aussaat in mehr als einem Drittel aller Patienten nachweisbar war, konnte in Autopsie- und Reoperationsserien dieses Rezidivmuster lediglich bei 10% beobachtet werden [1006, 367, 368]. Bei 74% aller Patienten mit einem Rückfall war ein lokoregionäres Rezidiv, eine peritoneale Aussaat oder eine Kombination nachweisbar [368]. Eine Übersicht über in der Literatur dokumentierte Krankheitsverläufe von 2565 Patienten mit kolorektalem Karzinom ergibt einen Rückfall in 438 Fällen im Sinne eines lokoregionären Rezidivs oder einer Fernmetastasierung; bei 42% ist das Rezidiv ausschließlich lokal, bei 27% ist eine Fernmetastasierung nachweisbar, während bei den verbleibenden Patienten ein kombiniertes Rezidiv zu verzeichnen ist [364, 308, 780, 618, 806, 754, 834, 1019, 1020, 368]. Abbildung 6.5.1 veranschaulicht das für das kolorektale Karzinom typische Rezidivmuster in schematischer Weise. Besonders hervorzuheben ist der hohe Anteil von Patienten mit rezidivierendem Tumor lokoregionär, im Peritoneum oder in den Lymphknoten. Eine effektive adjuvante Therapie sollte deshalb alle möglichen Orte eines potentiellen Tumorrückfalls berücksichtigen, weil anderenfalls trotz einer Änderung des Rezidivmusters die Prognose nicht verbessert werden wird.

Der Krankheitsverlauf von 100 Patienten mit kolorektalem Karzinom ist in Abbildung 6.5.2 veranschaulicht. Danach können 45% aller Patienten als geheilt angesehen werden. Demgegenüber wird bei etwa 70% aller Patienten die Resektion des Tumors aufgrund der pathologischen Beurteilung des Operationspräparates als kurativ eingestuft. Bei einem Drittel dieser potentiell kurativ operierten Patienten wird sich im Verlauf ein Rezidiv entwickeln. Diese Zahlen verdeutlichen, daß die Chirurgie allein nur eine inadäquate Effektivität in der Behandlung des kolorektalen Karzinoms besitzt.

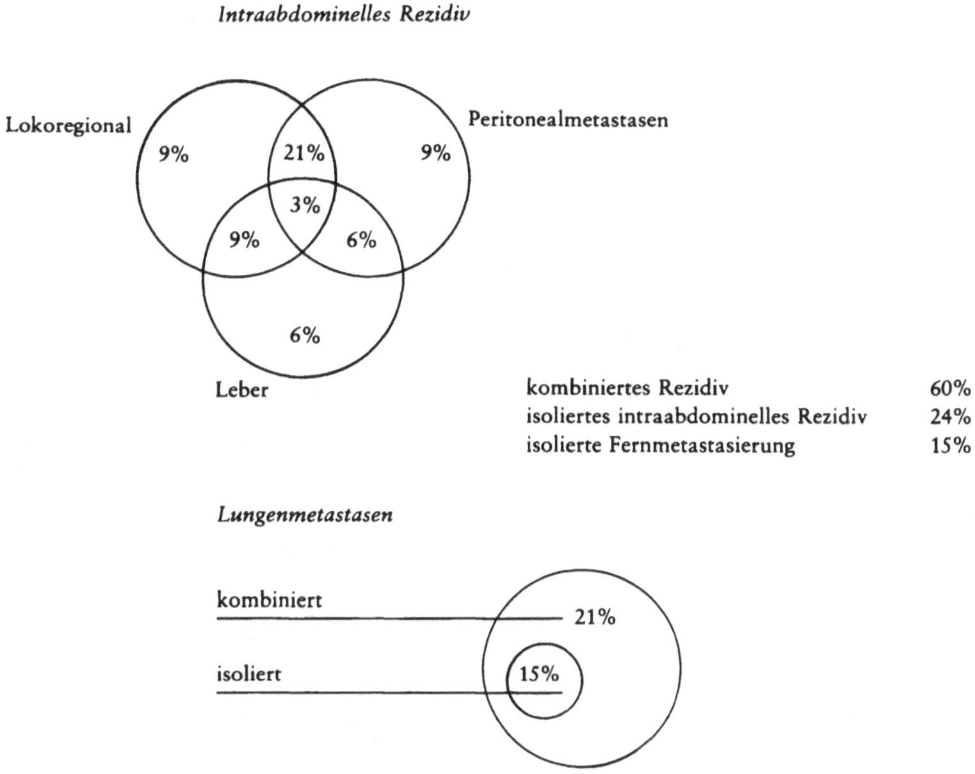

Abb. 6.5.1: Typische Rezidivmuster bei Patienten mit kolorektalem Karzinom. Kombinierte Rezidive häufiger als isolierte Rezidive

Die Prognose nach chirurgischer Behandlung des kolorektalen Karzinoms ist von vielen Variablen abhängig. Klinisch erfaßbare Indikatoren einer guten Prognose sind die Diagnosestellung bei asymptomatischen Patienten [412, 312, 313], eine lange Symptomdauer [202], vorausgesetzt, diese beruht nicht auf einer Therapieverzögerung [829], ein niedriger präoperativer Serum-CEA-Spiegel [981], vorausgesetzt, es handelt sich bei dem Tumor nicht um einen wenig differenzierten Tumor mit bekannt niedriger CEA-Produktion [337], und ein Lebensalter des Patienten von über 70 Jahren [84, 127] (trotz einer in dieser Altersgruppe hohen operativen Letalitätsrate).

Prognostisch negative Indikatoren sind: ein Lebensalter von unter 40 Jahren [786, 755], hoher präoperativer Serum-CEA-Spiegel [981], eine tumorbedingte Obstruktion [1004], besonders wenn ein Befall der Lymphknoten zu verzeichnen ist [774], die freie Perforation in die Bauchhöhle [319] und die Infiltration benachbarter Organe und Strukturen [805].

Es besteht weitgehende Übereinstimmung, daß Karzinome des Kolons gegenüber Rektumkarzinomen bei vergleichbaren Tumorstadien eine bessere Prognose haben

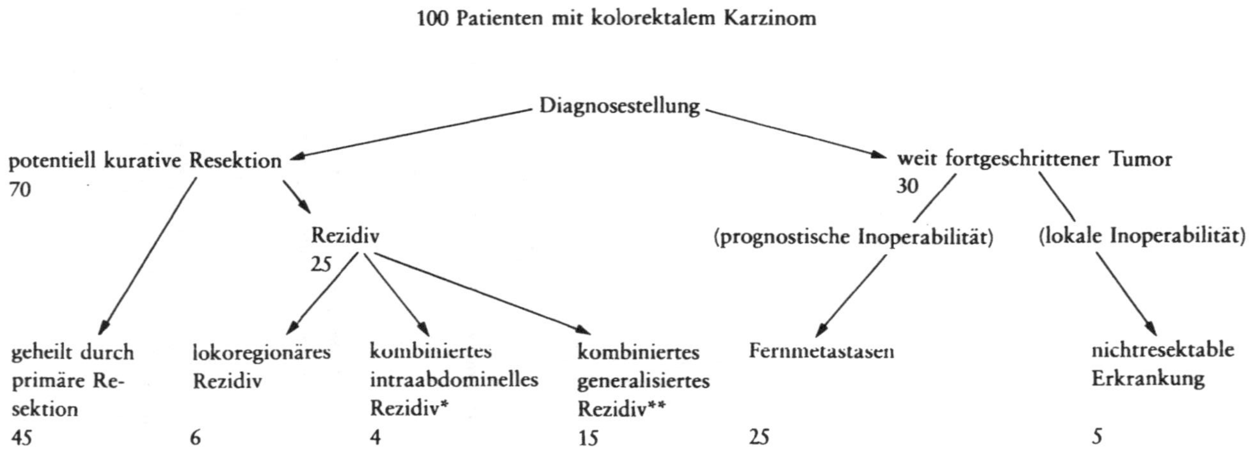

* lokoregionäres Rezidiv + intraabdominelle Metastasierung

** lokoregionäres Rezidiv + intraabdominelle Metastasierung + extraabdominelle Fernmetastasierung

Abb. 6.5.2: Verlauf von 100 Patienten mit kolorektalem Karzinom. Weniger als 50% der Patienten sind nach 5 Jahren rezidivfrei

[224, 839]. Dies wird auf das Fehlen eines Serosaüberzuges zurückgeführt. Darüber hinaus ist aus anatomischen Gründen die laterale Radikalität bei der Behandlung des Rektumkarzinoms im Gegensatz zum Kolonkarzinom beschränkt.

Pathologisch-anatomische Indikatoren einer schlechten Prognose sind das Vorliegen einer ulzerierenden Läsion (im Vergleich zu einer polypösen Läsion) [205], die Mukusproduktion [925], das Vorliegen einer szirrhösen Läsion [1049] und schließlich als wichtigste Faktoren die Penetrationstiefe des Tumors [220] und das Vorliegen von Lymphknotenmetastasen [282].

Trotz kurativer chirurgischer Behandlung versterben mindestens 50% aller Patienten mit einem kolorektalen Karzinom an einem intraabdominellen Tumorrezidiv [939]. Dies unterstreicht, daß selbst eine „kurative Resektion“ die Entwicklung eines Rezidives nicht verhindern kann [881]. Die möglichen Mechanismen dieses Prozesses sind von Sugarbaker angesprochen worden [919]:

1. Neoplastische Zellen in lymphatischen Kanälen. Die operativ bedingte Eröffnung dieser Kanäle führt zu einer Dissemination von neoplastischen Zellen und damit zu disseminierten Mikrometastasen auf peritonealen Oberflächen, von denen aus Rezidive sich entwickeln können.
2. Eine venöse Dissemination von Tumorzellen vor oder bei Operation kann ebenfalls zum Ausgangspunkt einer Rezidiventwicklung werden [355]; hierbei ist denkbar, daß die chirurgische Manipulation selbst zur venösen Dissemination führt.
3. Die Operation kann zu einer intraluminalen Exfoliation von Tumorzellen und zu einer Absiedelung auf den Mukosarändern führen und so ein Anastomosenrezidiv verursachen [965]. Dieser Mechanismus könnte die hohe Anastomosenrezidivrate von bis zu 30% erklären [328, 888, 605], die durch eine intraluminale Irrigation möglicherweise reduziert wird [651, 496, 892]. Der Mechanismus einer Implantation von Tumorzellen durch die chirurgische Manipulation ist erst kürzlich umfassend dargestellt worden [966].

Damit zeichnet sich der Verlauf des kolorektalen Karzinoms durch zwei Charakteristika aus: Erstens befinden sich die Primärtumoren bei Diagnosestellung häufig in einem fortgeschrittenen Stadium; der Tumor zeigt lokal ein extensives Wachstum, oder eine Metastasierung. Zweitens ist die Morbidität und Mortalität des kolorektalen Karzinoms hauptsächlich durch den hohen Anteil an lokoregionären Rezidiven bedingt, wobei unklar ist, ob diese Rezidivrate auf die Nicht-Erkennung mikroskopischen Residualtumors nach potentiell kurativer Chirurgie oder auf eine inadäquate Radikalität der chirurgischen Maßnahmen zurückzuführen ist. Zumindest theoretisch erscheint es deshalb möglich, daß eine adjuvante Therapie erhebliche Fortschritte bei den Behandlungsergebnissen des kolorektalen Karzinoms bewirkt.

6.5.2 Strahlentherapie

Eine adjuvante Strahlentherapie kann prä- und postoperativ oder kombiniert appliziert werden. Jeder Modus besitzt spezifische Vor- und Nachteile, die in Tabelle 6.5.1 zusammengefaßt sind.

Tab. 6.5.1: Vor- und Nachteile der prä- bzw. postoperativen adjuvanten Strahlentherapie

	Vorteile	Nachteile
präoperative Strahlentherapie:	1. Bestrahlung des Tumors vor einer potentiellen durch die Operation bedingten Dissemination von Tumorzellen	1. gelegentlich Bestrahlung ungeeigneter Patienten (Fernmetastasen, frühe Tumoren)
	2. Bestrahlung eines Tumors mit intakter Blutversorgung (Hypoxie resultiert in Strahlenresistenz)	2. potentielle Morbidität durch strahlenbedingte Wundheilungsstörungen, Verzögerung der chirurgischen Therapie
	3. reduziertes Risiko eines Strahlenschadens am Dünndarm durch operationsbedingte Dünndarmadhäsionen	3. exakte Lokalisation der Bestrahlungsfelder oft unmöglich
	4. potentielle Konversion eines Tumors in günstigere Tumorstadien *(Down-Staging)*	
postoperative Strahlentherapie:	1. bessere Selektion geeigneter Patienten (besseres Staging)	1. iatrogen bedingte disseminierte Tumorzellen können außerhalb des Bestrahlungsfeldes liegen
	2. exakte Bestimmung der Bestrahlungsfelder	2. operativ bedingte Unterbrechung der Blutversorgung resultiert in erhöhter Inzidenz von hypoxischen Tumorzellen und einer erhöhten Strahlenresistenz
		3. potentieller Strahlenschaden von Viszera, die im Operationsgebiet durch Adhäsionen fixiert sind

Eine adjuvante Strahlentherapie wurde bisher vor allem beim Rektumkarzinom und beim Karzinom am rektosigmoidalen Übergang angewandt. Nur vereinzelt wurde über Erfahrungen an Kolonkarzinomen berichtet. In der Untersuchung von Duttenhaver [223] wurde bei 80 Patienten mit Kolonkarzinom eine postoperative Strahlentherapie durchgeführt und die Ergebnisse mit historischen Kontrollen verglichen. Die lokoregionäre Rezidivrate konnte bei B-2- und C-Läsionen von 24% auf 17,5% gesenkt werden, ohne jedoch eine Verbesserung der Überlebensraten aufzeigen zu können [223]. Weitere prospektive Studien sind notwendig, um potentielle therapeutische Vorteile einer adjuvanten Strahlentherapie für das Kolonkarzinom zu verifizieren.

Beim Rektumkarzinom sind dagegen umfassende Erfahrungen gesammelt worden. Das Rektumkarzinom ist aufgrund seiner leichteren Erfaßbarkeit für eine adjuvante Strahlentherapie, mit der Tumoren gezielt angegangen werden können, geradezu prädestiniert. Die Möglichkeit des präoperativen Staging dieser Tumoren durch exakte rektal-digitale Untersuchung [689, 690] oder intraluminale Ultrasonographie [418] vereinfacht die Stratifikation klinischer Studien erheblich. Besonders beim Rektumkarzinom sind die Endpunkte einer adjuvanten Therapie (Überlebensrate und rezidivfreies Intervall) valide, weil ein loko-regionäres Rezidiv mit einer signifikanten Morbidität assoziiert ist [308]. Tabelle 6.5.2 zeigt eine Übersicht von Studien über adjuvante Strahlentherapie beim Rektumkarzinom.

Tab. 6.5.2: Ergebnisse nach adjuvanter Strahlentherapie des Rektumkarzinoms. Bei den Überlebensraten gibt die erste Zahl das Ergebnis der Bestrahlungsgruppe, die zweite Zahl das Ergebnis der Kontrollgruppe (nur Operation) an

Autor	Überlebensrate	Bemerkungen
A. präoperative Strahlentherapie		
Kligermann, 1972	verbesserte Überlebensrate (41%/25%)	prospektive Studie
Higgins, 1975	verbesserte 5-Jahres-Überlebensrate (49%/39%)	prospektive Studie
Rider, 1977	verbesserte Überlebensrate (33%/18%)	prospektive Studie
Duncan, 1984	kein Unterschied der Überlebensrate	prospektive Studie
B. postoperative Strahlentherapie		
Hoskins, 1985	verbesserte Überlebensrate (62%/40%)	niedrigere lokale Rezidivrate in Bestrahlungsgruppe, Retrospektive Studie
Mohiudden, 1985	Verminderte Überlebensrate (32%/35%)	niedrigere lokale Rezidivrate in Bestrahlungsgruppe, Retrospektive Studie
GITSG, 1985	verbesserte Überlebensrate	gering niedrigere lokale Rezidivrate in Bestrahlungsgruppe, prospektive Studie

Eine adjuvante präoperative Strahlentherapie ist bisher von drei Autoren prospektiv untersucht worden [416, 811, 221]. Während Higgins [416] und Rider [811] Verbesserungen der Überlebensraten bei adjuvant behandelten Patienten um 10 bzw. 15% beobachten konnten, war bei den 411 Patienten der EORTC-Studie kein prognostischer Vorteil nachweisbar; zumindest konnte jedoch die lokoregionäre Rezidivrate im Gefolge einer adjuvanten Strahlentherapie hochsignifikant gesenkt werden [299]. Diese Ergebnisse widersprechen der Untersuchung von Duncan [221], der nach adjuvanter Strahlentherapie keine Verbesserung der Prognose demonstrieren konnte.

Eine präoperative Strahlentherapie soll in einer höheren Komplikationsrate der Folge-Operation resultieren. In zwei Studien konnte kein signifikanter Anstieg der Komplikationsrate nach adjuvanter präoperativer Strahlentherapie gefunden werden [503,

279], dagegen hat Stevens [910] eine erhöhte Anastomoseninsuffizienz-Rate nach präoperativer Strahlentherapie beobachtet. Bis heute weist nichts darauf hin, daß die durch die präoperative adjuvante Strahlentherapie bedingte Verzögerung der Operation die Prognose negativ beeinflußt.

Ein Vergleich der Studien wird dadurch erschwert, daß das Studiendesign und die applizierte Strahlendosis in erheblichem Maße variieren und die meisten Studienergebnisse nicht nach Tumorstadien analysiert werden [881]. Die retrospektive Analyse kleiner Subgruppen wird notwendigerweise Fehler induzieren [884]. Deshalb hat das Datenzentrum der EORTC [120] die in der englischen Literatur vor 1986 publizierten randomisierten kontrollierten prospektiven Studien analysiert, um das Problem der geringen Patientenzahl weitgehend zu umgehen. Die Resultate zeigen, daß durch die Kombination einer Operation mit einer Strahlentherapie die Wahrscheinlichkeit, am Rektumkarzinom zu sterben, um 15% reduziert wird und die 5-Jahres-Überlebensrate um 4,2% erhöht werden kann. Obwohl statistisch signifikante Unterschiede nicht zu verzeichnen sind, tendiert die Kombinationsbehandlung zu besseren Ergebnissen.

Eine postoperative adjuvante Strahlentherapie zeichnet sich durch eine bessere Patientenselektion aus, weil ungeeignete Tumorstadien von vornherein ausgeschlossen werden. In der retrospektiven Untersuchung des Massachusetts General Hospital wurden 95 Patienten mit lokal fortgeschrittenen Tumoren einer postoperativen Strahlentherapie zugeführt und mit 103 gepaarten Kontrollen, die allein einer Operation unterzogen wurden, verglichen [Hoskins 1985, 437]. Dabei konnte durch die postoperative adjuvante Strahlentherapie neben einer besseren lokalen Kontrolle der Tumorerkrankung (39% vs. 90% lokoregionäre Rezidive) auch eine bessere (60% vs. 42%) 5-Jahres-Überlebensrate erreicht werden. Von der Gastrointestinal Tumour Study Group [293] wurden prospektiv zwei Patientenkollektive (Operation allein vs. Operation und adjuvante Strahlen- und Chemotherapie) verglichen und eine verbesserte Überlebensrate in der adjuvanten Therapiegruppe auf Kosten einer signifikant erhöhten Morbidität nachgewiesen. Andere Studiengruppen haben eine Senkung der lokoregionären Rezidivrate auf bis zu 15% aufzeigen können [641, 942].

Ermutigende frühe Ergebnisse wurden nach Kombination einer präoperativ niedrig dosierten (500–1000 rd) und einer postoperativ hoch dosierten Strahlentherapie (4500 rd) beobachtet. Rider [811] betont aufgrund seiner Studienergebnisse die Vorteile dieser sogenannten „Sandwich“-Technik; sie konnten jedoch vom Medical Research Council nicht bestätigt werden [221]. Wahrscheinlich ist die präoperativ applizierte niedrige Strahlendosis nicht in der Lage, das histologische Erscheinungsbild des Tumors zu ändern oder gar ein Down-Staging zu induzieren. Trotz dieser ungünstigen Beurteilung wurden von Mohiuddin [640] 31 Patienten mit dieser Methode behandelt. 20% der Behandlungsgruppe, über 80% der Kontrollpatienten, die allein einer Operation zugeführt wurden und 59% einer dritten Gruppe, bei der lediglich eine postoperative Strahlentherapie durchgeführt wurde, waren als Therapieversager einzustufen. Weniger als 10% der Gruppe mit „Sandwich“-Bestrahlung entwickelten im Beobachtungszeitraum ein lokoregionäres Rezidiv, die 5-Jahres-Überlebensrate lag bei 78%, verglichen mit 10% in der Operationsgruppe; die Komplikationsraten waren vergleichbar (7% vs. 5%). In der Untersuchung von Gunderson [365] wurden 36

Patienten einer präoperativen Strahlentherapie von 500 bis 1000 rd unterzogen. Nach Durchführung der Operation wurden 15 dieser Patienten einer postoperativen Strahlentherapiegruppe zugeteilt, während bei den verbleibenden Patienten aufgrund des ungeeigneten Tumorstadiums eine postoperative Strahlentherapie nicht indiziert schien. Bei 16 Patienten aus der nichtbestrahlten Gruppe mit frühen Karzinomen betrug die 4-Jahres-Überlebensrate 93%, nach 4 Jahren waren lediglich 88% der Patienten rezidivfrei. Bei den Patienten mit „Sandwich"-Methode betrug die 4-Jahres-Überlebensrate 79% und der Anteil von rezidivfreien Patienten 72%; lokoregionäre Rezidive wurden nicht beobachtet.

Diese Studienergebnisse bedürfen sicherlich der Bestätigung durch entsprechende prospektive Studien. Obwohl die Senkung der lokoregionären Rezidivrate nicht zwangsläufig eine verbesserte Prognose bedingt, scheint eine adjuvante Strahlentherapie zumindest mit einer Verbesserung der Lebensqualität einherzugehen.

6.5.3 Chemotherapie

Wie die adjuvante Strahlentherapie birgt die zusätzliche Chemotherapie in der Behandlung von gastrointestinalen Malignomen eine erhebliche Nebenwirkungsrate aufgrund der Toxizität der verwandten Zytostatika [920, 307, 921 b]. Dies gilt in besonderem Maße für Patienten mit schlechtem Ernährungsstatus und für Patienten, bei denen durch die Operation Defekte des Immunsystems ausgelöst wurden [644]. Gerade bei der systemischen Chemotherapie nähert sich die therapeutische Dosierung der toxischen Dosis weitgehend an [229, 99, 106]. Die toxischen Effekte reichen von der Alopezie bis zur Nephrotoxizität, wobei fast alle Zytostatika eine Knochenmarkssuppression, die in Einzelfällen letal sein kann, bewirken [26, 106]. Fast alle Substanzen, besonders Cis-Platinum, induzieren gastrointestinale Symptome [172].

Eine adjuvante systemische Chemotherapie basiert auf der Annahme, daß Tumorzellnester wegen der schnelleren Wachstumsrate empfindlicher auf eine Chemotherapie reagieren als der Primärtumor. Beim kolorektalen Karzinom liegt nach Schätzungen die Verdopplungszeit eines Primärtumors bei ungefähr 600 Tagen [1007]. Um eine Größe von 60 mm zu erreichen, bedarf es einer Zeit von nahezu 8 Jahren. Metachrone Kolonkarzinome erscheinen nach einer durchschnittlichen Zeit von 8 Jahren [114]. Pulmonale und hepatische Metastasen von kolorektalen Malignomen haben eine Verdopplungszeit von 109 bis 116 Tagen [155, 1007] bzw. 55 bis 95 Tagen [261, 388]. Damit zeichnen sich hämatogene Metastasen durch eine 5- bis 10fach erhöhte Verdopplungsrate im Vergleich mit dem Primärtumor aus. Eine kombinierte Behandlung aus Operation und adjuvanter Chemotherapie beim gastrointestinalen Malignom sollte analog dem Mammakarzinom theoretisch erhebliche Vorteile haben. Die kritische Analyse der Literatur im Hinblick auf den klinischen Nutzen einer adjuvanten Chemotherapie kann diesen theoretischen Vorteil nicht bestätigen.

Die Möglichkeit einer adjuvanten Chemotherapie beim kolorektalen Karzinom wird erheblich dadurch erleichtert, daß Typing und Grading des Tumors relativ einfach durch leichte Zugänglichkeit für Biopsieentnahme zu bewerkstelligen sind, der überwiegende Anteil von Patienten einer chirurgischen Behandlung zugeführt wird [332, 333] und die Operation in zumindest 70% der Fälle potentiell kurativen Anspruch erhebt [33, 332, 333]. Die Gesamt-5-Jahres-Überlebensrate liegt bei 40%, so daß die gebräuchlichen Kriterien für randomisierte Studien beim kolorektalen Karzinom leicht erfüllt werden.

Die ersten Erfahrungen auf diesem Gebiet wurden mit Monotherapien gesammelt. Die intraperitoneale Applikation von Thio-TEPA erbrachte keinen therapeutischen Vorteil. Die Veterans Administration Group [417] wandte bei Patienten mit schlechter Prognose oder Patienten nach palliativer Operation 5-Fluorouracil (5 – FU) an. Für die Chemotherapiegruppe war ein Trend zur Verlängerung der Überlebenszeit zu verzeichnen: Die 7-Jahres-Überlebensrate von Patienten mit schlechter Prognose betrug 33% verglichen mit 26% bei Patienten, die lediglich einer Operation unterzogen wurden. Die 18-Monate-Überlebensrate nach palliativer Operation betrug in Kombination mit einer Chemotherapie 38% verglichen mit 36% nach alleiniger Operation. Diese Unterschiede sind jedoch statistisch nicht signifikant.

In einer weiteren Studie von Grage [344] mit 210 Patienten nach potentiell kurativer Operation konnte dieser Trend ebenfalls demonstriert werden; die Gesamtüberlebensrate erfuhr keine signifikante Änderung nach Anwendung einer adjuvanten Chemotherapie (56% 5-Jahres-Überlebensrate in der Therapiegruppe vs. 50% 5-Jahres-Überlebensrate in der Kontrollgruppe nach Operation allein), jedoch war bei Patienten mit Dukes-C-Tumoren in der Therapiegruppe eine Verlängerung des erkrankungsfreien Intervalls zu beobachten, die gerade statistische Signifikanz erreichte ($p < 0{,}04$).

Auch andere Untersuchungen mit einer Monochemotherapie wiesen im Vergleich zu historischen Kontrollen bessere Ergebnisse hinsichtlich der Prognose nach, die jedoch in prospektiven randomisierten Studien nie nachvollziehbar waren.

Tabelle 6.5.3 zeigt eine Zusammenfassung der Ergebnisse nach adjuvanter Kombinationschemotherapie. Obwohl Verbesserungen der Prognose oft nicht demonstriert werden können, ist der Trend zu einer erhöhten Überlebensrate bei Patienten mit weiter fortgeschrittenen Tumoren nicht zu übersehen. In der Studie von Wolmark [1044] zeigte die Multivarianzanalyse, daß ein prognostisch günstiger Effekt der Chemotherapie völlig unabhängig vom Tumorstadium erreicht wurde. Beim Rektumkarzinom konnte Fisher [264] eine Verlängerung des tumorfreien Intervalls im Gefolge einer adjuvanten Chemotherapie demonstrieren, die jedoch im Vergleich zu einer Kontrollgruppe (nur Operation) statistisch nicht signifikant war.

Wie bei anderen gastrointestinalen Malignomen ist die Effizienz der adjuvanten Chemotherapie des kolorektalen Karzinoms nur schwer beurteilbar, weil die Remission einiger Patienten auf die Therapie sich nicht in einer besseren Prognose niederschlägt. Es ist unklar, ob dieses Phänomen auf eine unzureichende Stratifikation und Differenzierung von Subgruppen zurückzuführen ist. Aller Wahrscheinlichkeit nach ist eine adjuvante Chemotherapie nicht in der Lage, die Tumorbiologie suffizient zu verändern. Tumorzellkinetische Studien haben Unterschiede zwischen großen und kleinen Tumoren aufzeigen können, die die Effektivität einer adjuvanten Strahlen-

Tab. 6.5.3: Multi-Center-Studien über adjuvante Chemotherapie beim kolorektalen Karzinom

Autoren	Anzahl der Patienten	Chemotherapeutika	Resultate
VASOG, 1981	654	a) 5-FU* + MeCCNU** b) Kontrolle	kein Unterschied
GITSG, 1984	621	a) 5-FU + MeCCNU + MER*** b) Kontrolle c) 5-FU + MeCCNU d) MER	kein Unterschied
SWOG, 1984 (Panettiere et al., 1984)	626	a) 5-FU + MeCCNU b) 5-FU + MeCCNU + BCG**** c) Kontrolle	leichte Verbesserung für B_2/C_1-Stadien in der 5-FU + MeCCNU + BCG-Gruppe
NSABP, 1987 (Wolmark et al., 1987)	1166	a) 5-FU + MeCCNU b) Vincristin c) Kontrolle d) BCG	Verlängerung des rezidivfreien Intervalls in Chemotherapiegruppe (p = 0,05) Verbesserte Gesamtüberlebens-rate (p = 0,04)
NCCTG	430	a) Levamisole b) Levamisole + 5-FU c) Kontrolle	ausstehend
GITSG, 1985	227	a) Kontrolle b) 5-FU + MeCCNU c) Bestrahlung und Chemotherapie	verlängertes erkrankungsfreies Intervall in der Gruppe mit Chemotherapie + postop. Bestrahlung, jedoch keine Verbesserung der Gesamt-überlebensrate

* 5-FU = 5-Fluorouracil
** MeCCNU = Semustin (Substanz in der BRD nicht eingeführt)
*** MER = methanol extraction residue of BCG
**** BCG = Bacillus Calmette-Guérin

und Chemotherapie entscheidend beeinflussen könnten. Kleinere Tumoren weisen im Unterschied zu großen vorwiegend Zellpopulationen mit höherer Zellteilungsrate auf. Die rationelle Grundlage für eine adjuvante Therapie liegt in der Sensitivität sich teilender Zellen. Deshalb erscheint es logisch, die Effektivität einer adjuvanten Therapie dann am höchsten einzuschätzen, wenn wie zum Beispiel nach „kurativer Chirurgie" die Tumormasse minimal ist. Trotzdem haben adjuvante Therapiestudien übereinstimmend zeigen können, daß eine Effektivität, wenn überhaupt, nur bei Patienten mit weiter fortgeschrittenen Tumoren zu verzeichnen ist. Dieses Phänomen ist bis heute nicht zu erklären.

6.5.4 Intraperitoneale Chemotherapie

Ein neuer Ansatz in der Chemotherapie intraabdomineller Tumoren ist die intraperitoneale Applikation von Chemotherapeutika nach der Operation. Über einen Tenckhoff-Katheter werden nach dem in Tabelle 6.5.4 angegebenen Schema 2 Liter Dialysatflüssigkeit zusammen mit dem Zytostatikum infundiert.

Tab. 6.5.4: Phase-I-Protokoll für eine unmittelbar postoperative intraperitoneale adjuvante Chemotherapie

	Instillations- frequenz	Op-Tag	1. pop	2. Tag	3.	4.	5.	6.
Kolonkarzinom								
Cis-Platin (80 mg/m²)	1 × täglich		+					
5-Fluorouracil (10 mg/kg) Dosissteigerung von 2 mg/kg bei jedem dritten Patienten	1 × täglich			+	+	+	+	
Peritonealkarzinose								
5-Fluorouracil (20 mg/kg)	1 × täglich	unmittelbar prä-op.		+	+	+	+	
Mitomycin C (12 mg/m²)	1 × täglich		+					

Untersuchungen über den Effekt verschiedener Zytostatika haben bisher zwar keine Änderung der Überlebensrate, jedoch eine Änderung des Rezidivmusters in manchen Fällen ergeben [894, 895, 920, 307, 921 a, 921 b, 720, 673, 566]. Offenbar spielt die Penetrationstiefe des Zytostatikums als limitierender Faktor eine wesentliche Rolle für die mangelnde Effektivität der intraperitonealen Chemotherapie [615, 569, 719, 222, 961, 817, 476, 442, 833]. Die Penetrationstiefe kann in Zukunft durch die Verwendung von Kalziumblockern [961] oder von polymer gebundenem Adriamycin gesteigert werden.

Nebenwirkungen der interperitonealen Chemotherapie beschränken sich im wesentlichen auf lokale Komplikationen wie die chemische Peritonitis, abdominelle Schmerzen [720, 307] und die subkutane Penetration des Zystostatikums [30]. Trotz vergleichbarer Toxizitätsfrequenz sind die Komplikationen nach intraperitonealer 5-FU-Gabe für den Patienten weitaus harmloser als systemische Toxizitätsprobleme nach intravenös appliziertem 5-FU [307].

6.5.5 Schlußbemerkung

Trotz einer ganzen Anzahl gut konzipierter prospektiver randomisierter Studien mit adjuvanter Strahlen- oder Chemotherapie sind wir auch heute noch weit von einer idealen adjuvanten Therapie gastrointestinaler Malignome entfernt. Ohne eine entsprechende effiziente adjuvante Therapie wird die Überlebensrate nach potentiell kurativer Operation selten 50% übersteigen. Wir hoffen, durch die intraperitoneale Applikation eines Zytostatikaregimes in der unmittelbar postoperativen Periode einen neuen Ansatz gefunden zu haben (Abb. 6.5.3). Die bisherigen Ergebnisse sollten aber in entsprechenden randomisierten prospektiven Studien überprüft werden.

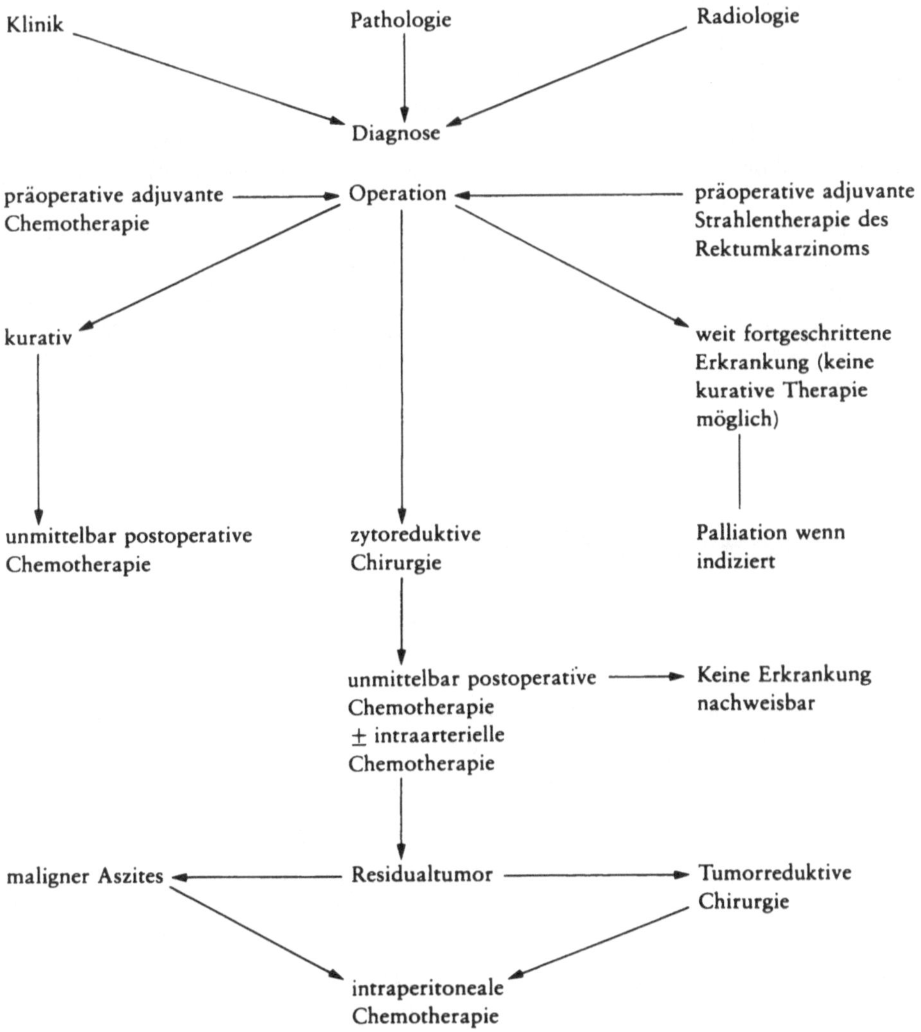

Abb. 6.5.3: Interdisziplinäre Behandlung des kolorektalen Karzinoms

6.6 Chirurgie des kolorektalen Karzinoms beim alten Patienten

Ch. Waydhas, D. K. Wilker, J. R. Izbicki

6.6.1 Einleitung

In den Industrienationen der nördlichen Hemisphäre nimmt der Anteil alter Menschen an der Gesamtzahl der Bevölkerung zu. Der Anteil der mehr als 65 Jahre alten Menschen stieg in der Bundesrepublik Deutschland von 9,4% (1950) auf 15,6% (1985) und wird für das Jahr 2010 auf 22,2% geschätzt (STAT. BUNDESAMT 1986). Der Häufigkeitsgipfel der kolorektalen Karzinome liegt im 7. und 8. Dezennium [53, 454, 649], mehr als ein Drittel der Patienten mit kolorektalen Karzinomen sind über 70 Jahre alt. Die Chirurgie des Kolonkarzinoms muß sich deshalb mit den speziellen Problemen des alten und sehr alten Patienten beschäftigen und die Indikation zur Operation danach ausrichten. Eine Reihe von Aspekten sollen dazu im Folgenden erörtert werden. Zunächst werden der Risikofaktor „Alter" und die ihn möglicherweise beeinflussenden Größen bezüglich Morbidität und Letalität untersucht, dann die Bedeutung des Notfalleingriffs im Rahmen des Kolonkarzinoms betrachtet und zuletzt auf die Langzeitprognose beim alten Patienten eingegangen.

6.6.2 Das Alter als Risikofaktor

Eine erste Orientierung für die allgemeine Risikoabschätzung gibt die Aufschlüsselung der Letalität nach dem numerischen Lebensalter (Tab. 6.6.1). Die Operationsletalität

Tab. 6.6.1: Operative Letalität in Abhängigkeit vom Lebensalter (Tod während des Krankenhausaufenthalts innerhalb der ersten 30 postoperativen Tage)

	Letalität (%) Alter < 70 J.	Letalität (%) Alter > 70 J.
Jensen [468]		13
Boyd [93]	2,3	8,5
Bear [53]	8,6	18,0
Irvin G. L. [454]	4,1	11,8
Greenburg [349]	4,8	9,0
Waldron [977]	14,3	29,2
Irvin T. T. [455]	3	6

ist jenseits des 70. Lebensjahrs zwei- bis dreifach erhöht und liegt im Schnitt über 10%. Einzelne starke Abweichungen in den Angaben [z. B. 977] sind auf den unterschiedlichen Anteil an Notfalleingriffen zurückzuführen. Bei über 80jährigen Patienten steigt die Letalität auf 13 bis 22% an [53, 93, 454].

Wichtiger als das numerische Alter erscheint jedoch das biologische Alter. Unter biologischem Alter versteht man die Gesamtheit der vom Karzinom unabhängigen Vorerkrankungen, die Funktionsfähigkeit der verschiedenen Organsysteme und den Ernährungs- und Allgemeinzustand des Patienten. Die Zunahme von Begleiterkrankungen mit dem Alter ist im gesamtchirurgischen Krankengut [387, 993] und bei Patienten mit Kolonerkrankungen [93] gut belegt. Die Inzidenz an kardiovaskulären Erkrankungen (Z. n. Herzinfarkt, Herzinsuffizienz, Hypertonus etc.) steigt von 15 bis 36% bei den jüngeren Patienten auf 76 bis 85% bei den über 80jährigen Patienten an. Ähnlich verhält es sich bei pulmonalen, renalen und hepatischen Läsionen, die bei den alten Patienten in 15 bis 60% nachzuweisen sind. Metabolische Störungen sind bei bis zu einem Drittel der Patienten über 65 Jahre zu erwarten. Alkohol- und Nikotinabusus spielen dagegen eine untergeordnete Rolle. Von Bedeutung ist auch der schlechte Ernährungszustand älterer Patienten. 22% der über 80jährigen weisen im Vergleich zu 2 bis 6% der unter 70jährigen eine Hypalbuminämie von unter 3 mg/dl auf. Die Zahl der präoperativ nachgewiesenen Begleiterkrankungen bei den verschiedenen Altersgruppen ist in Tabelle 6.6.2 dargestellt.

Tab. 6.6.2: Anzahl der präoperativen Begleiterkrankungen von 357 Patienten nach Altersgruppen aufgeschlüsselt. Angaben in Prozent jeder Altersklasse. Nach Boyd [93]

Begleiterkrankungen	Alter (Jahre)			
	50 – 59	60 – 69	70 – 79	≥ 80
0	46	33	21	5
1	37	34	28	37
2	13	27	23	41
>2	3	8	22	15

Mit steigender Zahl von Begleiterkrankungen steigt auch die Letalität. Sie beträgt in einer Untersuchung von DeHeer [185] (Patientenalter über 70 Jahre) bei einer Begleiterkrankung 9,0%, steigt bei 2 bis 3 Diagnosen auf 13,1 bis 15,3% und erreicht bei 4 und 5 begleitenden Organläsionen 32,3 bzw. 44,4%. Bei Patienten mit einem Alter von über 70 Jahren und einer kardialen Vorerkrankung beträgt nach einer Untersuchung von Jensen [468] die Letalität 27% im Vergleich zu 8% herzgesunder Patienten. Einer Untersuchung von Boyd und Mitarbeitern zufolge weisen Patienten ohne präoperative Erkrankung unabhängig vom Alter eine geringe Letalität auf [93]. Bei präoperativer Morbidität steigt die Sterberate jedoch sowohl bei jüngeren als auch bei älteren Patienten deutlich an. Dieser Anstieg ist bei den alten Patienten stärker ausgeprägt (Tab. 6.6.3). Zu gleichen Ergebnissen kam Greenburg [349] in einer Studie über Kolonoperationen. Bei der Analyse von Patienten ohne Begleiterkrankungen fand sich bei den über 70jährigen eine Letalität von 4% im Vergleich zu 3,2% der jüngeren

Tab. 6.6.3: Letalität (%) jüngerer und älterer Patienten in Beziehung zur Zahl der Vorerkrankungen. Nach Boyd [93]

Vorerkrankungen	< 70 J.	> 70 J.
0 oder 1	0	1,5
2 oder mehr	8,6	16,2

Altersgruppe. In der Altersklasse über 70 Jahre wiesen die Überlebenden signifikant weniger Risikofaktoren als die Verstorbenen auf.

Die postoperative Morbidität scheint vom Alter weitgehend unabhängig zu sein. Boyd [93] fand eine Morbiditätsrate von 34 und 31% bei Patienten, die unter bzw. über 70 Jahre alt waren. Zu ähnlichen Ergebnissen kamen auch andere Autoren [348].

Die präoperative Evaluierung von Begleiterkrankungen stellt demnach die Basis der Risikoabschätzung vor Kolonoperationen dar. Das numerische Alter spielt bei sonst gesunden Patienten keine Rolle. Besteht jedoch Multimorbidität, steigt das Risiko bei alten Patienten überproportional und alle Anstrengungen sollten unternommen werden, um gestörte Organfunktionen präoperativ zu normalisieren.

6.6.3 Operationsrisiko beim Notfalleingriff

Häufig treten Frühsymptome des kolorektalen Karzinoms nicht auf oder werden nicht beachtet. Die Patienten präsentieren sich dann unter relativen oder absoluten Notfallbedingungen im Rahmen eines (Sub-)Ileus, einer Tumorblutung oder einer Perforation. Die Häufigkeit, mit der sich kolorektale Karzinome als Notfall erstmals manifestieren, variiert je nach Untersucher und Altersgruppe zwischen 9,5 und 58% [93, 348, 349, 385, 454, 455, 977]. Diese enormen Schwankungen sind wohl am ehesten auf die spezifische Situation der verschiedenen Kliniken bzgl. der Einweisungen von Patienten zurückzuführen. Mit einer Ausnahme [454] liegt der Anteil der Notfalloperationen in der Kolonchirurgie bei den über 70jährigen Patienten deutlich über dem Anteil bei den Patienten unter 70 Jahren [348, 349, 385, 455]. Patienten, die notfallmäßig operiert werden müssen, befinden sich auf Grund des schweren Krankheitszustandes häufig in einem schlechten Allgemeinzustand. Kataboler Stoffwechsel, Mangelernährung, Elektrolyt- und Flüssigkeitsstörungen und Anämie stehen im Vordergrund. In der Regel bleibt jedoch nur wenig Zeit, diese Störungen präoperativ zu korrigieren. Deshalb ist es nicht verwunderlich, daß das Operationsrisiko gegenüber Elektiveingriffen auf ein Mehrfaches ansteigt (Tab. 6.6.4). Die Gefährdung steigt bei jüngeren und älteren Patienten gleichermaßen. Oberhalb des achtzigsten Lebensjahres scheint das Risiko einer Notfalloperation dramatisch anzusteigen [385, 453].

Bei den unmittelbaren Todesursachen ergeben sich Unterschiede zwischen den Elektiv- und Notfalloperationen. Bei den geplanten Eingriffen stehen Herzinfarkt, Thromboembolie, zerebrale Ischämie und andere Komplikationen, die in der Regel auf

Tab. 6.6.4: Perioperative Letalität (%) bei kolorektalen Operationen in Abhängigkeit von der Dringlichkeit und vom Alter

Autor	Elektivoperation		Notfalloperation	
	< 70 J.	> 70 J.	< 70 J.	> 70 J.
Greenburg [348]	1,3	4,4	7,7	19,5
Irvin G. L. [453]			22	52
Greenburg [349]	3,2	7,5	16,7	23,3
Waldron [977]	11	18	19	38
Irvin T. T. [455]	1	4	20	16

vorbestehende Schäden zurückzuführen sind, im Vordergrund der Todesursachen [348, 453]. Bei den Notfalloperationen sind die Todesursachen auf dem Boden septischer Komplikationien mit bis zu zwei Dritteln beteiligt [93, 348, 453, 454]. das ist wohl in erster Linie auf die fehlende Darmvorbereitung zurückzuführen. Mit zunehmendem Alter nehmen die tödlichen septischen Komplikationen zu [348, 453].

Die Notfalloperation beim kolorektalen Karzinom erhöht die Letalitätsrate bei jüngeren und älteren Patienten. Alte Patienten mit gleichzeitig bestehenden Vorerkrankungen sind besonders gefährdet. Eine Verringerung dieser hohen Rate an Notfalleingriffen und der hohen Letalität scheint nur durch präventive Maßnahmen oder Überführung der Notsituation in eine elektive Situation (z. B. Laserung bei Tumorstenose oder intraoperative Darmspülung) möglich.

6.6.4 Prognose

Um die hohe Letalitätsrate resezierender potentiell kurativer Eingriffe bei alten und vorerkrankten Patienten mit kolorektalen Karzinomen zu rechtfertigen, muß die Prognose ähnlich gut wie bei jüngeren Patienten sein. Die 5-Jahres-Überlebensrate ist dabei auch bei den alten Patienten eine relevante Größe, da die durchschnittliche Lebenserwartung alter Menschen mehrere Jahre beträgt (Tab. 6.6.5). Die Prognose hängt jedoch zunächst von einer Reihe verschiedener Faktoren ab. Dazu gehören

Tab. 6.6.5: Lebenserwartung in Jahren in der Bundesrepublik Deutschland (nach Statistischem Bundesamt 1986)

Lebensalter (Jahre)	Lebenserwartung (Jahre) männlich	weiblich
70	10,32	13,31
75	7,78	9,93
80	5,82	7,17
85	4,40	5,10
90	3,53	3,72

Tumorstadium [53, 424, 468, 649], histologischer Typ [468] und Therapieanspruch (palliativ vs. kurativ) [424, 649]. Nach Chapuis [139] folgt das Alter als Einflußfaktor auf die Prognose erst an fünfter Stelle nach dem Tumorstadium, dem histologischen Grad, dem Ausmaß der direkten Tumorausdehnung und der venösen Invasion.

Die nicht alterskorrigierten 5-Jahres-Überlebensraten zeigen regelmäßig eine Abnahme mit zunehmendem Alter (Tab. 6.6.6). Die großen Differenzen der absoluten Zahlen

Tab. 6.6.6: Nichtkorrigierte 5-Jahres-Überlebensraten (%) bei kolorektalem Karzinom in Beziehung zum Alter der Patienten

Autor	Patientenalter < 70 J.	> 70 J.	Therapie
Jensen [468]	53,8	43,0	K
Chapuis [139]	47	30*	K
Moreaux [649]	76,3	53,6*	A
Irvin [455]	42	25*	A

A = alle Operationen, palliativ und kurativ
K = kurative Resektionen
* = Differenz signifikant

der Überlebensraten sind auf die unterschiedliche Verteilung der Tumorstadien in den untersuchten Kollektiven und die unterschiedliche Einbeziehung der Operationsletalität zurückzuführen.

Um die wahre 5-Jahres-Überlebensrate zu berechnen, müssen jedoch die von der Tumorerkrankung unabhängigen Todesfälle, die bei den älteren Patienten naturgemäß häufiger sind, abgerechnet werden. So ergeben sich die in Tabelle 6.6.7 dargestellten korrigierten Überlebensraten. Die Lebenserwartung bezüglich der Tumorerkrankung ist also in Wahrheit in allen Altersstufen gleich.

Tab. 6.6.7: Korrigierte 5-Jahres-Überlebensrate (%) bei kolorektalem Karzinom in Beziehung zum Alter der Patienten. Keine der Differenzen ist signifikant

Autor	Patientenalter < 50 J.	< 70 J.	> 70 J.
Jensen [468]		59,4	69,2
Gardner [291]	37,2	26,8	26,4
Irvin [455]		50	50

6.6.5 Zusammenfassung

Das Operationsrisiko bei der Behandlung kolorektaler Karzinome hängt nicht vom numerischen Alter des Patienten, sondern vielmehr von der Zahl, Art und Schwere der vorbestehenden Begleiterkrankungen ab. Gesunde Patienten können auch im hohen Lebensalter bei geringem Risiko elektiven Karzinomoperationen zugeführt werden, zumal die Langzeitprognose keine Altersabhängigkeit zeigt. Bei vorerkrankten Personen kann eine entsprechende internistische Vorbereitung und Behandlung eine Risikoverminderung bewirken. Trotzdem wird ein signifikanter Teil der alten multimorbiden Patienten ein hohes Operationsrisiko behalten. Bei diesen Patienten muß die Methodenwahl das Operationsrisiko gegenüber der Verschlechterung der Langzeitprognose abwägen. Äußerste Zurückhaltung ist hier sicherlich bei der Metastasenchirurgie geboten. Auch bei großen in die Umgebung infiltrierenden Tumoren muß überlegt werden, ob ein Versuch der kompletten Resektion unter Ausweitung des Eingriffs bei letztendlich fraglicher Radikalität indiziert ist. Eine gute Alternative zu den großen resezierenden Verfahren bietet sich im Bereich des Rektums durch die lokalen Verfahren an.

Im chirurgischen Notfall besteht bei alten Patienten eine hohe Letalitätsrate. In dieser Situation könnte eine Senkung der Letalität nur durch Modifikation der Operationstaktik erreicht werden, welche die Notfalloperation in eine elektive Operation überführt.

7 Grundsätze der palliativen Behandlung

7.1 Chirurgie

J. R. Izbicki, D. K. Wilker, L. Schweiberer

7.1.1 Einleitung

Die palliative chirurgische Therapie des kolorektalen Karzinoms ist als Therapiemaßnahme definiert, bei der zum Ende des chirurgischen Eingriffs Tumorgewebe verbleibt [473, 928]. Im Gegensatz zu den kurativen Maßnahmen, die über eine radikale Tumorentfernung zu einer Verlängerung der Lebenserwartung führen sollen [935], ist das Hauptziel der palliativen Maßnahmen eine Verbesserung der Lebensqualität. Der Patient soll entweder von schon vorhandenen Symptomen (Obstruktion, Blutung, Tenesmus, Schmerz, Tumorzerfall) befreit oder vor dem Auftreten solcher Symptome während seiner limitierten Lebensspanne bewahrt werden [200, 473, 981, 90]. Der Aspekt der Lebenszeitverlängerung tritt demgegenüber in den Hintergrund, kann jedoch auch bei den palliativen Verfahren eine Rolle spielen [471].

Oberstes Ziel der palliativen Therapiemaßnahmen ist die Sicherstellung eines lebenswerten Lebens für das betreffende Individuum.

7.1.2 Indikation zur palliativen chirurgischen Therapie

Der Indikation zur palliativen chirurgischen Therapie können unterschiedliche Bedingungen zugrunde liegen.

Zum einen kann der Tumor so weit fortgeschritten sein, daß eine kurative Operation nicht mehr möglich ist. Dies trifft für etwa 20% aller Patienten mit einem kolorektalen Karzinom zu [559, 560]. Dabei umfaßt der Begriff des weit fortgeschrittenen kolorektalen Karzinoms nicht nur den Primärtumor im Sinne einer lokalen Inoperabilität, sondern auch nicht resektable lymphogene oder hämatogene Metastasen im Sinne einer prognostischen Inoperabilität [749, 1012, 238].

Die Entscheidung, ein kolorektales Karzinom als inkurable Erkrankung anzusehen, bedarf des schlüssigen Beweises der Irresektabilität [1012, 238]. Dieser Begriff hat in den letzten Jahrzehnten eine erhebliche Wandlung erfahren. Während von Deucher 1971 bei Nachweis von Lebermetastasen der Resektion des Primärtumors nur mehr palliativen Charakter bei prognostischer Inoperabilität beigemessen wurde, wird heute bei bestimmten Lebermetastasierungsmustern die Resektion des Primärtumors in Verbindung mit einer Leberteilresektion als potentiell kurative Therapie erachtet [34, 276, 981, 95]. Eine prognostische Inoperabilität ist nach heutigem Wissensstand gegeben, wenn diffuse Lungen-, Leber- oder peritoneale Metastasen vorliegen oder

Solitär-Metastasen aufgrund ihrer Lokalisation inoperabel sind [238]. Auch die lokale Inoperabilität, die aus der Infiltration des Tumors in benachbarte Strukturen oder Organe resultiert, zeigt eine Variabilität, die nicht nur vom technischen Geschick und Temperament des Chirurgen abhängt [495], sondern auch vom Tumor.

Selbst lokal sehr ausgedehnte Tumoren können durch multiviszerale Resektionen kurativ behandelt werden [287, 238]. Es werden 5-Jahres-Überlebensraten bis zu 50% beschrieben, unabhängig davon, ob die Infiltration in benachbarte Organe auf die häufig zu beobachtende entzündliche Infiltration zurückgeführt werden kann, die dann eine vermeintlich fortgeschrittene Tumorerkrankung vortäuscht, oder ob eine tumorbedingte Infiltration vorliegt [287, 559, 238]. Die lokale Inoperabilität ist meist bei Ausmauerung des kleinen Beckens, Infiltration der lateralen Beckenwand, bilateraler Ureterobstruktion, ausgedehnter Infiltration der Mesenterialwurzel, benachbarter Organe oder der Bauchwand gegeben. Eine lokale Inoperabilität kann unter bestimmten Voraussetzungen auch reversibel sein. So kann ein fortgeschrittener, primär nicht resektabler Rektumtumor durch eine präoperative Bestrahlungstherapie in ein resektables Stadium gebracht werden [1012, 885, 729, 730, 495, 619]. Immerhin kann bei diesen Patienten eine 5-Jahres-Überlebensrate von 20% erreicht werden [1012].

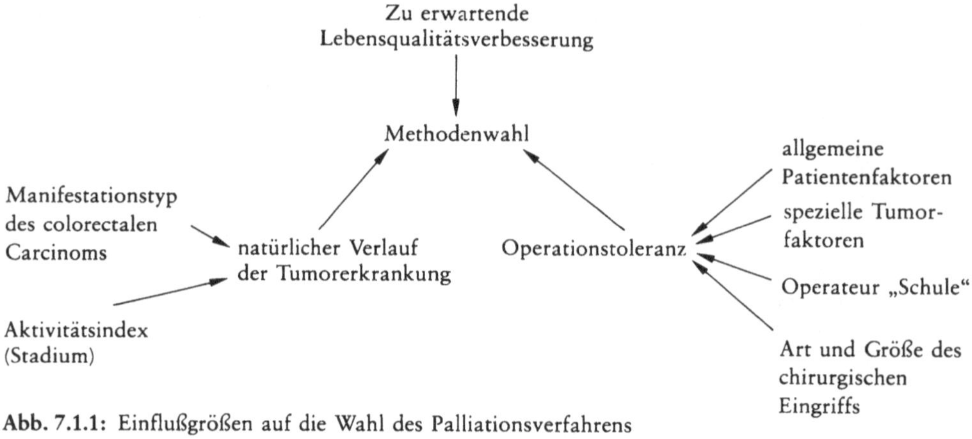

Abb. 7.1.1: Einflußgrößen auf die Wahl des Palliationsverfahrens

Neben diesen tumorbezogenen Faktoren kann die Indikation zur Palliation auch aufgrund der eingeschränkten Operationstoleranz des Patienten gegeben sein, wenn Vorerkrankungen einen großen Eingriff nicht zulassen [200, 776] (Abb. 7.1.1). Der Begriff der Operationstoleranz wird als die individuell unterschiedliche Fähigkeit eines Patienten definiert, einen operativen Eingriff mit all seinen Folgen körperlicher und psychischer Art zu überstehen [401]. Zu den Faktoren, die die Operationstoleranz einschränken, zählen:

- ein hohes Lebensalter,
- Begleiterkrankungen
  - kardiovaskulär,

  - bronchopulmonal,
  - renal,
  - Stoffwechsel,
    Diabetes mellitus,
    Hypovolämie,
    Anämie,
- fehlender Heilungswille,
- fehlende Kooperationsbereitschaft,
- schlechter Ernährungszustand,
- Adipositas,
- neurologisch-psychiatrische Erkrankungen (z. B. Alkoholismus) [401, 495, 247, 436, 887, 589, 749, 200, 776, 98, 471, 348, 935].

7.1.3 Natürlicher Verlauf der Tumorerkrankung

Für die Wahl einer palliativen Maßnahme ist die Kenntnis des natürlichen Verlaufes des weit fortgeschrittenen Karzinoms notwendig. Beim kolorektalen Karzinom können vier Manifestationstypen unterschieden werden:

1. *Der lokale Typ* (Eine kurative chirurgische Therapie durch Exstirpation des Tumors und der benachbarten infiltrierten Organe ist nicht mehr möglich.) Der lokale Typ verursacht Symptome durch lokale Progression und Invasion. Das typische Beispiel für den lokalen Typ ist das Rektumkarzinom mit breiter Infiltration im kleinen Becken. Die lokale Erkrankung schreitet durch Invasion in benachbarte Organe oder Strukturen fort und ruft dadurch beispielsweise eine Darmobstruktion und häufig eine ureterale Obstruktion hervor. Die Todesursache bei Lokalisation im kleinen Becken ist typischerweise die Urämie. Metastasen können bestehen, jedoch ist die hauptsächliche Symptomatologie durch die lokale Erkrankung bestimmt [1012, 114, 899, 636].

2. *Der Lebertyp* (progressive Lebermetastasierung). Hauptsymptome sind die Vergrößerung der Leber und Oberbauchbeschwerden. Die Todesursache ist in der Hauptsache die Leberinsuffizienz [903, 339, 1012]. Diese Manifestation trifft für 30% der Karzinome zu [1012].

3. *Der intraabdominelle Typ* (multiple peritoneale oder omentale Metastasen). Hauptsymptom ist die Entwicklung von Aszites sowie multipler Dünndarmobstruktionen, die über den Ileus letztendlich zum Tod führen können [899, 1012]. Sein prozentualer Anteil liegt bei ca. 9% – 14% [114, 1012].

4. *Der generalisierte Typ* (systemische metastatische Erkrankung). Typischer Befund ist der Nachweis von Lungenmetastasen. Die Erkrankungsmanifestationen in der Lunge oder im Hirn stellen in der Hauptsache auch die Todesursache dar. Sein prozentualer Anteil wird mit 20% angegeben [1012].

Für den unbehandelten lokalen Typ wird eine Ein-Jahres-Überlebensrate von 44% angegeben [1012]. Die mittlere Überlebenszeit liegt bei 12 bis 18 Monaten [899, 114].

Der Lebertyp weist eine Ein-Jahres-Überlebensrate von 31% auf [1012]. Angaben über die mittlere bzw. mediane Überlebenszeit (Angaben der medianen Überlebenszeit jeweils in Klammern) reichen von 5 (7) bis 19 (19) Monaten [58, 981, 471, 114, 899, 636, 718, 473, 263]. Diese Varianz wird offenbar zum größten Teil durch das Ausmaß der Lebermetastasierung bestimmt, welches die Überlebenszeit invers beeinflußt. Während bei solitären Lebermetastasen oder Beschränkung multipler Metastasen auf einen Leberlappen Überlebenszeiten bis zu 19 (19) Monaten beobachtet werden, bedingt ein Befall beider Leberlappen durch multiple Metastasen eine Überlebenszeit von 7 (9,5) Monaten [981, 698].

Für den intraabdominellen Typ wird eine Ein-Jahres-Überlebensrate von 21% [1012] und eine mittlere Überlebenszeit von 3 bis 17 Monaten angegeben [114, 473, 899]. Schließlich besitzt der generalisierte Typ eine Ein-Jahres-Überlebensrate von 28% [1012].

Nicht nur der Manifestationstyp des weit fortgeschrittenen kolorektalen Karzinoms hat erheblichen Einfluß auf den natürlichen Verlauf, sondern auch die Auswirkungen der Tumorerkrankung auf den Patienten selber [935].

Patienten mit einem weit fortgeschrittenen kolorektalen Karzinom, das erhebliche Auswirkungen auf die täglichen Aktivitäten besitzt, weisen unabhängig vom Manifestationstyp eine gleichförmig sehr kurze 50%ige Überlebenszeitspanne von 1–3 Monaten auf [1012].

7.1.4 Wahl des Palliationsverfahrens

In Anbetracht der durch die Tumorerkrankung limitierten Lebenserwartung sollten für eine operative Palliativmaßnahme folgende Kriterien erfüllt sein:

- die Ziele der Palliativmaßnahmen sollten nicht ohne die Notwendigkeit einer operativen Prozedur erreichbar sein.
- die Operation sollte eine minimale Letalität und akzeptable Morbidität aufweisen (Risiko). Schwere Symptome rechtfertigen auch ausgedehntere operative Eingriffe.
- die Operation sollte die Lebensqualität verbessern (Nutzen) [928].

Beim kolorektalen Karzinom ist das erste Kriterium zweifelsfrei erfüllt. Keine alternative Tumortherapie (Chemotherapie, Radiatio) vermag in der Regel die Tumorsymptome so effektiv zu beherrschen wie die Chirurgie [928].

Die chirurgische Palliation des kolorektalen Karzinoms reicht von lokalen Maßnahmen (lokale Exzision, Kryochirurgie, Elektrokoagulation, Infrarotkoagulation, Laser) über die Anlage einer Umgehungsanastomose oder einer Kolostomie bis hin zu ausgedehnten Resektionen [36, 559].

Von einigen Autoren wird die Resektion des Primärtumors als Methode der Wahl angesehen, weil dadurch am ehesten eine Kontrolle der Symptome des Tumorleidens bewirkt und in Einzelfällen die Lebenserwartung verlängert werden kann [471, 114, 36, 981, 123, 718, 899]. Auch das psychologische Moment der Exstirpation des Primärtumors sollte nicht außer acht gelassen werden [559].

Nicht alle Patienten werden jedoch von diesem aggressiven palliativen Vorgehen Nutzen haben, zumal durch den Eingriff selbst eine Morbidität und Letalität bedingt wird, die den Nutzen der temporären Kontrolle der Symptome übersteigen kann [471, 928, 473].

Die Abschätzung der Risiko/Nutzen-Relation aus der zur Verfügung stehenden Literatur ist schwierig. Zum einen sind die Patientenkollektive der einzelnen Studien nicht vergleichbar, weil der Indikation zur Palliation unterschiedliche Sachverhalte zugrunde lagen. Zum anderen zeigt die Analyse der Literatur, daß als Parameter für die Beurteilung der einzelnen Verfahren zumeist nicht die Beherrschung oder Verbesserung der Tumorsymptome im Sinne einer Verbesserung der Lebensqualität herangezogen werden, sondern eher „harte Daten“ wie die Überlebenszeit, die Morbidität oder Letalität. Die Verbesserung der Lebensqualität, die ja im Vordergrund der palliativen Maßnahmen steht, stellt einen schwer quantifizierbaren, eher „weichen“ Parameter dar. In diesem Bewußtsein haben einige Autoren zur Quantifizierung der Lebensqualität den Wiedereintritt der Arbeitsfähigkeit verwandt [36].

7.1.4.1 Lokale Maßnahmen

Zu den lokalen Maßnahmen gehören die Elektrokoagulation, die Kryochirurgie, die lokale Exzision und in jüngster Zeit auch die Laserkoagulation. Alle lokalen Maßnahmen können nur bei tiefsitzenden Prozessen unterhalb der peritonealen Umschlagfalte zur Anwendung kommen, weil sonst die Gefahr einer Perforation mit nachfolgender Peritonitis den Erfolg der lokalen Maßnahme in Frage stellen kann [280 a]. Langer [523] berichtete in der Frühphase der Kryochirurgie über mehrere Todesfälle bei Patienten, bei denen diese strenge Indikationsstellung nicht beachtet wurde. Die einzige Ausnahme ist der Laser, mit dem auch Läsionen des proximalen Kolons behandelt werden konnten; die bisherigen Erfahrungen sind jedoch spärlich [502].

Morbidität und Letalität der lokalen Verfahren sowie der erreichte Palliationseffekt sind in Tab. 7.1.1 dargestellt.

In Abhängigkeit von der Tumorausdehnung hält der Palliationseffekt lokaler Maßnahmen für eine Zeit bis zu 12 Monaten an [331]. Für einen ausreichenden Palliationseffekt müssen die meisten lokalen Verfahren mehrfach angewandt werden; es wird über bis zu 12 Behandlungen pro Patient berichtet [590, 253, 254].

7.1.4.2 Umgehungsanastomosen und Stuhlableitung

Die Indikation zu Palliativmaßnahmen, bei denen der Tumor in situ verbleibt, wird meist bei Patienten gestellt, deren lokaler Tumorbefund oder Allgemeinzustand eine Resektion nicht mehr zuläßt. Dieses Krankengut stellt somit eine Negativselektion dar [85].

Die Sicherstellung der Darmpassage erfolgt einerseits durch Anlage einer Umgehungsanastomose, andererseits durch Kolostomie.

Der überwiegende Teil der Patienten nach Kolostomie-Anlage weist eine erhebliche Beeinträchtigung der Lebensqualität auf [36]. Moran [648] beobachtete bei keinem

Tab. 7.1.1: Lokale Maßnahmen in der Palliation der kolorektalen Karzinoms

Autor	Verfahrenswahl	Morbidität (%)	Letalität (%)	Therapieziel	erreicht in (%)
Frank [277]	Kryochirurgie	5	0	Tumorresektion Rückgang Tenesmen/Blutung Vermeidung eines Anus praeter	100 80–85 81
Langer [523)	Kryochirurgie	10		keine Angabe	
Feifel [253]	Kryochirurgie	14	0	Stenosebeseitigung Vermeidung eines Anus praeter Reduktion der Tumormasse	33 77 50
Fritsch [280a]	Kryochirurgie	26	0	Reduktion der Tumormasse	52
Gage [283]	Kryochirurgie	14	0	Passagewiederherstellung Rückgang Blutung	100 100
Ramsey [776]	Elektrochirurgie	∅*	∅	Rückgang Obstruktion/Blutung	100
Madden [590]	Elektrochirurgie	29	0	Beherrschung der Tumorsymptome	65
Crile [168]	Elektrochirurgie	∅	0	Beherrschung der Tumorsymptome	87
Karavias [480]	Elektrochirurgie	15	0	Keine Angabe	
Salvati [838b]	Elektrochirurgie	23	0	Beherrschung der Tumorsymptome	76
Moran [648]	lokale Excision	0	0	Beherrschung der Tumorsymptome	92
Mathus Vliegen 1986	Laser	9	1	Rückgang Obstruktion/Blutung	89

* ∅ = keine Angabe

Patienten eine wesentliche Besserung der Tumorsymptome nach Kolostomie. Bordos [90] konstatiert einen nennenswerten Palliationseffekt bei lediglich einem Drittel seiner Patienten. Obstruktive Symptome können bei der Mehrzahl der Patienten beseitigt werden, während eine Reduktion des Blut- und Schleimabganges nur bei einigen Patienten zu verzeichnen ist. Eine Schmerzbeseitigung wird nicht beobachtet [90].

In dieser Hinsicht wird die Umgehungsanastomose günstiger beurteilt, auch sie ist jedoch nicht in der Lage, die lokalen Tumorsymptome vollständig zu beherrschen. Tab. 7.1.2 gibt eine Übersicht über die erzielten Resultate.

7.1.4.3 Resezierende Palliativmaßnahmen

Resezierende Verfahren bedienen sich einer einfachen Segmentresektion. Auf eine radikale Lymphadenektomie kann verzichtet werden [200].

Die Letalität resezierender Palliativmaßnahmen wird zwischen 1 und 16% angegeben, in der Mehrzahl der Patientenserien liegt sie mit Werten unter 10% im Bereich der Letalitätsziffern, die bei kurativen Resektionen zu verzeichnen sind.

Tab. 7.1.2: Resultate nach palliativer Chirurgie, die den Primärtumor in-situ beläßt

Autor	Palliationsgrund	Verfahrenswahl	Letalität %	Kontrolle der Tumorsymptome erreicht in % d. Patienten
Stearns [899]	TU	Kolostomie	5,5	–
Bordos [90]	TU	Kolostomie	5,6	27
Nielsen [697, 698]	Lebermetastasen	Bypass, Kolostomie Probelaparotomie	17	–
Boey [85]	Lebermetastasen	Bypass, Kolostomie	∅	–
Johnson [473]	TU	Kolostomie, Bypass Probelaparotomie	4,9	–
Wanebo [981]	Lebermetastasen	Kolostomie Probelaparotomie	7,0	–
Bacon [36]	TU	Kolostomie Laparotomie	24 12	fast 0 Bypass besser als Kolostomie
Oxley [718]	Lebermetastasen	Bypass, Kolostomie Probelaparotomie	2,7 2,7	– –
Fritsch [280a]	AZ, TU	Bypass, Kolostomie	9,5	–
Moran [648]	TU	Kolostomie		0

TU = lokale Tumorausdehnung oder Fernmetastasierung
AZ = Allgemeinzustand

Die Morbidität wird mit 18 bis 50% angegeben, schwerwiegende Komplikationen (intraabdominelle Infektion, Anastomoseninsuffizienzen, Ileus, pulmonale oder kardiovaskuläre Komplikationen) machen etwa die Hälfte aller Komplikationen aus.

Der gewünschte Palliationseffekt wird bei 62 bis 100% der palliativ resezierten Patienten beobachtet (Tab. 7.1.3) [899, 90, 36, 280 a, 636].

7.1.4.4 Erweiterte Resektionen (pelvine Exenteration)

Obwohl die pelvine Exenteratio meist dem lokal weit fortgeschrittenen Zervixkarzinom vorbehalten bleibt [500], kann diese Operation auch beim lokalen Typ des kolorektalen Karzinoms zur Anwendung kommen [226, 85, 117, 183, 101, 531, 741 a, 567, 928].

Die Letalität der pelvinen Exenteration für weit fortgeschrittene kolorektale Karzinome wird zwischen 5 und 49% angegeben [85, 741 c, 183, 500, 117], die Morbidität mit bis zu 50%. Vorherrschend sind Wundinfektionen, septische pelvine Komplikationen im Gefolge von Urin- oder Stuhlfisteln und respiratorische Komplikationen [85, 567].

Tab. 7.1.3: Ergebnisse nach resezierenden Palliativmaßnahmen

Autor	Palliationsgrund	Verfahren	Morbidität (%)	Letalität (%)	Palliationseffekt erreicht in % d. Patienten
Stearns [899]	TU	Resektion	∅	3,5	62
Joffe [471]	TU	Resektion	50	9,9	∅
Bordos [90]	TU	abd.-peri. Rektum-Exstirpation	50	2,9	100 (24)[2]
Nielsen [697, 698]	Lebermetastasen	Resektion	∅	16	∅
Boey [85]	Lebermetastasen	Resektion	∅	13,7	∅
Johnson [473]	TU	Resektion	∅	11,7	∅
Wanebo [981]	Lebermetastasen	Resektion	∅	10,0	∅
Takaki [928]	∅		43,5	6,4	∅
Moran [648]	TU	Resektion	18	1,0	∅
Bacon [36]	TU	Resektion	∅	4,0	62
Oxley [718]	Lebermetastasen	Resektion	∅	2,7	∅
Fritsch [280a]	TU	Resektion	∅	9,3	66
Modlin [636]	TU	Resektion	∅	8,5	71

[2]: Zahl in Klammer zeigt den Prozentsatz an Patienten, bei dem 1 Jahr postoperativ noch ein ausreichender Palliationseffekt zu verzeichnen war
TU = lokale Tumorausdehnung oder Fernmetastasierung
∅ = keine Angabe

In Anbetracht dieser hohen Morbidität und Letalität wird die Indikation für eine pelvine Exenteration selten gestellt. Ein weit fortgeschrittenes kolorektales Karzinom vom lokalen Typ kann jedoch zu quälenden Symptomen führen (intestinale und ureterale Obstruktion, Fistelung, Kloakenbildung, kaum beherrschbare pelvine Schmerzen und Abszeßbildung) [117]. Mit einer Kolostomie oder auch einer inkompletten Resektion lassen sich nicht in allen Fällen die lokalen Symptome beherrschen [117, 928, 614]. Deswegen sind einige Autoren auch bei Nachweis von Fernmetastasen dazu übergegangen, die pelvine Exenteration durchaus in das Repertoire der Palliativoperationen bei jüngeren Patienten mit weit fortgeschrittenen kolorektalen Karzinomen aufzunehmen [183, 531, 928, 226].

Der pelvinen Exenteration wird dabei ein sehr guter Palliationseffekt zugeschrieben, die Lebensqualität ist gut, weil sich die Patienten schnell an die Kolostomie und die Urostomie adaptieren [183]. Der Palliationseffekt hält im Mittel für eine Zeit von 18 Monaten an. Heutzutage wird die operative Letalität zwischen 3 und 5% angegeben.

Es sollten nur solche Patienten dieser Operation zugeführt werden, bei denen eine Lebenserwartung von mindestens 6 Monaten besteht und bei denen durch die Operation eine bessere Lebensqualität erwartet wird. Diese Voraussetzungen sind nur erfüllt, wenn eine makroskopisch komplette pelvine Tumorexstirpation möglich ist. Eine Entscheidung darüber ist oft nur intraoperativ möglich. Eine Tumorinvasion in

Tab. 7.1.4: Prognose nach Palliativoperationen

Autor	Palliationsgrund	Operationstyp	Überlebenszeit mittlere (Monate)	mediane (Monate)
Daland [175]	∅	Colostomie	15	
		Resektion	27	
		unbehandelt	14	
Modlin [636]	∅	unbehandelt	21,5	18
		Colostomie	18,7	16
		Resektion	22,7	20
Stearns [899]	Tumor	keine Resektion	8,4	
		Resektion	18,0	
Bacon [36]	Tumor	Resektion	15,1	
		Colostomie	6,6	
		Laparotomie	6,5	
		Bypass	9,0	
Cady [123]	Lebermetastasen	Bypass	4,1	
		Resektion	12 – 14	
Nielsen [697/98]	Lebermetastasen	Resektion	12,3	
		Bypass, Colostomie	5,0	
		Laparotomie		
Bordos [90]	Tumor	Resektion		
		Colostomie		
Fisherman [263]	Lebermetastasen	Resektion	6,6	
Takaki [928]	keine Angabe	Resektion	12,4	9,1
Wanebo [981]	Lebermetastasen	Resektion		7
Boey [85]	Lebermetastasen	Resektion	7,5	
		Dekompression	3,0	
Johnson [473]	peritoneale Metastasen	Resektion		9
		Colostomie, Bypass		6
		Laparotomie		7
	Lebermetastasen	Resektion		13
		Colostomie		10
		Laparotomie		3
Joffe [471]	Tumor	Resektion	11,4	
Fritsch [280a]	AZ, Tumor	Resektion		6
		Bypass, Colostomie		3
		Kryotherapie		
Moran [648]	Tumor	Resektion		14,8
		Colostomie		6,4
		lokale Excision		14,7

∅ = keine Angabe
AZ = Allgemeinzustand

die pelvinen Gefäße, Nerven oder das knöcherne Becken zeigt die Irresektabilität an. Dagegen sind positive Lymphknoten im Abdomen, intestinale Metastasen, einzelne peritoneale Metastasen, omentale Metastasen oder Fernmetastasen im Sinne von Lungen- oder Lebermetastasen sowie eine ureterale Obstruktion keine Kontraindikation.

7.1.5 Richtlinien für die Wahl des Palliationsverfahrens

Grundsätzlich muß selbst bei weit fortgeschrittenen, nicht kurablen kolorektalen Karzinomen die Resektion des Primärtumors und die Wiederherstellung der Darmpassage als Methode der ersten Wahl angesehen werden, weil nur die Entfernung des Primärtumors nachhaltig in der Lage ist, die Symptome der Tumorerkrankung zu beherrschen [1012, 648, 90, 36, 280 a]. Die Indikation zur Resektion des Primärtumors sollte dabei sehr weit gestellt werden.

Bei besonders gravierenden lokalen Symptomen können selbst sehr ausgedehnte operative Eingriffe zum Einsatz kommen, wenn der Allgemeinzustand des Patienten die Resektion zuläßt. Dies gilt wegen der vergleichsweise langen Lebensspanne besonders für den lokalen Typ.

Bei ausgeprägten lokalen Symptomen (Verjauchung, Kloakenbildung) kann für jüngere Patienten auch eine pelvine Exenteration erwogen werden. Die Indikation dazu stellt eine Ausnahme dar, weil die Folgen dieses Eingriffes eine erhebliche Beeinträchtigung der Lebensqualität darstellen. Diese sollte dann auch Gegenstand der ärztlichen Aufklärung sein, weil nur der Patient entscheiden kann, ob seine momentane Minderung der Lebensqualität einen solchen Eingriff rechtfertigt [567].

Stellen allgemeine Risikofaktoren eine Kontraindikation zur Resektion dar, so erfolgt die Entlastung durch eine Kolostomie oder eine Umgehungsanastomose, und zwar nicht als prophylaktische Maßnahme, sondern erst bei manifester Obstruktion [200]. Tiefsitzende Prozesse des Rektums bei Patienten, deren Allgemeinzustand eine Resektion nicht zuläßt, sollten durch lokale Verfahren (Elektrokoagulation, Kryotherapie) angegangen werden.

Die Prognose nach Palliativeingriffen geht aus Tabelle 7.1.4 hervor. Nur in wenigen Studien wird eine Verlängerung der Überlebenszeit beschrieben [899, 90, 697, 698, 123, 85, 473, 648, 36].

7.2 Chemotherapie

M. Hallek, R. Schlag, B. Emmerich

7.2.1 Einleitung

Kolorektale Karzinome sprechen nur schlecht auf die heute zur Verfügung stehenden Zytostatika an. Die Ursachen für diese weitgehende Chemotherapie-Resistenz sind vielfältig und teilweise noch ungeklärt. Experimentelle Untersuchungen weisen darauf hin, daß sich die Tumorzellen durch eine Reihe von Mechanismen, wie die Entwicklung besonderer Resistenzproteine in der Zellmembran, zytoplasmatische Entgiftung sowie einen effizienten DNA-Reparaturmechanismus gegen die zytostatische Wirkung schützen können [957].

7.2.2 Palliative systemische Chemotherapie

Eine systemische Chemotherapie bei Patienten mit kolorektalen Karzinomen und extrahepatischen Metastasen ist aufgrund der geringentherapeutischen Effektivität nicht als Routinetherapie zu empfehlen. Voraussetzungen für eine solche Therapie im Einzelfall sind ein ausreichend guter Allgemeinzustand (Karnofsky-Index größer als 60), eine noch nicht sehr fortgeschrittene Erkrankung, sowie ein nicht zu hohes Alter des Patienten. Zudem sollte der Patient über seine Erkrankung, über die Nebenwirkungen und Aussichten der Behandlung so weit als möglich aufgeklärt sein. Bei lokalisierbaren Beschwerden ist immer zuerst die Möglichkeit einer Radiotherapie oder einer chirurgischen Intervention abzuklären.

Das Pyrimidin-Analog 5-Fluorouracil (5-FU), das 1957 von Heidelberger synthetisiert wurde [394], ist auch heute noch das wirksamste Zytostatikum bei kolorektalen Karzinomen. Eine Zusammenstellung der Therapieergebnisse bei über 2000 Patienten ergab eine durchschnittliche Remissionsrate um 20% [916, 917]. In Einzelstudien schwankt dagegen die Ansprechrate von 8 bis 85%. Dies ist durch die unterschiedliche Verteilung von Prognosefaktoren in den Patientengruppen sowie durch unterschiedliche Methoden, die zur Beurteilung des Ansprechens herangezogen werden, und schließlich durch eine uneinheitliche Definition des Ansprechens in einzelnen Studien bedingt.

Mögliche Applikationsschemata für 5-FU sind:

1. 5-Fluorouracil-Monotherapie: wöchentliche Gabe
5-Fluorouracil 600 mg/m^2 wöchentlich im Bolus i. v.;
fortlaufend wöchentlich; Dosissteigerung bis zur Toxizitätsgrenze (Stomatitis, Enteritis, Leukopenie mit Leukozytenwerten unter 2000/µl usw.) möglich und sinnvoll.

2. 5-Fluorouracil-Monotherapie: 5-Tages-Therapie
5-Fluorouracil 500 mg/m^2 im Bolus i. v. Tag 1 bis 5;
Wiederholung alle vier Wochen. Fortsetzen der Therapie bei Ansprechen nach drei Zyklen, sonst Beendigung.

5-FU ist zwar auch oral appliziert wirksam, die intravenöse Verabreichung ist jedoch vorzuziehen, da sie besser steuerbar und mit weniger gastrointestinalen Nebenwirkungen verbunden ist. Der therapeutische Nutzen von initial sehr hohen 5-FU-Dosen (sogenannte Sättigung nach Ansfield [27]) ist umstritten. Verbunden mit einer höheren Toxizität werden zwar höhere Remissionsraten erzielt, eine Verlängerung der Remissionsdauer oder sogar der Überlebenszeit kann damit jedoch nicht erreicht werden. In einer Reihe von Studien wurde auch der Wert von 5-FU-Langzeit-Infusionen untersucht. Diese Applikationsart erfordert einen zentralvenösen Zugang und eine externe Pumpe, ist somit technisch aufwendig. Die systemische Toxizität ist durch dieses Vorgehen reduziert, eine Verbesserung der Tumor-Regression kann aber nicht erreicht werden [564, 565]. Von der Praktikabilität und der Verträglichkeit her ist deshalb die wöchentliche Bolus-Injektion von 5-FU am ehesten zu empfehlen.

7.2.2.1 Biochemische Modulation: 5-FU und Folinsäure

In Tumor-Modellen konnte die zytostatische Wirkung von 5-FU durch Zugabe von Folinsäure (Leukovorin®) verstärkt werden [246, 996]. Dieser Effekt beruht wahrscheinlich darauf, daß der intrazelluläre Metabolit des 5-FU, das 5-Fluoro-Desoxyuridinmonophosphat (FdUMP), nur dann kovalent an die Thymidylat-Synthetase bindet und dadurch die De-novo-DNA-Synthese hemmt, wenn das Koenzym der Thymidylat-Synthetase, die Tetrahydrofolsäure, in ausreichenden Konzentrationen vorliegt. Der Grund hierfür ist die stärkere Stabilisation des tertiären Komplexes aus FdUMP, der Thymidylat-Synthetase und dem N5,N10-Methylentetrahydrofolat. Zur optimalen Hemmung der Thymidylat-Synthetase scheint ein intrazellulärer Folatspiegel von etwa 10 µmol/l notwendig zu sein [246]. Diese intrazelluläre Konzentration kann bei vielen Tumorzellen erst durch Zugabe von Folinsäure, die rasch zu N5,N10-Methylentetrahydrofolat metabolisiert wird, erreicht werden (Abb. 7.2.1).

Ausgehend von diesen Befunden wurde zunächst in einer Reihe von klinischen Phase-II-Studien die Wirkung der Kombination von 5-FU mit Folinsäure geprüft. Dabei fand sich in einigen Studien eine auffallend hohe Ansprechrate von 30–40% bei metastasierten kolorektalen Karzinomen [585, 589, 106]. In anderen Studien war die Ansprechrate dagegen geringer [527, 846].

In mehreren, kürzlich veröffentlichten Phase-III-Studien wurde daher die Wirkung von 5-FU allein mit der von 5-FU plus Folinsäure verglichen (Tab. 7.2.1). Die meisten Studien zeigten für die Kombination von 5-FU und Folinsäure deutlich bessere Ansprechraten als für 5-FU allein [744, 130, 109, 230, 761 a, 744 a]. In zwei Studien [203, 761 a] konnte sowohl eine Verbesserung der Ansprechrate als auch eine statistisch signifikante Verlängerung der Überlebenszeit durch Zugabe von Folinsäure zur 5-FU-Standardtherapie beobachtet werden. Demnach scheint dieser neue Therapieansatz eine Verbesserung gegenüber der 5-FU-Monotherapie darzustellen (Tabelle 2). In

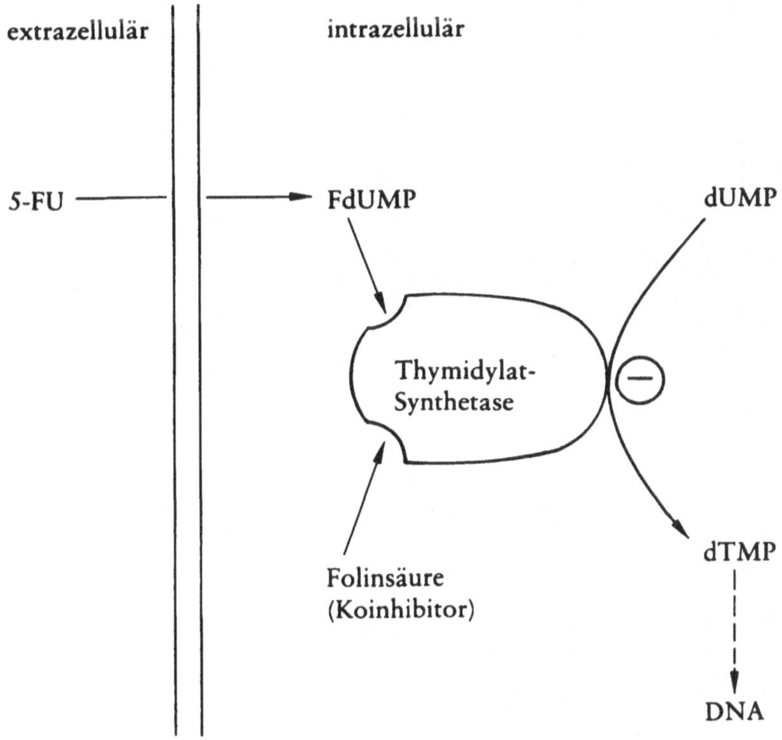

Abb. 7.2.1: 5-FU und Folinsäure – biochemische Modulation.
Prinzip des Synergismus von Folinsäure und 5-FU, das intrazellulär zu FdUMP metabolisiert wird, durch Prolongierung des Hemmeffektes auf die Thymidylat-Synthetase. Dadurch kommt es zur Hemmung der DNA-Neusynthese in den Tumorzellen

welcher Dosis und in welcher zeitlichen Folge die beiden Substanzen optimal kombiniert werden, wird in weiteren kontrollierten Studien zu klären sein.

Ein erprobtes Therapieschema mit 5-FU und Folinsäure ist folgendes:

Kombinations-Chemotherapie mit 5-Fluorouracil und Folinsäure [585, 230].
Folinsäure 200 mg/m^2 im Bolus i. v. Tag 1 bis 5,
jeweils unmittelbar danach
5-Fluorouracil 370 mg/m^2 im Bolus i. v. Tag 1 bis 5;
Wiederholung alle vier Wochen. Gegebenenfalls Anpassung der Dosis im darauffolgenden Zyklus, z. B. nach dem nachstehenden Schema:

WHO-Toxizitäts-Grad (Leukopenie)	Steigerung der 5-FU-Tagesdosis beim nächsten Zyklus
0	+ 30 mg/m^2
1 + 2	± 0
3 + 4	+ 30 mg/m^2

Tab. 7.2.1: Vergleich: 5-FU-Monotherapie versus 5-FU plus Folinsäure

Erstautor [Referenz]	5-FU-Monotherapie n	Remissionen (%)	Überleben (Monate)	5-FU plus Folinsäure n	Remissionen (%)	Überleben (Monate)
Ehrlichman [230]	64	7	9,6	61	33**	12,6*
Budd [103)		11 – 13[a]	5,3 – 10,5[a]	62[b]	21	11,0
				63[c]	22	10,3
Petrelli [744]	19	11	12,0	25	48**	12,0
Doroshow [209]	34	15	13,2	29	45**	14,6
Canobbio [130]	31	4	11,0	36	21	8,0
Poon [1001]	39	10	7,7	37[d]	43**	12,0*
				35[e]	26*	12,2*
Petrelli [1002]	107	12,1	10,6	112[d]	18,8*	10,5
				109[e]	30,3**	12,8
Valone [1003]	52	17,3	11,3	101	18,8	10,7

** $P < 0{,}01$; * $P \leq 0{,}05$ (Unterschied zwischen 5-FU plus Folinsäure vs. 5-FU allein)
[a] historische Kontrollen
[b] 5-FU als täglicher Bolus über 4 Tage (200 mg/m²/d)
[c] 5-FU als 4-Tage-Dauer-Infusion (1000 mg/m²/d)
[d] niedrig-dosierte Folinsäure (20 – 25 mg/m²/d)
[e] hoch-dosierte Folinsäure (200 – 500 mg/m²/d)

7.2.2.2 Sequentielle Kombinationstherapie

Ein weiterer Ansatz ist die sequentielle Kombinationstherapie, in der 5-FU mit Methotrexat (MTX) [410, 129, 537, 1001, 1003] oder mit hochdosiertem MTX und Cytarabinosid (Ara-C) mit anschließendem Folinsäure-Rescue [1015] kombiniert wird. Ziel dieser Kombinationen ist es ebenfalls, die Wirkung von 5-FU biochemisch zu verstärken. Canobbio et al. [129] erzielten mit der sequentiellen Anwendung von Methotrexat (200 mg/m^2) gefolgt von 5-FU (600 mg/m^2 24 Stunden später) nur in einem von 19 Fällen (5%) eine Remission.

Neue kontrollierte Studien zeigen, daß mit der sequentiellen Kombination von MTX und 5-FU (mit und ohne Leucovorin®) keine Therapieverbesserung erreicht werden kann [761 a, 971 a].

7.2.2.3 Andere Kombinationen

Im Vergleich zu 5-FU haben andere Zytostatika wie Methyl-CCNU, BCNU und Mitomycin C als Monotherapie nur eine geringe Wirkung mit Ansprechraten von 10 – 15% [411]. Durch Kombinationen solcher Zytostatika mit 5-FU konnte in kontrollierten Studien bisher kein Überlebensvorteil gegenüber einer 5-FU-Monotherapie gezeigt werden [639, 181, 103, 807, 957].

Da im L-1210-Leukämiezell-Modell ein Synergismus zwischen 5-FU und Cisplatin nachgewiesen wurde [843] und mit dieser Kombination eine Verbesserung der Ansprechrate bei HNO-Tumoren und dem Ösophaguskarzinom erzielt werden konnte, wurde auch beim metastasierenden kolorektalen Karzinom diese Kombination getestet. In nichtkontrollierten Studien lagen die Ansprechraten zwischen 9 und 70% (Übersicht bei Loehrer et al. [562]). In kontrollierten Studien konnte dagegen kein Vorteil gegenüber der alleinigen Behandlung mit 5-FU festgestellt werden [562, 761 a]. Die Kombination aus 5-FU plus Cisplatin ist daher auch wegen der erheblich höheren Toxizität nicht für die Behandlung des metastasierten kolorektalen Karzinoms zu empfehlen.

Weitere neuere Therapie-Ansätze mit Mono- oder Kombinationstherapien, die teilweise neuartige Substanzen beinhalteten, waren meist zu toxisch und/oder zu wenig wirksam. So führte die Anwendung von hochdosiertem Melphalan (180 mg/m^2) mit anschließender Knochenmarktransplantation zu drei kompletten und sechs partiellen Remissionen bei 20 Patienten (Remissionsrate 45%) [533]. Allerdings hatten die Responder im Vergleich zu den Non-Respondern keinen Überlebensvorteil. Außerdem kam es zu einem therapiebedingten Todesfall. Mit Substanzen wie Esorubicin [268, 248], Anguidin [199] oder Acivicin [7] ließen sich lediglich Remissionsraten im Bereich von 0 bis 12% erzielen.

Aufgrund der Beobachtung eines synergistischen, zytotoxischen in vitro-Effektes von Interferon alpha und 5-FU gegen zwei verschiedene Kolon-Karzinom-Zell-Linien behandelten Wadler und Mitarbeiter [975 c] 30 Patienten mit diesen beiden Substanzen. Dabei wurde 5-FU erst fünf Tage lang als Dauerinfusion (750 $mg/m^2/d$) und anschließend als wöchentlicher intravenöser Bolus in der gleichen Dosis verabreicht. Interferon alpha (9 Mio. Einheiten) wurde dreimal wöchentlich subkutan appliziert. Von 17 unvorbehandelten Patienten sprachen 13 auf die Therapie an, während vorbehandelte Patienten kein eindeutiges Therapieansprechen zeigten. Somit könnte diese Behandlung bei vorher unbehandelten Kolon-Karzinom-Patienten eine wirksame Alternative sein.

7.2.3 Lokoregionale Chemotherapie von Lebermetastasen

Die Entwicklung implantierbarer Infusionspumpen schaffte die technischen Voraussetzungen zur lokoregionalen Behandlung von Lebermetastasen kolorektaler Karzinome mit Substanzen wie Mitomycin C, FUDR oder 5-FU. Die wegen hoher Remissionsraten anfänglich aufgetretene Euphorie hat sich mittlerweile jedoch wieder gelegt, da kein Überlebensvorteil gegenüber einer systemischen Chemotherapie gefunden werden konnte. Sowohl Hohn et al. [433] als auch Kemeny et al. [494] konnten zwar zeigen, daß unter der regionalen Chemotherapie in 37% bzw. 50% computertomografisch gesicherte Remissionen auftraten, gegenüber 10% bzw. 20% bei systemischer Therapie. In beiden Studien ergab sich jedoch kein Überlebensvorteil für die primär regional behandelten Patienten. Derzeit ergibt sich somit außerhalb von Studien keine Indikation für eine derartige Vorgehensweise.

7.2.4 Adjuvante oder postoperative systemische Chemotherapie

Die adjuvante systemische Chemotherapie kolorektaler Karzinome brachte bisher keine Verlängerung der gesamten oder rezidivfreien Überlebenszeit. In einer kürzlich veröffentlichten großen Meta-Analyse von über 6700 in der Literatur dokumentierten Patienten mit kolorektalen Tumoren, die mit adjuvanter Chemotherapie behandelt wurden, zeigte sich lediglich ein äußerst geringer, unter 5% liegender Überlebensvorteil für mit 5-Fluorouracil behandelte Patienten [121]. Eine adjuvante Chemotherapie ist daher derzeit nicht indiziert.

7.3 Strahlentherapie

R. Rohloff

7.3.1 Einleitung

Bei der Strahlenbehandlung des fortgeschrittenen kolorektalen Karzinoms muß zwischen der lokalen Behandlung des Primärtumors und der Behandlung von Metastasen unterschieden werden.

Bei der lokalen Behandlung ist die Grenze zwischen adjuvanter und therapeutischer Strahlentherapie nicht ganz scharf. Die Strahlenbehandlung ist sicher mehr als eine adjuvante Therapie bei inkomplett resezierten Tumoren und bietet eine kurative Therapiemöglichkeit bei medizinisch oder technisch inoperablen Tumoren. Die perkutane Strahlentherapie hat bei Patienten mit kolorektalem Karzinom, die aus medizinischen Gründen nicht operiert werden können, 5-Jahres-Überlebensraten von mehr als 30% aufzuweisen [295, 171].

In der Behandlung fortgeschrittener Kolonkarzinome hat die Strahlentherapie keinen exakt definierten Platz. Eine Ausnahme bilden Patienten mit fortgeschrittenen Coecumtumoren, bei denen nach inkompletter Resektion eine Nachbestrahlung erwogen werden kann.

Bei der Behandlung fortgeschrittener Rektum-Sigma-Karzinome sollte zwischen der alleinigen Strahlentherapie inoperabler Tumoren, der Strahlentherapie mit dem Ziel einer nachfolgenden Second-look-Operation und der Nachbestrahlung inkomplett resezierter Karzinome unterschieden werden.

7.3.2 Alleinige Strahlentherapie inoperabler Tumoren

Im eigenen Krankengut der Radiologischen Universitätsklinik München wurden 17 Patienten mit fortgeschrittenen Rektum-Sigma-Karzinomen ohne Operation oder nach palliativen Eingriffen zwischen 1975 und 1985 einer primären Strahlenbehandlung unterzogen. Die Strahlentherapie wurde nach den gleichen Richtlinien wie bei der Therapie des Lokalrezidivs durchgeführt (s. Kap. 9.2). Bei 8 Patienten wurde eine Dosis von $\geq$ 50 Gy appliziert.

Abbildung 7.3.1 zeigt die Überlebenswahrscheinlichkeiten dieser Patienten (Analyse nach Kaplan-Meier [477]) bei einer Beobachtungsdauer von 2–99 Monaten im Vergleich zu 29 postoperativ bestrahlten Patienten mit fortgeschrittenen resezierten Tumoren.

Bei alleiniger Strahlentherapie haben bisher 3 der 17 Patienten 5 Jahre überlebt. Auch andere Autoren berichten über Langzeitergebnisse nach alleiniger Strahlentherapie fortgeschrittener Tumoren. Hellriegel [396] beobachtete bei 12 von 82 Patienten (19%) ein Überleben von mehr als 5 Jahren, nach Cummings [171] überlebte jedoch nur 1 von 67 Patienten mit fixierten Tumoren 5 Jahre bei einer durchschnittlichen Dosis von 50 Gy.

Insgesamt ist die kurative Chance einer alleinigen Strahlentherapie bei fortgeschrittenen, inoperablen Tumoren ohne Fernmetastasen nur gering. In der Mehrzahl der Fälle gelingt eine lokale Kontrolle des Tumors nicht.

Bei der Strahlenbehandlung tiefsitzender Rektumkarzinome kann zur Dosisaufsättigung nach perkutaner Therapie die endokavitäre Therapie herangezogen werden. Neben der klassischen Behandlung mit Ra-226 lassen sich heute auch die HDR-Afterloading-Verfahren einsetzen, wobei spezielle Rektumapplikatoren verwendet werden.

Für die Dosierung können die Richtlinien für die Kontakttherapie mit weichen Röntgenstrahlen verwendet werden, wie sie von Papillon 1975 [726] angegeben worden sind. Die Oberflächendosis an der Applikatoroberfläche sollte nicht mehr als 10 Gy betragen, wobei nach einer vorausgegangenen perkutanen Therapie die Einzeldosis nur bei 5 Gy liegen sollte. Wie bei allen HDR-Verfahren sollte im Vergleich zur LDR-Therapie mit Ra-226 die Zahl der Fraktionen mindestens verdoppelt werden.

7.3.3 Strahlentherapie und Second-look-Operation

Wegen geringer Wirksamkeit der alleinigen Strahlentherapie auch bei hohen Gesamtdosen sollte nach Applikation einer hohen Dosis im Sinne einer Langzeitvorbestrahlung immer die Möglichkeit einer Second-look-Operation erwogen werden. Dazu ein Beispiel aus der eigenen Klinik:

Ein 34jähriger männlicher Patient mit einem tiefen Rektumkarzinom konnte im Januar 1983 wegen einer Infiltration von Blase und Rektum nur palliativ mit einem endständigen Anus praeter unter Belassung des Rektumstumpfes versorgt werden. Im Februar/März 1983 wurde eine Bestrahlung des Beckens mit dorsal gewichteten opponierenden Gegenfeldern bis zu einer Dosis von 50 Gy vorgenommen. Nachdem im CT eine deutliche Tumorregression in den nächsten Monaten eintrat, wurde auf Drängen der Radioonkologie im August 1983 eine Relaparatomie vom gleichen Operateur vorgenommen, bei der sich die Tumorregression bestätigte und die Entfernung des Rektumstumpfes gelang. Der Patient lebte mehr als 4 Jahre nach der Strahlentherapie tumorfrei.

Eine Reihe von Autoren berichtet über erfolgreiche Resektionen bei primär inoperablen Rektumkarzinomen nach Langzeitvorbestrahlung. Einige Literaturangaben sind in Tabelle 7.3.1 zusammengestellt.

Tab. 7.3.1: Ergebnisse aus der Literatur nach Langzeitvorbestrahlung primär inoperabler Rektumkarzinome

Autor	Anzahl	resektabel	Überleben > 3 Jahre
Kligerman [504]	15	9	4 (20%)
Stevens [910]	35	18	5 (12%)
Pilepich [753]	44	33	18 (41%)
Kopelson [511]	11	6	5 (45%)
Dosoretz [210]	25	20	(28%)

Die Rate von Langzeitüberlebern liegt mit 12–45% über der bei alleiniger Strahlentherapie inoperabler Tumoren. Dieser Therapieansatz sollte daher mehr als bisher in das onkologische Behandlungskonzept einbezogen werden. Auch der präoperative Einsatz der simultanen Radiochemotherapie nach dem Nigroschema sollte systematisch bei primär inoperablen Tumoren erprobt werden (s. Kap. 9.2).

7.3.4 Strahlentherapie bei inkomplett operierten Tumoren

Bei inkomplett resezierten Tumoren wäre praktisch bei allen Patienten mit einem Lokalrezidiv zu rechnen, wenn nicht ein Teil der Patienten vorher an Fernmetastasen sterben würde. Bei inkomplett resezierten Tumoren ohne Fernmetastasen sollte daher eine postoperative Nachbestrahlung erfolgen.

Bei deren Planung und Durchführung ist die Clipmarkierung mikroskopischer oder makroskopischer Tumorreste durch den Chirurgen eine große Hilfe, insbesondere bei der Boostbestrahlung bis zu einer Dosis von 60–65 Gy nach der Beckenbestrahlung bis zu einer Dosis von 45–50 Gy. Die Richtlinien für die Durchführung der Strahlentherapie entsprechen denen bei der Rezidivbehandlung (s. Kap. 9.2).

Liegen nur mikroskopische Tumorreste vor, kann mit einer Dosis von etwa 45–50 Gy die Rate von Lokalrezidiven auf etwa 15–26% gesenkt werden, während bei makroskopischen Tumorresten auch bei Dosen von > = 60 Gy noch Lokalrezidive bei etwa 50% der Patienten beobachtet werden [15, 304].

Der Einsatz der intraoperativen Elektronenboostbestrahlung scheint die Möglichkeit zu einer weiteren Senkung der Lokalrezidivrate zu bieten [365, 366, 369].

Die Verminderung der Lokalrezidivrate bei lokal fortgeschrittenen inkomplett operierten Tumoren schlägt sich aber nur wenig in den Überlebensraten nieder, da ein großer Teil der Patienten Fernmetastasen entwickelt. Bei den in der eigenen Klinik postoperativ bestrahlten 29 Patienten (62%), bei denen der Tumor zum größten Teil komplett reseziert war, von denen aber 23 einen Lymphknotenbefall (Stadium Dukes C) aufwiesen, traten bei 18 (62%) Fernmetastasen auf, so daß die 4-Jahres-Überlebensrate nach Kaplan-Meier nur 20% beträgt (Abb. 7.3.1).

Andererseits bedeutet aber die Verhinderung eines lokalen Rezidivs für die Patienten einen großen Gewinn im Hinblick auf die Lebensqualität.

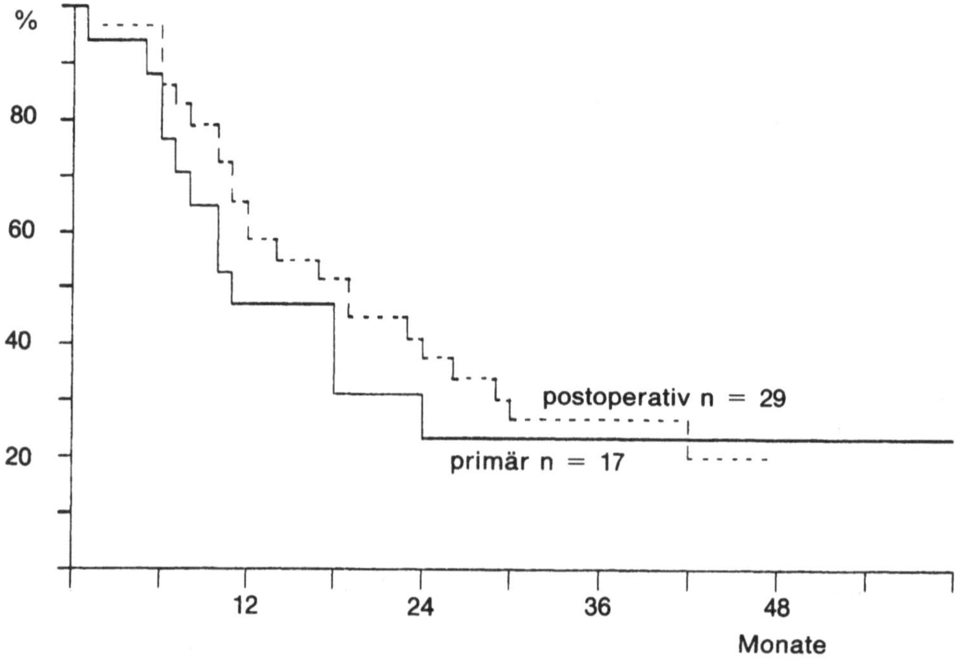

Abb. 7.3.1: Überlebenswahrscheinlichkeiten (Kaplan-Meier-Analyse) von 17 Patienten mit fortgeschrittenen Rektum-Sigma-Karzinomen ohne oder nach palliativer Operation, die von 1974–1984 an der Radiologischen Universitätsklinik München bestrahlt wurden, im Vergleich zu 29 postoperativ bestrahlten Patienten nach Resektion (23/29 Dukes C)

7.3.5 Strahlentherapie von Metastasen

Die Behandlung von Knochen- und Hirnmetastasen kann eine wichtige palliative Aufgabe sein. Seit der Einführung der intraarteriellen Leberperfusion mit Zytostatika haben wir den Eindruck, daß der Anteil von Patienten mit Knochen- und Hirnmetastasen zunimmt, weil Patienten durch die erfolgreiche Behandlung der Lebermetastasen länger überleben und daher manifeste Metastasen anderer Organe häufiger erleben.

Die Richtlinien für die Metastasenbehandlung beim Kolon-Rektum-Karzinom entsprechen denen anderer Karzinome.

Bei Hirnmetastasen ist die Basis der Therapie eine Ganzhirnbestrahlung mit 10 × 3 Gy in 2 Wochen, die in geeigneten Fällen durch eine Boostbestrahlung einzelner Herde bis zu einer Dosis von 60 Gy ergänzt werden kann.

Bei der Behandlung von Knochenmetastasen sollte eine Dosis von 40 Gy (z. B. 16 × 2,5 Gy in 4 Wochen) erreicht werden. In vielen Fällen gehen wir aber bis zu einer Gesamtdosis von 50 Gy, wenn die übrige Metastasensituation eine Überlebenszeit von mehr als 6 Monaten erwarten läßt.

8 Behandlungsgrundsätze bei Lebermetastasen

8.1 Chirurgische Behandlung

G. Eßer

8.1.1 Einleitung

Die Ausbreitung eines Kolon- oder Rektumkarzinoms in die Leber galt noch vor wenigen Jahren als Ausweitung des Tumors zur Systemerkrankung. Die Fortschritte in der Leberchirurgie durch resektionstechnische Verfahrensänderungen (Fingerfracture-Methode [549], Messerrücken- oder Scheren-Dissektion des Parenchyms), blutsparendes Vorgehen (langfristige Ligamentocclusion [244, 448], Ultraschalldissektion) und verbesserte Blutstillungsmaßnahmen (Saphirkoagulator [372], Fibrinkleber [893], Flaschenzugnaht [244]) ermöglichten in den letzten Jahrzehnten risikoarmes Operieren an der Leber. Mit vereinzelten Metastasenresektionen in den 70er Jahren gelang es, Langzeitüberlebensmöglichkeiten bei kolorektalen Metastasen der Leber aufzuzeigen, die bei systematischen Lebermetastasenresektionen in den 80er Jahren bestätigt wurden (Tab. 8.1.1).

Lebermetastasen bei kolorektalen Karzinomen sind inzwischen die häufigste Indikation einer Leberresektion. Zunächst wurden vereinzelt kleine Metastasen aus der Leber enukleiert oder durch Keilexzisionen entfernt. Dann erfolgten ausgedehntere Resektionen der Leber, Segmente oder Leberlappen umfassend. Heute ist es möglich, leberlappenüberschreitende Tumorabsiedlungen zu resezieren und aus den verbleibenden Subsegmenten noch Enukleationen oder Keilexzisionen von umschriebenen kleineren Metastasen vorzunehmen. Dabei besteht nach Resektionen einzelner kolorektaler Lebermetastasen eine gute Chance der Lebensverlängerung; etwa 25% der Patienten können geheilt werden.

Das Hauptproblem stellt sich in der Erfassung der Lebermetastasen bei kolorektal operierten Patienten. Bislang werden zwischen 5 und 25% der Lebermetastasen als operabel beschrieben. Die verbesserten Möglichkeiten der Lebertumordiagnostik mit dem fast in jeder Arztpraxis verfügbaren Ultraschallgerät, dem von niedergelassenen Ärzten und Krankenhaus-Radiologen betriebenen CT, der Erfaßbarkeit kolorektaler Metastasen und der Lokalrezidive mit dem CEA (85%) werden bislang unzureichend genutzt. Befragungen von Patienten in der Stomasprechstunde in unserer Klinik ergaben, daß bei 8 von 10 Patienten keinerlei Tumornachsorge nach Resektion eines kolorektalen Tumors erfolgt war.

8.1.2 Entwicklung der Lebermetastasen

Die Tochtergeschwulstbildung eines kolorektalen Karzinoms in der Leber kann auf drei Wegen erfolgen:

1. über die V. portae im direkten Venenabstrom,
2. über die A. hepatica bei Pfortaderumgehung mit Abfluß des venösen Blutes über Beckenvenen (beim tiefsitzenden Rektumkarzinom) oder der Vv. lumbales ascendentes bei Kollateralvenenausbildung aus dem Mesenterialvenenbereich mit gleichzeitiger Verteilung der Tumorzellen in die Lunge und den Gesamtorganismus (wohl als Ausnahme anzusehen),
3. durch lymphogene Ausbreitung des Tumors bis zum Lig. hepatoduodenale und zur Cisterna chyli mit Überleitung auf die Lymphgefäße der Leber. Diese Metastasierung ist chirurgisch nicht beeinflußbar.

Der vorrangige Weg der Lebermetastasierung erfolgt im üblichen Venenabstrom zur V. mesenterica inferior oder superior via V. portae in die Leber. Die Leber ist im

Tab. 8.1.1: Überlebenszeit nach Resektion von Lebermetastasen kolorektaler Karzinome

Autor	Pat.	Datum	1 J.	2 J.	3 J.	4 J.	5 J.	7 J.	10 J.
Wilson [1031]	40	1976					42%		
Foster [274, 275]	259	1977/78		44%			22%		
Attiyeh [32]	25	1978					40%		
Fortner [270]	17	1978	100%	72%	72%		0%		
Adson [8]	32	1980	82%	58%	41%				
Fortner [270]	43	1981	88%	48%	48%				
Angermann [24]	74	1982			37,6%		29,2%		19,3%
Bengmark [59]	32	1982	80%	35%	20%		10%		
Angermann [25]	85	1983					22%		
Fritsch [280 b]	91	1983					24%		
Iwatsuki [457]	24	1983	91,3%	73%	73%		52,1%		
Taylor [938]	16	1983				42,2%			
Thompson [948]	22	1983	83%	43%	39%	37%	31%		
Adson [9]	141	1984					25%		
Kartz [482]	16	1984						29%	
Neuhaus [679]	85	1984	92%	85%	50%				
Rimar [813]	11	1984	79%	33%					
Scheele [847]	70	1984					25%		
Steele [903]	43	1984	80%	75%	63%				
Billesbolle [70]	10	1985	90%	27%					
Cady [126]	18	1985	90%	72%	60%				
Coppa [160]	25	1985	85%	65%	58%	55%	25%		
Paquet [731]	15	1985		60%	35%	28%	25%		
Petrelli [743]	36	1985		45%					
Scheele [848, 849]	94	1985					30%		
Butler [118]	62	1986			50%		34%		21%
Gall [285]	126	1986			38%		32%		
Häring [377 b]	45	1986	95%	71%	42%		30%		
Iwatsuki [458]	60	1986	95%	72%	53%	45%	45%		
Neuhaus [680]	106	1986	85%	77%	51%	37%	20%		
Bradpiece [96]	24	1987		50%	44%				
Nordlinger [706]	80	1987	71,5%	50,3%	40,5%	27,8%	24,9%	24,9%	18,2%

venösen Blutabfluß kolorektaler Tumoren das primäre Filterorgan. Somit kommt es hier auch zur primären Metastasenentwicklung, ohne daß befürchtet werden muß, daß weitere Organbereiche des Körpers von Metastasen befallen sind, wie das bei den oesophagogastralen und den Organtumoren, die primär in die Lunge metastasieren, angenommen werden muß. Hierauf basieren die Chancen für eine erfolgreiche Metastasenchirurgie der Leber bei intestinalen Karzinomen.

8.1.3 Diagnostik der Lebermetastasen

Vor jeder Operation eines diagnostizierten malignen Tumors im Rektum oder Kolon ist die Durchführung einer Oberbauchsonographie obligat. Lebermetastasen über 2 cm Durchmesser lassen sich hierdurch oft erfassen (41,3% nach Machi u. Mitarbeitern [586]). Es kommt allerdings vor, daß je nach Tumordichte und Leberparenchymtiefe selbst mandarinengroße Metastasen der Diagnostik entgehen. Ein präoperatives CT läßt nach Machi und seiner Arbeitsgruppe in Japan [586] 47,8% der Metastasen erfassen. Erforderlich ist deshalb im Beginn einer Kolon- oder Rektumresektion, die Leber palpatorisch zu untersuchen. Bei einfachem Abtasten werden 58,7% der Lebermetastasen erfaßt [586]. Bei bimanueller Palpation können nach Trede und Raute [959] bis zu 95% der Metastasen erfaßt werden (Abb. 8.1.1 a). Der Schnitt sollte schon aus diesem Grunde bei der Laparotomie weit nach kranial geführt werden. In 10 – 25% der Fälle werden synchron Metastasen gefunden [958, 92, 852, 903].

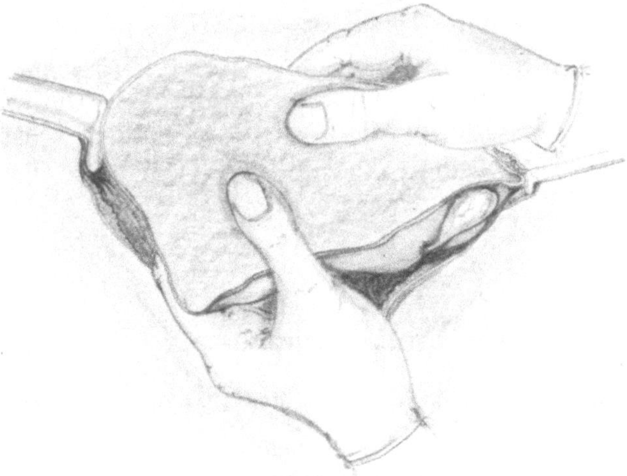

Abb. 8.1.1a: Bimanuelle Palpation der Leber

Die präoperative Feststellung von Leberveränderungen im Sonogramm bei kolorektalen Tumoren erfordert die weitere Abklärung. Es darf nicht mehr vorkommen, wie früher mitunter beobachtet, daß harmlose Leberzysten oder eine fokalnoduläre Hyperplasie als Metastase angesehen und sogar der Koloneingriff deswegen unterlassen werden. Erforderlich sind bei Bekanntwerden von Leberauffälligkeiten:

1. CT der Leber.
2. Selektive simultane Mesenterico-, Coeliacographie.
   - Bei der digitalen Subtraktionsangiographie (DSA) erfordert dies eine ausreichend große Bildröhre und Erfassung der arteriellen und der gesamten Portalphase der Leberdurchströmung lienal und mesenterial.

75% der Lebermetastasen werden arteriell gefäßversorgt, 25% portal. Auch arteriell vaskularisierte Lebermetastasen weisen im Randsaum Portaldurchblutung auf [913, 515]. Damit gewinnt die Angiographie große Bedeutung in der Erfassung der Lebermetastasen in Zahl und Lokalisation.

Die Szintigraphie der Leber bringt u. E. gegenüber der Arteriographie keine Vorteile oder zusätzlichen Informationen. Finlay et al. [260] beschrieben 1982, daß sie mit 99m-Tc-Mikrosphären bei 29% der Patienten, die bislang lebermetastasenfrei oder mit Solitärmetastasen befundet wurden, multiple Metastasen nachweisen konnten. Sie waren überwiegend im dorsalen rechten Leberbereich lokalisiert und hier zu 31% im Subsegment VI und zu 43% im Subsegment VII.

Die CT unter arterieller Kontrastmittelinfusion ermöglicht, Metastasen bis gut 1 cm Durchschnitt zu erfassen [572, 758]. Die Angiographie zeigt mitunter sogar kleinere verdächtige Bezirke auf. Insgesamt lassen sich mit diesen kombinierten diagnostischen Maßnahmen etwa 90% der Lebermetastasen erfassen. Scheele et al. [853, 854], Bismuth et al. [72], Gall [285], Ravicumar et al. [783] und Trede et al. [960] wiesen darauf hin, daß mit intraoperativer Lebersonographie dennoch weitere Metastasen aufgedeckt werden könnten und wesentliche Zusatzinformationen für das Ausmaß und die Radikalität der erforderlichen Resektion gewonnen werden könnten (Abb. 8.1.1 b).

Die Möglichkeit der intraoperativen Sonographie (Abb. 8.1.1 b) sollte überall dort geschaffen werden, wo Lebermetastasenchirurgie ausgeführt wird. Die Sensitivität der intraoperativen Sonographie wird von Machi et al. [586] mit 97,8% angegeben. Sie deckten hiermit bei 84 Patienten mit kolorektalen Lebermetastasen in 10 Fällen 14 übersehene Metastasen auf.

8.1.4 Simultanoperationen von Lebermetastasen

Finden sich nun präoperativ oder intraoperativ eine oder mehrere Lebermetastasen, so ist zu entscheiden:

1. Ist die Resektion des kolorektalen Tumors angesichts des Ausmaßes der Lebermetastasierung, der hierdurch evtl. limitierten Lebenserwartung, des Operationsrisikos unter Berücksichtigung von Alter und Allgemeinzustand noch gerechtfertigt? – Dies

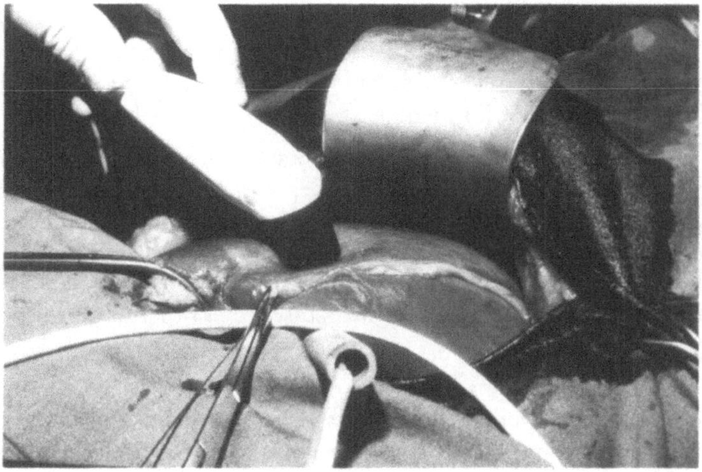

Abb. 8.1.1b: Intraoperative Lebersonographie zum Ausschluß weiterer Lebermetastasen

steht außer Zweifel bei einem stenosierenden Tumor des Dickdarms. Hier ist dann bei diffuser Lebermetastasierung das Risiko der Resektion gegenüber einer Umgehungsanastomose abzuschätzen. Meist fällt die Entscheidung zugunsten einer Tumorresektion, da Tumorblutung, Tumorinfiltrationsschmerz und Tumorruptur als Risiken eine Umgehungsanastomose belasten.

2. Erlaubt die Größe und Zahl der Lebermetastasen sowie ihre Lokalisation eine Simultanentfernung? Ist diese der Lokalisation des Primärkarzinoms im Kolon und damit der Schnittführung entsprechend ohne wesentliche Mehrbelastung für den Patienten möglich? – Dies ist am ehesten der Fall beim Coeco-Aszendens-Tumor und beim Querkolonkarzinom. Hier wäre eine Relaparotomie zur Metastasenentfernung eher mit dem höheren Risiko behaftet.

Fällt die Entscheidung zugunsten einer Simultanentfernung der Lebermetastase, so ist entsprechend der erforderlichen Asepsis primär die Leberresektion auszuführen und sekundär die Kolonresektion. Die Entscheidung zur Simultanresektion von Lebermetastasen fällt leichter im Falle präoperativer Diagnosestellung, da hier aufgrund einer obligaten erweiterten Diagnostik Ausdehnung, Zahl und Lokalisation der Metastasen besser bekannt sind. Nur die intraoperativ verfügbare Direktsonographie der Leber bietet die Chance einer vollständigen intraoperativen Metastasenerkennung.

Wird entschieden, die Lebermetastasenentfernung in einer Zweitoperation dem Patienten anzuraten, wird heute empfohlen, zwischen drei und sechs Monaten abzuwarten, sofern es sich nicht um eine sehr große Solitärmetastase handelt [377, 959].

Vorteile der Sekundäroperation der Lebermetastasen liegen darin, daß

1. die Diagnostik der Lebermetastasen komplettiert werden kann und damit die Radikalitätschance der Operation zunimmt,

2. der Primärtumor entfernt ist und das Ausmaß lymphogener Metastasierung bekannt ist und bei der Relaparotomie überprüft werden kann,
3. Kolonrezidivtumor und extrahepatische Metastasen evtl. vor einer Lebermetastasenresektion erfaßt werden können.

Nachteile einer verzögert ausgeführten Lebermetastasenresektion in begrenztem Zeitraum sind gering, da selbst eine Zunahme des Resektionsausmaßes aufgrund von Metastasenwachstum bei der außerordentlichen Regenerationsfähigkeit der Leber und dem geringen Risiko in geübter Hand kaum von Belang sind. Ein Tumoreinbruch in die Portalgefäße wie beim primären Leberkarzinom ist bei Metastasen nicht zu erwarten. Damit ist eine simultane Lebermetastasenresektion nur gerechtfertigt, wenn

1. die Metastasenlokalisation und -größe dies unkompliziert ermöglicht [1040, 1041] (Leberrand-, Oberflächenmetastase),
2. keine große Schnitterweiterung oder Umlagerung erforderlich ist [767],
3. der Patient der Belastung sicher gewachsen erscheint und der Operateur über genügende Erfahrung verfügt [1054].

8.1.5 Metachrone Lebermetastasen

Bei der Resektion eines Kolon- oder Rektumkarzinoms besteht auch bei sonographischem und palpatorischem Ausschluß von Lebermetastasen nie Gewißheit darüber, ob nicht doch bereits kleine nicht erfaßbare oder Mikrometastasen der Leber bestehen. Selbst bei der operativen Manipulation am Kolontumor werden ja Tumorzellen in die Blutbahn eingebracht. So wird mit einer Ausschwemmung von etwa 10 000 Tumorzellen gerechnet bei einmaligem Umgreifen und Bewegen des Dickdarmtumors. Auch diese mobilisierten Zellen könnten noch zu Lebermetastasen führen. Damit ist eine Tumorfahndung sowohl im Hinblick auf Lokalrezidive als auch auf Lebermetastasen postoperativ unbedingt erforderlich. Die Patienten sollten unter Hinweis darauf, daß auch Lebermetastasen häufig operativ entfernt werden können, zur Tumornachsorge ermutigt werden.

Bisherige Studien zeigen keine statistisch signifikanten Unterschiede in der Heilungsmöglichkeit bei synchron beobachteten oder metachron erfaßten Lebermetastasen nach Exstirpation oder Resektion [781, 948, 458, 234, 95, 960].

8.1.6 Voraussetzungen für eine Lebermetastasenresektion

Nur eine positive Bilanz der Metastasenresektion der Leber im Verhältnis zum Spontanverlauf berechtigt zu einer solchen Chirurgie. Dies ist hinreichend belegt durch die Ermittlung der Überlebenszeiten (Tab. 8.1.1). Der Spontanverlauf bei Lebermetastasierung ist am ehesten aus älteren Statistiken ablesbar, da jetzt die Selektion zur Operation die Ergebnisse verfälscht.

Im Mittel wird bei Entdeckung multipler Lebermetastasen mit einer Überlebenszeit von 3 bis 7 Monaten zu rechnen sein, bei Solitärmetastasen mit 17 Monaten [742 b, 1045, 958, 767]. Trede und Raute zeigten 1983 auf, daß unbehandelte Patienten mit Solitärmetastasen in 60% der Fälle ein Jahr überlebten und 13% die 3-Jahres-Grenze überschritten [959]. Hieraus ergibt sich, daß zu operierende Lebermetastasen bei kolorektalen Karzinomen nach Zahl und Lokalisation prognostisch unterschiedlich zu werten sind.

Eine wirksame Metastasenresektion ist nur möglich, wenn die Grundkrankheit beseitigt ist. In zahlreichen Publikationen wird aufgezeigt, daß Lokalrezidiv und vor allem Lymphknotenbefall die Prognose wesentlich einschränken. Bei Primärresektion intraoperativ entdeckter Lebermetastasen ist nur eine zufällige Lymphknotenwahl zur Schnellhistologie möglich mit eindeutigen Nachteilen in der Aussagefähigkeit. Ohne intraoperative Sonographie bleibt auch die Radikalität der Metastasenentfernung zweifelhaft. Ravicumar et al. [783] fanden nach präoperativer sonographischer Diagnostik bei intraoperativer Sonographie in 5 von 10 Fällen eine oder mehrere zuvor nicht entdeckte Metastasen.

Voraussetzung zur Lebermetastasenresektion ist weiterhin, daß das Operationsrisiko, das von Faktoren wie Lebensalter, Allgemeinzustand, Begleiterkrankungen, Leberfunktionszustand, verbleibendes Leberparenchym – kritisch bei Leberzirrhose und sehr ausgedehntem Leberbefall – beeinflußt wird, möglichst gering ist [781].

Als bedeutsam für die Prognose einer Lebermetastasenresektion beim kolorektalen Karzinom haben sich erwiesen:

1. Tumorstadium des Dickdarmtumors (Dukes B günstig, Dukes C u. D ungünstig),
2. Anzahl der Metastasen (solitär günstig, multiple Metastasen bis 4 relativ günstig, mehr ungünstig),
3. Verteilung der Metastasen (unisegmental günstig, unilobär relativ günstig, bilobär ungünstig).

Lymphknotenbefall des kolorektalen Resektates und Lokalrezidiv schränken primär die Radikalität einer Lebermetastasenresektion für den Krankheitsverlauf ein.

8.1.7 Anatomische Leitstrukturen der Leberresektion

In der amerikanischen Literatur wird die Leber in 4 Segmente aufgeteilt. Die Entfernung des rechten anatomischen Leberlappens bis zum Lig. falciforme nennt man dort trisegmentectomy, die Resektion des linken anatomischen Leberlappens left lateral segmentectomy, die Entfernung des kompletten linken Lappens left bisegmentectomy.

Diese Einteilung ist unbefriedigend und führt zu Verständigungsschwierigkeiten. Couinaud teilte 1954 die Leber in Subsegmente auf entsprechend ihrer arteriellen und portalen Zuflüsse und venösen Abflüsse [162]. Den medianen linken Leberlappenbereich erfaßte er komplett als Subsegment I. Hess [413] und Priesching [767] befürworten eine Einteilung der Leber in 9 Subsegmente. Im Uhrzeigersinn wird die Leber

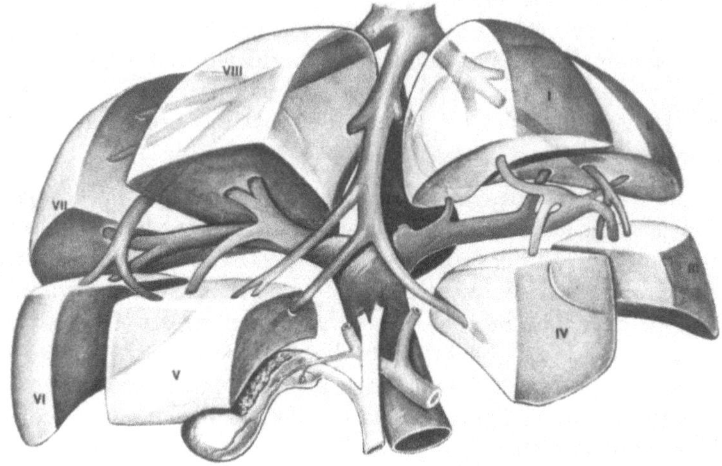

a

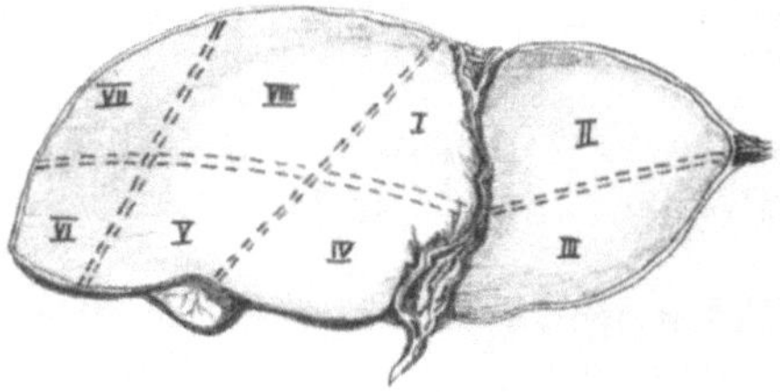

b

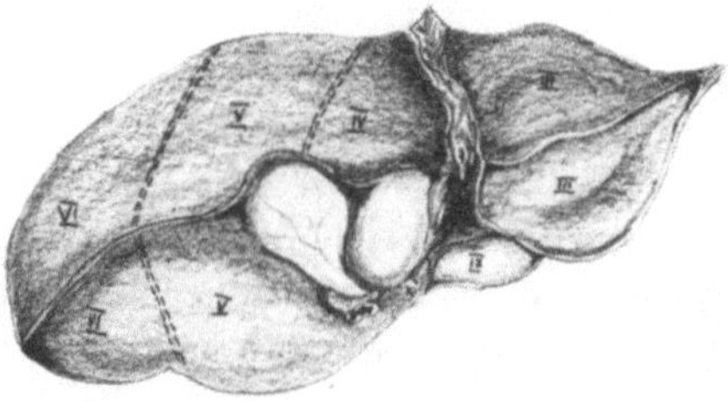

c

Abb. 8.1.2a – c: Einteilung der Leber in Subsegmente nach Hess und Priesching aus Priesching, A., Leberresektionen. Urban & Schwarzenberg-Verlag 1986 [767] in 8 Subsegmente, I – IV links, V – VIII rechts unterteilt. Der von rechts gefäßversorgte, links dorsal gelegene Lobus caudatus wird als Subsegment IX bezeichnet (Abb. 8.1.2 a – c). Diese leicht verständliche und vergleichbar exakt beschreibbare Einteilung sollte zur Grundlage des Vorgehens und der Dokumentation bei Metastasenresektionen dienen. Für das technische Vorgehen, die Ultraschallorientierung intraoperativ und die Bestimmung des erforderlichen Resektionsausmaßes sind mit dieser schematischen Strukturgliederung die besten Voraussetzungen gegeben.

Wir teilen die Leber nach anatomischen und physiologischen Merkmalen, der arteriellen und portalen Versorgung und des Venenabflusses (Abb. 8.1.3) in den rechten

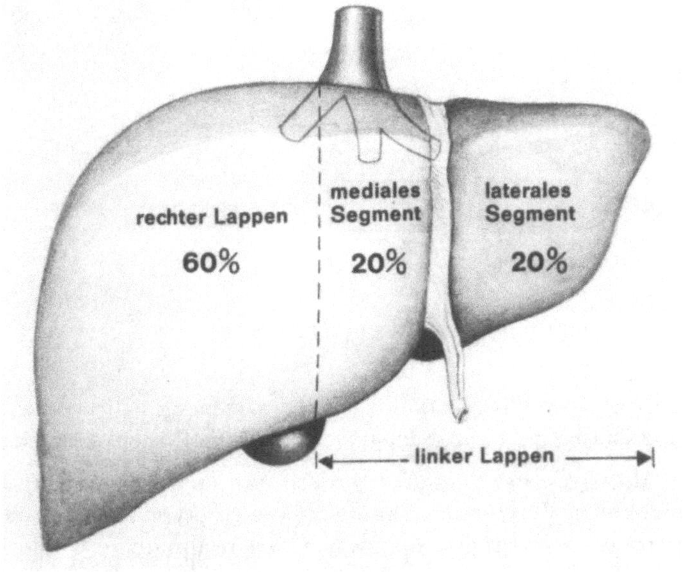

Abb. 8.1.3: Lappeneinteilung der Leber

und den linken Leberlappen ein, deren Hauptgrenzspalte [767] zwischen der Lebervenen-Cava-Mündung und der Gallenblasenbettmitte gelegen ist. Es findet sich hier zum dorsalen Drittel hin die intermediäre Lebervene, die meist bei Hemihepatektomien nach Unterbindung der resektionsseitigen Äste erhalten werden kann (Abb. 8.1.4).

8.1.8 Leberresektionstechnik bei Lebermetastasenresektionen

Beim primären Leberkarzinom wird von der Hemihepatektomie als Standard ausgegangen. Dies trifft auf Lebermetastasenresektionen nicht zu, insbesondere dann nicht,

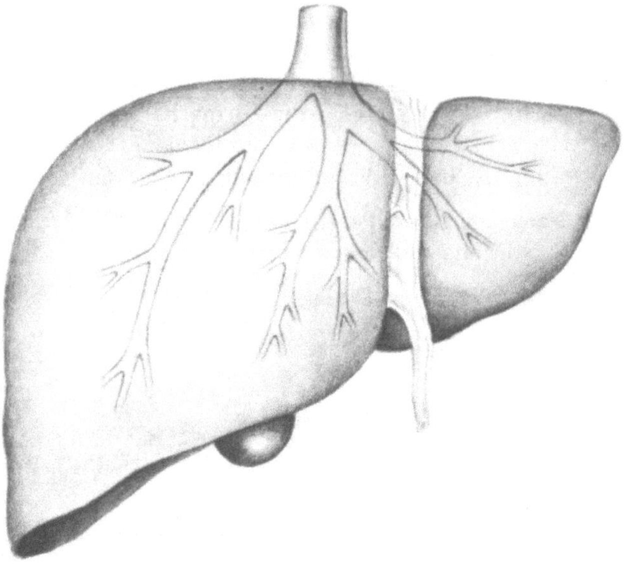

Abb. 8.1.4: Lebervenenverlauf

wenn mittels intraoperativer Sonographie weitgehend sichergestellt werden kann, daß keine weiteren Metastasen als die zur Exstirpation vorgesehenen vorhanden sind.

Die Exstirpation der Lebermetastasen erfordert nur einen Sicherheitsabstand im Gesunden von über einem Zentimeter. Damit sind die als „typische" oder „klassische" Leberresektion bezeichneten Hemihepatektomien nach präliminarer Unterbindung der jeweiligen rechten oder linken A. hepatica und V. portae häufig entweder überzogen oder bei bilateralen umschriebenen Metastasen sinnlos. Die „klassische Leberresektion" ist ein Relikt der Zeit blutreicher Leberresektionstechniken früherer Jahrzehnte, wo dies die einzige Gewähr für substitutionsfähige Blutverluste bot. Meine klinische Beweisführung (seit 1974) der Langzeitokklusionsfähigkeit der zuführenden Lebergefäße bis 60 Minuten, bestätigt durch unabhängig von Huguet seit 1976 publizierte Beobachtungen [448], ermöglichen sehr blutarmes Operieren auch ohne präliminare Gefäßunterbindungen und Resektionen in jedem Gewebsareal bei Beobachtung oder Okklusion der entsprechenden Lebervenen [674].

Vorteile der Dauerokklusion des Lig. hepatoduodenale bei Leberoperationen sind:

1. sofortige Blutstillung,
2. Verkleinerung der Leber,
3. Verbesserung der Übersicht,
4. Abkühlung der Leber (Toleranzzeitverlängerung),
5. blutfreie Operation,
6. gezielte Ligaturmöglichkeit,

7. Möglichkeit korrekter Naht,
8. Schockvermeidung,
9. Toleranzzeit über 60 Minuten,
10. bessere Erreichbarkeit der V. cava bei Einriß.

Nachteil ist die passagere portale Stauung (Milzruptur möglich).

Unabhängig davon bietet der Ultraschalldissektor die Möglichkeit der Präparation bei gleichzeitiger Gefäßdarstellung (Cusa, Sonoca u. a.).

Lebermetastasen sind nach ihrer Anzahl und Lokalisation, die das operative Vorgehen, das Resektionsausmaß und die Prognose wesentlich mitbestimmen, unterschiedlichen Gruppen zuzuordnen:

Gruppe I: Solitärmetastase
1. klein
2. groß

Gruppe II: multiple Metastasen
1. unilobär
2. umschrieben bilobär

Gruppe III: multiple bilobäre Metastasen und diffuse Metastasierung

Nach Trede et al. [960] erfordern eine Hemihepatektomie große, mehrere Segmente überschreitende Solitärmetastasen, multiple unilobäre Metastasen und solitäre oder mehrere Metastasen in einer Lokalisation, in der die atypische Resektion größere Gefahren birgt (Abb. 8.1.5).

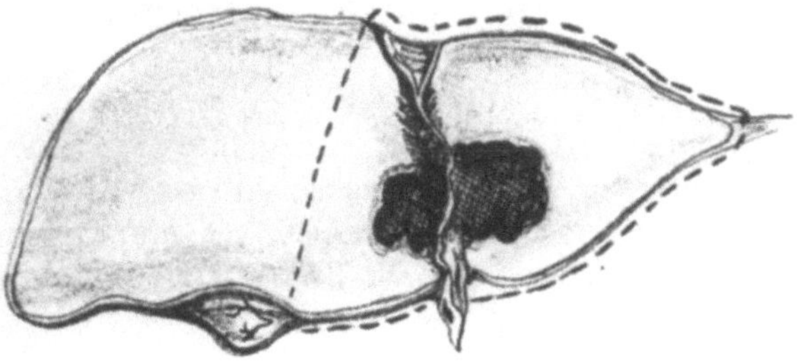

Abb. 8.1.5: Mehrere Subsegmente umfassende Lebermetastase. Hemihepatektomie links angezeigt

Priesching [767] teilt ausgedehntere Leberresektionen in Gruppen und Untergruppen ein (Abb. 8.1.6). Er weist darauf hin, daß der Verlust gesunden Parenchyms bei multiplen Metastasen wesentlich größer ist als bei großen Einzelmetastasen (Abb. 8.1.7).

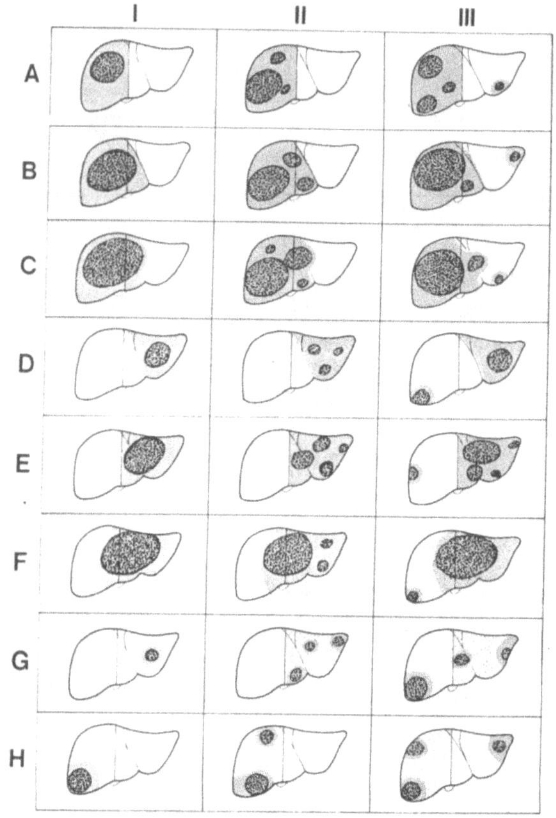

Abb. 8.1.6: Typisierung der Lebermetastasen und Kennzeichnung des erforderlichen Resektionsausmaßes durch Priesching 1986 [767]

Andere Resektionsmaßnahmen von Lebermetastasen sind typische erweiterte Leberresektionen, atypische ausgedehnte Leberresektionen, die Mehrsegmententfernung, die Unisegmentektomie, die Keilexzision und die Enukleation.

8.1.9 Letalität und Komplikationen einer Lebermetastasenresektion

Noch in den 70er Jahren wurden Leberresektionsletalitäten von über 30% mitgeteilt. Bowman und Walt berichteten 1983 [92] von einer 30-Tage-Letalität unter 10% unter Zugrundelegung von Publikationen von Adson u. van Herden [8], Iwatsuki, Shaw u. Starzl [457] und Thompson, Tompkins u. Longmire [948]. Leberresektionszentren in der BRD, Hannover, Erlangen, Mönchengladbach, berichten in den letzten Jahren von einer Letalität unter 5%, so auch Ekberg [234] aus Lund in Schweden.

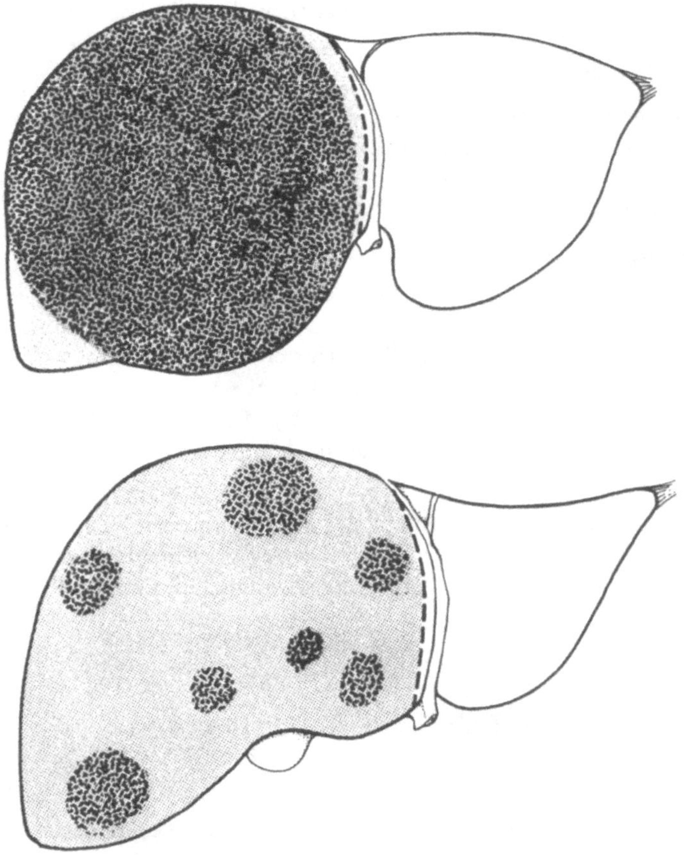

a

b

Abb. 8.1.7a u. b: Verlust gesunden Leberparenchyms bei großer solitärer Metastase und multiplen unilokulären Lebermetastasen nach Priesching 1986 [767]. Dunkle Zone um die Metastasen = Resektionsausmaß. Punktiertes Areal bei G und H: Resektion als Alternative zur lokalen Exzision. Haupteingriffe in der Metastasenchirurgie. A: Rechte Hemihepatektomie, B: Rechte Lobektomie, C: Erweiterte rechte Lobektomie, D: Linke Lobektomie, E: Linke Hemihepatektomie, F: Erweiterte linke Hemihepatektomie, F und G: Lokalexzision versus Hemihepatektomie

Die Komplikationsrate wurde von Bowman u. Walt 1983 [92] mit 15 bis 25% angegeben, von Ekberg 1986 mit 33%, davon 17% schwerere. Intraoperative Blutungen und disseminierte intravaskuläre Koagulation nach umfangreichen Bluttransfusionen waren die häufigste Ursache folgenschwerer Komplikationen. Subphrenische Abszesse, Gallefisteln, Lungen-Pleura-Infekte, Abstoßung ischämischer Leberanteile waren weitere häufiger beobachtete Folgezustände. Leber- und Nierenversagen traten vor allem nach sehr ausgedehnten erweiterten Rechtsresektionen auf.

Die Leberresektion in den Segmentgrenzbereichen verhindert postoperative Lebernekrosen weitestgehend. In unserem Krankengut findet sich dies nur zweimal unter über 200 Resektionsfällen.

Eine wesentliche Infektionsprophylaxe bietet das blutarme beschleunigte Operieren unter Okklusion des Lig. hepatoduodenale und die postoperative Gabe von Baypen® (3 × 2 g), fortgesetzt über 5 Tage. Penicillin bietet einen gewissen Leberzellschutz, wie wir aus Arbeiten der 50er und 60er Jahre wissen.

Intraoperative Gabe von 250 000 Einheiten Trasylol® und 500 mg Kortison vor Okklusion des Lig. hepatoduodenale und 250 000 Einheiten Trasylol® bei der Freigabe des Blutflusses verhindern die fatale Auswirkung der unter Ischämie in der Leber entstandenen Kinine auf Kreislauf und Blutgerinnung. Wir konnten mit diesen Maßnahmen die Gesamtkomplikationsquote auf unter 5% halten. Kortison verabfolgen wir an den ersten beiden Folgetagen zu je 250 mg, dann 3 Tage 40 mg täglich i. V., anschließend für 5 Tage 8 mg Dexamethason oral. Kortison wird eine regenerationsfördernde Wirkung auf die Leber beigemessen.

Die Patienten erhalten bereits am Folgetag der Operation orale Ernährung, wenn sie dies wünschen und werden nach Möglichkeit bereits am Abend des Operationstages mobilisiert. Eine Intensivüberwachung ist in der Regel nur für eine Nacht erforderlich.

8.1.10 Vorbereitung der Leber zur Resektion, Keilexzision oder Enukleation

In jedem Falle ist ein ausreichender Zugang erforderlich. Der Rippenbogenrandschnitt hat sich am besten bewährt (Abb. 8.1.8). Er wird großzügig auf der Resektionsseite und kürzer auf der Gegenseite ausgeführt. In die gegenseitige Bauchwandlücke wird die mobilisierte Leber disloziert (Abb. 8.1.9).

Median wird der Schnitt bis neben den Proc. ensiformis nach kranial verlängert. Eine Thorakotomie ist nicht erforderlich. Der zu operierende Leberlappen muß vollständig mobil sein. Um dieses zu bewerkstelligen, wird als erstes das Lig. teres zwischen Klemmen durchtrennt und ligiert und mit einer Mikulicz-Klemme (Overholt) gefaßt. Das Lig. falciforme wird bis zum Zwerchfell und hier in beiden Blättern nach bilateral und bis auf die Lebervenen und die V. cava gespalten (Abb. 8.1.10). Es entsteht hierdurch eine Dreiecksform der Ligamentansätze am Zwerchfell und an der Leber. Die jeweilige Lebervene des zu resezierenden Leberlappens wird freipräpariert, damit sie im Blutungsfalle abgeklemmt oder unterfahren und ligiert werden kann.

Das Lig. triangulare hepatis dextrum oder sinistrum ist bis an die V. cava zu spalten. Die Adhäsionen zu den Retroperitonealorganen, zur Nierenkapsel und auch zur Nebenniere sind vollständig aufzutrennen. Die V. cava muß in ganzer Leberausdehnung freipräpariert werden. In sie einmündende Venenäste des zu resezierenden Leberlappens werden bei beabsichtigten Hemihepatektomien unterfahren und zwischen Clips oder Ligaturen durchtrennt. Man vermeide die Durchtrennung zwischen

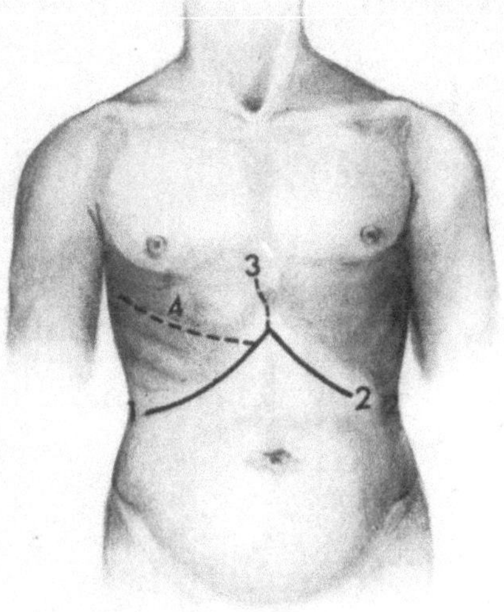

Abb. 8.1.8: Schnittführung zur Leberresektion

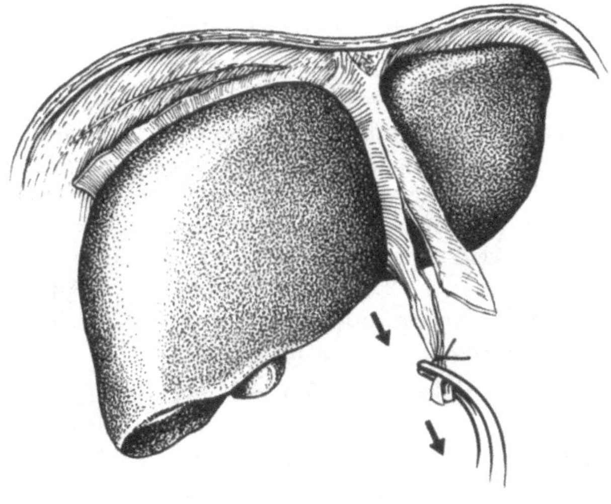

Abb. 8.1.9: Mobilisierung des rechten Leberlappens und Luxation durch Zug am Lig. teres

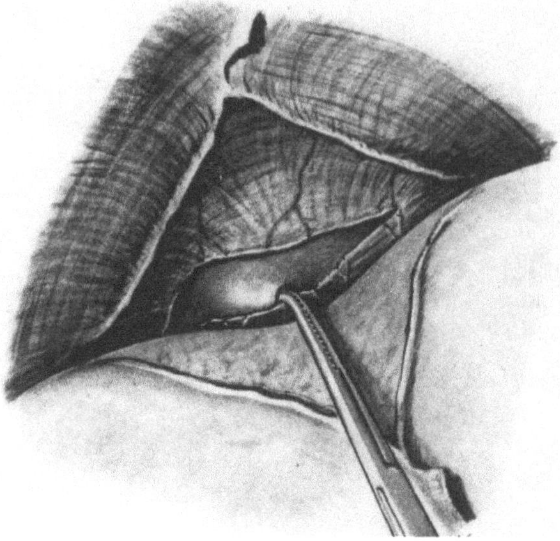

Abb. 8.1.10: Spaltung des Lig. falciforme bis auf die Lebervenen. Aus Priesching, A., Leberresektionen. Urban & Schwarzenberg 1986 [767]

Klemmen! Dies kann zum Ausriß der Venen aus der V. cava führen und zu sehr starken Blutungen. Blutet es aus der V. cava, hilft primär nur die Fingerkompression, dann das Verschließen mit einer breiten anatomischen Pinzette und nach weiterer Mobilisierung der V. cava das Aufsetzen einer Satinsky-Klemme zur Ermöglichung der Naht. Zur Hemihepatektomie erfolgt nun die Cholezystektomie. Blutende Gefäße im Leberbett werden in üblicher Technik über eine feine Pinzette, mit einer Kugelelektrode oder aber mit dem Saphirkoagulator verschorft. Der Ductus cysticus wird lang belassen und provisorisch ligiert.

Nach vollständiger Mobilisierung des jeweiligen Leberlappens erfolgt zur „klassischen" Resektion die Ligatur der präparierten Gefäßäste der A. hepatica und V. portae. Das Lig.hepatoduodenale wird anschließend mit einem Bändchen (Baumwollgeflecht sicherer als Kunststoff!) angeschlungen und ein festes 10 cm langes, 12 mm breites Gummiröhrchen darübergeführt, auf diese Weise wird ein Tourniquet geschaffen (Abb. 8.1.11). Selbst zur klassischen Hemihepatektomie sollte nach erfolgter Unterbindung der Gefäßäste immer das Lig.hepatoduodenale vollständig okkludiert werden, um Blutverluste bei der Leberresektion zu vermeiden und durch Verkleinerung und Erschlaffung der Leber die Resektion zu erleichtern.

Die Okklusion der Leberpfortengebilde verhindert Blutungen aus Leberarterien und Pfortader, nicht aber den retrograden Blutfluß aus eröffneten Lebervenenästen und dem Parenchym bei kavanaher Leberresektion. Nagasue et al. [674] schlugen deshalb vor, grundsätzlich die kleinen Lebervenen zur V. cava zuvor zu ligieren und eine Bulldog-Klemme auf die freigelegte Lebervene des zu operierenden Leberlappens zu setzen. Dies ist bei erforderlicher Resektion in Kava-Nähe dringlich anzuraten. Meist

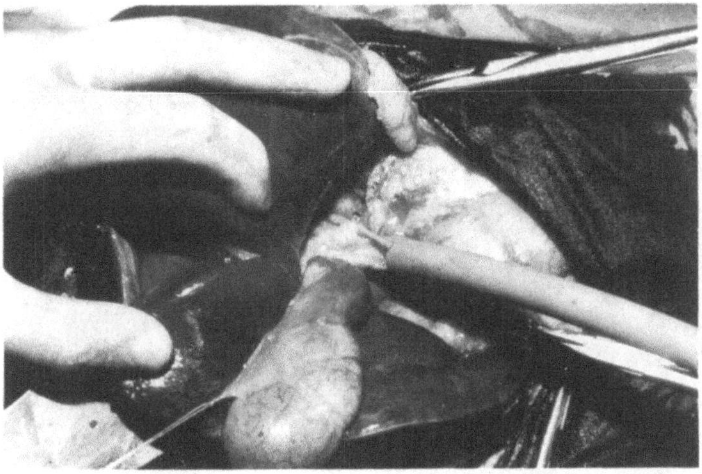

Abb. 8.1.11: Okklusion des Lig. hepatoduodenale mit einem Tourniquet

gelingt mit diesen vorbereitenden Maßnahmen die Ausführung der Leberresektion mit geringen Blutverlusten von 70 bis 700 ml. Es gibt aber immer wieder Fälle, wo ungewöhnlich weit nach distal reichende Venen oder Einrisse der V. cava zu Blutverlusten von 2 und 3 Litern führen. Die Bereitstellung entsprechender Konservenmengen ist deshalb grundsätzlich anzuraten.

8.1.11 Die typische (klassische) Hemihepatektomie

Die typische Hemihepatektomie beginnt mit der Freilegung der Bifurkation der A. hepatica propria, der V. portae und des Gallenganges. Der jeweilig dem zu resezierenden Leberlappen zugehörige Leberarterienast und Pfortaderast werden nach Freilegung probeweise kurzfristig abgeklemmt. Der zu resezierende Leberlappen färbt sich dunkel, die Resektionsgrenze wird hierdurch erkennbar. Es erfolgt nun eine möglichst zirkulär ausgeführte, $^1/_2$ cm tiefe Markierungsinzision mit dem Thermokauter (Abb. 8.1.12).

Die Gallengangsbifurkation wird dargestellt, der Ast auf der Resektionsseite aber nicht unterbunden, da tiefe Anastomosen von links nach rechts vorkommen und mitunter bei der Resektion erhalten werden können.

Vor der endgültigen Ligatur der Gefäßäste sollte der jeweilige Leberlappen vollständig mobilisiert sein.

Die Leberresektion erfolgt nun nach kompletter Okklusion des Lig. hepatoduodenale mit dem Tourniquet im markierten Resektionsgrenzbereich sukzessive durch Gewebsspaltung mit Schere, Messerrücken oder zwischen Daumen und Zeigefinger oder

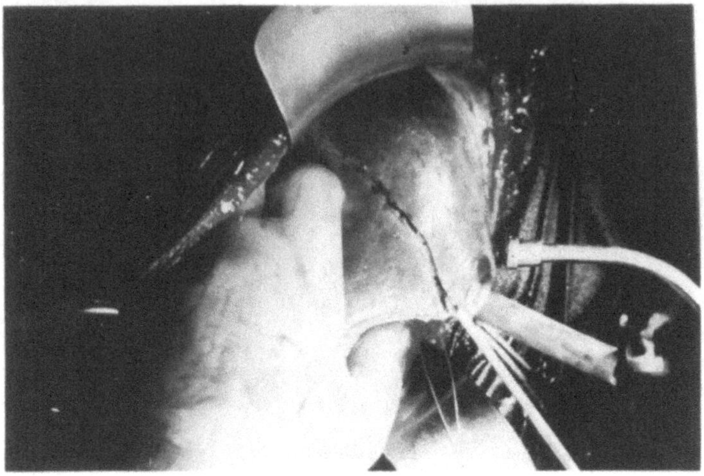

Abb. 8.1.12: Markierung der Resektionsgrenzen durch Leberkapselinzision mit dem Thermokauter

Daumen und Mittelfinger (Abb. 8.1.13). Die hierbei zur Darstellung kommenden Gefäße und Gallengänge werden entweder unterfahren und nach bilateral ligiert und durchtrennt oder aber zwischen Klemmen durchtrennt und auf der zu erhaltenden Leberseite sofort oder nach vollständiger Resektion ligiert. Wo Sickerblutungen oder Gallefluß vorhanden sind, werden Umstechungen mit Chromcatgut oder Dexon (Vicryl) ausgeführt. Alternativ ist der Ultraschalldissektor anwendbar.

Zur Deckung der Resektionsfläche führe ich regelmäßig eine adaptierende Naht des Leberoberrandes mit dem Unterrand der Leber, unter Aussparung der im Übergang

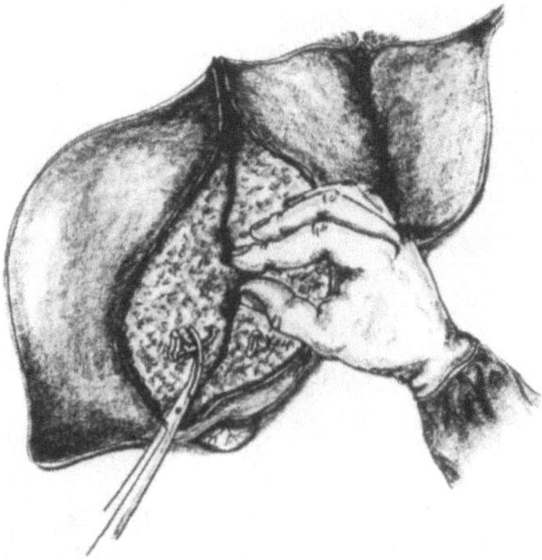

Abb. 8.1.13: Dissektion des Lebergewebes zwischen Daumen und Zeigefinger

zum dorsalen Drittel hin verlaufenden großen Gefäßäste und der hier meist freiliegenden intermediären Lebervene aus (Abb. 8.1.14). Die Naht wird mit Chromcatgut mit stumpfer Nadel (Sonderbestellung) der Größen 100, 75, 50 oder 35 je nach Bedarf ausgeführt, in Flaschenzugführung jeweils doppelt gestochen (Abb. 8.1.15). Hierdurch

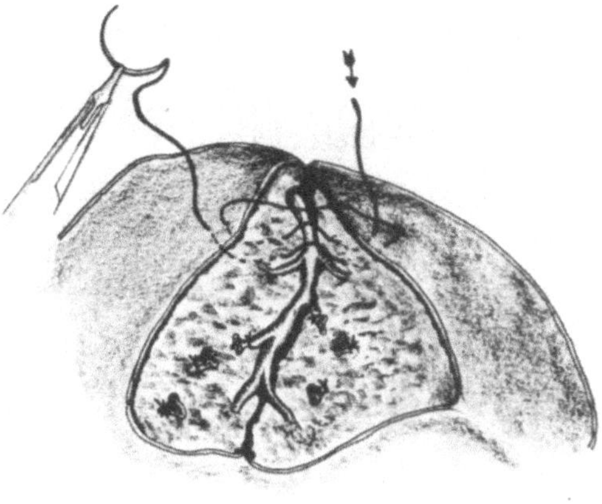

Abb. 8.1.14: Nahtadaptation der Leberresektionsflächen durch doppelt geführte Chromcatgutnaht

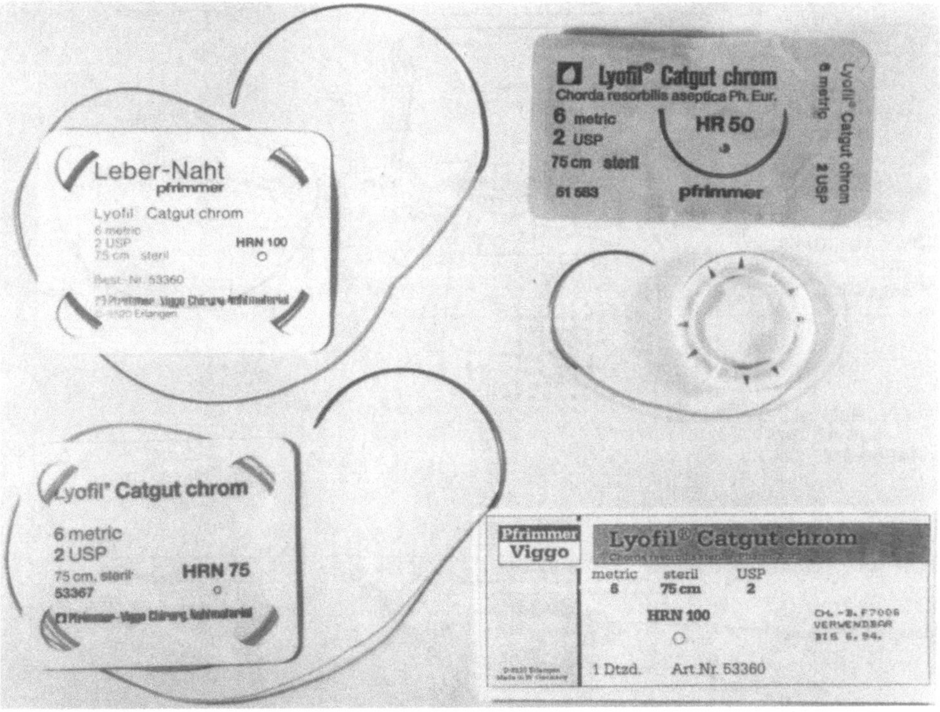

Abb. 8.1.15: Chromcatgut für die Leber

läßt sich eine sichere Flächendeckung erreichen, die den besten Schutz gibt gegen Blutungen und Gallefisteln. Die Nähte werden beim Knüpfen mit chirurgischem Knoten nur adaptierend angezogen. Die Kompression der Flächen bewirkt die Volumenzunahme bei Freigabe der okkludierten Blutgefäße.

Eine durchaus akzeptable Alternative zur Naht ist heute die Deckung der Resektionsfläche durch Aufsprühen von Fibrinkleber mit sofort nachfolgend ausgeführter Abdeckung der Fläche mit Kollagenvlies (Abb. 8.1.16). Während der Naht und auch während dieser Fibrinklebung sollte bis zur definitiven Nahtligatur oder Kleberhärtung das Lig. hepatoduodenale okkludiert bleiben.

Nach Öffnen des Lig. hepatoduodenale färbt sich die Leber sofort wieder rötlich, das Volumen der Leber nimmt um etwa ein Drittel zu. Über den lang belassenen D.

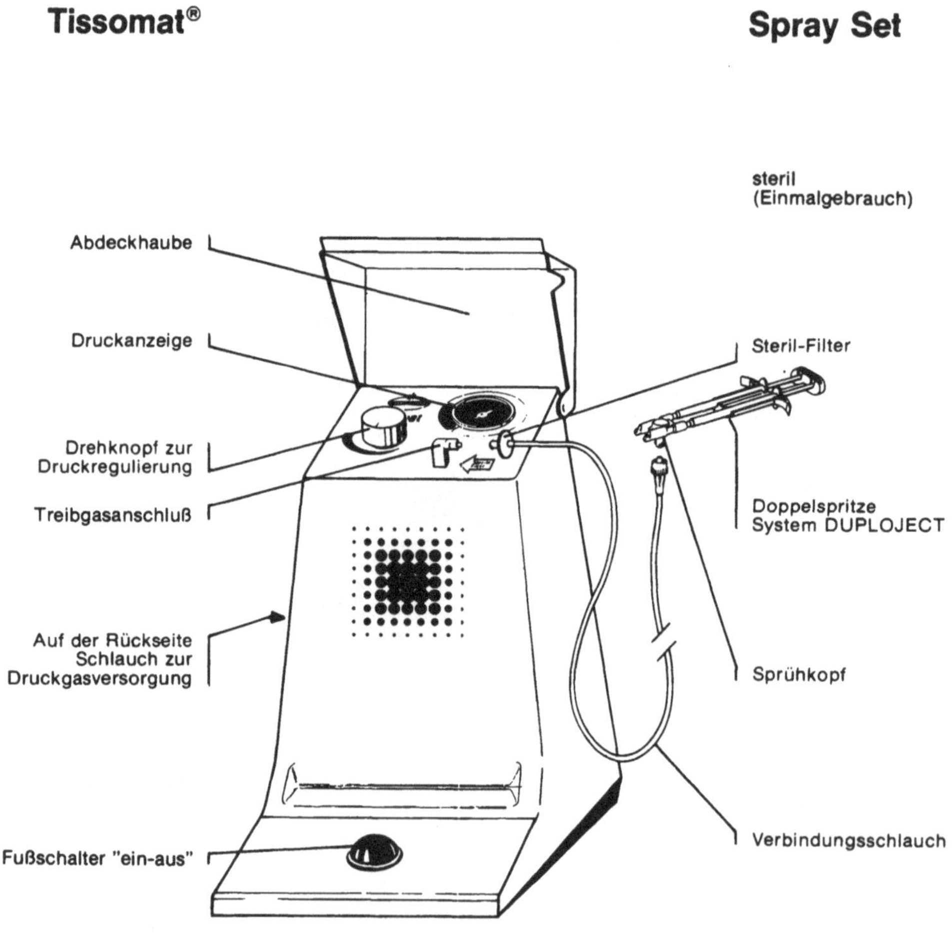

Abb. 8.1.16: Spray-set für die Auftragung von Fibrinkleber auf Flächen

cysticus kann nun eine Gallengangsdarstellung erfolgen, danach oder primär der Definitivverschluß am Hauptgallengang. Es erfolgt dann die Naht des Lig. falciforme, soweit dies möglich ist, und die Wiedervereinigung des Lig. teres. Die jeweilige Resektionshöhle wird nach latero-kaudal drainiert. Geeignet sind hierfür vielfach gelochte Paragummi-Drains oder vielfach kleingelochte Easy-flow-Drainagen.

Der Bauchdeckenverschluß erfolgt in konventioneller Weise. Abstützende Plattennähte o. ä. haben sich als überflüssig erwiesen.

8.1.12 Die primär dissezierende Hemihepatektomie

Die Leber wird von allen Adhäsionen befreit, der zu resezierende Leberlappen vollständig dargestellt. Es erfolgt die Orientierung über den Leberhilus und das Ertasten der Gefäßaufteilungen, ventral die der A. hepatica, dorsal die der Pfortader. Die Gallenblase wird exstirpiert. Nun erfolgt die Umschlingung des Lig. hepatoduodenale mit dem Bändchen und der Tourniquet-Verschluß.

Mit einer Thermokauternadel wird die Hauptgrenzspalte der Leber $^{1}/_{2}$ cm tief von der rechten Lebervene aus bei Rechtsresektion, von der linken bei Linksresektion in die Leber eingezeichnet (Abb. 8.1.17). Die Markierung wird zum Gallenblasenbett hin und durch die Gallenblasenbettmitte geführt (Abb. 8.1.18). In Kava-Nähe wird

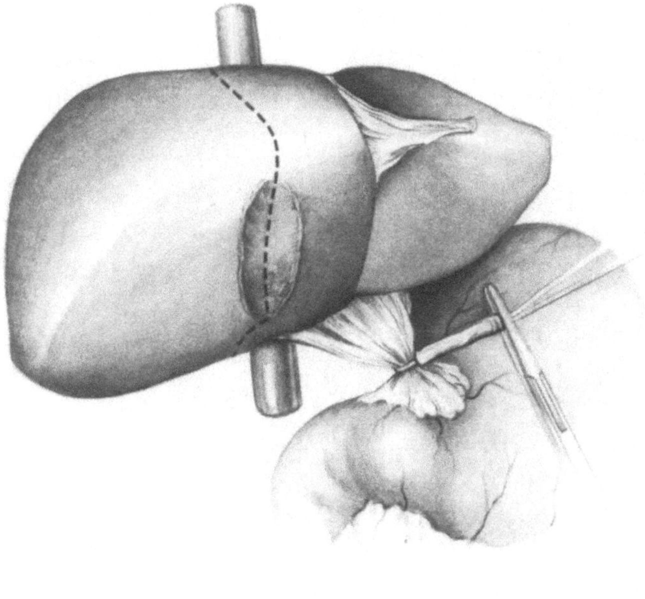

Abb. 8.1.17: Markierungszone der Leber zur primär dissezierenden Hemihepatektomie

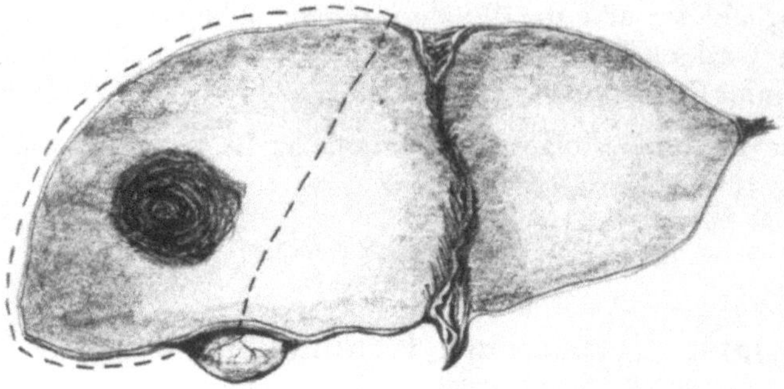

Abb. 8.1.18: Hemihepatektomie bei intersegmentär gelegener großer Metastase

in 2 cm Abstand die V. cava bogenförmig umgangen und dorsal die Markierung 2 cm von der V. cava entfernt zur Lebervene hochgeführt (Abb. 8.1.19).

Nun erfolgt sofort die Dissektion des Lebergewebes mit Overholt, Schere, Messerrücken oder digital. Die freipräparierten Gefäße und Gallengangsäste werden zwischen Klemmen durchtrennt. Die Klemmen werden belassen oder die Gefäßäste primär

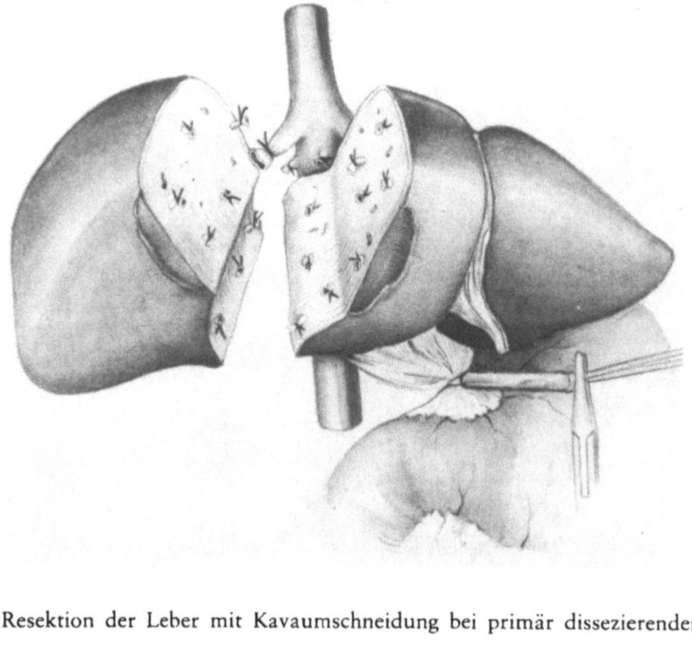

Abb. 8.1.19: Resektion der Leber mit Kavaumschneidung bei primär dissezierender Hemihepatektomie

ligiert. Zu beachten ist, daß die Dissektion genau den Hilus erreicht, die Intermediärvene in der Tiefe frei wird und im Venenhilus nur die zu durchtrennende Lebervene isoliert wird. Vor allem aber ist sorgfältig darauf zu achten, daß über der V. cava in 2 cm Abstand in ganzer Leberlänge präpariert wird. Sonst kommt es zu starken retrograden Blutungen aus den kleinen Lebervenen. Reicht eine Metastase nahe an die V. cava, so ist erst die Dissektion der kleinen Lebervenen im Bereich des Tumors zwischen Ligaturen auszuführen, dann in entsprechender Ausdehnung auf der V. cava zu resezieren. Der Ultraschalldissektor bietet Vorteile.

Nach Resektion des Leberlappens werden alle angeklemmten Gefäße der Leberresektionsfläche ligiert, blutende Gefäßstümpfe und Gallelecks umstochen und ligiert. Blutet es aus dem intermediären Ast der linken Lebervene, so sollten diese Blutungsstellen quer mit feinster Gefäß-U-Naht umstochen und ligiert werden. Die Erhaltung dieser Vene, vor allem der mündungsnahen 3 Zentimeter ist für den venösen Abfluß und den Heilungsverlauf von großer Bedeutung.

Gelang es, eine dorsale Lebermanschette um die V. cava zu erhalten, so ist nun auch eine komplette Nahtadaptation der Resektionsfläche möglich. Die Leber wird ventral 1 cm vom Resektionsrand einstechend zu $^2/_3$ durchstochen, der Faden über die Lebervene geführt und die dorsale Brücke 1 cm tief durchstochen. Nach Legen aller Nähte werden diese geknüpft. Fischmaulartig schließt sich die Leberresektionsfläche bei Adaptation des ventralen zum dorsalen Kapselrand (Abb. 8.1.20). Auch hier ist zu beachten, daß die in Flaschenzugform doppelt geführten Fäden nur adaptieren,

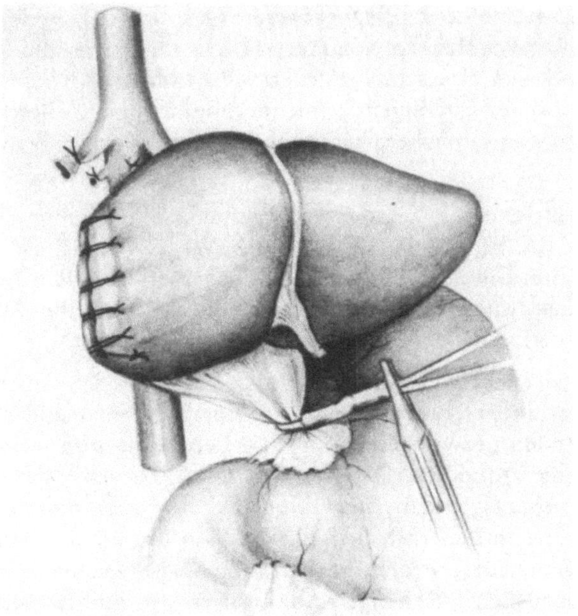

Abb. 8.1.20: Nahtadaptation nach primär dissezierender Hemihepatektomie

nicht einschnüren sollen. Die nun erst erfolgende Freigabe der Durchblutung bewirkt mit der Volumenzunahme um $^1/_3$ eine feste Adaptation der Leberresektionsfläche.

Nach sorgfältiger Blutstillung und Gallefistelumstechung in der Resektionsfläche ist alternativ zur Naht das Aufbringen von Fibrinkleber mit dem Sprühgerät und Abdeckung mit Kollagenvlies möglich. Nach Klebung der Resektionsfläche werden Gallefisteln in 10 bis 20% der Fälle beschrieben. Nach Naht werden unter 5% Gallefistelungen beobachtet.

Der Ductus cysticus wurde primär lang belassen, um evtl. abschließend noch ein Cholangiogramm ausführen zu können. So verschafft man sich Gewißheit über die Erhaltung des kontralateralen Gallenganges und es werden evtl. noch vorhandene Gallelecks in der Leberfläche markiert, die nun durch Umstechung beseitigt werden können. Diese Sicherungs-Cholangiographie ist besonders dem weniger Erfahrenen anzuraten.

8.1.13 Die erweiterte Hemihepatektomie

Ist eine rechtsseitige Hemihepatektomie erforderlich mit Ausweitung auf die Subsegmente I und/oder IV (+ III) oder eine linksseitige mit Mitnahme der Subsegmente V (+ VI) und/oder VII, so ist das Vorgehen in klassischer Weise mit präliminarer Ligatur von Leberarterien- und Pfortaderast angezeigt. Die Resektion der Segmente oder Segmentabschnitte des gegenseitigen Leberlappens erfolgt dann nach Markierung in den vermeintlichen Grenzspalten oder sehr viel besser nach Darstellung der Pfortader- und Venenäste mit dem intraoperativ verwendbaren Ultraschallgerät und Markierung mit dem Thermokauter. Durch ultraschallgesteuerte Pfortaderast-Injektion von Indigocarmin ist die Anfärbung der jeweiligen Segmente möglich [953]. Hierdurch lassen sich die Resektionsebenen den Grenzbereichen anpassen und postoperative Lebernekrosen vermeiden.

Bei atypischen Leberresektionen, 3 Segmente des einen, 2 Segmente des anderen Leberlappens umfassend (II, III, IV, V, VI oder VII, VI, V, IV, III) ist die primär dissezierende Leberresektion ohne vorherige Gefäßligatur obligat. Die Ligamentokklusion ist hier (neben der Anwendung des Ultraschalldissektors) die einzige Möglichkeit blutsparenden Operierens.

Entscheidend für den postoperativen Verlauf ist die Erhaltung der Lebervenen. Bei einer Erweiterung der Hemihepatektomie rechts auf das Segment I und Keilexzision aus dem Segment IV war ich gezwungen, die rechte Lebervene und mündungsnahe die intermediäre Lebervene zu ligieren. Die laterale linke Lebervene war im Umfang kugelschreiberdick und bewältigte den Blutabfluß aus der über daumendicken V. portae und einer bleistiftdicken Leberarterie nicht. Es kam intraoperativ zur Prallfüllung der Restleber mit Blut, zur portalen Stauung im Magenvenenbereich und zur Lividfärbung des Darmes. Nach ausgiebiger Adhäsiolyse der intestinalen Verwachsungen ging die Cyanose zurück. 4 Tage postoperativ entwickelte sich bei der 42jährigen Frau ein Leberkoma, das nach weiteren 4 Tagen zum Tode führte.

Es ist hieraus die Schlußfolgerung zu ziehen, daß bei intraoperativ erkennbarem unzureichenden Lebervenenabfluß sofort eine portokavale Anastomose ausgeführt werden muß. Bei sonst gesunder Leber sind keine enzephalopathischen Auswirkungen zu erwarten.

Mehrfach beschriebene Regenerationshemmungen der resezierten Leber nach portokavalem Shunt beziehen sich auf Leberzirrhosen und sind für die Normalleber nur tierexperimentell belegt. Ich habe eine mesenterikokavale Shuntoperation selbst bei einer Leberzirrhose in gleicher Sitzung vor Resektion eines 4850 Gramm schweren malignen Hepatoms ausgeführt. Der Patient überlebte mit einer zirrhotischen Restleber von ca. 400 Gramm Gewicht (Abb. 8.1.21 a – c).

8.1.14 Segmentresektion

Eine anatomische Segmentresektion ist nur ausnahmsweise bei Lebermetastasen angezeigt, wenn eine fast das Segment einnehmende Metastase vorhanden ist. Die schematische Einteilung der Leber nach Priesching ermöglicht die Segmentgrenzen annähernd genau zu bestimmen. Auch hier ist die Ultraschalldarstellung der Pfortaderäste und evtl. Indigocarmin-Anfärbung des Lebersegmentes vorzuziehen.

Nach Thermokautermarkierung der Segmentgrenzen und ausgiebiger Leberlappenmobilisation ist unter obligater Okklusion des Lig. hepatoduodenale die Dissektion in den Grenzspalten möglichst instrumentell mit Schere oder Overholt auszuführen. Man beachte sorgfältig einen ausreichenden Tumorabstand. Wo die Metastase sichtbar wird, muß sofort eine 1 bis 2 cm breite, zuvor den Tumor bedeckende Scheibe aus dem benachbarten Lebersegment herauspräpariert werden. Die Anwendung des Ultraschalldissektors bietet hier große Vorteile. – Eine Nahtadaptation der Resektionsflächen ist nach Segmentresektion immer möglich. Die Nähte werden entsprechend der Adaptationsfähigkeit gelegt unter Schonung der tiefen Gefäßstrukturen. Ich lasse die Nadeln der Chromcatgut-Nähte stumpf schleifen (Fa. Pfrimmer). Dies ermöglicht, bei Widerstand durch ein getroffenes Gefäß, die Nadelführung zu korrigieren, ohne Verletzungen zu setzen.

Bei Erfordernis der Resektion der Lebersegmente IV oder V ist die Gallenblase zu berücksichtigen. Gelingt es hier, einen 1 cm breiten Lebersaum um die Gallenblase zu erhalten, kann sie belassen werden. Sonst sollten vor der Segmentresektion der D. cysticus und die A. cystica zwischen Ligaturen durchtrennt und das Infundibulum mobilisiert werden. Die Entfernung der Gallenblase erfolgt dann mit dem jeweiligen Segment.

8.1.15 Mehrsegmentresektion

Es ist möglich, zwei oder drei Segmente im Zusammenhang oder aber dissoziiert zu entfernen (Abb. 8.1.22). Die dissoziierte Segmentektomie erfordert anatomisch kor-

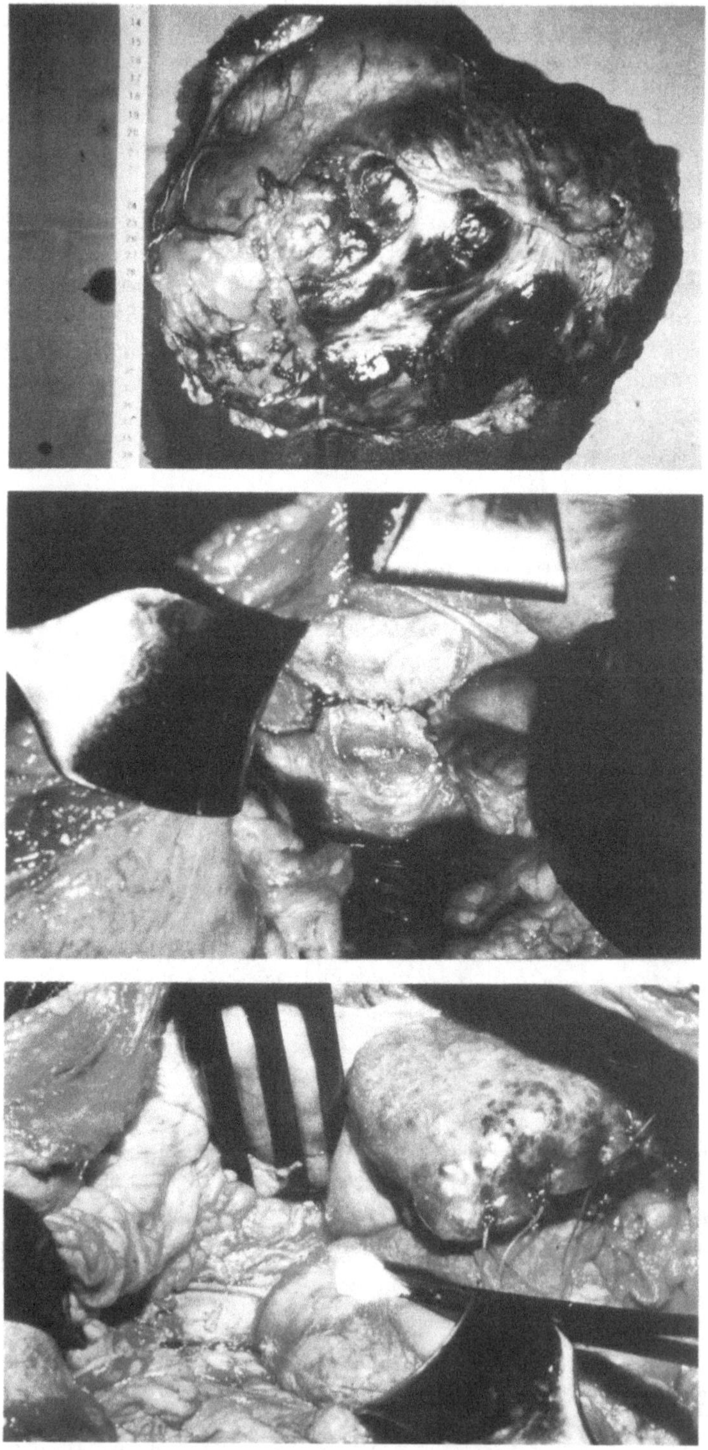

a b c

Abb. 8.1.21: a) Lebertumorresektat einer Zirrhoseleber von 4850 Gramm
b) Primär vor der Resektion angelegte mesenterikokavale Seit-zu-Seit-Anastomose
c) Zirrhotische Restleber rechts von ca. 400 Gramm Gewicht vernäht neben der mesenterikokavalen Anastomose. Einblick von lins

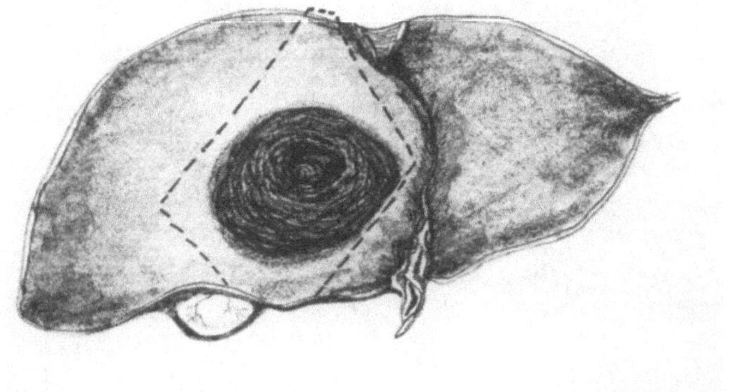

Abb. 8.1.22: Mehrsegmentresektion bei großer Metastase bilobulär median gelegen

rektes Vorgehen, wie unter Segmentresektion beschrieben und Nahtadaptation jeder Segmentlücke (oder Klebung mit Fibrin-Kollagenvlies im Leberrandbereich).

Im Zusammenhang lassen sich caudal oder lateral die Segmente II u. III (+IV), III u. IV (+II), IV u. V (+III, VI), V u. VI (+VII), VI u. VII gut entfernen. Risikoreich ist die Entfernung der Einzelsegmente I und VIII oder die kombinierte Entfernung dieser Segmente oder ihre Resektion zusammen mit den benachbarten Segmenten II und VII. Hierbei sind die Lebervenen gefährdet. Eine komplette Resektion der Segmente I oder VIII erfordert die Hemihepatektomie. Nur die subtotale Entfernung unter sicherer Erhaltung der jeweiligen Lebervene mit Belassen einer Leberparenchymbedeckung ist isoliert möglich. Dies ist bei Vorliegen von Lebermetastasen auch eher zu gewährleisten als bei primären malignen Lebergeschwülsten.

8.1.16 Die Leberkeilexzision zur Metastasenentfernung

Bei leberrandnahen Metastasen bis gut Walnußgröße ist die Exstirpation durch tortenstückartige Exzision mit der Basis im Leberrand die Methode der Wahl. Auch hierbei muß der Tumorabstand wenigstens 1 cm betragen. Segmentgrenzen sind nicht zu beachten (Abb. 8.1.23).

Die Dissektion im zuvor markierten Bereich sollte instrumentell mit Schere oder Overholt gefäßschonend erfolgen wie bei der Segmentresektion. Die Okklusion des Lig. hepatoduodenale ist obligat.

In der Versorgung der Resektionsflächen hat die Naht (flaschenzugförmig doppelt gestochen) absolute Priorität.

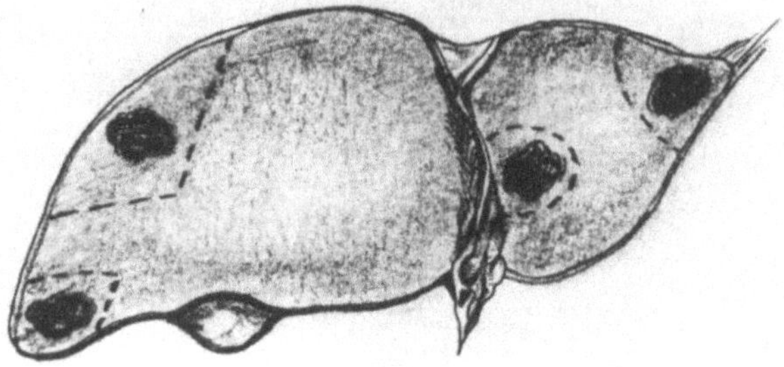

Abb. 8.1.23: Lebermetastasenentfernung durch Keilexzision im markierten Bereich leberrandnahe

8.1.17 Die Enukleation von Metastasen aus der Leber

Bei kleineren Einzelmetastasen oder dislozierten kleineren Metastasen bei partiellen Leberresektionen wären größere Lebergewebsverluste überflüssig oder gar lebensgefährdend. Liegen diese Metastasen an der Leberoberfläche oder oberflächennahe, ist die Entfernung umschrieben in einem Lebergewebsmantel von wenigstens 1 cm möglich und zweckmäßig (Abb. 8.1.24). Segmentgrenzen sind hierbei nicht zu berücksichtigen, wohl aber Hilusgefäße, Gallenblase oder Lebervenen, wenn die Metastasen in deren Nähe gelegen sind. So erfordert die Berührung der Gallenblasenhinterwand durch eine kirschgroße Metastase die simultane Cholecystektomie (Abb. 8.1.25) und Lebervenenberührung evtl. die Hemihepatektomie.

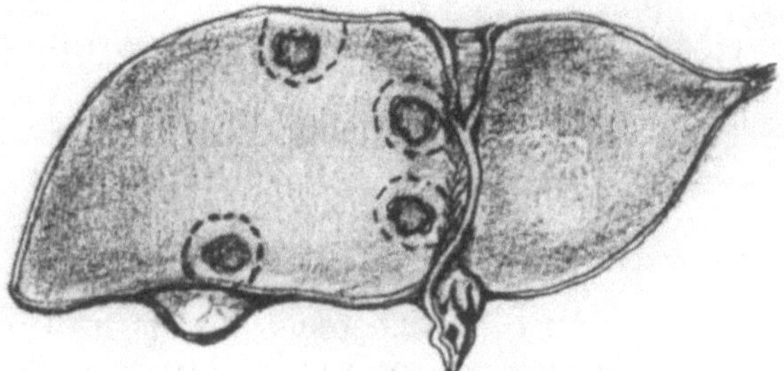

Abb. 8.1.24: Umschriebene Lebermetastasen der Oberflächenbereiche. Enukleation möglich

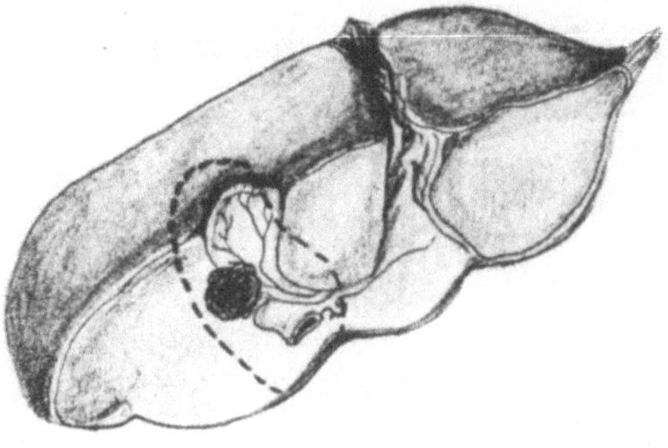

Abb. 8.1.25: Gallenblasennahe Lebermetastase. Cholezystektomie ist erforderlich

Die umschriebene Lebermetastase wird unter Okklusion des Lig. hepatoduodenale nach palpatorischer und möglichst intraoperativ sonographischer Größenbestimmung zirkulär mit dem Thermokauter in erforderlichem Abstand umschnitten. Instrumentell präparierend wird nun das Lebergewebsareal zirkulär und in ausreichender Tiefe disseziert und unter sukzessiver Darstellung und Durchtrennung der Gefäße zwischen Klemmen exstirpiert. Durch kreuzweise Spaltung des Präparates ist der Lebergewebssaum zu überprüfen und nachzuresezieren, wenn er nicht ausreichend ist.

Auch hier hat, wie bei der Keilexzision, nach Ligatur der Gefäß- und Gallengangsstümpfe in der Versorgung der Leberwunde die Naht absolute Priorität. Sie ist immer möglich und bietet die allergrößte Sicherheit vor Nachblutung und Gallefistel.

8.1.18 Die Kombination von Leberresektion und zusätzlicher Enukleation oder Keilexzision von Lebermetastasen

Ist eine ausgiebigere Leberresektion notwendig und sind ein oder mehrere Metastasen in dem zu erhaltenden Lebergewebsbereich zusätzlich zu entfernen, so ist vor Ausführung der Leberresektion zu ermitteln, ob die zusätzlichen umschriebenen Metastasenentfernungen lebenswichtige Gefäßbereiche tangieren oder das Lebergewebspotential gefährdend einschränken. Kompromisse in der Radikalität sind nicht möglich, sie führen die Gesamtoperation ad absurdum. Ist abzusehen, daß zusätzliche Metastasenenukleationen oder -keilexzisionen Radikalität oder Überleben in Frage stellen, ist der Lebereingriff entweder bewußt palliativ auf die Resektion der übergroßen Metastase auszurichten oder ganz zu unterlassen.

8.2 Regionale Chemotherapie

B. Eibl-Eibesfeldt, J. R. Izbicki, D. K. Wilker

8.2.1 Einleitung

Die regionale Chemotherapie bei Lebermetastasen kolorektaler Karzinome ist ein effektives Verfahren zur lokalen Tumorkontrolle. Mit der Entwicklung komplett implantierter Kathetersysteme oder Pumpen ist ein sicherer und dauerhafter arterieller Zugang zur Leber möglich. Noch liegen jedoch keine abgeschlossenen Studien vor, die eine Beurteilung der Therapie hinsichtlich einer Verlängerung der Überlebenszeit im Vergleich zu einer systemischen Chemotherapie oder dem natürlichen Verlauf ermöglichen. Meist ist die Tumorkrankheit nicht allein auf die Leber beschränkt, wie die häufige extrahepatische Metastasierung zu einem späteren Zeitpunkt zeigt. Insgesamt liegen die primären Ansprechraten mit Tumorrückbildung deutlich über den Ansprechraten bei systemischer Chemotherapie, mit vergleichsweise geringer systemischer Belastung. Die Nebenwirkungsraten der einzelnen Substanzen unterscheiden sich jedoch deutlich, und die 5-Fluorouracil-(5-FU-)Monotherapie ist bei gleicher lokaler Wirksamkeit und sehr guter Verträglichkeit gegenüber einer kontinuierlichen Fluorodesoxyuridin-(FUDR-)Therapie der Vorzug zu geben. Es handelt sich jedoch noch um keine Standardtherapie. Kombinationen mit anderen Therapiemodalitäten (z. B. Radiatio, Ischämie, Hyperthermie) könnten eine noch bessere lokale Tumorkontrolle ermöglichen. Diese Verfahren werden derzeit überprüft. Überprüft wird auch die Kombination mit einer systemischen Chemotherapie, um die häufig später auftretende systemische Metastasierung zu verhindern. Die lokale Chemotherapie ist allenfalls ein palliatives Verfahren. Einen kurativen Ansatz in der Behandlung von Lebermetastasen stellt lediglich die Leberresektion nach onkologischen Gesichtspunkten dar. Eine regionale Chemotherapie muß individuell indiziert werden und sollte derzeit noch im Rahmen von klinischen Studien erfolgen.

8.2.2 Grundlagen regionaler Therapie

8.2.2.1 Metastasierungstyp, Prognose

Anders als beim Mammakarzinom, wo bei Vorliegen einer hämatogenen Metastasierung meist mehrere Organsysteme befallen sind, liegt beim Dickdarmkarzinom zunächst sehr oft ein isolierter Organbefall der Leber vor [227]. Die hämatogene Aussaat erfolgt portalvenös und die Leber stellt die erste Filterstation dar [361]. Die Tumorzellen werden portalvenös eingeschwemmt, erhalten aber nach Erreichen einer Größe von wenigen Millimetern ihre Blutversorgung fast ausschließlich aus dem arteriellen System [47].

Die Leberresektion stellt die radikalste Form lokoregionaler Therapie von Lebermetastasen dar. Sie ist das einzig potentiell kurative Verfahren zur Behandlung von isolierten, also auf die Leber beschränkten Lebermetastasen. Die 5-Jahres-Überlebensraten nach Leberresektion bei kolorektalen Tumoren liegen zwischen 20 und 40%. Nur bei jedem dritten bis vierten Patient mit isolierten Metastasen besteht allgemeine und lokale Operabilität [33, 10]. Unbehandelt haben isolierte Lebermetastasen abhängig vom Tumorstadium eine sehr schlechte Prognose, bei beidseitigem Befall der Leber liegt die mediane Überlebenszeit bei 8 Monaten. Liegt nur ein solitärer Tumorknoten vor, beträgt die Überlebenszeit allerdings median 21 Monate, wobei 20% der Patienten länger als drei Jahre lebten [976, 982]. In einer Literaturzusammenschau von Hughes et al. [446, 447] gibt es unter 673 Patienten mit Lebermetastasen neun Patienten, die länger als 5 Jahre lebten, allerdings war nur bei dreien die Metastasierung histologisch gesichert worden. In älteren Arbeiten zum natürlichen Verlauf wird die mediane Überlebenszeit noch niedriger, im Bereich von 6–8 Monaten, angegeben [462, 58, 61]. Diese Arbeiten stammen jedoch aus Zeiten, in denen eine frühe Diagnosestellung durch Computertomographie noch nicht möglich war, können also nicht als Hintergrund für die Beurteilung von Therapiestudien gelten, da sie den natürlichen Verlauf prognostisch ungünstiger erscheinen lassen. Häufig werden in diesen Studien auch Patienten mit einer extrahepatischen Metastasierung miterfaßt.

8.2.2.2 Pharmakologie

Kolorektale Adenokarzinome sind wenig chemotherapiesensibel, die Ansprechraten auf eine systemische Chemotherapie, meist als 5-FU-Monotherapie, liegen bei 20% [564]. Die Gesamtdosis pro Zeiteinheit, die sogenannte Dosisintensität, bestimmt wesentlich die Ansprechraten, wie Hryniuk [444] in einer umfassenden Analyse der Ergebnisse von klinischen Chemotherapiestudien für verschiedene Substanzgruppen nachweist. Mit Erhöhung der Dosis ist eine bessere therapeutische Wirksamkeit, aber auch eine höhere Toxizität verbunden. Die regionale Chemotherapie verfolgt das Ziel, durch direkte Medikamenteninfusion in das tumorbefallene Organ am Ort eine hohe Konzentration unter Verringerung der Gesamtkörperbelastung zu erzielen. Die Leber eignet sich hierfür besonders, da sie einige Zytostatika inaktiviert und dadurch einen Übertritt in die systemische Zirkulation verhindert. Sie stellt somit eine Art Filter dar. Bereits beim ersten Blutdurchfluß kommt es zu einer Extraktion der Substanz, dies wird als Firstpass-Effekt bezeichnet [242]. Je kürzer die Plasmahalbwertszeit, also je höher die systemische Clearence ist, desto besser ist eine Substanz für die regionale Therapie geeignet. Weiterhin steigt die lokale Wirksamkeit mit sinkendem Blutfluß in dem infundierten Blutgefäß, das Konzentrationsgefälle steigt und dadurch die regionale Exposition. Für jede Substanz läßt sich somit recht genau der zu erwartende lokoregionale Vorteil pharmakokinetisch errechnen und voraussagen [141]. Als besonders günstig haben sich die fluorinidierten Pyrimidine 5-Fluorouracil (5-FU) und Fluorodesoxyuridin (FUDR) mit sehr hohem First-pass-Effekt in der Leber erwiesen, aber auch Mitomycin-C, Cisplatin und Dichloromethotrexat scheinen vorteilhaft [242]. Experimentell konnte eine höhere lokale Ansprechrate bei geringerer systemischer Toxizität für die intraarterielle gegenüber der intraportalen Infusion nachgewiesen werden [44]. Die kontinuierliche Infusion ist der Bolusinjektion zumindest bei 5-Fluorouracil vorzuziehen, da die systemische Belastung bei kurzer Injektionsdauer auf das Zehnfache ansteigt [845]. Einige Studien bestätigen die Überlegenheit der kontinuierlichen Applikation von fluorinidierten Pyrimidinen über die Bolusinjektion [564, 44]. Diese kann über interne oder externe Pumpensysteme durchgeführt werden. Bei der isolierten Leberperfusion [11] wird die Leber über eine Herzlungenmaschine vollständig aus dem Körperkreislauf isoliert und eine hypertherme Perfusion der Leber für ein bis zwei Stunden durchgeführt. Das Verfahren ist technisch aufwendig und in Kombination mit einer fortgesetzten intraarteriellen Chemotherapie entsprechen die Überlebenszeiten denen der alleinigen regionalen Chemotherapie [869].

8.2.2.3 Störung der Tumordurchblutung

Da Lebermetastasen nicht wie das Leberparenchym über eine geordnete doppelte Blutversorgung aus Leberarterie und Pfortader verfügen, verfolgen andere Therapieansätze die ischämische Tumorschädigung durch temporäre oder permanente Unterbrechung der arteriellen Tumordurchblutung (Arterienligatur, Desarterialisation, Embolisation, temporäre Mikroembolisation), meist in Kombination mit einer Chemotherapie [60, 231]. Hier könnten auch experimentell belegte Wechselwirkungen zwischen Ischämie und verschiedenen Chemotherapeutika zur Therapieoptimierung eingesetzt werden [233].

8.2.2.4 Biochemische Modulation

Wirkungsverstärkungen von Substanzkombinationen zum Beispiel von 5-FU und Leucovorin ließen sich pharmakologisch teilweise voraussagen und konnten experimentell bestätigt werden [246, 835]. Machover et al. [584] verfolgten dieses Konzept erstmals im klinischen Einsatz und Erlichmann et al. konnten 1988 [230] für die systemische Chemotherapie beim Kolorektalkarzinom in einer prospektiv randomisierten Studie eine, allerdings geringe, Überlegenheit von 5-FU in Kombination mit Leukovorin im Vergleich zur 5-FU Monotherapie nachweisen. In dieser Studie lagen die Ansprechraten unter der Kombinationstherapie signifikant höher (33% vs. 7% $p < 0{,}0005$), und die mediane Überlebenszeit war mit 12,6 vs. 9,6 Monaten verlängert ($p < 0{,}05$). Der lokoregionale Einsatz wird derzeit überprüft (im Rahmen einer Studie der Arbeitsgemeinschaft regionale Tumortherapie (ART)).

8.2.3 Technik der Katheterimplantation, Applikationssysteme

Komplett implantierbare Kathetersysteme haben in den letzten Jahren die angiographisch perkutan eingebrachten Katheter fast vollständig abgelöst. Diese waren mit einer sehr hohen lokalen Früh- und Spätkomplikationsrate verbunden, eine Langzeittherapie war nicht möglich. Aufgrund der vorwiegend arteriellen Versorgung der Tumore, werden die Katheter operativ in die Leberarterie implantiert (Abb. 8.2.1). Hierzu wird der Katheter über die Arteria gastroduodenalis in die A. hepatica propria vorgeschoben und die A. gastroduodenalis unterbunden. Zur Vermeidung von Ulkuskomplikationen durch Fehlperfusion werden alle distal der Katheterimplantation aus der A. hepatica zum oberen Gastrointestinaltrakt abgehenden Gefäße ligiert. Meist erfolgt zur Vermeidung einer medikamententoxischen oder ischämiebedingten Cholezystitis eine Cholezystektomie. Da nur in knapp 50% eine normale Gefäßversorgung vorliegt, sind nach Angiographie und intraoperativem Befund gelegentlich Zusatzeingriffe (Arterienligatur, Doppelkatheter, andere Implantationsstelle) notwendig, um eine vollständige Perfusion der Leber zu erreichen. Um eine sichere Perfusion der gesamten Leber zu erreichen, ist daher die Unterbindung akzessorischer Leberarterien unumgänglich. Meist sind Doppelkatheterimplantationen entbehrlich, da durch die ausgeprägte intrahepatische Kollateralisierung auch bei Perfusion nur einer Leberhälfte die andere Leberhälfte nach Unterbindung ihrer arteriellen Versorgung durch Kollateralen von der Gegenseite versorgt wird. Somit kann bereits innerhalb von Tagen die gesamte Leber über ein Kathetersystem erreicht werden.

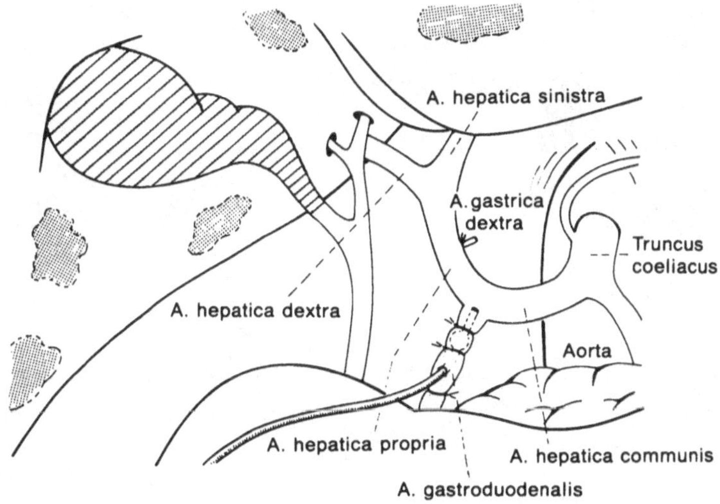

Abb. 8.2.1: Technik der arteriellen Katheterimplantation über die A. gastroduodenalis in die A. hepatica propria. Ligatur der A. gastrica dextra, Cholezystektomie

Abbildung 8.2.2 a zeigt die digitale Subtraktionsangiographie (DSA) eines Patienten vor Katheterimplantation. Es liegt eine Versorgung der Leber aus dem Trunkus coeliacus vor, allerdings teilt sich die A. hepatica propria gleich am Abgang der A. gastroduodenalis in die rechte und linke Leberarterie auf. Die A. hepatica propria fehlt als gemeinsame Flußstrecke zur Durchmischung des Zytostatikums mit dem Blutstrom, um gleichermaßen die rechte und die linke Leberarterie zu erreichen.

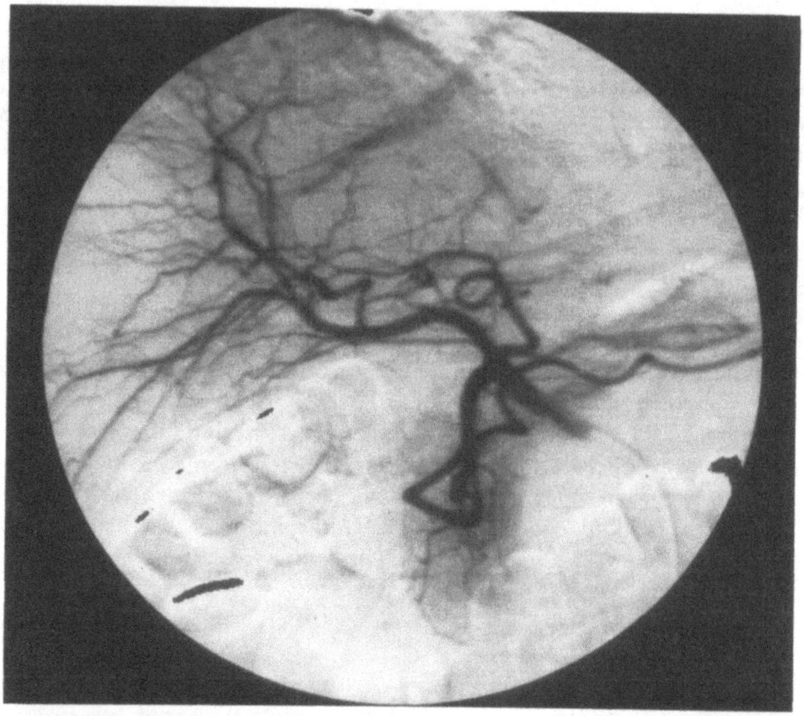

a

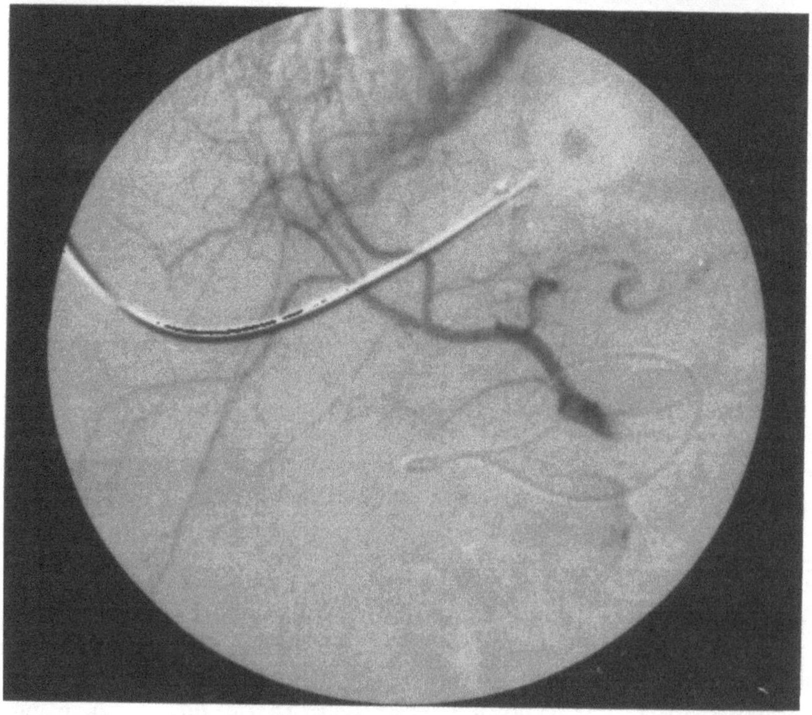

b

Abb. 8.2.2: a) Digitale Subtraktionsangiographie (DSA) vor Katheterimplantation in die Arteria gastroduodenalis, die A. hepatica propria fehlt. b) eine gleichmäßige Perfusion beider Leberhälften über den Katheter ist durch Ligatur der linken Leberarterie zu erreichen, 4 Tage postoperativ zeigt sich hier bereits eine Kontrastierung über intrahepatische Kollateralen von rechts

Abbildung 8.2.2 b zeigt die DSA über den implantierten Katheter am 4. postoperativen Tag. Der Katheter wurde in die A. gastroduodenalis implantiert und die linke Leberarterie ligiert. Die linke Leber wird bereits zu diesem Zeitpunkt über Kollateralen von rechts versorgt, eine arterielle Chemotherapie der gesamten Leber ist möglich. Die postoperative Perfusionskontrolle durch DSA, durch Computertomographie unter gleichzeitiger Kontrastmittelgabe über den implantierten Katheter oder durch Szintigraphie mit Technetium-99-markierten-Albuminmikrosphären ist zur Qualitätskontrolle unerläßlich. In ein- bis zweimonatigen Abständen müssen der Katheter und das Arteriensystem angiographisch auf ihre Durchgängigkeit geprüft werden, so können Komplikationen wie Arterienverschluß oder partielle thrombotische Einengungen, Dissektionen oder Dislokalisationen vermieden werden. Eine systemische Toxizität kann durch einen Verschluß der Leberarterien bedingt sein, das Zytostatikum fließt in diesem Fall über die A. lienalis und die A. gastrica sinistra in den systemischen Kreislauf und umgeht den Filter Leber. Es stehen zwei verschiedene Applikationssysteme zur Verfügung: Entweder der Katheter wird mit einer subkutan in die Bauchhaut implantierten Medikamentenpumpe verbunden oder mit einem sogenannten Injektionsport, einer Kapsel, die ebenfalls komplett unter der Haut liegt und perkutan mit Spezialnadeln anpunktiert wird (Abb. 8.2.3). Diese Portsysteme können über dem Rippenbogen, in der Bauchwand oder, wie von uns bevorzugt, prästernal implantiert werden. Durch Verbindung mit einer externen Pumpe (Perfusor, tragbare Pumpensysteme) erfolgt dann meist in vierwöchigem Zyklus die Medikamentenapplikation. Implantierte Medikamentenpumpen sind in der Regel wegen des geringen Lösungsvolumens und der Stabilität der Lösung an die Verwendung von FUDR gebunden. Eine ambulante Therapie zu Hause ist möglich [854].

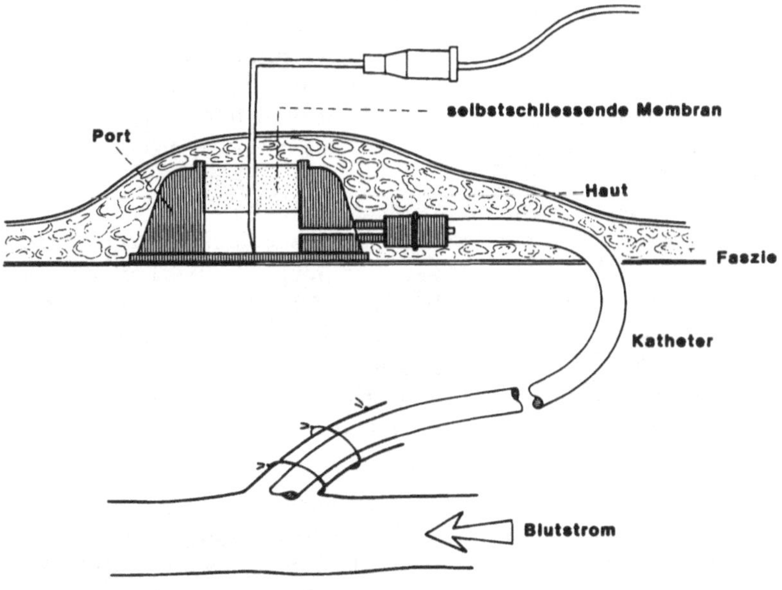

Abb. 8.2.3: Querschnitt durch einen subkutan implantierten Injektionsport

8.2.4 Indikation und Diagnostik

Grundsätzlich ist eine lokoregionale Chemotherapie nur bei einem auf die Leber beschränkten Tumorbefall sinnvoll, wenn keine Möglichkeit zur Leberresektionsbehandlung besteht. Patienten mit einem Lymphknotenbefall im Ligamentum hepatoduodenale profitieren nicht von einer regionalen Chemotherapie [234, 136]. Der Primärtumor sollte vollständig entfernt sein. Die Diagnostik dient der sorgfältigen präoperativen Erfassung des Tumorstadiums, sie klärt auch die Gefäßanatomie der Leber vor der Katheterimplantation. Ein Lymphknotenbefall im Ligamentum hepatoduodenale kann meist nur durch intraoperative Schnelluntersuchung erfaßt werden.

8.2.5 Ergebnisse

8.2.5.1 Methodische Probleme

Die bislang durchgeführten Studien zeigen Ansprechraten von 25 bis 89%. Allerdings sind die Kriterien zur Beurteilung nicht immer einheitlich. Kurzfristige Abfälle eines Tumormarkers um ein Drittel wie bei Balch und Urist [39] sollten nicht gewertet werden. Strenge Kriterien definieren einen Tumorrückgang als 50%ige Abnahme des Tumorvolumens und/oder des Tumormarkers bei gleichsinnigem Verlauf. Noch wichtiger für die Beurteilung des Therapieerfolges ist die Überlebenszeit. Sie muß möglichst beschwerdefrei sein, darf also nicht durch therapiebedingte Komplikationen erschwert werden. Nur diese Zeit ist für den Patienten auch nutzbar und hier liegt ja auch der Vorteil der geringen systemischen Toxizität unter regionaler Therapie. Oft werden Überlebenszeiten nicht ab Therapiebeginn, sondern ab Diagnosestellung angegeben. Rothmund et al. [827] seien stellvertretend genannt. In ihrer Studie findet sich unter intraarterieller FUDR-Therapie eine signifikant ($p < 0.0001$) um 16 Monate verlängerte mediane Überlebenszeit ab Diagnosestellung im Vergleich zu einer unbehandelten Kontrollgruppe (10 vs. 26 Monate). Diese Vergleiche können sich aber nicht auf die gleichen Kollektive beziehen, wenn man bedenkt, daß die Autoren als Überlebenszeit nach Behandlungsbeginn median 15 Monate angeben. In dem, so muß man annehmen, therapiefreien Intervall zwischen Diagnosestellung und Behandlungsbeginn von 11 Monaten wäre dann ja bereits über die Hälfte der Patienten unbehandelt verstorben, wenn es sich um gleiche Ausgangskollektive handelte. Sollten diese Patienten dem Kollektiv der unbehandelten „Kontrollgruppe“ zugerechnet worden sein, würde hier eine wesentliche Verzerrung und eine positive Selektion zugunsten der intraarteriell behandelten Gruppe resultieren, die allein bereits die gefundenen Unterschiede erklären könnte.

Ein langes therapiefreies Intervall zwischen Diagnosestellung und Behandlung kann schon eine Selektion hin zu einer insgesamt prognostisch günstigeren Gruppe bedeuten, eine Vergleichbarkeit mit anderen Studien ist dann erschwert. Die verwendeten Klassifikationen zur Stadieneinteilung unterscheiden sich zum Teil erheblich. Die Prognose wird wesentlich vom Gesamttumorvolumen und von bestehenden Leberfunktionsstörungen beeinflußt. Klassifikationen, die dies berücksichtigen, sind die Einteilung von Pettavel und Morgenthaler [745] (Tab. 8.2.1) und die von Hottenrott und Lorenz [438] (Tab. 8.2.2) vorgeschlagene sogenannte Frankfurter Klassifikation. Nur bei einheitlicher Stadieneinteilung ist ein Vergleich von Studienergebnissen möglich.

Tab. 8.2.1: Lausanne Stadieneinteilung von Lebermetastasen (Pettavel und Morgenthaler [745])

Stadium	Hepatomegalie	Erhöhung der alkal. Phosphatase
I	nein	nein
II	eines von beiden vorhanden	
III	ja	ja

Tab. 8.2.2: Frankfurter Klassifikation von Lebermetastasen (Hottenrott und Lorenz [438])

Stadium	Leberbefall	F: Funktionseinschränkung:
I	kleiner 25%	Alk. Phosph., Bilirubin, GOT, GammaGT,
II	25% bis 75%	Serumalbumin
III	größer 75%	S: Symptomatischer Patient
		Ikterus, Schmerz, Leistungsminderung
		E: Extrahepatisches Rezidiv

Jedes Stadium mit zusätzlichen Faktoren F, S und E möglich.

8.2.5.2 Ansprechraten, Überlebenszeiten

Bislang sind noch wenig Phase-III-Studien zum Vergleich der systemischen mit einer lokoregionalen Chemotherapie durchgeführt worden. Studien, die einen unbehandelten Kontrollarm beobachten, existieren nicht. Viele Studienentwürfe sehen ein Crossover vor, so daß Patienten, wenn sie nicht ansprechen, in den anderen Therapiearm übernommen werden. Dadurch wird eine vergleichende Beurteilung der Überlebenszeiten unmöglich. Bislang sind nur Zwischenberichte aus laufenden Studien veröffentlicht (Tab. 8.2.3) [493, 433, 136]. Grage et al. [344] berichteten über die erste vergleichende Studie mit 61 evaluierbaren Patienten. Es bestand kein Unterschied zwischen einer regionalen 5-FU- und einer systemischen 5-FU-Therapie mit Ansprechraten von 34 vs. 23% und einer medianen Überlebenszeit von 10 vs. 13,3 Monaten. Die Patienten mit einem Ansprechen auf die Chemotherapie, ob regional oder systemisch, hattten eine doppelt so lange mediane Überlebenszeit wie die Nonresponder (16,5 bzw. 25,2 Monate vs. 7,9 bzw. 9,5 Monate). Allerdings erhielten alle Patienten der regionalen Chemotherapiegruppe nur im ersten Monat eine intraarterielle Therapie (Minimum 14 Tage) und beide Therapiearme erhielten danach eine systemische 5-FU-Behandlung von 15 mg/kg/Woche. Implantierbare Kathetersysteme standen

Tab. 8.2.3: Prospektiv vergleichende Studien: Intraarterielle vs. systemische Chemotherapie bei kolorektalen Lebermetastasen

Autor	Patienten	Therapie	Ansprechrate %	Überlebenszeit nach Therapiebeginn (Monate)	Toxizität	extrahepatisches Tumorwachstum %	Anmerkung
Grage et al. 1979					9 Katheter-kompl.	k. A.	Responder in beiden Gruppen leben länger Nonresp. Resp.
	30	5-FU i. a.	34	median 10	41% Diarrhoe 76% Erbrechen		7,9 16,5
	31	5-FU i. v.	23	13,3	12% Diarrhoe 25% Erbrechen		9,5 25,2
Kennedy 1986	45	FUDR i. a.	46	median 15	k. A.	43	Cross-over
	49	FUDR i. v.	22,5	15		15	
Hohn et al. 1987				mediane Zeit (Tage) zur Progression Leber	Therapieabbruch wegen Toxizität	mediane Zeit (Tage) zur Progression extrahepatisch	Therapieabbruch wegen Progression
	50	FUDR i. a.	9 p < 0,0001	201 p < 0,0002	28/50	189	21/50
	64	FUDR i. v.	42	401	2/64	265	28/64 Cross-over
Chang et al. 1988	gesamt 64	FUDR i. a.	42 p < 0,003	2 Jahre 22%	Hepatitis 79% bil. Sklerose 21% GD-Ulcera 17% Gastritis 21% Diarrhoe 59%	k. A.	ein signifikant längeres Überleben der i. a. behandelten Gruppe in der Subgruppe von Patienten ohne Lymphknotenbefall im Lig. Lepatoduodenale
	64	FUDR i. v.	17	15%			

k. A. = keine Angabe, 5-FU = 5-Fluorouracil, FUDR = Fluorodesoxyuridin noch nicht zur Verfügung und entsprechend hoch waren die Katheterkomplikationen. Hohn [433] berichtete über 114 randomisiert intraarteriell oder systemisch mit FUDR behandelte Patienten. Die Ansprechraten waren in der intraarteriell behandelten Gruppe signifikant größer (42% vs. 9%) und die Zeit bis zur lokalen Progression war signifikant länger. War in der systemisch behandelten Gruppe die lokale Progression der Hauptgrund zum Therapieabbruch, so war es im intraarteriellen Arm die für FUDR so häufig berichtete hohe hepatobiliäre Toxizität. Kürzlich haben Chang et al. [136] über die Ergebnisse einer vergleichenden, prospektiv randomisierten Studie an 64 Patienten mit Lebermetastasen eines Kolorektalkarzinoms berichtet. FUDR wurde intraarteriell und systemisch eingesetzt. Die Ansprechrate in der intraarteriell behandelten Gruppe war signifikant höher als in der systemisch behandelten Gruppe (62% vs. 17%). Die 2-Jahres-Überlebensraten unterschieden sich jedoch nicht signifikant (22% vs. 15%). In beiden Kollektiven waren jedoch Patienten mit Tumorbefall der Lymphknoten im Ligamentum hepatoduodenale enthalten. Wurden diese ausgeschlossen und nur Patienten mit ausschließlichem Leberbefall verglichen, so zeigte sich eine signifikant bessere Überlebenskurve in der lokal behandelten Gruppe ($p < 0.03$). Die Autoren weisen auf die erhebliche Toxizität der intraarteriellen FUDR-Therapie hin (chemische Hepatitis 79%, biliäre Sklerose 21%, peptische Ulzera 17%) und betonen, daß vor diesen Nebenwirkungen der therapeutische Vorteil in den Hintergrund tritt.

Wir haben in einer Phase-II-Studie die Kombination einer prolongierten temporären arteriellen Mikroembolisation der Leber mit enzymatisch auflösbaren Stärkemikrosphären und einer zeitversetzten 5-FU-Monotherapie untersucht. Es handelte sich immer um einen beidseitigen Leberbefall in meist fortgeschrittenem Tumorstadium. In 71% kam es zu einer Tumorrückbildung. Die mediane Überlebenszeit liegt bei 23 Monaten.

8.2.5.3 Nebenwirkungen, extrahepatische Progression

Eine vergleichende Gegenüberstellung der Nebenwirkungsraten unter 5-FU-Monotherapie (Tab. 8.2.4) gegenüber der Behandlung mit FUDR (Tab. 8.2.5) zeigt eine deutlich geringere hepatobiliäre Toxizität von 5-FU gegenüber FUDR. Dies bestätigt auch eine Sammelstatistik der Erfahrungen an 14 deutschen Kliniken (Tab. 8.2.6). Als Toxizität sind nur Nebenwirkungen, die zum Therapieabbruch führten, aufgelistet. Die medianen Überlebenszeiten ab Therapiebeginn unterscheiden sich kaum zwischen den einzelnen Gruppen. Tabelle 8.2.4 weist auch auf das Problem der Entwicklung extra-

Tab. 8.2.4: Intraarterielle 5-FU-Langzeitchemotherapie von kolorektalen Lebermetastasen (modif. n. Schlag und Hohenberger)

Autor hepatobiliär	Patienten	Ansprechrate %	Überlebenszeit (median)	(Mon.)	Toxizität % hämatolog.	GI-Trakt
Denck (1984)	50	58	14		„gering“	
Rougier (1987)	43	56	12 (79%)	18	9	
Schlag (1987)	33	27	14	5	30	5

Tab. 8.2.5: Toxizität und extrahepatische Progression unter intraarterieller FUDR-Behandlung

Autor	Patienten	Ulkus Gastritis	Toxizität Hepatitis	biliäre Sklerose	extrahepat. Progression
Niederhuber et al. 1984	50	56%	32%	k. A.	72%
Kemeny M et al. 1986	31	17%	47%	19%	
Kemeny N 1986	42		48%	10%	62%
Rothmund et al. 1986	22	20%	55%	5%	55%
Lorenz & Hottenrott 1986	52	Gesamttoxizität 50%		15%	48%

Tab. 8.2.6: Ergebnisse der regionalen Chemotherapie isolierter Lebermetastasen kolorektaler Tumoren
(Sammelstatistik aus 14 deutschen Kliniken nach der gemeinsamen Arbeitstagung der Arbeitsgemeinschaften für Internistische und Chirurgische Onkologie (AIO, CAO) und der Sektion Experimentelle Krebsforschung (SEK) der Deutschen Krebsgesellschaft, Frankfurt, 12/13. Dez. 1986)

	Embolisation	FUDR Pumpe	5-FU Port	isol. Leberperf.	Sammelstatistik
Patientenzahl	58	115	126	16	315
techn. Kompl.	16%	10%	13%	12%	12%
toxische Kompl.	5%	24%	3%	0	11%
Ansprechrate	72%	54%	25%	69%	46%
Zeit bis zur Progression (Mon.)	10	8	10	5	9
Überlebenszeit	17	17	13	12	15

hepatischer Tumorprogression unter der regionalen Chemotherapie hin. Hierbei zeigt sich, daß in der überwiegenden Mehrzahl kein lokaler Tumor, sondern bereits eine systemische Tumorerkrankung vorliegt.

8.2.6 Zukünftige Entwicklungen

Zukünftige Entwicklungen, die heute bereits absehbar sind, sollen im folgenden thesenhaft skizziert werden:

- Eine Verbesserung der präoperativen Stadienerfassung und bessere Selektion der Patienten mit ausschließlichem Leberbefall (evtl. durch immunologischen Nachweis von Tumorzellen im Knochenmark).
- Ausschluß von prognostisch ungünstigen Primärtumoren.
- Prätherapeutische Chemosensitivitätstestung von Tumoren (Nacktmausmodell, Colony forming assay).

- Verbesserung der Pharmakokinetik von Zytostatika über Modulation der Flußraten im infundierten Organ (z. B. Sympathomimetika, Stärkemikrosphären).
- Verbesserung der Pharmakodynamik durch multimodale Kombinationen mit Hyperthermie, Strahlentherapie, Ischämie.
- Entwicklung neuer Substanzen.
- Bessere Kontrolle der lokalen Toxizität durch veränderte Dosierungsschemata.
- Evaluierung der Kombination mit einer systemischen Chemotherapie zur Prävention von Lungenmetastasen.
- Kombination unterschiedlicher Therapiemodalitäten additiv oder synergistisch (Radio-Chemo-Immuno-Ischämie-Therapie).

8.2.7 Schlußfolgerung

Die regionale Chemotherapie stellt ein vielversprechendes Therapiekonzept dar. Hinsichtlich Effektivität und Nebenwirkungsrate ist die 5-FU-Monotherapie vorzuziehen. Inwieweit sequentielle Therapien oder eine Kombination mit anderen Therapiemodalitäten eine zusätzliche Verbesserung bringen, wird untersucht. Die regionale Chemotherapie ist noch keine Standardtherapie. Die meisten Patienten erleben später eine extrahepatische Metastasierung, in der Mehrzahl scheint also bereits ein Stadium der okkulten extrahepatischen Metastasierung vorgelegen zu haben. Adjuvante Verfahren zur Verhinderung einer Spätmetastasierung in die Leber werden überprüft (Operationstechnik, Bestrahlung, Chemotherapie). Früherkennung kann ein noch resektables Tumorstadium erfassen. Eine Heilung ist von der regionalen Chemotherapie nicht zu erhoffen und die Indikation sollte insbesondere die Persönlichkeit und die Lebensziele des aufgeklärten Patienten mitberücksichtigen. Eine langfristige Abhängigkeit von den technischen und zeitlichen Aspekten der Therapie ist gegen den möglichen Nutzen abzuwägen.

8.3 Prognose der chirurgischen Therapie

P. Hohenberger, Ch. Herfarth

8.3.1 Einleitung

Lebermetastasen eines kolorektalen Karzinoms sind wie Lungen- oder Skelettabsiedlungen als Fernmetastasen zu werten. Unter dem Gesichtspunkt der lymphogenen und hämatogenen Metastasierung des Primärtumors über die Pfortader kann die Leber jedoch ein Organfilter für Tumorzellen darstellen, bevor diese den Gesamtorganismus erreichen. Bei etwa 10% der Patienten mit einem metastasierten kolorektalen Karzinom bleiben Lebermetastasen bis zum Tod einziger Metastasenort [751, 227] und etwa ein Viertel der Patienten versterben am Leberausfallskoma [751]. Unter diesem Aspekt gewinnen chirurgische Therapieverfahren mit dem Ziel der Metastasenresektion oder der lokalen Tumorkontrolle durch lokoregionale Chemotherapie Bedeutung [848].

Inwieweit die Vorstellung zutrifft, Lebermetastasen eines kolorektalen Karzinoms seien eine regionär begrenzte Metastasierung [918], muß angesichts des immunzytochemischen Nachweises von Mikrometastasen im Knochenmark bei Primärtumoren ohne klinisch manifeste Lymphknoten- oder Fernmetastasen fragwürdig bleiben. Auch die Tumorrezidivmuster nach potentiell kurativer Leberresektion [432] bzw. der hohe Anteil von Patienten mit extrahepatischer Tumorprogression unter lokoregionaler [440] Chemotherapie von Lebermetastasen stützen das Konzept einer „lokoregionären Fernmetastasierung“ nicht.

Allerdings kann durch Resektion von Lebermetastasen bei einem Teil der Patienten ein tumorfreies 5-Jahres-Überleben ermöglicht werden [10]. Auch bei Patienten mit nichtresektablen Metastasen, die durch systemische oder intraarterielle Chemotherapie therapiert werden, bleibt bei einem Teil der Patienten die Metastasierung lange Zeit auf die Leber beschränkt [735] und kann dort kontrolliert werden [430]. Es sind jedoch nur Untergruppen von Patienten, die von diesen chirurgischen Therapieansätzen profitieren, so daß versucht werden muß, über univariate bzw. multivariate statistische Analyseverfahren [178, 522, 272, 447] prognostische Faktoren zu definieren. Diese sollen als Grundlage für den Entscheidungsprozeß dienen, dem Patienten eine optimale, auf seinem Individualfall ausgerichtete Therapieform anzubieten.

8.3.2 Ergebnisse nach Resektion

Nach Resektion von Lebermetastasen kolorektaler Karzinome kann mit einer 5-Jahres-Überlebensrate von ca. 25% der Patienten gerechnet werden. In der Literatur finden sich Mitteilungen zwischen 15–52%, [10, 273, 432, 446, 737] wobei unterschiedliche Selektionierungen des Krankengutes zu berücksichtigen sind. Ferner beruhen fast alle Angaben auf Kaplan-Maier-Schätzungen der Überlebenskurven, nur wenige Berichte geben tatsächlich beobachtete 5-Jahres-Überlebensraten an [10, 446]. Der Anteil dieser Patienten beträgt etwa nur 5–12%. Eingebrachte Alterskorrekturen machen einen Vergleich der Therapieergebnisse zusätzlich schwierig [294].

Die mediane Überlebenszeit wird zwischen 15 und 32 Monaten berichtet [354]. Einzelne Autoren berichten über mediane Überlebenszeiten von 51 bzw. 59 Monaten [737, 273], wobei zu berücksichtigen ist, daß es sich hier um zytostatisch vortherapierte Patienten bzw. in der Arbeit von Fortner [273] um eine Patientengruppe handelt, die, posttherapeutisch festgelegt, die günstigsten Risikofaktoren in sich vereinigte.

Nur ein geringer Prozentsatz der Patienten bleibt nach der Metastasenresektion jedoch tumorfrei. Dies trotz einer Operation, die meist intra- und postoperativ keinen Anhalt für Residualtumor ergibt (R0-Resektion). Die mediane rezidivfreie Überlebenszeit liegt in Studien mit regelmäßigen Nachsorgeuntersuchungen zwischen 9 und 12 Monaten [432, 234b]. Hierbei ist zu berücksichtigen, daß nur wenige Studien sich speziell mit der Frage des Tumorrezidivs nach Leberresektion beschäftigen [903, 445, 95]. In Studien ohne regelmäßige postoperative Kontrolluntersuchungen [273, 903] wurden mediane rezidivfreie Intervalle von bis zu 17 Monaten berichtet. Die Intensität der Nachsorgeuntersuchungen hat somit einen nicht unerheblichen Einfluß auf den Zeitpunkt der Rezidivdiagnose, mithin auf das Therapieergebnis.

8.3.3 Prognose nach Resektion

8.3.3.1 Tumorbiologische Faktoren

Auch in der Therapie von Fernmetastasen sind Charakteristika des Primärtumors noch von prognostischer Bedeutung (Tab. 8.3.1). Eine Reihe von Studien konnte zeigen, daß das Vorliegen von Lymphknotenmetastasen des Primärtumors (pN1 oder Stadium Dukes C) gegenüber einem Stadium des Primärtumors ohne Lymphknotenbefall (pN0, Dukes B) ein prognostisch ungünstiges Zeichen ist [447, 653, 457, 271, 491, 118, 429]. Allerdings konnten eine Reihe anderer Autoren keinen signifikanten Einfluß des Lymphknotenstatus des Primärtumors feststellen [948, 557, 34, 234a, 874].

Die Eindringtiefe des Primärtumors (pT) und die Lokalisation im Kolon oder im Rektum wurden bisher nicht als prognostisch relevante Parameter berichtet [10, 429, 234a]. Desgleichen konnte in keiner Studie ein signifikanter Einfluß des Differenzierungsgrades des Tumors (Grading) allein auf die Überlebenszeit nach Leberresektion nachgewiesen werden. Allerdings kann ein geringer Differenzierungsgrad (G 3) des Primärtumors bei Untergruppen, z. B. Patienten mit befallenen Lymphknoten (pN1), ein zusätzlicher prognostisch ungünstiger Faktor sein [429].

Ein weiteres tumorbiologisches Charakteristikum ist das Auftreten der Lebermetastasen syn- bzw. metachron zum Primärtumor. Während in den bisher publizierten

Tab. 8.3.1: Prognostische Faktoren bei der Resektionsbehandlung von Lebermetastasen

Autor	Pat.	Zeitraum	medianes Überleben	5-Jahres-Überlebensrate	prognostisch relevante Faktoren	Faktoren ohne signifikanten Einfluß
Rajpal [775]	34	1972 – 81	31 Mon.	31%	Resektionsrand unter 1 cm (20 vs. 51 Mon.)	adjuvante Chemotherapie Art der Leberresektion Lokalisation der Metastasen
Logan [563]	19	1971 – 80	26 Mon.		Zeitintervall zum Primärtumor solitäre vs. multiple Metastasen	
Morrow [653]	29	1968 – 78		27%	Dukes B vs. C Zeitintervall zum Primärtumor (p = 0,05)	Art der Leberresektion synchrone vs. metachrone Metastasen solitäre vs. multiple Metastasen
Iwatsuki [457]	24	1964 – 82		52%	Dukes B vs. C Zahl der Metastasen (> 3) PLR (p = 0,01)	
Thompson [948]	22	1955 – 80	19 Mon.	31%	Stadium I – III (eigene Definition)	Dukes B vs. C Zeitintervall zum Primärtumor
Cady [126]	23	1966 – 84	22 Mon.		tumorbefallener Resektionsrand Zahl der Metastasen (> 3) Geschlecht (♂ > ♀)	Zeitintervall zum Primärtumor
Little [557]	15	1968 – 82	34 Mon.	49%	tumorbefallener Resektionsrand Zahl der Metastasen (> 3) PLR, extrahepatische Metastasen	Dukes B vs. C Alter, Geschlecht
Kortz [775]	21	1974 – 82	27 Mon.	34%		Zeitintervall zum Primärtumor
Fortner [271]	75	1971 – 82		38%	Dukes B vs. C extrahepatische Metastasen Stadium I – III (eigene Definition)	Geschlecht, präoperatives CEA Zahl der Metastasen (solitär vs. multipel) Alter, Leberfunktion Lokalisation des Primärtumors
August [34]	33	1980 – 83	25 Mon.		bilobärer Leberbefall (p = 0,001) Zahl der Metastasen (< 3) (p = 0,028) befallener Resektionsrand (p = 0,019) adjuvante i. p. Chemotherapie (p = 0,005)	präoperatives CEA Dukes B vs. C Zeitintervall zum Primärtumor Art der Leberresektion
O'Connell [710]	26		34 Mon.	15%		adjuvante systemische Chemotherapie

Tab. 8.3.1: (Fortsetzung)

Petrelli [743]	36	1972–83	22 Mon.		Zeitintervall zum Primärtumor (p = 0,02)	Zahl der Metastasen Art der Leberresektion synchrone vs. metachrone Metastasen
Kemeny [491]	48		22 Mon.		Dukes B vs. C	adjuvante i. a. Chemotherapie synchrone vs. metachrone Metastasen
Butler [118]	62	1950–81		34%	Dukes B vs. C (p = 0,05) Geschlecht (♂ > ♀)	Größe, Lage und Zahl der Metastasen synchrone vs. metachrone Metastasen Lokalisation des Primärtumors Zeitintervall zum Primärtumor
Gennari [298]	48	1980–84		30%	Stadienverteilung (eigenes System)	
Ekberg [234a]	72	1971–84	24 Mon.	20%	extrahepatische Metastasen (p = 0,01) tumorbefallener Resektionsrand PLR (p = 0,01) Zahl der Metastasen (> 3) (p = 0,01)	Stadium, Grading und Lage des Primärtumors bilobäre Metastasen Geschlecht Art der Leberresektion
Adson [10]	141	1949–83		25%	Dukes B vs. C (32% bs. 18%) extrahepat. Metastasen Geschlecht (♂ > ♀) (p = 0,02)	Zahl und Größe der Lebermetastasen Lage, Stadium und Grading des Primärtumors
Patt [737]	20		51 Mon.			Zahl der Lebermetastasen befallener Resektionsrand Zeitintervall zum Primärtumor
Sesto [874]	61	1960–84		28%	tumorbefallener Resektionsrand Art der Resektion (wedge < anatom.) Alter (< 56 Jahre vs. > 70 Jahre)	Dukes B vs. C Zahl und Größe der Metastasen Zeitintervall zum Primärtumor
Hughes [447]	859	1948–83			Dukes B vs. C, Alter < 70 Jahre extrahepat. Metastasen tumorbefallener Resektionsrand Metastasengröße > 8 cm (multivariat)	Zahl, Größe und Lokalisation der Lebermetastasen (univariat) Alter (univariat) präoperatives CEA
eigenes Krankengut [429]	65	1981–86	25 Mon.	18%	bilobärer Befall, Zahl > 3 pNO vs. pN1 Zeitintervall zum Primärtumor Geschlecht (♀ > ♂)	pT, Grading und Lage des Primärtumors Alter, Art der Leberresektion PLR, extrahepat. Metastasen synchrone vs. metachrone Metastasen

i. a. = intraarteriell
i. p. = intraperitoneal

Studien übereinstimmend festgestellt wird, daß, berechnet vom Zeitpunkt der Leberresektion ab, kein signifikanter Überlebenszeitunterschied zwischen Patienten mit metachroner und solchen mit synchroner Metastasierung besteht [653, 491, 118, 429], gibt es widersprüchliche Aussagen über den Einfluß des Zeitintervalls zwischen Primärtumortherapie und Auftreten metachroner Metastasen auf die weitere Überlebenszeit. Eine Reihe von Autoren findet hochsignifikante Zusammenhänge zwischen kurz (bis 6 Monate) nach Entfernung des Primärtumors diagnostizierten Lebermetastasen und einer signifikant geringeren Überlebenszeit nach Leberresektion [447, 653, 429, 563, 743], während andere Autoren [737, 118, 948, 34, 874, 126, 775] diesen Einfluß nicht bestätigen konnten.

Es bleibt jedoch festzuhalten, daß, bei ähnlicher Überlebenszeit nach Leberresektion von Patienten mit synchroner oder metachroner Metastasierung, für die Patienten mit metachronen Lebermetastasen dieses Zeitintervall bis zum Auftreten der Metastasen den Überlebenszeitgewinn darstellt [429].

Daß hier auch allgemeine tumorbiologische Besonderheiten des kolorektalen Karzinoms wie die Ausbildung solitärer, oft monströse Größe erreichender Metastasen [227], oder eine lange Tumorverdopplungszeit eine Rolle spielen, läßt sich auch daran ableiten, daß Autoren, die über Leberresektionen in einem Zeitraum von 25 – 30 Jahren berichten, überwiegend Resektionen bei Patienten mit solitären Metastasen durchführten [10, 457].

8.3.3.2 Vom Muster der Lebermetastasierung abgeleitete prognostische Faktoren

Ein prognostisch signifikant ungünstiger Faktor ist mehreren Autoren zufolge in der Zahl der Metastasen zu sehen, wenn 4 oder mehr Metastasen reseziert werden müssen (Tab. 8.3.1) [457, 557, 34, 234 a]. Solitäre Metastasen stellen hingegen, verglichen mit singulären (2 oder 3 Tumorabsiedlungen), mit Ausnahme der von Logan [563] publizierten Daten, keinen prognostisch günstigen Faktor dar [10, 737, 653, 271, 429, 874]. Dies läßt sich indirekt auch dadurch stützen, daß Autoren mit einem hohen Anteil solitärer resezierter Metastasen [10] bei ihren Patienten keine bessere mediane Überlebenszeit berichten. Auch ließ sich bei der Analyse prognostischer Faktoren der Patienten des internationalen Lebermetastasenregisters des National Cancer Institute (NCI) kein wesentlicher Einfluß der Zahl resezierter Metastasen nachweisen, solange 1 – 3 Metastasen reseziert wurden [447]. Fortner [271] und andere Autoren [118, 743] konnten die Zahl der Metastasen überhaupt nicht als prognostische Faktoren eruieren.

Ebenfalls kontrovers ist die Einschätzung, ob ein metastatischer Befall beider Leberlappen einen prognostisch ungünstigen Faktor darstellt [10, 447, 118, 429, 34, 234 a, 775].

Der Anteil tumorbefallenen Leberparenchyms (PLR, percentage of liver replacement) wurde nur in einzelnen Arbeiten als prognostisch relevanter Faktor herausgestellt. Die meisten anderen Autoren kommen zu dem Ergebnis, daß dieser Parameter keine prognostische Relevanz hat, sofern eine komplette Tumorresektion erfolgte. Auch der maximale Durchmesser der resezierten Metastasen wird von den meisten Autoren nicht als prognostisch relevanter Faktor beschrieben. Dies gilt auch für die univariate Analyse des internationalen Lebermetastasenregisters [447]. In der multivariaten Analyse jedoch ist jenseits einer Tumorgröße von mehr als 8 cm ein signifikanter negativer Einfluß auf die Überlebenszeit der Patienten zu verzeichnen. Es muß allerdings berücksichtigt werden, daß die Daten des Lebermetastasenregisters aus der Zusammenfassung von Daten entstanden, die von einem Teil der 19 Institutionen auch – publizierten – Einzelanalysen unterzogen wurden. Somit sind die Ergebnisse des Lebermetastasenregisters zwangsläufig durch die von Einzelautoren determiniert.

Parallel zum Verteilungsmuster der Metastasen in der Leber, zum prozentualen Tumorbefall und zur Zahl resezierter Metastasen sind unterschiedliche chirurgische Vorgehensweisen zur kompletten Tumorentfernung erforderlich. Die Art der Leberresektion (anatomisch orientierte Hemihepatektomien, Lobektomien oder an der Konfiguration der Metastasen orientierte Wedge-sections) sind von nahezu allen Autoren als prognostisch irrelevante Faktoren beschrieben worden [775, 273, 653, 34, 743, 234 a]. Lediglich Sesto [874] fand eine bessere Überlebenszeit bei Patienten nach Wedge-section als nach anatomischer Leberresektion. Auch der Vergleich der mitgeteilten medianen Überlebenszeiten von Autoren, die unterschiedliche Verfahren angeben bzw. bevorzugen, läßt keinen Einfluß des Ausmaßes oder der Art einer Leberresektion erkennen. Lediglich Iwatsuki [457] berichtet über eine 5-Jahres-Überlebensrate von 52% nach ausschließlicher Lobektomie als Resektionsverfahren. Entscheidender Faktor im Rahmen des chirurgischen Vorgehens ist das Einhalten eines Sicherheitsabstandes, der das Belassen von Residualtumor an der Resektionsgrenze ausschließt. Das notwendige Ausmaß des Sicherheitsabstandes ist umstritten, jedoch berichten alle Autoren, daß Patienten nach Leberresektion mit tumorbefallenen Resektionsrändern (R1-Resektion) eine signifikant schlechtere Überlebenszeit haben [447, 557, 34, 874, 126, 775]. Allerdings weist Patt [737] darauf hin, daß durch präoperative Chemotherapie dieser Nachteil der Patienten auszugleichen sei.

8.3.3.3 Sonstige Faktoren

Nur einige Autoren haben versucht, das Patientenalter mit der Überlebenszeit zu korrelieren (Tab. 8.3.1). Eine kritische Altersgrenze, jenseits derer eine Verschlechterung der Prognose auftritt, wurde jedoch nicht gefunden. Lediglich im multivariaten Teil der Analyse des internationalen Lebermetastasenregisters [447] zeigt sich ein Alter oberhalb von 70 Jahren als prognostisch ungünstiger Faktor. Darüber hinaus berichtet Sesto über eine bessere Prognose bei Patienten unter 56 Jahren [874].

Ebenfalls nur wenige Autoren haben den Einfluß des Geschlechts auf die Überlebenszeit untersucht. Während Adson [10] und Cady [126] eine bessere Prognose für Männer fanden, konnten andere Autoren keinen signifikanten Einfluß des Geschlechts auf die Prognose feststellen [557, 271]. Im eigenen Patientengut besteht ebenfalls ein Trend zu einer besseren medianen Überlebenszeit für Männer [429].

Von wesentlichem prognostischen Einfluß ist das Vorliegen extrahepatischer Tumorabsiedlungen zum Zeitpunkt der Leberresektion [10, 447, 271, 557, 234 a]. Sowohl zusätzlich bestehende Lebermetastasen oder lokoregionäre Rezidive als auch die

Organüberschreitung der Leber durch Infiltration von Metastasen in benachbarte Organe (Zwerchfell, großes Netz, Bauchwand) sind ein hochsignifikant prognostisch ungünstiger Faktor, auch wenn eine potentiell kurative Resektion (R0-Resektion) vorgenommen wird. Die mediane Überlebenszeit dieser Patientengruppe liegt lediglich bei 12 – 14 Monaten [429, 234 a].

Die Bestimmung des präoperativen Serum-CEA-Spiegels vermag keinen Hinweis auf die Prognose des Patienten zu geben [447, 271, 34]. Weder die Tatsache, ob überhaupt ein erhöhter CEA-Spiegel besteht, noch die Höhe des präoperativen CEA-Spiegels wurden bisher als prognostisch relevante Faktoren beschrieben. Demgegenüber ist der postoperative CEA-Spiegel bei Patienten, bei denen er präoperativ erhöht war, ein wichtiger und hochsignifikant die Überlebenszeit des Patienten beeinflussender Faktor [273, 429]. Patienten, deren CEA-Wert postoperativ in den Normbereich absinkt, haben eine hochsignifikant bessere Überlebenszeit als Patienten, deren CEA-Wert postoperativ erhöht bleibt. Dies wurde von Fortner in seine Klassifikation der Lebermetastasen als Stadium 3 aufgenommen, wobei sich zeigte, daß diese Patienten die ungünstigste Überlebenszeit aufwiesen.

Die Durchführung einer adjuvanten Chemotherapie ist per se kein prognostisches Kriterium. Gleichwohl muß nach den bisher vorliegenden Studien zur intraperitonealen [34], intraarteriellen M. Kemeny und systemischen Chemotherapie [710] festgestellt werden, daß keine dieser zusätzlichen Behandlungen zu einer Verbesserung der medianen Überlebenszeit geführt haben.

8.3.4 Tumorrezidiv nach Leberresektion

Nur im begrenzten Umfang wurden bisher Analysen über das Verteilungsmuster von Tumorrezidiven und zu prognostischen Faktoren für das Auftreten eines Tumorrezidivs nach Leberresektion veröffentlicht. Hierbei wurden übereinstimmend ein bilobärer Leberbefall [234 b, 445, 432], extrahepatische Tumorausbreitung [432, 273, 234 b] und mehr als 3 resezierte Lebermetastasen [432, 234 b, 95] als prognostisch ungünstige Faktoren für ein frühes postoperatives Tumorrezidiv herausgestellt (Tab. 8.3.2). Zusätzlich sind ein Abstand der resezierten Metastasen zum Resektionsrand von weniger als 1 cm oder der Tumornachweis an der Resektionsgrenze als prognostisch negativ bedeutsame Faktoren erkannt worden [903, 234 b, 445, 273].

8.3.5 Intraarterielle Chemotherapie

Bei Patienten, bei denen solitäre, nicht resektable Metastasen oder singuläre, auf beide Leberlappen verteilte Metastasen oder aber eine diffuse Lebermetastasierung vorliegen, kann im Rahmen eines allgemeinen Therapiekonzepts die Indikation zur lokoregionalen intraarteriellen Chemotherapie gestellt werden (Abb. 8.3.1). Die Voraussetzung

Tab. 8.3.2: Prognostische Faktoren hinsichtlich eines Tumorrezidivs nach Leberresektion

Autor	Pat.	Zeitraum	median. rezidivfreie Zeit	prognostisch relevante Faktoren	Faktoren ohne signifikanten Einfluß
Steele [903]	30	1977 – 83	12 Monate	befallener Resektionsrand CEA-Verlauf	
Ekberg [234a]	68	1971 – 84	9 Monate	bilobärer Leberbefall (p = 0,01) Zahl der Lebermetastasen (p = 0,01) Anteil befallenen Parenchyms (PLR) befallener LK am Lig. hep. duod. (p = 0,01) befallener Resektionsrand (p = 0,05)	Dukes-Stadium, Lokalisation, Grading des Primärtumors Metastasengröße Art der Leberresektion synchrone/metachrone Metastasen
Hughes [445]	607	1948 – 85	15 Monate	befallener Resektionsrand (p = 0,001) bilobärer Leberbefund (p = 0,005)	Zahl der resezierten Metastasen Zeitintervall zum Primärtumor Größe der Metastasen
Bozzetti [95]	45	1982 – 86	17 Monate	Zahl der Metastasen (p = 0,001) Anteil befallenen Parenchyms (PLR) (p = 0,001)	präoperativer CEA-Wert Dukes-Stadium und Grading des Primärtumors Art der Leberresektion synchrone/metachrone Metastasen
Fortner [273]	77	1971 – 85	12 Monate	extrahepat. Metastasen tumorbefallener Resektionsrand Blutgefäßinfiltration durch Lebermetastasen postoperativer CEA-Wert	
eigenes Krankengut [432]	75	1981 – 87	9 Monate	Zeitintervall zwischen Primärtumor und Lebermetastasen extraktephatische Metastasen bilobärer Leberbefall Zahl resezierter Metastasen (p = 0,08)	Dukes-Stadium, & Grading und Lokalisation des Primärtumors Anteil befallenen Parenchyms (PLR)

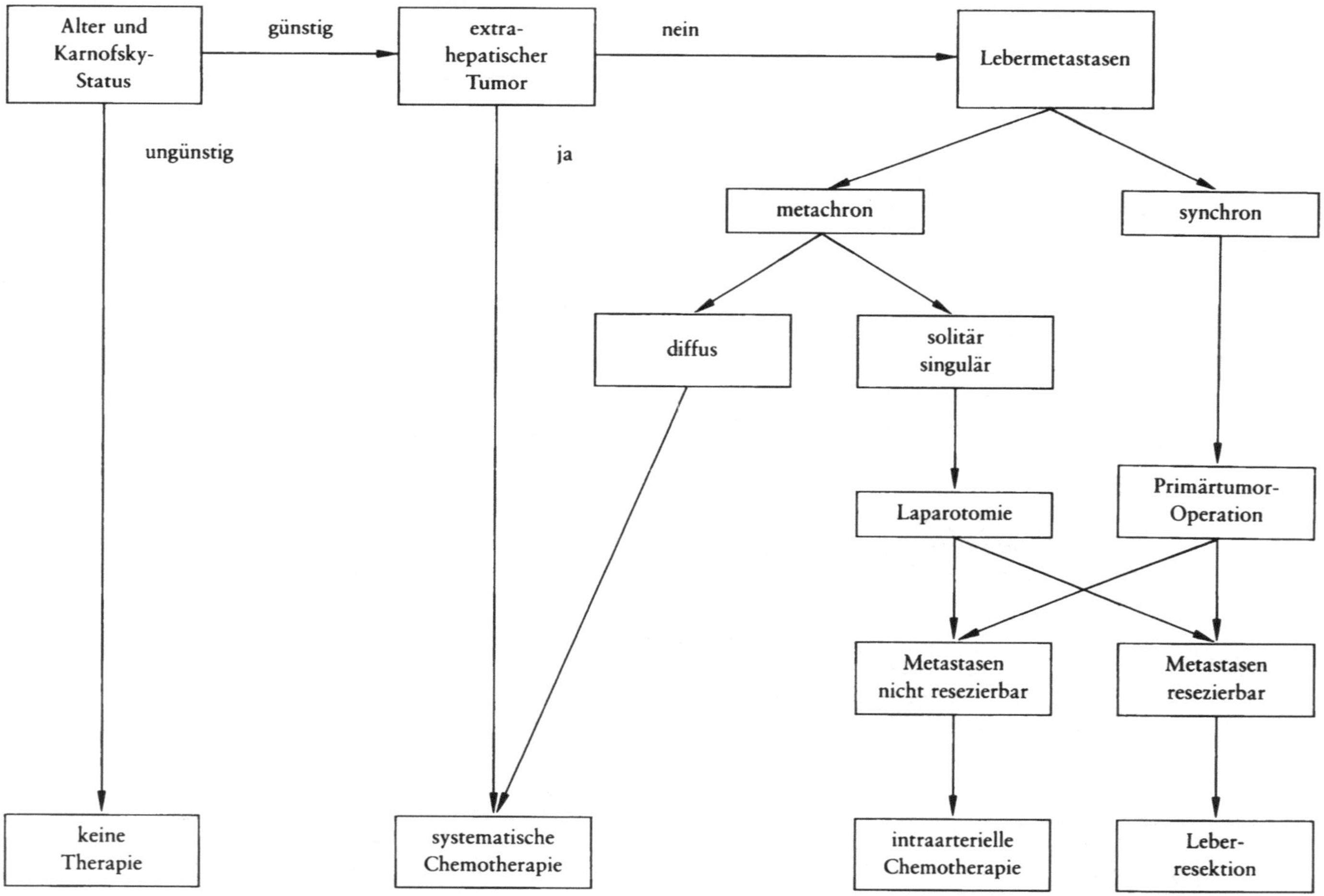

Abb. 8.3.1: Indikationsmodell für die Therapie von Lebermetastasen CRC Chirurgische Univ. Klinik Heidelberg

für die Indikationsstellung ist das Fehlen extrahepatischer Tumormetastasen, so daß hier eine extensive Diagnostik indiziert ist. Gleichwohl muß damit gerechnet werden, daß in einem nicht unerheblichen Prozentsatz der Patienten erst intraoperativ eine extrahepatische Metastasierung entdeckt wird [534].

Die Bemühungen, durch intraarterielle Chemotherapie eine Verbesserung gegenüber den Ergebnissen der systemischen Chemotherapie zu erzielen, reichen bis in die 70er Jahre zurück [709, 124]. Die technologischen Fortschritte mit der Herstellung implantierbarer Medikamentenpumpen bzw. subkutaner Ports mit Konnektion an eine externe Medikamentenpumpe haben in den 80er Jahren zu einer enormen Ausbreitung dieser Therapieform geführt [39, 849]. Die hierbei zu Beginn der 80er Jahre mitgeteilten Überlebensraten von median 25 Monaten [39, 696] konnten später von anderen Autoren nicht reproduziert werden [472b, 876, 494, 135]. Bei Berechnung der medianen Überlebenszeit ab Behandlungsbeginn können Therapieergebnisse zwischen 11 und 16 Monaten erwartet werden [851].

Nur eine begrenzte Anzahl der Autoren hat ihre Patientengruppe auf prognostische Faktoren, die mit einem verbesserten Überleben assoziiert sind, untersucht (Tab. 8.3.3). Die meisten Autoren stellen fest, daß das entscheidende prognostische Kriterium das Ansprechen auf die intraarterielle Chemotherapie darstellt [709, 736, 852, 57]. Lediglich Kemeny [492] kam zu dem Ergebnis, daß die Tumorbelastung der Leber (Prozentsatz befallenen Leberparenchyms) der prognostisch einflußreichere Parameter sei, verglichen mit dem Ansprechen auf die Chemotherapie.

Für den Gesamteffekt einer intraarteriellen Chemotherapie von Lebermetastasen entscheidend ist das Vorhandensein oder Fehlen extrahepatischer Tumorabsiedlungen [851, 696, 472b, 135]. Da durch den First-pass-Effekt der Zytostatika (meist die Pyrimidinantagonisten 5-Fluorouracil (5-FU) und Fluorodesoxyuridin (FUDR)) kaum systemische Zytostatikaspiegel erreicht werden [241, 154], ist keine wesentliche zytostatische Wirkung auf extrahepatische Metastasen zu erwarten. Demzufolge stellen diese einen limitierenden Faktor in der Therapie dar und sind ein prognostisch ungünstiger Faktor. Die Kombination von intraarterieller und systemischer Chemotherapie konnte hier keine Überlebensverbesserung erreichen [439]. Auch extrahepatische Lymphknotenmetastasen im Ligamentum hepatoduodenale [135] sind prognostisch ungünstig zu werten. Demgegenüber läßt sich am eigenen Krankengut zeigen, daß das Vorliegen extrahepatischer Metastasen dann kein prognostisch relevanter Faktor ist, wenn durch z. B. eine zusätzliche Strahlentherapie lokoregionäre Rezidive oder Lymphknotenmetastasen im Ligamentum hepatoduodenale kontrolliert werden können [852]. Auch dann, wenn die extrahepatische Metastasierung von der Tumormasse her im Verhältnis zur intrahepatischen sehr gering ist, kann sie von prognostisch untergeordnetem Einfluß sein [736].

Extensive Untersuchungen liegen zur prognostischen Aussagekraft von Laborparametern bei Lebermetastasen vor. Unter der Prämisse einer fortschreitenden hepatischen Insuffizienz mit zunehmender Metastasierung in die Leber sollten kritische Grenzwerte leberspezifischer Parameter bestehen. Allerdings wird bei der Analyse dieser Faktoren vorausgesetzt, daß die Tumorbelastung der Leber im Verhältnis zum Ansprechen auf eine zytostatische Chemotherapie der wesentlichere Faktor ist. Dies konnte (siehe

Tab. 8.3.3: Prognostische Faktoren bei der intraarteriellen Chemotherapie von Lebermetastasen

Autor	Pat.	mediane Überlebenszeit	prognostisch relevante Faktoren	Medikament	Faktoren ohne signifikanten Einfluß
Cady [124]	51	12 Mon. PLR[2]) (p = 0,05)	Alter < 50 J. < 60 J. (p = 0,01) Albumin < 35 mg/dl, Bilirubin > 3,0 mg/dl, GOT > 80 U/l	FUDR	–
Oberfield [709]	60	8,5 Mon.	response > Tumorbelastung	5-FU, FUDR	–
Balch [39]	81	25 Mon.[1])	Bilirubin > 0,5 mg/dl alkal. Phosphatase > 200 U/ml bilobäre Metastasen	FUDR	–
Fortner[2]) [272]	109	11,5 Mon.	PLR, Dukes B vs. C Retreatment	FUDR	GOT
Kemeny [492]	45	n. a.	Karnofsky-Index < 70, PLR (p = 0,015) Leukozyten > 10 000/μ Bilirubin > 0,5 mg/dl, CDH > 300 U/l Tumorbelastung > response	FUDR	Alter Geschlecht Zeitintervall zum Primärtumor
Niederhuber [696]	93	25 Mon.[1])	extrahepatische Metastasen	FUDR Mitomycin C	–
Shepard [876]	53	17 Mon.	CEA > 8 ng/ml	FUDR	–
Johnson [472b]	40	12 Mon.	PLR > 50%, Aszites, Ikterus alkal. Phosphatase > 200 U/l, Bilirubin > 1,5 mg/dl	FUDR	Retreatment synchrone vs. metachrone Metastasen
Patt [736]	29	14 Mon.	response > Tumorbelastung PLR (bei non-respondern)	FUDR Cisplatin	extrahepatische Metastasen PLR (bei Respondern)
Chang [135]	21	16 Mon.	extrahepat. Lymphknotenmetastasen	FUDR	
eigenes Krankengut [852]	36	14 Mon.	Dukes C vs. B (p = 0,02), Männer vs. Frauen (p = 0,04) response vs. Tumorbelastung	5-FU	PLR extrahepat. Metastasen synchrone vs. metachrone Met.

5-FU = 5-Fluorouracil, FUDR = Fluorodesoxyuridin, PLR = Anteil tumorbefallenen Leberparenchyms
[1]) berechnet ab Diagnosestellung; [2]) multivariale Analyse

oben) bisher nicht zweifelsfrei nachgewiesen werden. Auch Staging-Systeme [972], die die Leberinsuffizienz als Teil der Klassifikation verwenden, haben bisher nicht zeigen können, daß hierdurch eine Trennung prognostisch unterschiedlich zu bewertender Patientengruppen gelingt [852, 770].

Hinsichtlich des Serumbilirubins werden verschiedene Grenzwerte als prognostisch signifikante Trennwerte angegeben. Diese reichen von 0,5 mg/dl [39, 492], 1,5 mg/dl [472 b] bis zu 3 mg/dl [124]. Auch für leberspezifische Enzyme werden als prognostisch ungünstig einzuschätzende Grenzwerte genannt, so für die alkalische Phosphatase ein Überschreiten von 200 U/l [39, 472 b], für SGOT ein Überschreiten von 80 U/l [124] oder für LDH ein Überschreiten von 300 U/l [492]. Allerdings konnten andere Autoren solche Grenzwerte für Leberenzyme nicht bestätigen [272].

In einzelnen Arbeiten werden andere Laborparameter als prognostisch relevante Faktoren herausgestellt, so eine Leukozytose von mehr als 10 000/µl [492], ein Serumalbumin unter 35 mg/dl [124] oder ein Serum-CEA über 8 ng/ml [876].

Zum Einfluß von Alter und Geschlecht auf die Prognose liegen unterschiedliche Aussagen vor. Während Cady [124] einen deutlichen Überlebenszeitvorteil bei jüngeren Patienten (unter 50 Jahren), gegenüber älteren (über 60 Jahren) feststellte, konnte dies von Kemeny [492] nicht bestätigt werden. Sie fand auch keinen Einfluß des Geschlechts auf die Prognose der Patienten, was wiederum in unserem eigenen Krankengut von prognostischer Relevanz war [852]. Faktoren des Primärtumors sowie das Vorhandensein von Lymphknotenmetastasen werden nur in einzelnen Arbeiten analysiert, wobei ein Überlebenszeitvorteil für Patienten mit einem Dukes-B-Primärtumor beschrieben wird [272, 852].

Das Ansprechen der Metastasen auf eine vorausgegangene systemische Chemotherapie ist von prognostischer Bedeutung für eine intraarterielle Chemotherapie. Bei Patienten, die primär auf eine systemische Chemotherapie angesprochen haben, im weiteren Verlauf jedoch eine Tumorprogredienz erleiden, scheint eine gute Chance zu bestehen, nach Umstellung der Therapie auf eine intraarterielle Applikation erneut einen Tumorwachstumsstillstand oder eine partielle Tumorremission zu erreichen [430, 272]. Die Tatsache der sekundären Progredienz von Lebermetastasen unter systemischer Chemotherapie könnte demnach ein gutes Auswahlkriterium für die Einleitung einer intraarteriellen Behandlung sein, insbesondere als es bisher keinen signifikanten Hinweis aus vorliegenden randomisierten Studien gibt, daß die intraarterielle Therapie der systemischen Chemotherapie per se überlegen ist [494, 135, 433].

Von verschiedenen Autoren wurde das Ausmaß der Vaskularisation bzw. die Frage der Perfusion der metastatischen Areale in Hinblick auf ihre prognostische Relevanz untersucht. Kaplan [478] stellte fest, daß bei Patienten mit einer guten Perfusion der Metastasen auch in über 90% der Patienten mit einem Ansprechen auf die Chemotherapie zu rechnen sei. Daly [535] berichtet über eine Sensitivität und Spezifität des Makroalbuminszintigramms von 88% hinsichtlich der Voraussage des Ansprechens auf die Chemotherapie. Im eigenen Krankengut stand weder die mittels Makroalbuminaggregaten gemessene Tumorperfusion noch die durch Angiographie bestimmte Tumorvaskularisation in einer Korrelation zum Ansprechen auf die zytostatische Chemotherapie oder zur Überlebenszeit der jeweiligen Patientengruppen [535].

8.3.6 Therapieentscheidung

Die Auflistung der in verschiedenen Studien herausgestellten prognostischen Parameter stellt nur eingeschränkt eine Entscheidungshilfe für die Therapie dar. Patienten mit solitärer Lebermetastasierung wird wohl auch dann zur Leberresektion geraten, wenn die prognostischen Faktoren eher ungünstig sind. Patienten mit diffuser Lebermetastasierung und Progredienz unter systemischer Chemotherapie werden angesichts in der Laienpresse verbreiteter optimistischer Informationen über die intraarterielle Chemotherapie zu dieser Behandlungsform gedrängt.

Damit die mittels statistischer Verfahren oder durch Beobachtung als prognostisch relevant erkannten Faktoren auch Eingang in die Therapiewahl finden, bieten sich Entscheidungsunterstützungssysteme an. Hier lassen sich feste Regeln etablieren, die in vorgegebener Reihenfolge abgeprüft werden. Als prognostisch relevant erkannte Faktoren fließen in die Entscheidung ein und ergeben, zusammen mit dem Befund des aktuellen Patienten, einen Vorschlag zur Therapie [866]. Hier muß nun – bei Wahl einer anderen Behandlungsform – gegen das System argumentiert werden. Möglicherweise kann diese Form der Entscheidungsunterstützung die chirurgische Therapie von Patienten mit Lebermetastasen kolorektaler Karzinome auf eine wissenschaftlichere Basis stellen.

9 Behandlungsgrundsätze des Rezidivs

9.1 Chirurgie des Lokalrezidivs

Th. Karavias, R. Häring

9.1.1 Einleitung

Fernmetastasen und das lokoregionäre Rezidiv eines kolorektalen Karzinoms stellen die wichtigsten postoperativen Probleme dar. Das erneute metastatische, vor allem aber das lokoregionäre Tumorwachstum bedeutet für den Krebskranken eine Verschlechterung der Lebensqualität und ist entscheidend für die Langzeitprognose. Für den Chirurgen ist daher Verhütung, Früherkennung und operative Behandlung des Rezidivs eine wichtige Aufgabe.

9.1.2 Definition und Ursachen

Das lokoregionäre Rezidiv des kolorektalen Karzinoms ist definiert als das Wiederauftreten von Tumormanifestationen im kleinen Becken bzw. im Bauchraum nach einer makroskopisch und mikroskopisch als lokal radikal eingestuften Tumorentfernung. Als Ursachen hierfür gelten:

- das Belassen von Tumorgewebe in den Lymphknoten und Lymphspalten im perikolischen bzw. perirektalen Fettgewebe und in der Darmwand sowie
- die Implantation von intraoperativ abgeschilferten Karzinomzellen intra- bzw. extraluminal (Abb. 9.1.1).

Da im Einzelfall eine Abgrenzung zum metachronen Zweitkarzinom, das in der Nähe der Anastomose auftritt, nicht möglich ist, wird dieses Karzinom in der Literatur zu den Rezidiven gerechnet. Nicht zu den lokoregionären Rezidiven zählen Fernmetastasen und das erneute (klinische) Wachstum von Tumorgewebe nach einer primär palliativen Operation.

9.1.3 Formen

Man unterscheidet zwischen dem

1. intraluminalen oder Anastomosenrezidiv und
2. extraluminalen Rezidiv.

Diese Differenzierung ist nicht nur aus onkologischer, sondern auch aus chirurgischer Sicht von Bedeutung (s. u.).

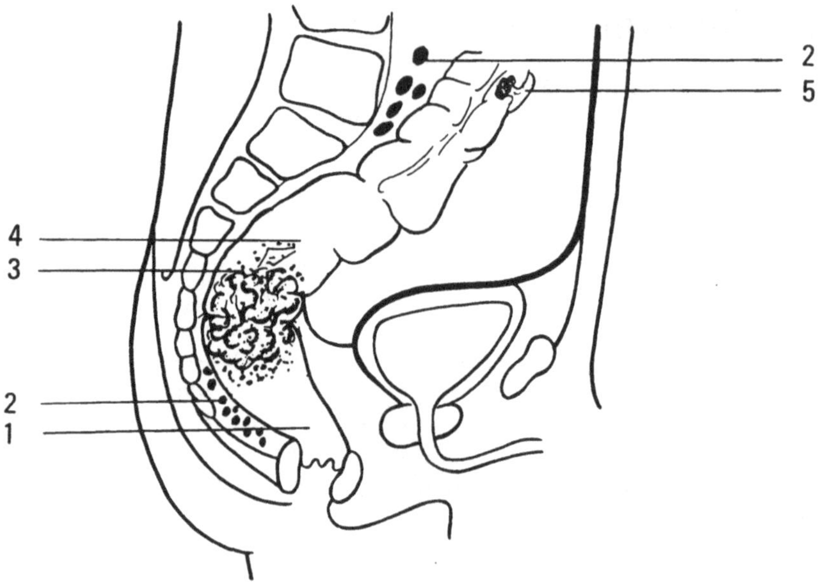

Abb. 9.1.1: Ursachen des lokoregionären Rezidivs am Beispiel des Rektumkarzinoms:
1. unzureichender distaler Sicherheitsabstand,
2. Tumornester im Mesorektum,
3. intraluminale Tumorzellverschleppung,
4. intraoperativer Tumoreinriß,
5. Belassen eines synchronen Zweitkarzinoms oder eines großen Adenoms

Das intraluminale Karzinomrezidiv nimmt seinen Ausgang von der Darmschleimhaut meistens in Höhe der Anastomose. Nicht immer abzugrenzen sind Zweitkarzinome, die sich in der Nähe der Anastomose entwickeln. Die Häufigkeit des synchronen Zweitkarzinoms im Kolon und Rektum wird mit 4% und der synchronen Adenome mit 30% angegeben [259, 662, 868]. Das Anastomosenrezidiv ist nach tiefer anteriorer Rektosigmoidresektion häufiger als nach Kolonresektion. Insgesamt jedoch ist diese Form mit einer Häufigkeit von etwa 5–10% der lokoregionalen Rezidive weitaus seltener als das extraluminale Rezidiv [91, 391, 754].

Das extraluminale Karzinomrezidiv kann sowohl die regionären Lymphknoten als auch das perikolische bzw. perirektale Gewebe betreffen. Fortgeschrittene extraluminale Karzinome, die in der Nähe einer Anastomose ihren Ausgang haben und den Darm infiltrieren, können natürlich von einem Anastomosenrezidiv schwer abgegrenzt werden. Eine Differenzierung ist nicht immer möglich insbesondere beim fortgeschrittenen Tumorleiden oder bei klinisch-apparativ gestellter und nur bioptisch gesicherter Diagnose des Rezidivs.

Zu den extraluminalen Rezidiven zählen auch Tumormanifestationen im Bereich der abdominellen oder perinealen Operationsnarbe oder entlang der Drainagestellen.

Ähnlich wie der Primärtumor kann auch das Rezidiv mit Fernmetastasen einhergehen (Tab. 9.1.1).

Tab. 9.1.1: Häufigkeit synchroner Fernmetastasen beim Lokalrezidiv eines kolorektalen Karzinoms

Autor		Häufigkeit	(%)	
Schiessel [851]	(1986)	32/126	(25)	KR
Willet [1019]	(1984)	70/102	(70)	K
Mäkela [592]	(1986)	17/43	(39)	KR
Winkler [1038]	(1981)	8/28	(28)	R
Hermanek [405, 406]	(1982)	62/167	(37)	R
Schildberg [852]	(1985)	34/101	(34)	KR
Rich [806]	(1983)	19/43	(44)	R
Rao [780]	(1981)	12/65	(18)	R
Herfarth [402]	(1987)	38/141	(27)	KR
UK-Steglitz		9/53	(17)	KR

K = Kolon-, R = Rektumkarzinom

9.1.4 Häufigkeit

Obwohl das kolorektale Karzinom zu den häufigsten und bestuntersuchten Tumoren gehört, variieren die Angaben zur Häufigkeit des Rezidivs in der Literatur erheblich. Gründe hierfür sind vor allem methodische Probleme:

- unterschiedliche Zeiträume,
- Länge der Nachbeobachtungszeit,
- Patientencompliance,
- Art sowie Intensität der Nachuntersuchung,
- Zusammensetzung des Krankengutes.

Die Wahrscheinlichkeit, daß es zu einem Rezidiv kommt, ist vom TNM- bzw. Dukes-Stadium des Primärtumors abhängig: Sie ist bei den Stadien mit Lymphknotenbefall zweifach höher als bei tumorfreien Lymphknoten [405, 406, 747 b, 868, 1038]. Die Rolle des Malignitätsgrades des Primärtumors in der Rezidiventstehung wird unterschiedlich beurteilt (Tab. 9.1.2).

Nach Phillips [747 b] spielt der Malignitätsgrad nur unter Berücksichtigung des Tumorstadiums eine Rolle. In diesem Zusammenhang muß darauf hingewiesen werden, daß die Anwendung von Modifikationen der Dukes-Klassifikation den exakten Vergleich von Behandlungsergebnissen sehr erschwert, u. a. weil bei der am häufigsten angewandten Modifikation nach Astler-Coller Adenome als Karzinome klassifiziert werden [480] (s. Kap. 2.5).

Wachtumsform und klinische Präsentation des Primärtumors haben ebenfalls einen entscheidenden Einfluß darauf, ob es zu einem Lokalrezidiv kommt. Zu Obstruktion bzw. Perforation führende kolorektale Karzinome rezidivieren zwei- bzw. dreifach

Tab. 9.1.2: Malignitätsgrad und Häufigkeit des Lokalrezidivs

Autor		Rezidivhäufigkeit (%) G 1	G 2	G 3	
Winkler [1038]	(1981)	12/56 (21)	8/29 (28)	6/10 (60)	R
Hermanek [405, 406]	(1982)	32/163 (20)	108/477 (23)	17/59 (29)	R
Phillips [747 b]	(1984)	66/578 (11)	181/1330 (14)	55/265 (21)	KR
McDermott [609]	(1985)	? (17)	? (18)	? (34)	R

K = Kolon-, R = Rektumkarzinom

häufiger als klinisch komplikationslose Tumoren. Bei exophytisch wachsenden Rektumkarzinomen fand Hermanek [405, 406] eine Rezidivhäufigkeit von 6–12% gegenüber 29% der exulzerierten Tumoren.

Die Lokalisation des Primärtumors ist ebenfalls ein wichtiger Faktor in der Rezidiventstehung. Die durchschnittliche Rezidivhäufigkeit beim Kolonkarzinom wird mit 12% angegeben [91, 542, 868]. Die Angaben zur Rezidivhäufigkeit nach Operationen eines Rektumkarzinoms variieren zwar sehr stark (Tab. 9.1.3), sind jedoch mit 19% höher als für das Kolonkarzinom. Dies hängt wahrscheinlich mit dem lymphogenen Ausbreitungsmodus des Karzinoms und mit dem aus anatomischen Gründen eingeschränkten Radikalitätsgrad zusammen: Im kleinen Becken limitiert die Nachbarschaft des karzinomtragenden Rektums zu anderen Organen die Radikalität und erhöht das Risiko der intraoperativen Tumorzelldissemination.

Die Rezidivhäufigkeit nach tiefer anteriorer Resektion bzw. Rektumexstirpation ist bei Einhaltung der Radikalitätsprinzipien (distaler Sicherheitsabstand!) gleich (Tab. 9.1.4). Phillips [747 b] gibt eine signifikant höhere Lokalrezidivrate nach tiefer ante-

Tab. 9.1.3: Häufigkeit des Lokalrezidivs nach operativer Therapie des Rektumkarzinoms

Autor		Zeitraum	Häufigkeit	(%)
Rao [780]	(1981)	1967–72	65/204	(32)
Winkler [1038]	(1981)	1970–74	28/112	(25)
Hermanek [405, 406]	(1982)	1969–79	167/729	(23)
Localio [558]	(1983)	1966–76	49/360	(14)
Luke [573]	(1983)	1976–80	30/147	(20)
Rich [806]	(1983)	1968–76	43/142	(30)
Pilipshen [754]	(1984)	1968–76	182/412	(44)
Phillips [747 b]	(1984)	1976–80	124/848	(14)
McDermott [609]	(1985)	1950–83	191/934	(20)
UK Steglitz		1980–84	14/87	(16)

Tab. 9.1.4: Häufigkeit des Lokalrezidivs nach Resektion (TAR) bzw. Exstirpation (APE) beim Rektumkarzinom

Autor	Zeitraum	Häufigkeit	(%)
Phillips	1976–80	APE 57/478	(12)
		TAR 67/370	(18)
Hermanek	1969–79	APE 74/334	(22)
		TAR 90/328	(27)
Pilipshen	1968–76	APE 39/142	(27)
		TAR 66/240	(27)
McDermott	1950–83	APE ?/?	(23)
		TAR ?/?	(19)
UK Steglitz	1980–84	APE 11/55	(20)
		TAR 3/32	

riorer Resektion gegenüber der Exstirpation an. Seine Daten stützen sich jedoch auf Operationsergebnisse mehrerer Krankenhäuser und sind daher nicht exakt vergleichbar. Allerdings ist bei der tiefen anterioren Rektosigmoidresektion die Einhaltung eines aboralen Sicherheitsabstandes von mindestens 3 cm (gemessen am frischen, nicht gespannten Resektat) von größter Bedeutung für die Verhütung des Rezidivs [404]. Kontroverse Angaben bezüglich der Breite des Sicherheitsabstandes ergeben sich aus der Art der Meßmethode [761, 1025].

Die ausgedehnte abdominoiliakale Lymphadenektomie verbessert nach Ansicht von Glass [318] die Langzeitresultate nicht. Nach den Untersuchungen von Enker [240 a] profitierten jedoch von diesem Verfahren Patienten mit Dukes-C-Karzinomen. Ebenso umstritten ist die Bedeutung der radikulären Absetzung der A. mesenterica inferior [746]. Nach den Untersuchungen von Gall [284 b] sind in 3% aller Rektumkarzinome die Lymphknoten am Abgang der A. mesenterica inferior befallen und somit ist die radikuläre Ligatur gerechtfertigt. Allerdings konnte bis jetzt kein therapeutischer Gewinn nach radikulärer Absetzung dieses Gefäßes nachgewiesen werden.

Heald [391] unterstreicht die Bedeutung der kompletten Exstirpation des Mesorectums insbesondere bei der tiefen anterioren Resektion. In histopathologischen Untersuchungen wurden im mesorectalen Fettgewebe mehrere Zentimeter distal des Karzinoms noch Tumorreste gefunden.

Auf die Notwendigkeit der erweiterten rechts- bzw. linksseitigen Hemikolektomie bei Karzinomen der Kolonflexuren wurde bereits hingewiesen; etwa ein Drittel der Karzinome der rechten und ein Viertel der Karzinome der linken Kolonflexur metastasieren auch entlang des homonymen Astes der A. colica media [286, 287] (s. Kap. 5.2).

Eine Implantation von intraluminal abgeschilferten Tumorzellen an der Anastomose wird durch Manipulationen am Tumor [376, 966] begünstigt. Ähnliches vermutet Norgren [707] auch bei der Anwendung von Nahtgeräten. Eine – allerdings retrospektive – Analyse zeigte jedoch keine Anhäufung von Lokalrezidiven nach Einführung der maschinellen Darmnaht [573].

Der intraoperative akzidentelle Tumoreinriß führt mit Sicherheit zu Tumorzelldissemination und vermehrtem Auftreten von Rezidiven [284 b].

Prä- und intraoperativ nicht erkannte synchrone Zweitkarzinome oder präkanzeröse Läsionen (z. B. große villöse Adenome) manifestieren sich postoperativ als anastomosennahe „frühe Karzinomrezidive“. Finan [259] wies darauf hin, daß 34 von 59 (68%) der synchronen Zweitkarzinome erst intra- bzw. postoperativ, d. h. im Resektat, bemerkt wurden.

9.1.5 Diagnostik

Mehr als die Hälfte bzw. fast 90% der lokoregionären Rezidive des kolorektalen Karzinoms treten innerhalb des ersten und des zweiten postoperativen Jahres auf [376, 405, 406, 747 b]. Die engmaschige Kontrolle der Patienten innerhalb dieses Zeitraumes ist daher für die Früherkennung des Rezidivs unerläßlich. Hierzu stehen uns klinische, apparative, endoskopische und blutchemische Untersuchungsmethoden zur Verfügung.

Klinische Symptome des Kranken wie Gewichtsabnahme, Blutabgänge, Bauch- und Kreuzschmerzen, Tenesmen, Dysurie, Obstipation sind häufig leider schon Spätsymptome und für die Früherkennung nicht relevant.

Die klinische Untersuchung mit regelmäßiger sorgfältiger Palpation des Abdomens, Inspektion und Palpation der perinealen Narbe und der Kolostomie sowie rektodigitaler Austastung ist vor allem beim Rektumkarzinom wichtig.

Die Endoskopie (Rektoskopie, Koloskopie) ist vor allem für die Früherkennung intraluminaler Rezidive und metachroner Zweittumore von ausschlaggebender Bedeutung (s. Kap. 3.2).

Von den bildgebenden Untersuchungsmethoden haben sich die Endosonographie des Rektums, die CT-Untersuchung des kleinen Beckens, die Sonographie der Leber und die Immunszintigraphie bewährt (s. Kap. 3.1).

Schließlich kann die serielle Bestimmung des CEA-Spiegels das Auftreten eines klinisch und apparativ noch nicht diagnostizierbaren Rezidivs anzeigen.

9.1.6 Indikation zur Operation

Je nach Zielsetzung der Operation beim rezidivierenden kolorektalen Karzinom unterscheidet man zwischen kurativer bzw. palliativer Operation.

Ziel der kurativen Operation ist, durch Resektion bzw. Entfernung von befallenen Organen und Gewebe die Heilung des Patienten zu erreichen.

Bei palliativer Zielsetzung werden durch die Operation Komplikationen bzw. Folgeerscheinungen des erneuten Tumorwachstums beseitigt, insbesondere solche, die zu einer Verschlechterung der Lebensqualität bzw. zu einer akuten Lebensbedrohung führen, auch wenn das Leiden nicht mehr kurabel ist:

- schwere Passagestörungen,
- Tenesmen, Schmerzen,
- chronische Blutverluste,
- Fistelbildungen und Tumorverjauchung,
- Ileus, Perforation und massive Blutung.

Aber auch aus onkologischer Sicht kann eine nichtkurative Operation zum Zwecke der Reduktion der Tumormasse sinnvoll sein, um so eine additive Chemo- oder Strahlentherapie zu ermöglichen.

Nicht indiziert sind operative Maßnahmen beim bereits moribunden oder bewußtseinsgetrübten Kranken.

9.1.7 Operabilität

Die Möglichkeit einer erneuten Resektion ist von vielen Faktoren abhängig, wobei die Zielsetzung (kurative oder palliative Reoperation) und die klinische Präsentation (absolute Operationsindikation) im Mittelpunkt stehen.

Die Resektabilität ist an erster Stelle vom Tumorstadium, d. h. von der lokalen Ausbreitung des Tumors abhängig: Tumoröse Infiltration von nichtresektablen Organen, Fixation des Tumors im kleinen Becken oder im Retroperitoneum machen eine Resektion unmöglich. Lediglich eine Reduktion der Tumormasse zur Unterstützung einer Chemotherapie bzw. Radiotherapie wäre hier denkbar.

Auch die Art der vorausgegangenen Operation des Primärtumors beeinflußt die Resektabilität des Rezidivs, insbesondere beim primären Rektumkarzinom:

- Bei Lokalexzision des Primärtumors besteht sowohl die Möglichkeit der Resektion als auch der Exstirpation des Rektums bei einem kleinen Rezidiv (Abb. 9.1.2).
- Wurde bei der Operation des Primärtumors eine tiefe anteriore Resektion vorgenommen, so ist eine erneute kontinenzerhaltende Nachresektion nur bei sehr kleinen intraluminalen Rezidivtumoren möglich, in allen anderen Fällen muß das Rektum exstirpiert werden (Abb. 9.1.3).
- Nach vorausgegangener Exstirpation ist eine Resektion nur beim Rezidiv am Anus praeter möglich. Ein Rezidiv im kleinen Becken ist in der Regel inoperabel, es sei denn, es handelt sich um einen kutanen Tumor im Bereich der perinealen Operationsnarbe (Abb. 9.1.4).

Im allgemeinen sind ausschließlich intraluminal wachsende Rezidive kurativ resektabel.

Die Literaturmitteilungen zur Resektabilität und Kurabilität des lokoregionären kolorektalen Karzinomrezidivs liegen zwischen 12 und 75% bzw. 3 und 53% (Tab. 9.1.5). Am niedrigsten sind die Angaben zur Kurabilität des lokoregionären Rezidivs

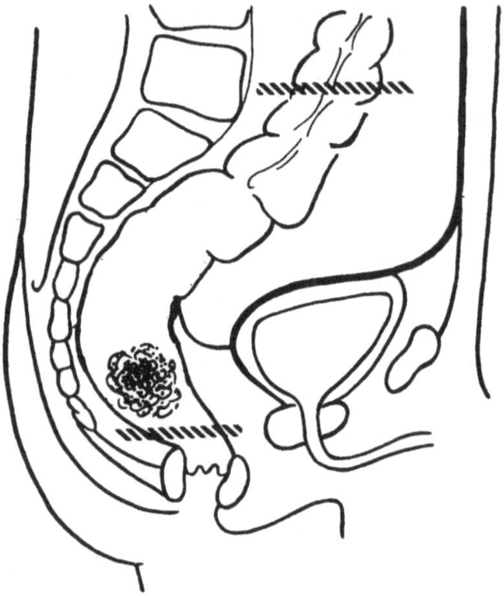

Abb. 9.1.2: Das Lokalrezidiv nach Lokalexzision eines tiefsitzenden Rektumkarzinoms kann durch Exstirpation, u. U. auch durch Resektion behandelt werden

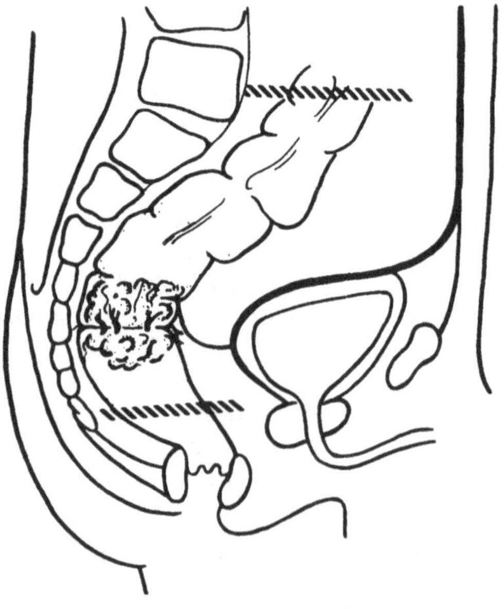

Abb. 9.1.3: Ein kleines intraluminales Rezidiv nach anteriorer Resektion kann durch eine erneute Kontinenzresektion behandelt werden, wenn die Einhaltung eines distalen Sicherheitsabstandes von mindestens 3 cm gewährleistet ist

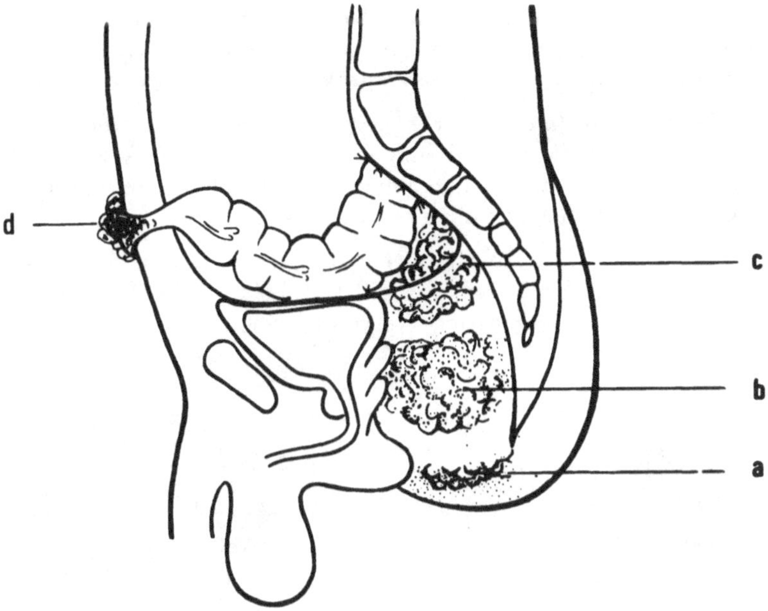

Abb. 9.1.4: Formen des Lokalrezidivs nach Rektumexstirpation:
a) kutanes Rezidiv an der perinealen Operationsnarbe,
b) Rezidiv im kleinen Becken,
c) intraperitoneales Rezidiv,
d) Rezidiv am Kolostoma;
eine kurative Exstirpation bzw. Resektion ist möglich bei a) und d)

Tab. 9.1.5: Resektabilität und Kurabilität des kolorektalen Karzinomrezidivs

Autor	Rezidive		Reoperation	kurativ (%)	
Rao (1981) [780)	43	R	12	3	(7)
Vassilopoulos (1981) [973]	?	KR	30	15	
Hermanek (1982) [405, 406]	167	R	?	33	(20)
Rich (1983) [806]	43	R	12	3	(7)
Schildberg (1985) [852]	59	R	21	3	(5)
Schildberg (1985) [852]	51	K	48	13	(25)
Minton (1985) [632]	130	KR	75	39	(52)
Mäkela (1986) [592]	?	KR	43	7	
Schiessel (1986) [851]	126	KR	109	53	(48)
Herfarth (1987) [402]	141	KR	105	27	(19)
Wanebo (1987) [983]	75	R	28	24	(32)

K = Kolon-, R = Rektumkarzinomrezidiv

eines Rektumkarzinoms. Hier sind die Möglichkeiten einer kurativen Reoperation durch die Art der vorausgegangenen Operation (häufig Exstirpation) und durch die anatomischen Gegebenheiten des kleinen Beckens stark eingeschränkt.

Auch Art, Dichte und Intensität der postoperativen Nachsorge beeinflussen die Findungsrate wie auch die Operabilität des lokoregionären Rezidivs. Ähnlich wie beim Primärtumor spielt die Früherkennung des Rezidivs eine entscheidende Rolle für die Resektabilität und Kurabilität des Tumorleidens.

Zweifelhaft ist, ob auch das Ausmaß der Nachresektion einen Einfluß auf die Kurabilität hat. Wanebo [983] gibt einen Anteil von 24/75 (32%) kurativer, aber ausgedehnter Nachresektionen wegen eines Rektumkarzinomrezidives an.

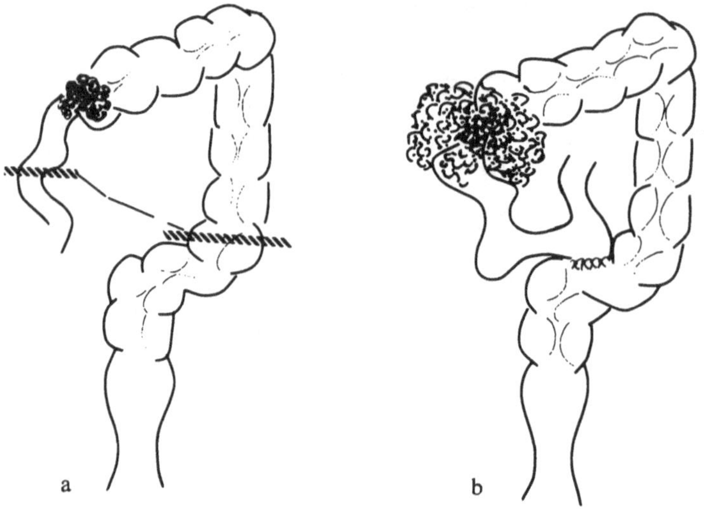

Abb. 9.1.5: a) Intraluminales Rezidiv nach Hemikolektomie rechts. Kurative Resektion durch Hemikolektomie links
b) Nicht resektables extraluminales Rezidiv mit Störung der Passage. Palliative Seit-zu-Seit-Ileosigmoidostomie

9.1.8 Operationstechnik

Im Gegensatz zur standardisierten chirurgischen Therapie beim primären kolorektalen Karzinom gelten bei der Behandlung des Rezidivs nur allgemeine Richtlinien.

Die operative Behandlung des Rezidivs muß berücksichtigen:

- die individuelle Situation des Kranken,
- das Tumorstadium,
- den aktuellen klinischen Zustand,
- die Art der vorausgegangenen Operationen und
- die aktuelle Zielsetzung.

Als Zugang bietet sich bei Rezidivtumoren des linken Kolons und des Rektums der Medianschnitt an. Bei Rezidivtumoren des Querkolons mit Befall der Oberbauchorgane ist auch der Oberbauchquerschnitt möglich.

Die Operabilität wird durch Palpation und Inspektion der Abdominalorgane und des Tumors geprüft. Man fahndet nach Peritonealkarzinose, Lebermetastasen und Befall nichtresektabler Organe und prüft das Ausmaß der tumorösen Infiltration in benachbarte Organe. Histologische Schnellschnittuntersuchungen dienen der Differenzierung zwischen einer peritumorösen entzündlichen oder malignen Infiltration.

Das weitere Vorgehen richtet sich nach der onkologischen Zielsetzung:

Bei kurativer Intention wird der Tumor gegebenenfalls unter Mitnahme anderer Organe reseziert. Ähnlich wie bei der Behandlung des Primärtumors berücksichtigt man bei Rezidiven das Lymphabflußgebiet und die Darmdurchblutung. Angrenzende resektable Organe wie z. B. Magen oder Pankreasschwanz werden beim Rezidiv nach Querkolonresektion mitreseziert.

Bei palliativer Zielsetzung und noch operablem Tumor wird die Segmentresektion vorgenommen. Ist eine Resektion nicht mehr möglich, so kommt bei etwaigen Passagestörungen, bei Blutung oder Tenesmen eine Umgehungsanastomose oder (beim nichtresektablen Rektumkarzinomrezidiv) eine Kolostomie in Frage (Abb. 9.1.6).

Bei endoskopisch erreichbaren inoperablen Rezidiven (z. B. Rektumkarzinom) ist auch die Laser- bzw. elektro- oder kryochirurgische Zerstörung des Tumors zu erwähnen, um die Passage wieder zu ermöglichen, Tenesmen zu lindern und eine Kolostomie zu vermeiden.

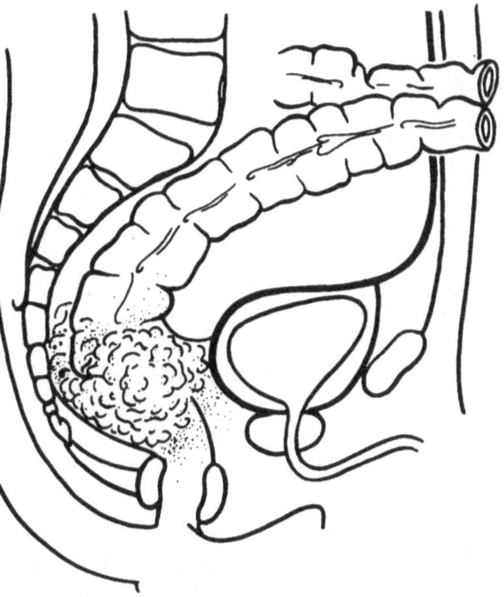

Abb. 9.1.6: Ausgedehntes extraluminales (a) bzw. intraluminales (b) Rezidiv nach anteriorer Rektumresektion. Doppelläufiger Sigmaafter als palliative Behandlung

9.1.9 Prognose

Das lokoregionäre Rezidiv eines kolorektalen Karzinoms hat zwar (ähnlich wie der Primärtumor) eine bessere Prognose als Rezidive anderer Karzinome des Gastrointestinaltraktes (z. B. des Magens oder des Ösophagus), ein Tumorrezidiv bedeutet jedoch immer eine signifikante Verschlechterung der Gesamtprognose.

Auch hier ist das Stadium der Erkrankung der für die Prognose entscheidende Faktor. Es wird zwar immer von einem Lokalrezidiv gesprochen, 18 – 70% der Kranken jedoch (Tab. 9.1.1) haben zusätzlich bereits Fernmetastasen. Postmortale Untersuchungen von Gilbert [307 a] ergaben in 73% eine disseminierte Erkrankung.

Da das Stadium der Erkrankung die Resektabilität und Kurabilität mitbestimmt, ist die Prognose von der Möglichkeit einer operativen Behandlung abhängig: Absolut infaust ist die Prognose bei Kranken mit einem fortgeschrittenen und deshalb lokal inoperablen Rezidivtumor. Die mediane Überlebenszeit beträgt nach Literaturangaben nur wenige Monate.

Prognostisch günstiger ist die palliative Resektion: Die 5-Jahres-Überlebensrate wird mit 8% angegeben, die mediane Überlebenszeit mit 15 Monaten.

Für die kurative Nachresektion wurden 5-Jahres-Überlebensraten bis zu 50% und mediane Überlebenszeiten bis zu 59 Monaten mitgeteilt (Tab. 9.1.6).

Tab. 9.1.6: Prognose nach operativer Behandlung des Lokalrezidivs kolorektaler Karzinome

Autor	Lokalisation	Prognose kurativ (OP-Zahl)	palliativ
Vassilopoulos (1981) [973]	KR	(15) 59%	(15) 12
Hermanek (1982) [405, 406]	R	(33) 33%	(134) 8%
Schildberg (1985) [852]	R*	(67) 23%	
Schildberg (1985) [852]	K	(15) 48%	(45) 11
Minton (1985) [632]	KR*	(22) 50%	
Schiessel (1986) [851]	KR**	(53) 30%	(56) 7%
Mäkela (1986) [592]	KR	(7) 48	(17) 15
Herfarth (1987) [402]	KR	(27) 19	(21) 11

* alle reoperierten Patienten, % ist 5-Jahres-Überlebensrate, sonst mediane Überlebenszeit in Monaten
** 3-Jahres-Überlebensrate, K = Kolon-, R = Rektumkarzinomrezidiv

Besonders ungünstig ist die Prognose des Rezidivs eines Rektumkarzinoms. Nach Rektumresektion handelt es sich in 90 – 95% nach Rektumexstirpation immer um extraluminale Rezidive im kleinen Becken, die relativ spät entdeckt werden und deshalb inoperabel sind. Wanebo [983] führte ausgedehnte Resektionen bei diesen Kranken durch (z. T. mit Blasen- und Vaginaresektion bzw. Exstirpation, Entfernung des Os sacrum sowie Exenteration mit Anlage eines Ileum-Conduit). Er berichtet von einer 5-Jahres-Überlebensrate von 20% der Patienten mit gegenüber 3% der Patienten ohne ausgedehnte Resektion. Dennoch entwickelten 13 der 24 so operierten Patienten ein erneutes Rezidiv. Man kann daraus schließen, daß das „ultraradikale“ operative Vorgehen beim lokoregionären rektalen Karzinomrezidiv weder die Prognose noch die Lebensqualität des Kranken verbessert und deshalb eine Ausnahme bleiben sollte [376].

Dagegen scheint, daß die frühzeitige Rezidiventdeckung sowohl die Resektabilitäts- als auch die Kurabilitätsrate zu steigern vermag. Hierbei spielt die serielle Bestimmung des CEA-Spiegels eine wichtige Rolle [596, 621, 632, 772]. Martin (1986) konnte bei 56 von 90 wegen CEA-Erhöhung reoperierten Kranken ein resektables Tumorrezidiv feststellen. Diese CEA-gesteuerte Second-look-Operation beinhaltet die ausgiebige Exploration der Abdominalorgane und des kleinen Beckens und planmäßige Schnellschnittuntersuchungen mehrerer Lymphknotenregionen und beider Leberlappen. Ebenfalls positive Erfahrung mit der CEA-gesteuerten Second-look-Operation machten Metzger [621] und Minton [632] mit einem Anteil von 56% (16/28) bzw. 53% (23/43) kurativ resektabler Karzinomrezidive.

9.2 Strahlentherapie des Lokalrezidivs

R. Rohloff

9.2.1 Indikation und Ergebnisse

Bei Rektum- und Kolonkarzinomen werden häufig lokoregionale Rezidive beobachtet, die zwar in der Mehrzahl der Fälle gemeinsam mit Fernmetastasen, teilweise aber auch allein auftreten, so daß dann die Behandlung nicht nur palliativen Charakter, sondern auch eine kurative Intention haben kann.

Bei der Therapie von Lokalrezidiven von Kolonkarzinomen spielt die Strahlentherapie nur eine untergeordnete Rolle, da wegen der Nachbarschaft strahlenempfindlicher Organe (Niere, Leber) und der von der Ausbreitung her oft nicht exakt zu bestimmenden Rezidivlokalisation eine Bestrahlung mit höherer Dosis meist nicht indiziert ist. Zudem ist die Lokalrezidivhäufigkeit geringer und der Anteil kombinierter Rezidive mit Fernmetastasen höher als bei Rektum-Sigma-Karzinomen (Willet et al. [1019]: 19% Lokalrezidive bei 6% isolierten Lokalrezidiven bei 533 Patienten).

Eine Ausnahme bilden die Coecumkarzinome, die gelegentlich in palliativer Absicht und sehr selten nach Rezidivoperation auch in kurativer Absicht einer Strahlenbehandlung zugeführt werden. Weder die eigenen Erfahrungen noch die Angaben der Literatur lassen jedoch verbindliche Aussagen über räumliche Therapieplanung und Erfolgsaussichten zu.

Dagegen liegen mit der Strahlenbehandlung von Lokalrezidiven bei Rektum- und Sigmakarzinomen in der Radiologischen Universitätsklinik München umfangreiche Erfahrungen vor, die als Grundlage für die Besprechung der Behandlungsstrategie und der Erfolgsaussichten bei der strahlentherapeutischen Behandlung dienen können.

Unter 218 von 1970 bis 1985 strahlenbehandelten Patienten mit Rektum-Sigma-Karzinomen befanden sich 133 Patienten mit lokoregionalen Rezidiven mit und ohne Fernmetastasen. Das Schicksal dieser Patienten konnte retrospektiv fast lückenlos aufgeklärt werden.

Das Referenzdatum der retrospektiven Analyse ist der 31. 12. 1987, so daß alle Patienten mindestens 1 Jahr beobachtet sind.

Die Rezidive waren zu 65% nach 2 Jahren, zu 93% nach 5 Jahren postoperativ manifest geworden. Diese Zahlen stimmen mit den Angaben der Literatur über die zeitliche Entwicklung der Lokalrezidive gut überein [984, 618, 864].

Mit Hilfe der Trendanalyse nach Kaplan-Meier wurden unkorrigierte (rohe) Überlebenswahrscheinlichkeiten berechnet, die als Basis für die Ermittlung von Prognosefaktoren dienen können.

Abbildung 9.2.1 zeigt die Überlebenswahrscheinlichkeiten für das Gesamtkollektiv von 133 Rezidivpatienten. Die 1-, 2-, 3- und 5-Jahres-Überlebenswahrscheinlichkeiten betragen 57,1 +/− 2,5%, 27,1 +/− 4,3%, 12,9 +/− 6,7% und 4,4 +/− 9,3%. Die mittlere Überlebenszeit liegt bei 17,8 Monaten, die mediane bei 15 Monaten.

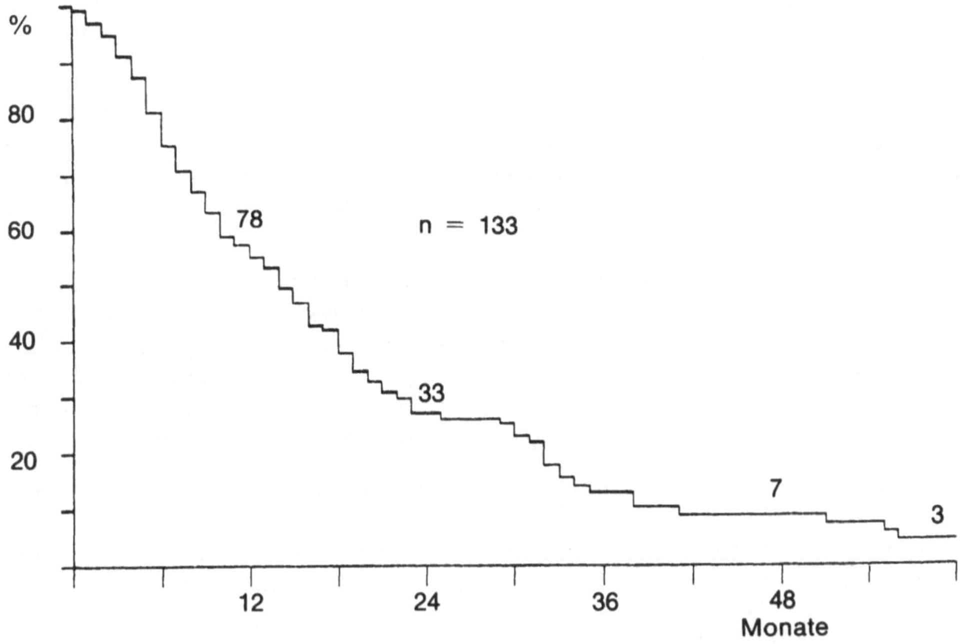

Abb. 9.2.1: Überlebenswahrscheinlichkeiten (Kaplan-Meier-Analyse) von 133 Patienten, die von 1970 – 1985 wegen Lokalrezidiven von Rektum-Sigma-Karzinomen an der Radiologischen Universitätsklinik München bestrahlt wurden
(„number at risk“ über der Kurve)

Diese Analyse zeigt, daß nur wenige Patienten mehrere Jahre überleben und eine Heilung von Patienten mit Lokalrezidiven zu den seltenen Ausnahmen gehört. Im eigenen Krankengut haben bisher 10 Patienten 3 Jahre und 3 Patienten 5 Jahre überlebt.

In der Literatur finden sich nur spärliche Angaben über Überlebensraten nach Strahlentherapie von Lokalrezidiven. Schulz [865] gibt eine mittlere Überlebenszeit von 15,6 Monaten, Schmidt et al. [858] eine solche von 15 Monaten an. Urdaneta-Laffee et al. [968] berichten über eine 2-Jahres-Überlebensrate von 24,5% ohne Langzeitüberlebende nach 5 Jahren, Vongtma et al. [975 b] von einer 2-Jahres-Überlebensrate von 16% und von einer von 4% nach 5 Jahren.

Von anderen Autoren sind ebenfalls Langzeitüberlebende beschrieben worden (Williams et al. [1024]: 4/82; Wang und Schulz [984]: 6/58; Rao et al. [779]: 5/37 nach „radikalen“ Dosen; Ciatto und Pacini [148]: 3/108; Schüle-Hein und Sack [864]: 4/56).

Bei der Strahlentherapie des Lokalrezidivs steht daher der palliative Aspekt im Vordergrund. Das palliative Behandlungsziel besteht in der Mehrzahl der Fälle in der Beeinflussung der quälenden Schmerzsymptome im Beckenbereich, die die Lebensqualität der Patienten erheblich beeinträchtigen. Im eigenen Krankengut lagen bei 60% der Rezidivpatienten solche Schmerzsyndrome vor, die sich bei 78% dieser Patienten gut oder sehr gut bessern ließen. Leider hatte die Symptombesserung bei den meisten Patienten nur vorübergehenden Charakter und hielt im Mittel 6 Monate mit großen Schwankungen nach oben und unten an.

Die gute, wenn auch vorübergehende, palliative Wirksamkeit bei der Strahlenbehandlung von Lokalrezidiven wird von vielen Autoren bestätigt. Die Angaben über die Besserung von Schmerzzuständen bewegen sich zwischen 55–87% und über die Dauer der Besserung zwischen 6–8 Monaten [1024, 984, 968, 779, 148, 858, 87, 864, 865].

Für die Schmerzbeeinflussung reicht eine Dosis von 40–50 Gy aus. Rao et al. [779] geben 1200–1440 rd unter Benutzung des NSD-Konzeptes an. Es gibt aber Hinweise dafür, daß Rate und Dauer der Symptombesserung mit der Dosis ansteigen [984, 773]. Da aber bei Gesamtdosen über 45 Gy auch die Rate akuter Strahlennebenwirkungen und von Strahlenspätfolgen ansteigt, muß der Radioonkologe sorgfältig abwägen, bei welchen Patienten eine hochdosierte Strahlenbehandlung des Rezidivs sinnvoll ist.

Die Prognose des Lokalrezidivs wird entscheidend davon bestimmt, ob gleichzeitig auch Fernmetastasen vorliegen oder nicht. Etwa 30–50% der Patienten sind zum Zeitpunkt der Lokalrezidivdiagnose noch ohne Fernmetastasen, so daß auch die Strahlenbehandlung dann noch eine kleine kurative Chance bietet.

Abbildung 9.2.2 zeigt die Überlebenswahrscheinlichkeiten der eigenen Patienten mit (n = 39) und ohne (n = 94) Fernmetastasen. Beim Vorliegen von Fernmetastasen hat bisher kein Patient 36 Monate überlebt; alle Langzeitüberlebenden gehören in die Gruppe der Patienten ohne Fernmetastasen.

Nach drei Jahren lebten 34,2% der Patienten ohne gegenüber 9,8% der Patienten mit Fernmetastasen; die Überlebenswahrscheinlichkeit von Patienten ohne Fernmetastasen nach 4 Jahren betrug 12,6%. Der Einfluß der gleichzeitigen Fernmetastasierung auf die Prognose des Lokalrezidivs wurde auch von Vongtma et al. [975 b] herausgearbeitet.

Nur bei den Patienten ohne Fernmetastasen läßt sich untersuchen, ob die Art der Durchführung der Strahlentherapie, insbesondere die Gesamtdosis und die Bestrahlungstechnik, einen Einfluß auf die Prognose hat. Mit niedrigen Gesamtdosen ist eine Tumorrückbildung oder gar eine dauerhafte lokale Beherrschung der meist großen Rezidivtumoren von vorneherein ausgeschlossen. Wir haben daher bei Patienten ohne Fernmetastasen teilweise die Gesamtdosis auf 60 Gy erhöht in der Hoffnung, damit die Ergebnisse verbessern zu können.

Abbildung 9.2.3 zeigt die Überlebenswahrscheinlichkeiten von Patienten ohne Fernmetastasen, die eine Dosis von 60 Gy erhalten hatten (n = 29) im Vergleich zu Patienten, die mit einer Dosis $\leq$50 Gy bestrahlt wurden (n = 58). Die Ergebnisse

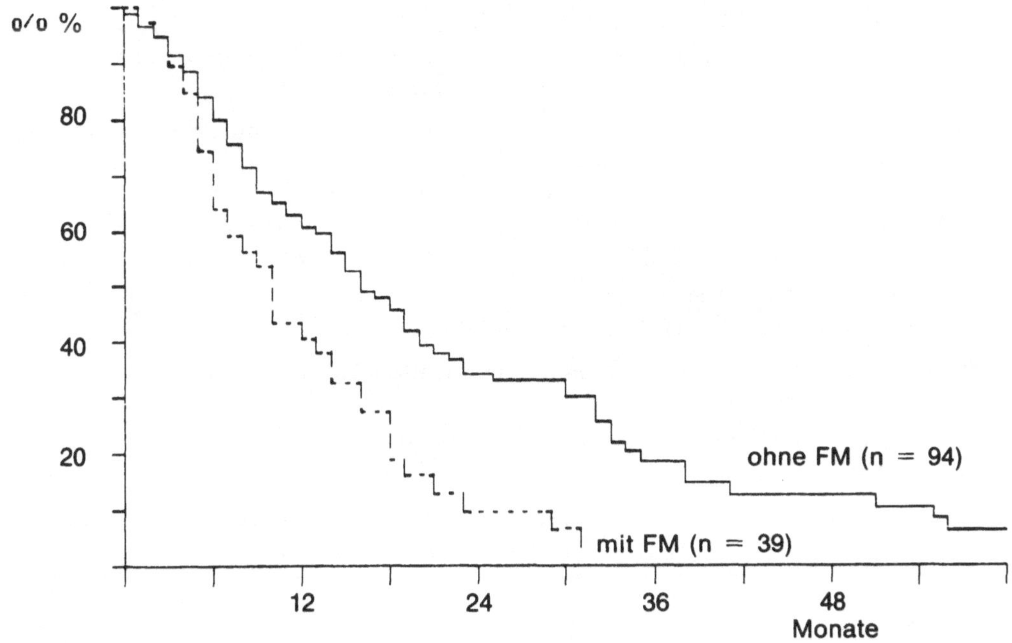

Abb. 9.2.2: Überlebenswahrscheinlichkeiten für Patienten ohne (n = 94) und mit (n = 39) Fernmetastasen (FM) zum Zeitpunkt der Bestrahlung des Lokalrezidivs

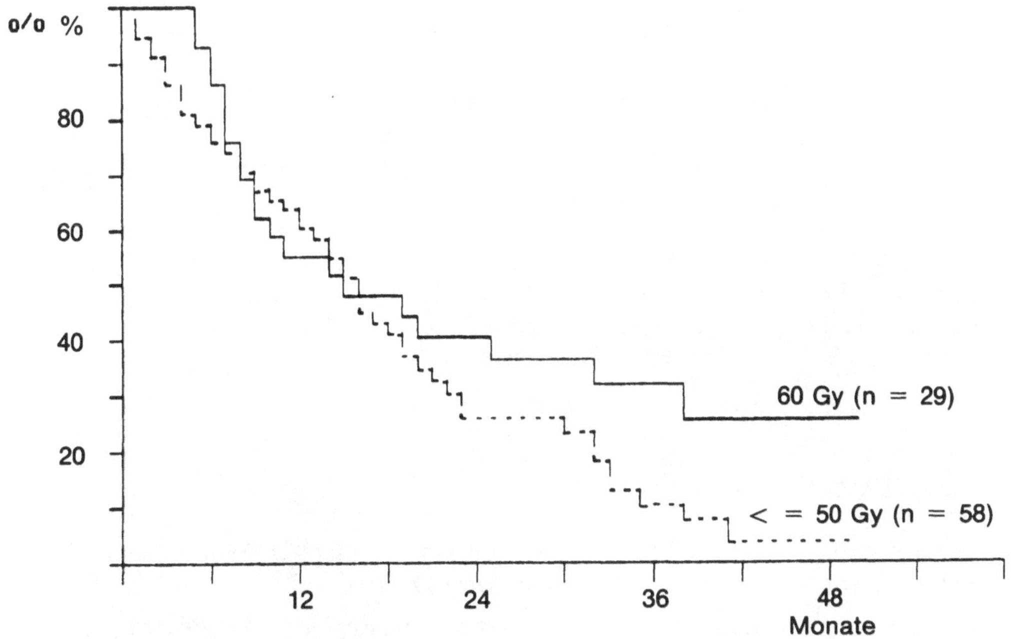

Abb. 9.2.3: Überlebenswahrscheinlichkeiten der Patienten mit Lokalrezidiven ohne Fernmetastasen nach Bestrahlung mit unterschiedlichen Gesamtdosen $\leqq$ 50 Gy (n = 58) und 60 Gy (n = 29)

sind bei der höheren Gesamtdosis besser. In der Gruppe der mit 60 Gy bestrahlten Patienten beträgt die Überlebenswahrscheinlichkeit nach 2 Jahren noch 40,6 +/ − 12,3% und nach 4 Jahren noch 25,6 +/− 16,2%.

Auch nach der Literatur ist mit der Applikation hoher Gesamtdosen bei Patienten ohne Fernmetastasen ein Langzeitüberleben bei mehr als 10% der Patienten zu erwarten [779, 886, 864]. Eine objektive Rückbildung ist aber auch bei hohen Gesamtdosen nur bei der Minderzahl der Patienten zu beobachten, wie systematische CT-Kontrollen nach der Strahlentherapie von Lokalrezidiven erkennen lassen [87].

James et al. [464a] wiesen nach, daß die Prognose von Patienten, die gut auf die Therapie ansprechen, besser ist als die von Non-Respondern.

Die eigenen Ergebnisse sind noch einmal in Tabelle 9.2.1 zusammengestellt.

Tab. 9.2.1: Überlebenswahrscheinlichkeiten in % (Kaplan-Meier-Analyse) nach Strahlentherapie von Lokalrezidiven von Rektum-Sigma-Karzinomen der Radiologischen Universitätsklinik München 1970 bis 1985 (n = 133)

	1 Jahr	2 Jahre	4 Jahre
alle (n = 133)	57,1 ± 2,5	27,1 ± 4,3	8,8 ± 7,6
Mit Fernmet. (n = 39)	43,6 ± 7,5	9,8 ± 12,8	
Ohne Fernmet. (n = 94)	62,8 ± 3,6	34,3 ± 5,9	12,6 ± 9,2
Dosis ≦ 50 Gy (n = 58)	63,8 ± 6	26,1 ± 9,5	4 ± 13
Dosis = 60 Gy (n = 29)	55,2 ± 9,2	40,6 ± 12	25,6 ± 16

Diese Ergebnisse können als Vergleichsmaßstab dienen, wenn neue strahlentherapeutische Verfahren zur Behandlung des Lokalrezidivs erprobt werden (z. B. Kombination der Strahlentherapie mit simultaner Chemotherapie und intraoperative Elektronentherapie im Rahmen einer Rezidivoperation).

9.2.2 Bestrahlungstechnik

Für die Methodik der Strahlentherapie beim Lokalrezidiv von Rektum-Sigma-Karzinomen lassen sich einige Grundregeln angeben [370].

Die Lokalrezidive treten bevorzugt in bestimmten Regionen des Beckens auf. Die Abbildungen 9.2.4 und 9.2.5 zeigen typische Rezidivmuster, wie sie von Gunderson und Sosin in frontaler und von Gilbertsen [310] in lateraler Ansicht angegeben wurden.

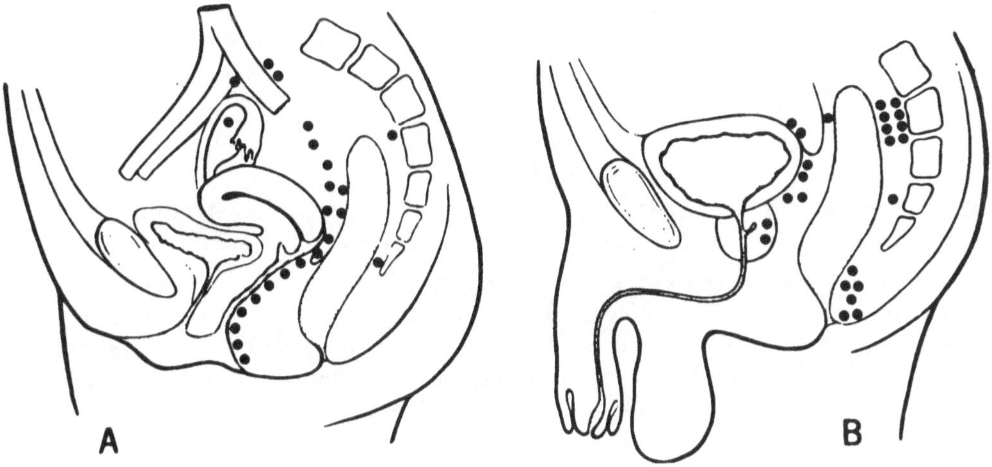

Abb. 9.2.4: Lokales Rezidivmuster männlicher und weiblicher Patienten bei rezidivierenden Rektum-Sigma-Karzinomen in lateraler Ansicht [310]

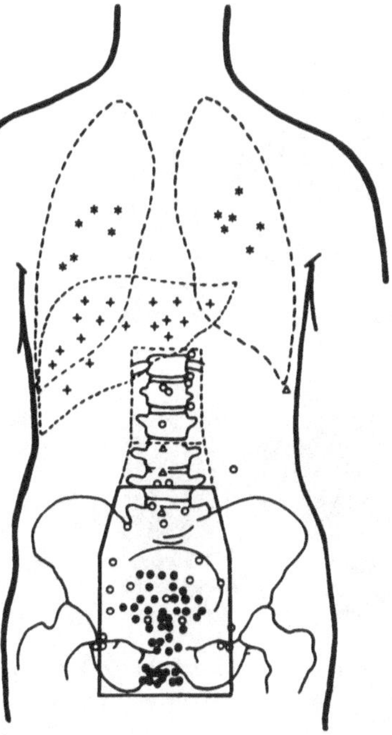

Abb. 9.2.5: Lokales Rezidivmuster von Patienten mit rezidivierenden Rektum-Sigma-Karzinomen in frontaler Ansicht [364]

Nach abdominoperinealen Rektumexstirpationen findet sich eine Häufung von Rezidiven am Damm im Bereich der Sakralnarbe und in der hinteren Sakralhöhle. Die Rezidive liegen meist in den hinteren zwei Dritteln des Beckens und gehen nur selten nach oben über die Höhe von L5 hinaus.

Die Standardtechnik bis zu einer Dosis von 40 Gy ist die Bestrahlung über opponierende posteriore und anteriore Gegenfelder, wobei das posteriore Feld meist doppelt gewichtet und außerdem auf einen Referenzpunkt nicht in Beckenmitte, sondern in einer Tiefe von 1/3 des Beckendurchmessers von dorsal her dosiert wird.

Aus dem Rezidivmuster ergibt sich in der Regel eine Felderwahl, wie sie in Abbildung 9.2.6 an Hand einer Therapiesimulatoraufnahme dargestellt ist: Der Feldoberrand geht nicht über L5 hinaus und die Feldbreite wird so gewählt, daß der knöcherne innere Beckenrand um etwa 2 cm überschritten wird. Der Feldunterrand schließt bei Patienten mit anteriorer Resektion in der Regel zumindest das Foramen obturatum

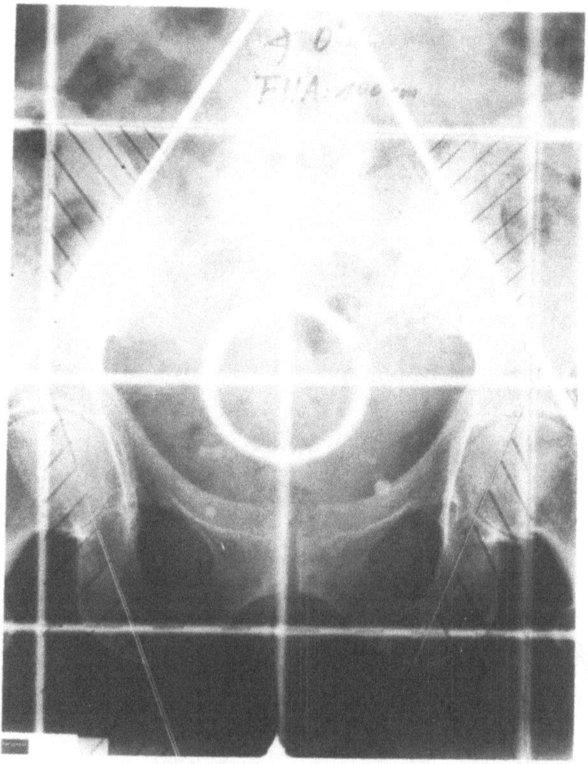

Abb. 9.2.6: Therapiesimulatoraufnahme einer typischen Feldeinstellung bei der Bestrahlung von rezidivierenden Rektum-Sigma-Karzinomen mit opponierenden ventralen und dorsalen Gegenfeldern. Nach anteriorer Resektion liegt der Feldunterrand unterhalb des Foramen obturatorium, nach AP-Resektion muß der Damm miterfaßt werden. Die Sakralnarbe sollte dabei mit Bleidraht oder Bariumpaste markiert werden. Nicht befallene Dünndarmabschnitte und Weichteilbereiche sollten mit Bleiblöcken abgedeckt werden

ein, während bei Patienten nach abdominoperinealer Exstirpation der Beckenboden miterfaßt werden muß. Die sakrale Narbe sollte bei der Simulation der Feldeinstellung am Therapiesimulator mit Bleidraht oder Bariumpaste sichtbar gemacht werden. Mit Hilfe von Bleiabdeckungen kann die vorgegebene rechteckige Feldform verändert werden, wobei die Abdeckung nicht befallener Regionen im Dünndarmbereich besonders wichtig ist. Die CT liefert meist wichtige Informationen über die Lage und Ausdehnung des Lokalrezidivs, die bei der Planung des Einzelfalls mitberücksichtigt werden müssen.

Abbildung 9.2.7 zeigt die Isodosenverteilung für die Technik der dorsal gewichteten opponierenden Gegenfelder. Der Nachteil dieser Technik liegt darin, daß beträchtliche Teile des Dünndarms, die nach abdominoperinealer Exstirpation häufig in das Becken hinein verlagert und teilweise auch fixiert sind, und die Blase mitbestrahlt werden.

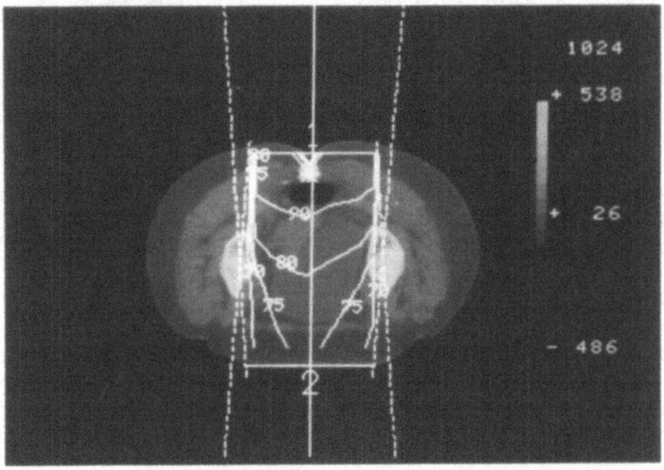

Abb. 9.2.7: Relative Isodosenverteilung bei der Anwendung der Technik der dorsal gewichteten opponierenden Gegenfelder. In Bauchlage werden durch die gefüllte Blase Dünndarmabschnitte nach cranial außerhalb der Bestrahlungsfelder verlagert

Die Überschreitung einer Dosis von 50 Gy mit der Technik der opponierenden Gegenfelder ist daher nicht zu vertreten. Wird eine Gesamtdosis von 60 Gy oder mehr angestrebt, muß einerseits die Feldgröße an Hand der CT-Untersuchung auf das Gebiet des manifesten Rezidivs eingeschränkt und andererseits eine andere Bestrahlungstechnik gewählt werden.

Eine Entlastung des vorderen Beckendrittels ist z. B. möglich, wenn ein Teil der Dosis über laterale Felder gegeben wird, die nur den hinteren Teil der Blase und bei Frauen die Hinterwand der Vagina einschließen.

Die Abbildung 9.2.8 zeigt die Isodosenverteilung für eine solche 4-Felder-Technik. Die Entlastung des Dünndarms kann dadurch unterstützt werden, daß die lateralen Felder in Bauchlage mit möglichst gefüllter Blase bestrahlt werden, wobei ein Teil der Dünndarmschlingen nach oben gedrängt wird.

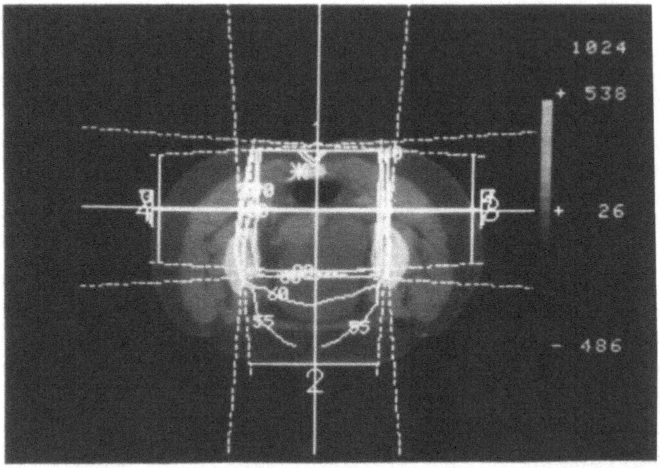

Abb. 9.2.8: Relative Isodosenverteilung bei Anwendung einer 4-Felder-Technik mit lateralen Zusatzfeldern, über die 1/3 der Dosis appliziert wird

Eine bei Rezidiven im Bereich der Sakralhöhle von uns ebenfalls häufig geübte Technik besteht darin, daß nach einer Bestrahlung über gewichtete opponierende Gegenfelder bis 40 Gy die Dosis über dorsolaterale Keilfilterfelder im dorsalen Beckenbereich erhöht wird. Abbildung 9.2.9 zeigt eine entsprechende Isodosenverteilung.

Neben einer adäquaten Wahl von Feldern und Bestrahlungstechnik hat auch die Fraktionierung einen erheblichen Einfluß auf die akuten Nebenwirkungen und die Strahlenspätfolgen im Bereich von Dünndarm und Blase. Eine Einzeldosis von 2 Gy

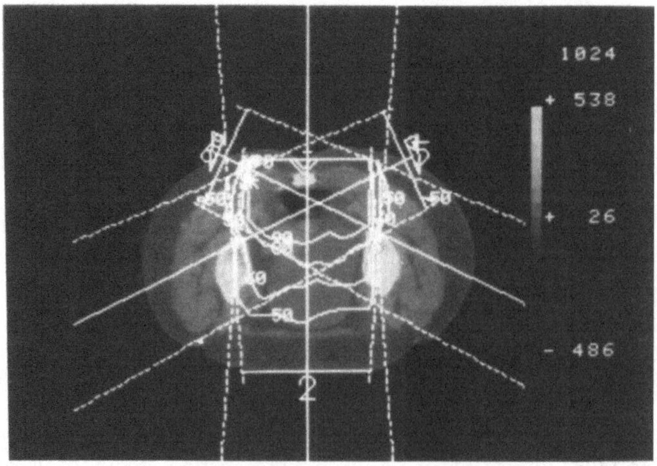

Abb. 9.2.9: Relative Isodosenverteilung, wenn nach Applikation von 40 Gy über opponierende Gegenfelder die Dosis mit schrägen dorsolateralen Feldern auf 60 Gy erhöht wird

sollte nicht überschritten werden, bei großen Feldern empfiehlt sich eine Dosis von 1,8 Gy. Alle Felder müssen an einem Tag und nicht alternierend bestrahlt werden, um hohe Einzeldosen im Bereich von Dünndarm und Blase zu vermeiden. Die Verwendung von Beschleunigern mit ultraharter Röntgenstrahlung von 4 – 15 MeV Grenzenergie ist wegen der besseren Tiefendosiskurve vorteilhaft. Der Dosisaufbaueffekt kann bei Rezidiven im Bereich der Sakralnarbe oder bei sonstiger Hautbeteiligung mit Hilfe von Moulagen kompensiert werden. Wird Co-60-Gammastrahlung verwendet, empfiehlt sich von Anfang an die Bestrahlung mit einer 4-Felder-Technik.

9.2.3 Spezielle Methoden

Zur Dosisaufsättigung in kleineren Raumbereichen bieten sich eine Reihe weiterer Techniken an.

Wird die Bestrahlung nach einer Rezidivoperation durchgeführt, ist die Clip-Markierung von manifesten oder wahrscheinlichen Tumorresten durch den Chirurgen eine unschätzbare Hilfe für die Planung der kleinvolumigen Boost-Bestrahlung.

Bei Rezidiven am Beckenboden kann die Boost-Bestrahlung teilweise mit schnellen Elektronen erfolgen. Bei einer Energie von 18 MeV, die von vielen Kreis- und Linearbeschleunigern erreicht oder überschritten wird, beträgt die therapeutische Reichweite 5 – 6 cm (80%-Isodose).

Bei dieser Lokalisation kann manchmal auch vorteilhaft die interstitielle Strahlentherapie z. B. mit Ir-192 (Drähte oder Seed-Ketten) angewendet werden, wie sie auch bei der primären Therapie des Analkarzinoms Anwendung findet [768].

Wir selbst verfügen über Erfahrungen mit der Au-198-Seed-Applikation, die für den Patienten besonders schonend ist.

Bei Frauen mit Beteiligung der Vaginalhinterwand bietet sich die endokavitäre Therapie mit Ra-226 oder mit MDR- und HDR-Afterloading-Verfahren unter Einsatz von Vaginalzylindern an. Einige Patienten in unserem Krankengut wurden in Zusammenarbeit mit den Gynäkologen in dieser Weise behandelt.

Zwei weitere Techniken haben in jüngerer Zeit zunehmend Beachtung gefunden.

Um die lokale Wirksamkeit der Strahlentherapie bei verminderten Nebenwirkungen zu erhöhen, wird im Rahmen einer Operation des Lokalrezidivs die intraoperative Boost-Bestrahlung mit schnellen Elektronen von 10 bis 15 MeV und einer Dosis von 15 bis 20 Gy auf das Rezidivtumorbett unter Vermeidung der Bestrahlung von Dünndarmschlingen vorgenommen [365, 366, 369]. Eine postoperative Nachbestrahlung mit 45 – 50 Gy wird angeschlossen. Die bisherigen Erfahrungen aus dem MGH und der Mayo-Klinik werden im Vergleich zu historischen Kollektiven als ermutigend bezeichnet (Plateau der Überlebenswahrscheinlichkeit von ca. 40% nach 3 bis 4 Jahren), wobei es sich allerdings um ein hoch selektioniertes Krankengut von Rezidivpatienten handelt. Im eigenen Krankengut ist die 4-Jahres-Überlebenswahrscheinlichkeit bei Rezidivpatienten ohne Fernmetastasen nach einer Dosis von 60 Gy mit 25% ebenfalls wesentlich besser als im Gesamtkollektiv der Rezidivpatienten.

Ein weiteres Spezialproblem stellt die Behandlung von Patienten nach anteriorer Resektion dar, die neben einem Lokalrezidiv auch Fernmetastasen aufweisen. In diesen Fällen ist eine abdominoperineale Exstirpation als palliative Maßnahme im Hinblick auf die begrenzte Lebenserwartung manchmal nicht mehr indiziert. Neben dem Versuch einer perkutanen Rezidivbestrahlung, die wegen der Schmerzsymptomatik sowieso häufig angezeigt ist, bieten sich bei Anastomosenrezidiven zusätzlich oder als alleinige Therapie die Kombination einer Laserbehandlung mit einer endoluminalen Ir-192-HDR-Afterloading-Bestrahlung an.

Die Bestrahlungsdauer beträgt dabei bei einer Dosis von 10 Gy in 5 mm Abstand von der Mitte nur wenige Minuten. Da die Applikatorsonden einen Durchmesser von 3 – 4 mm aufweisen, fällt die Dosis von der Applikatoroberfläche nach außen sehr rasch ab, so daß die therapeutische Reichweite nur zwischen 5 und 10 mm liegt. Eine verbesserte Reichweite kann erreicht werden, wenn die Applikatorsonde in eine Darmsonde mit aufblasbarer Manschette eingeführt wird, die vorher unter Röntgen- und endoskopischer Kontrolle im endoluminalen Tumorbereich plaziert wurde. Abbildung 9.2.10 zeigt eine Röntgenaufnahme mit der aufgeblasenen Manschette etwa

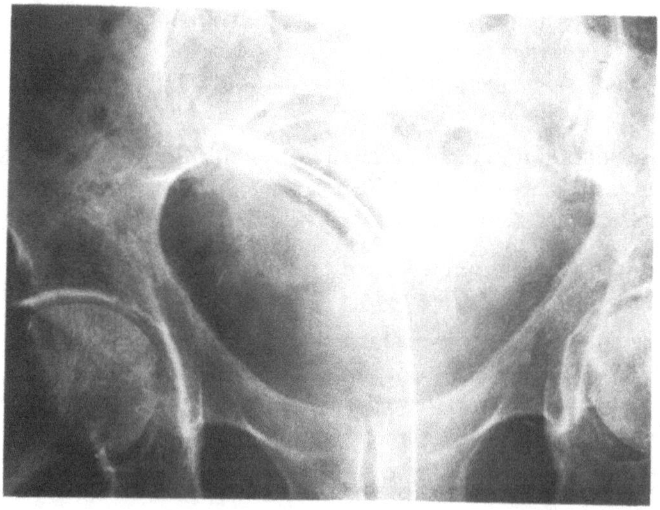

Abb. 9.2.10: Endoluminale Ir-192-HDR-Afterloading-Bestrahlung eines Anastomosenrezidivs nach anteriorer Resektion. Die Reichweite der Strahlung wird verbessert, indem der Darm im Tumorbereich mit einer aufblasbaren Manschette erweitert wird. Die Bestrahlungslänge wird mit einem Zinndraht simuliert

20 cm vom Anus. Die aktive bestrahlte Länge wird durch einen in die Applikatorsonde eingeführten Zinndraht simuliert.

Bei einigen bisher so behandelten Patienten konnte die Darmpassage bis zu 10 Monaten offengehalten und ein Anus praeter vermieden werden.

9.2.4 Simultane Radiochemotherapie beim Rektumkarzinomrezidiv

Da die dauerhafte Behandlung von Lokalrezidiven mit der Strahlentherapie auch bei hohen Gesamtdosen in den meisten Fällen nicht gelingt, hat man schon früh versucht, den Effekt der Strahlentherapie durch den simultanen Einsatz von Zytostatika zu verstärken.

Moertel et al. [637] konnten zeigen, daß mit 5-Fluorouracil-(5-Fu-)Therapie) simultan zur Strahlentherapie ein besserer Effekt bei der palliativen Behandlung verschiedener gastrointestinaler Karzinome erzielt werden kann als mit der Strahlentherapie allein.

Besonderes Interesse verdient das Konzept der kombinierten simultanen Radiochemotherapie, das von Nigro et al. [699] für die Behandlung des Analkarzinoms angegeben worden ist, seither aber auch von verschiedenen Autoren für die kombinierte Behandlung von Rektumkarzinomen eingesetzt wurde [111, 885, 886, 699].

Dabei wird eine Dauerinfusion von 5-FU in einer Dosierung von 1000 mg/qm/24 h an den Tagen 1–5 und eine einmalige Gabe von 10 mg/qm Mitomycin C am Tag 1 simultan zur Radiotherapie verabreicht. Dieses Schema zeichnet sich durch eine besonders gute Verträglichkeit aus (geringe Rate an Mukositis und Hämatotoxizität, kaum Nausea und Erbrechen). Die Radiologische Universitätsklinik München verfügt seit 1981 über umfangreiche Erfahrungen mit diesem Therapieschema bei der Behandlung von Analkarzinomen und Ösophaguskarzinomen, während bisher nur vereinzelt Patienten mit Rektumkarzinomrezidiven so behandelt wurden. Sischy [886] berichtet über eine Rate partieller Remissionen (> 50%) bei 75% von 58 Patienten, wobei bei 6 Patienten bei der Operation kein Tumor mehr gefunden wurde. Dobrowsky erzielte eine komplette Remission oder partielle Remission bei 8 von 9 Patienten mit fortgeschrittenen oder rezidivierenden Rektumkarzinomen. Im Vergleich zu den mit CT propektiv beobachteten 37 Patienten von Bohndorf et al. [87] nach alleiniger Strahlentherapie von Rektumkarzinomrezidiven, bei denen es nur in einer Minderzahl zu einer Tumorregression kam, sind das erstaunliche Ergebnisse, die dazu ermutigen sollten, dieses Therapieprotokoll der simultanen Radiochemotherapie systematisch bei der Behandlung von Rektumkarzinomrezidiven einzusetzen.

10 Komplikationen der Dickdarmchirurgie

10.1 Urologische Komplikationen

R. Tauber, L. Kuhlmann

10.1.1 Einleitung

Durch die engen topographischen Beziehungen zwischen Kolon und Rektum einerseits und dem Urogenitalsystem andererseits ergeben sich eine Vielzahl von Schädigungsmöglichkeiten der Harn- und Geschlechtsorgane bei Dick- und Mastdarmoperationen. Besonders bei infiltrierend wachsenden Karzinomen, aber auch bei entzündlichen Verwachsungen ist die Gefahr der Verletzung der ableitenden Harnwege sehr groß.

Nach Eingriffen am Rektum und Kolon werden Komplikationen des Harntraktes in einer Häufigkeit von 27% angegeben [801].

Neben Harnleiter- und Blasenverletzungen treten auch Blasenentleerungsstörungen sowie erektile Dysfunktionen durch Schädigung der Innervation als Früh- oder Spätkomplikation auf.

10.1.2 Komplikationsmöglichkeiten

10.1.2.1 Genese der Schädigung durch direktes oder indirektes Trauma

Je ausgedehnter ein zu operierender Tumor ist, desto größer ist die Gefahr der Verletzung der ableitenden Harnwege aufgrund zunehmender anatomischer Unübersichtlichkeit. Direkte Verletzungen treten durch Ligatur, Durchtrennung oder Quetschung, durch Hyperthermie (Elektrocauter) oder ischämische Nekrose infolge Präparation im Sinne einer Skelettierung auf. Nieren und ableitende Harnwege können indirekt auch infolge von Ureterverlagerung bzw. Ureterkompression durch Exsudate, Abszesse oder Hämatome geschädigt werden. Es kann außerdem postoperativ durch Narben zu einer Verziehung oder Einengung eines oder beider Ureteren kommen (Tab. 10.1.1).

10.1.2.2 Frühkomplikationen

10.1.2.2.1 Harnleiter

Die Verletzung des Harnleiters ist bei kolorektalen Eingriffen neben der Schädigung von Nervenbahnen die wichtigste Komplikation. In der Literatur wird die Häufigkeit dieser Komplikation zwischen 0,3 und 5,7% angegeben [100, 211, 579]. Nur 20–30% der Ureterläsionen werden intraoperativ bemerkt [211, 1057].

Tab. 10.1.1: Beziehung zwischen Lokalisation, Ursache und Art urologischer Komplikationen

Lokalisation	Ursache	Art
Niere, Nierenbecken, Nierengefäße	direktes oder indirektes Trauma	Blutung, Funktionseinschränkung, Harnstau, Urinphlegmone
Harnleiter	direktes oder indirektes Trauma, retroperitoneale Fibrose, Hämatome, Serome, Abszesse	Harnstau, Fistel, Urinphlegmone
Harnblase, Urethra	direktes oder indirektes Trauma, Katheter	Fistel, Urinphlegmone, Urethrastriktur
Prostata, Samenblase	direktes oder indirektes Trauma, Schädigung der Innervation	Impotenz
Nerven (Plexus aorticus, Plexus hypogastricus, Truncus pelvicus, Nn. erigentes)	radikale paraaortale Lymphadenektomie mit Sympathektomie, Präparation infiltrierend wachsender Karzinome im kl. Becken	erektile Impotenz, Ejakulationsverlust retrograde Ejakulation, neurogene Blasenentleerungsstörung

Zu einer Harnleiterverletzung kann es kommen (Abb. 10.1.1):

- bei der Versorgung der A. mesenterica inferior distal vom Abgang der A. colica sinistra,
- bei der Präparation an der Basis des Mesocolon sigmoideum,
- bei der Präparation im Bereich der Gefäßüberkreuzung nahe der A. iliaca interna,
- bei der Präparation im kleinen Becken, da Harnleiterverlauf dicht unter dem Peritoneum,
- bei Umschneiden des Douglas-Peritoneums im Paraproktium (Rektumpfeiler),
- bei der Naht des Beckenperitoneums.

Mögliche Schädigungen sind:

- ein- oder doppelseitige Durchtrennung,
- partieller Anstich oder Abriß eines oder beider Ureteren,
- partielle oder vollständige Ligatur,
- stumpfe Quetschung,
- Nekrose durch Thermoschaden oder Unterbrechung der Gefäßversorgung.

Um einer Harnleiterverletzung vorzubeugen, können präoperativ die Ureteren geschient werden, was die Präparation erleichtert. Hierzu sollten Ureter-Katheter nicht unter 6 Charr. verwendet werden, da sie anderenfalls nur schwer palpabel sind. Die Harnleiterschienen können unmittelbar vor dem chirurgischen Eingriff eingelegt werden.

Die Harnleiter können am sichersten im Bereich der Kreuzung über den Iliakalgefäßen aufgesucht werden, um dann nach proximal oder distal freigelegt zu werden. Bei der Präparation darf der Ureter weder denudiert noch gequetscht werden.

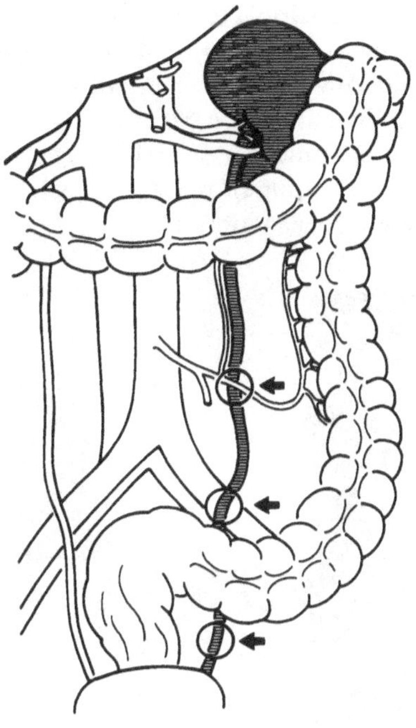

Abb. 10.1.1: Prädilektionsstellen für Harnleiterverletzungen

10.1.2.2.2 Harnblase

Die Verletzung der Harnblase durch direkte Schädigung, z. B. durch Inzision oder Einriß, wird meistens durch den Austritt von Urin sofort erkannt. Aufgrund der komplexen Gefäßversorgung sind präparationsbedingte Nekrosen nicht zu befürchten. Im Zweifelsfalle kann die Harnblase über einen Dauerkatheter aufgefüllt und damit besser präpariert werden. Besteht der Verdacht auf eine Tumorinfiltration in die Harnblase, so sollte vor der geplanten Darmresektion zystoskopiert werden.

10.1.2.2.3 Harnröhre

Verletzungen der Harnröhre können bei der Präparation des Rektums im ventralen Abschnitt und bei der Präparation eines in die Prostata infiltrierenden Rektumkarzinoms auftreten mit der Folge von schwer therapierbaren urethrorektalen oder urethroperinealen Fisteln oder einer Harnröhrenstriktur.

10.1.2.3 Spätkomplikationen nach Verletzungen des Harnleiters oder der Harnblase

Unbemerkte Verletzungen von Harnleiter und Harnblase können sich in der postoperativen Phase durch vermehrten Flüssigkeitsaustritt aus der Operationswunde oder über die Drainagen bemerkbar machen. Hat der Urin keinen Abfluß, so kommt es zur Ausbildung eines Urinoms oder eines Uroperitoneums. Eine weitere Komplikation durch die Verletzung der Harnblase ist die Ausbildung einer vesikorektalen oder vesikoperinealen Fistel oder auch eines Urinoms im kleinen Becken bzw. im gesamten Retroperitonealraum. Verdrängung bzw. Verlagerung der Harnblase durch postoperativ entstandene Raumforderungen (z. B. Hämatome) müssen ebenfalls als eine mögliche Spätkomplikation Berücksichtigung finden (Abb. 10.1.2).

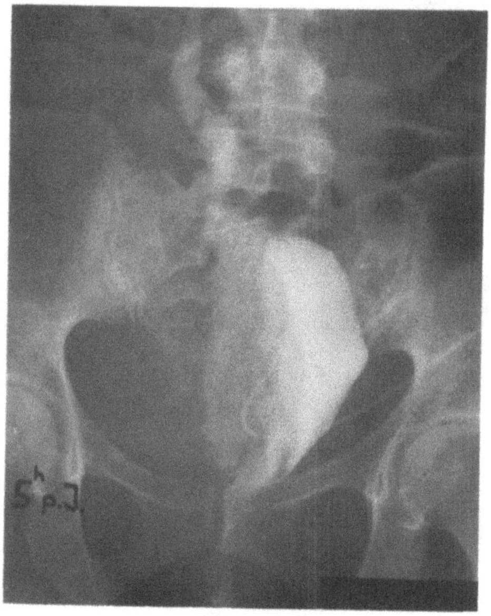

Abb. 10.1.2: Harnleiter- und Blasenkompression durch ein Hämatom am 10. postoperativen Tag

10.1.2.4 Neurogene Blasenentleerungsstörungen und Impotenz

Das Auftreten von Blasenentleerungsstörungen nach kolorektalen Operationen ist auf unterschiedliche Ursachen zurückzuführen. Die direkte Schädigung der motorischen bzw. sensorischen Innervation der Harnblase beim Operationstrauma (Abb. 10.1.3) kann ebenso wie Hämatome, Serome oder Abszesse und indirekte, medikamentöse Schädigungen (Narkotika) eine partielle oder komplette, passagere oder dauernde Miktionsstörung zur Folge haben. Die Rate postoperativer Blasenentleerungsstörungen nach abdominosakralen Rektumamputationen liegt zwischen 10 und 20% [723, 724]. Darüber hinaus können bei bereits bestehenden Blasenentleerungsstörungen durch ein Prostataadenom oder eine Urethrastriktur perioperativ Harnverhaltungen ausgelöst werden mit nachfolgender Blasenüberdehnung und ggf. Harnstau. In Abbildung 10.1.12 sind Lokalisation und daraus resultierende Art der Schädigung aufgeführt. Hiervon abzugrenzen sind die meist spontan rückläufigen psychisch-, schmerz- oder lagebedingten Miktionsstörungen, die jedoch bei großer Blasenfüllung und Überdehnung der Blase sekundäre Komplikationen nach sich ziehen können.

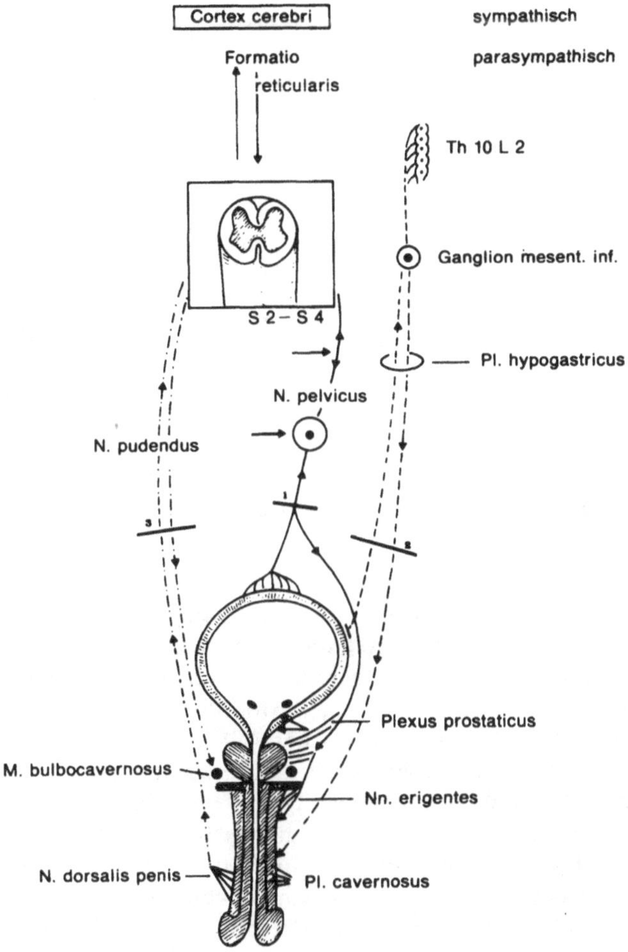

Abb. 10.1.3: Nervale Versorgung des Urogenitaltraktes

Nervenschädigung bzw. Durchblutungsstörung nach Operationen im kolorektalen Bereich können auch zu Potenzstörungen in Form von Erektions- oder Ejakulationsverlust bzw. retrograder Ejakulation führen. Die Häufigkeit postoperativer Impotenz nach abdominosakralen Resektionen wird zwischen 33 und 100% angegeben [571].

10.1.3 Diagnostik und Befunde

10.1.3.1 Harnleiter

Das diagnostische Vorgehen bei Harnleiterverletzungen richtet sich nach dem Ausmaß der Schädigung und der damit verbundenen Symptomatik (Abb. 10.1.4). Ein Harnstau

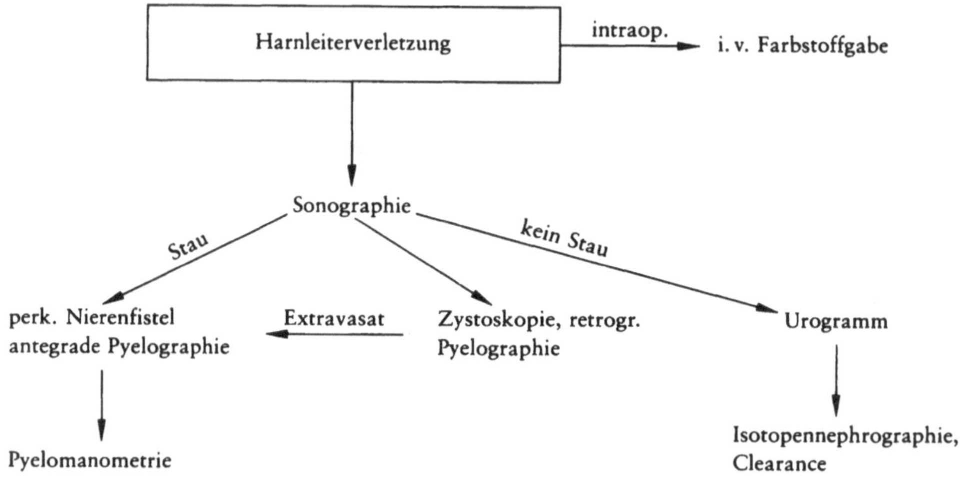

Abb. 10.1.4: Diagnostisches Vorgehen bei Harnleiterverletzungen

kann mit Fieber und Koliken einhergehen und ist unverzüglich nach sonographischer Abklärung durch perkutane Fistelung unter sonographischer Kontrolle oder Einlegen einer Ureterdauerschiene zu entlasten. Über die perkutane Fistel kann die weitere Diagnostik zur Klärung der Lokalisation der Läsion durch antegrade Pyeloureterographie erfolgen (Abb. 10.1.5a u. b). Ebenso kann über die Nierenfistel im Nierenbecken eine Druckmessung durchgeführt werden. Diese sollte unter 14–16 cm Wassersäule liegen. Die in Verbindung mit einer Zystoskopie durchgeführte retrograde Ureterographie durch Kontrastmittelinjektion in das betreffende Ostium zeigt die distale Grenze der Ureterobstruktion an. Eine Entlastung der gestauten Niere kann auch durch Ureterschienung mit einem Ureterkatheter von mindestens 7 Charr. durchgeführt werden. Die Sondierung des Harnleiters gelingt jedoch aufgrund der Obstruktion nicht immer. In diesem Fall muß dann die gestaute Niere über eine perkutane Nierenfistel entlastet werden.

Bei Verdacht auf Ureterläsion ohne Harnstau wird zunächst ein Urogramm zur Abklärung der Seitenlokalisation, einer möglichen Fistel oder eines Extravasates durchgeführt. Zur weiteren Abklärung ist dann die retrograde Ureterographie der betreffenden Seite anzuschließen.

10.1.3.2 Harnblase

10.1.3.2.1 Direkte Verletzung

Eine Zystographie nach intravesikaler Farbstoffgabe (z. B. 2 Amp. Indigocarmin auf 100 ml Kochsalz) zeigt bei Blasenfüllung von 300–400 ml und nach Entleeren der Blase ein Extravasat bei Harnblasenverletzungen. Bei gleichzeitiger Einlage einer Scheidentamponade oder einer Tamponade in das Rektum können Fisteln durch Farbstoffaustritt in die Scheide bzw. in das Rektum abgeklärt werden. Bei Verdacht

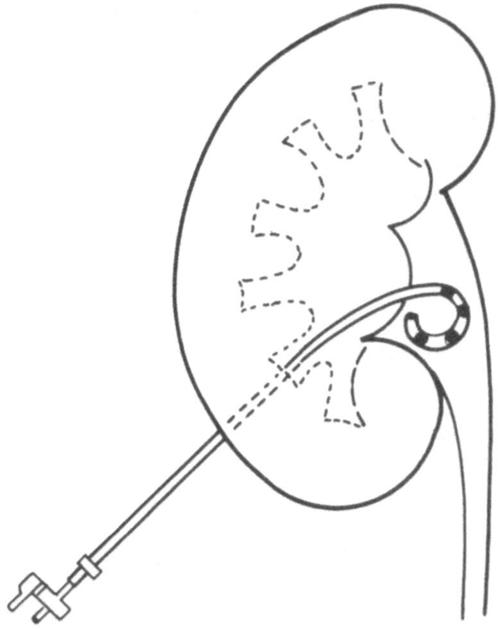

Abb. 10.1.5a: Schematische Darstellung der perkutanen Nephrostomie

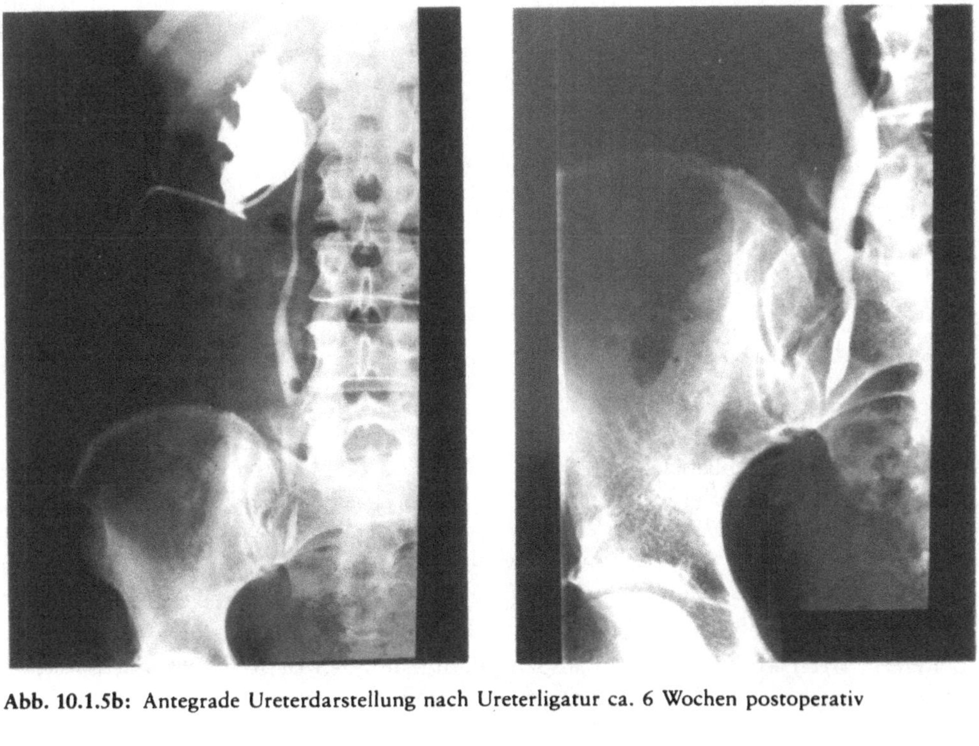

Abb. 10.1.5b: Antegrade Ureterdarstellung nach Ureterligatur ca. 6 Wochen postoperativ

auf eine vaginale Fistel wird eine Kolpographie durchgeführt. Die Zystoskopie gibt weiteren Aufschluß über mögliche Harnblasenverletzungen.

10.1.3.2.2 Blasenentleerungsstörungen

Basisuntersuchungen einer Blasenentleerungsstörung sind vor den invasiven Maßnahmen die Restharnmengenmessungen, der Uroflow und die Bestimmung der Blasenkapazität (Abb. 10.1.6). Bei größeren Restharnmengen wird die Harnblase zunächst durch eine suprapubische Fistel oder durch einen Katheter entlastet. Zysturethrographie sowie Zystomanometrie und ggf. Zystoskopie schließen sich an. Zur weiteren Diagnostik werden Elektromyographie und Videographie durchgeführt.

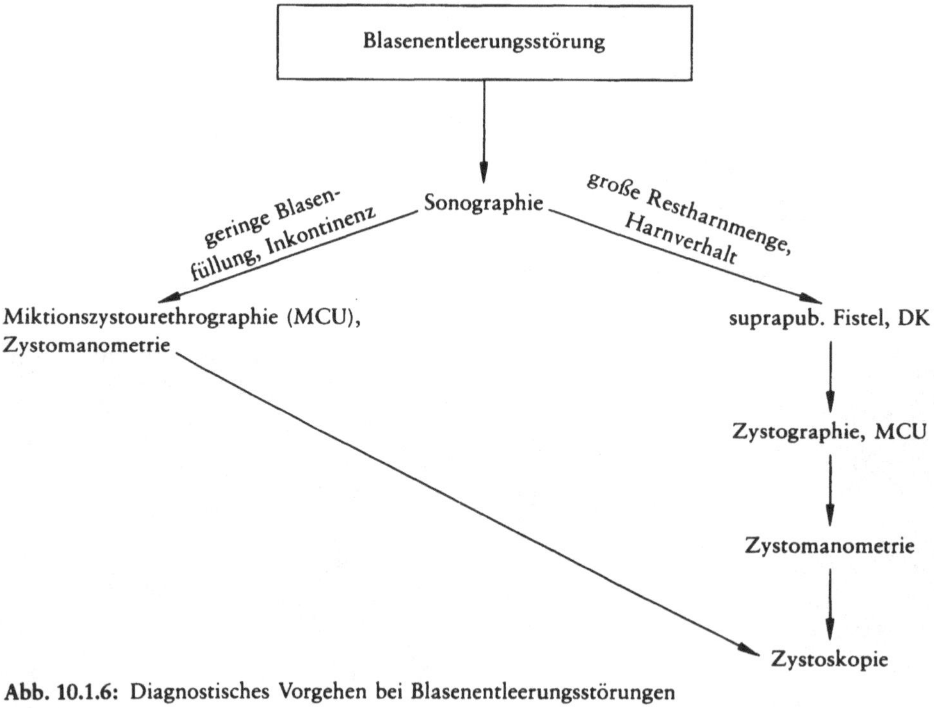

Abb. 10.1.6: Diagnostisches Vorgehen bei Blasenentleerungsstörungen

Anhand der Befunde lassen sich mechanische, neurogene oder reflektorisch bedingte Miktionsstörungen differenzieren. Nach abdominosakraler Rektumamputation sind selten (8%) neurogene Blasenentleerungsstörungen nachzuweisen [723]. In 80% zeigen sich jedoch postoperativ Positionsänderungen der Harnblase mit der Folge einer Dekompensation präoperativ bestehender Blasenentleerungsstörungen aufgrund lagebedingter Störung der Miktionsphysiologie.

Bei einer länger als 3 Monate postoperativ andauernden Blaseninaktivität muß eine definitve neurogene Nervenschädigung angenommen werden.

10.1.3.3 Sexuelle Störungen

Zur Diagnostik von Potenzstörungen werden Messungen nächtlicher peniler Tumeszenz und peniler Rigidität sowie Dopplersonographie der Penisgefäße vorgenommen. Darüber hinaus erlaubt die Zystomanometrie Aussagen über mögliche nervale Schädigungen. Ferner werden intrakavernöse Pharmakotestungen mit SKAT-Test (Schwellkörper-Autoinjektionstherapie) sowie Kavernosometrie und Kavernosographie durchgeführt. Die Grundlage bei der Diagnostik von Potenzstörungen bildet jedoch das ärztliche Gespräch im Hinblick auf die psychische Bedeutung dieser Funktionsstörung.

10.1.4 Therapie

10.1.4.1 Primär diagnostizierte Verletzung

Wird die Verletzung während der Operation bemerkt, so wird sie in Abhängigkeit von der Verletzungsstelle und ihrem Ausmaß entsprechend der Abbildung 10.1.7 sofort korrigiert und die Umgebung der Verletzungsstelle drainiert.

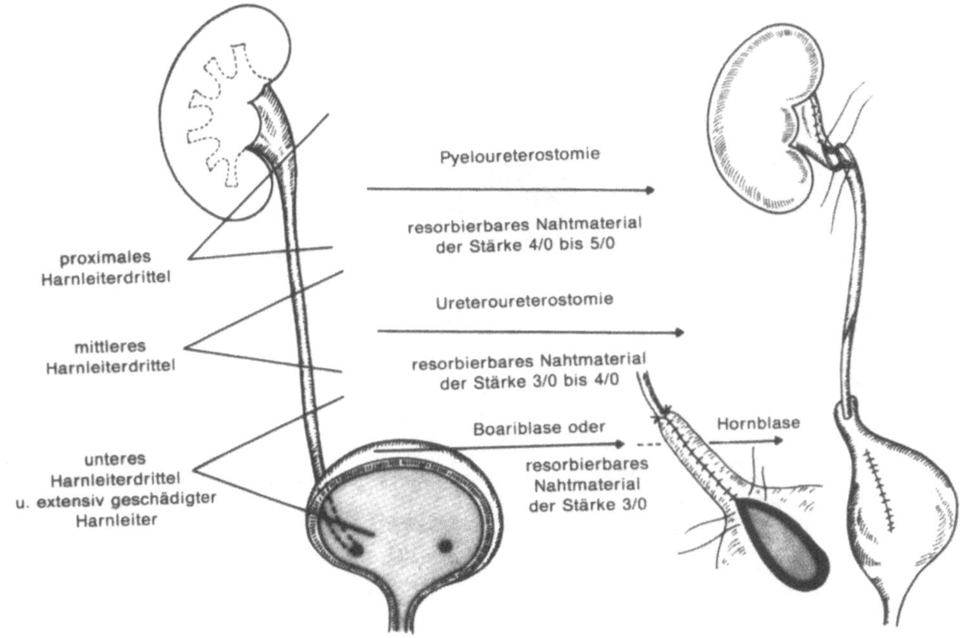

Abb. 10.1.7: Richtlinien der Harnleiterrekonstruktion

10.1.4.2 Verzögert diagnostizierte Verletzung

Wird die Verletzung erst nach der Operation bemerkt, so wird entweder durch das Anlegen einer Nierenfistel, einer inneren Harnleiterschienung oder durch einen Blasenkatheter der Urinabfluß gewährleistet. Die operative Korrektur erfolgt in diesen Fällen erst nach 6 – 8 Wochen.

10.1.4.3 Therapie bei Harnleiterverletzungen

10.1.4.3.1 Ureteropyeloplastik

Verletzungen im proximalen Harnleiterdrittel werden durch eine Anastomose zwischen dem Nierenbecken und dem geschädigten Harnleiter korrigiert. Hierzu verwenden wir resorbierbares Nahtmaterial der Stärke 4/0 oder 5/0. Mit einer Stenosierung dieser Anastomose ist nur bei ca. 10% zu rechnen (Abb. 10.1.8). Eine passager angelegte Nephrostomie sichert die Anastomose. Die Dichtigkeit und die Abflußverhältnisse werden in der oben beschriebenen Weise am 10. postoperativen Tag geprüft.

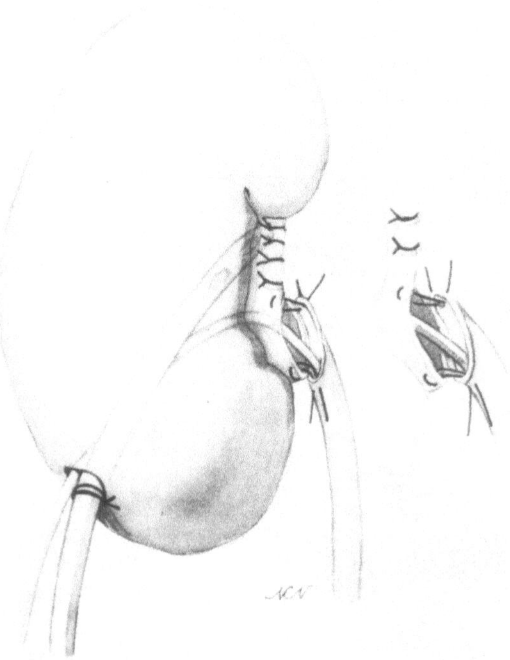

Abb. 10.1.8: Ureteropyeloplastik

10.1.4.3.2 Ureterouretevostomie

Die Wiederherstellung der Kontinuität im mittleren Harnleiterdrittel erfolgt durch eine End-zu-End-Schräg-Anastomose. Dabei sollte versucht werden, die Naht ohne Mitbeteiligung der Schleimhaut anzulegen, was nicht immer möglich ist (Abb. 10.1.9).

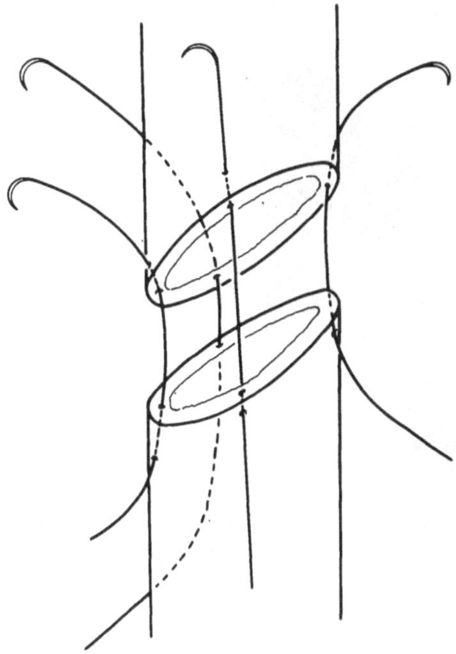

Abb. 10.1.9: End-zu-End-Anastomose des Harnleiters

Die Umgebung wird drainiert. Ist der distale Harnleiter langstreckig geschädigt und kann weder mit einem distalen Anteil anastomosiert werden noch in die Harnblase eingepflanzt werden, so besteht die Möglichkeit, den Harnleiter retroperitoneal zu verlagern und mit dem gegenseitigen Harnleiter zu anastomosieren. Diese transversale Ureterouretevostomie muß geschient werden, damit der Urin aus beiden Harnleitern abfließen kann (Abb. 10.1.10).

10.1.4.3.3 Ureterokutaneostomie

Ist die Verletzung so ausgedehnt oder die Tumorinfiltration so fortgeschritten, daß eine Kontinuität zwischen Harnleiter und der Harnblase nicht mehr herzustellen ist, wird der Harnleiter in die Haut eingepflanzt. Da trotz plastisch-erweiternden Maßnahmen eine große Stenosierungsgefahr besteht, empfiehlt es sich, eine sich im Nierenbecken verankernde Schiene anzulegen.

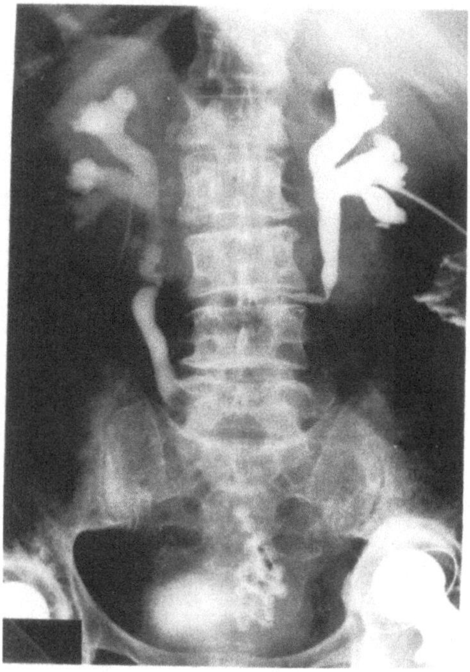

Abb. 10.1.10: Antegrade Darstellung der transversalen Uretero-Ureterostomie. Zustand nach abdomino perinealer Rektumamputation mit nachfolgender ureteroperinealer Fistel

10.1.4.3.4 Ureterozystoneostomie

Die Rekonstruktion der tiefen Harnleiterverletzungen wird durch eine Anastomose zwischen dem Harnleiter und der ausgezipfelten Harnblase durchgeführt [211, 1057] (Abb. 10.1.11). Die Harnblase wird quer eröffnet, ihre seitliche Wand an den M. iliopsoas fixiert und der Harnleiter in die Blase implantiert. Zur Refluxprophylaxe muß der Harnleiter über eine submuköse Strecke verlagert werden, dabei wird er geschient. Die Schienenentfernung erfolgt endoskopisch über die Harnblase. Die Psoas-Bladder-Hitch-Plastik wird erleichtert durch die Mobilisation der kontralateralen Blasenwand. Die Blasenkapazität muß mehr als 400 ml betragen. Bei kleiner Blasenkapazität mit einem Füllungsvolumen von 250 – 350 ml kann die Blasenlappenplastik durchgeführt werden. Das Prinzip dieser Plastik besteht im Ersatz des Harnleiters durch einen zu einem Schlauch umgeformten Blasenlappen, der den pelvinen Harnleiter in einer Länge von 3 – 5 cm zu ersetzen vermag.

10.1.4.4 Therapie bei Verletzungen der Harnblase

Der Verschluß der Harnblase erfolgt zweireihig, die erste Reihe fortlaufend, die zweite Reihe einstülpend. In die Harnblase wird eine suprapubische Ableitung und ein Dauerkatheter gelegt. Sobald der Urin nicht mehr blutig ist und kein Verstopfen der

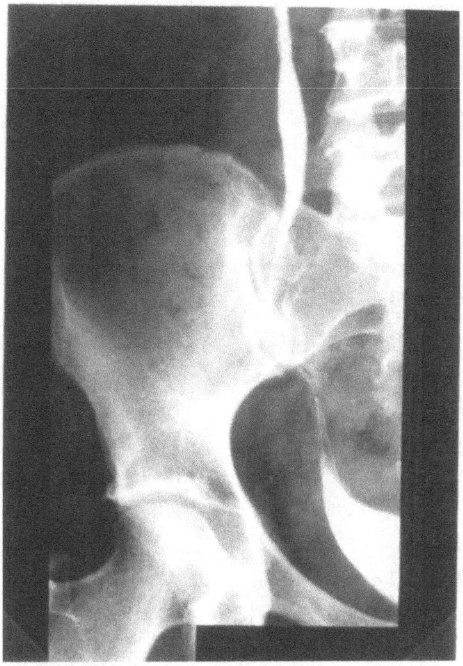

Abb. 10.1.11: Glatter Abfluß bei Zustand nach Psoas-Bladder-Hitch-Plastik

suprapubischen Ableitung mehr zu befürchten ist, wird der Dauerkatheter entfernt. 10 Tage nach Blasenverschluß wird mittels Zystogramm mit Füllungs- und Leeraufnahme die Dichtigkeit der Harnblase nachgewiesen und die suprapubische Ableitung entfernt.

10.1.4.5 Harnröhrenverletzungen

Wird bei der Rektumentfernung die Harnröhre verletzt und verheilt der Defekt auch nach Anlegen einer suprapubischen Fistel und dem Einlegen eines Dauerkatheters nicht, so erfolgt der Verschluß nach Mason.

10.1.4.6 Blasenentleerungsstörungen

Während sich medikamentös oder psychogen bedingte Blasenentleerungsstörungen meist wenige Tage postoperativ bzw. nach Mobilisierung des Patienten als spontan rückläufig erweisen, sollte bei manifesten Miktionsbeschwerden nach Entfernung der Harndauerableitung in der Rekonvaleszenzphase eine genaue urologisch-diagnostische Abklärung erfolgen. Die jeweilige Therapie muß subtil dem Ausmaß und der Lokalisation der Schädigung angepaßt werden, ist häufig langwierig und erfordert vom

Patienten Kooperation. Therapeutische Möglichkeiten der jeweiligen Blasenentleerungsstörung sind in Abbildung 10.1.12 abgebildet.

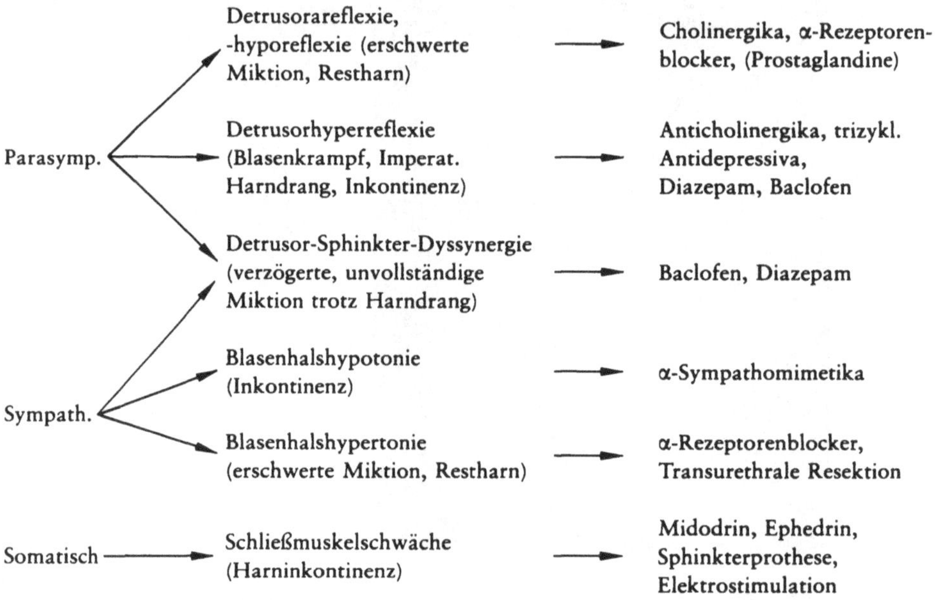

Abb. 10.1.12: Symptomatik und Therapie neurogener Blasenentleerungsstörungen

10.2 Gefäßkomplikationen

O. Thetter

10.2.1 Ursachen perioperativer Komplikationen

Vaskuläre Komplikationen bei Patienten mit Dickdarmkarzinom stellen eine ernstzunehmende Problematik dar und sind unterschiedlicher Genese. Sie können durch den Tumor selbst oder durch seine pathologisch-anatomische Beziehung zu den Bauch- und Beckengefäßen bedingt sein. Der Tumor kann ein Gefäß verdrängen, komprimieren oder infiltrieren und damit zur Stenose, Thrombose und letztlich zum Verschluß von wichtigen Gefäßbezirken führen. Ein Tumor kann jedoch auch durch Arrosion von Gefäßen eine lebensbedrohliche Blutung auslösen.

Bei den meist älteren Patienten mit Dickdarmkarzinom kann eine bereits vorbestehende Arteriosklerose zu schweren kardiovaskulären Komplikationen führen. In einer solchen Situation ist es von wesentlicher Bedeutung, nach exakter Durchuntersuchung den richtigen Operationszeitpunkt und das optimale Operations- und Narkoseverfahren auszuwählen, um den Patienten nicht zu gefährden.

Falls eine hochgradige Carotisstenose oder ein großes Bauchaortenaneurysma zusätzlich zum Tumorgeschehen vorliegt, erhebt sich meist die Frage, ob es in einem solchen Fall nicht angezeigt wäre, den rekonstruktiven Eingriff am Gefäßsystem der Tumorresektion voranzustellen, um entsprechende intra- oder postoperative Komplikationen zu vermeiden.

Im Rahmen des Tumorleidens ist immer mit einer erhöhten Thromboseneigung zu rechnen, die zu thromboembolischen Komplikationen führen kann. Daher sollte bei diesen Patienten so früh wie möglich mit einer konsequenten Thromboseprophylaxe begonnen werden.

Eine besondere Beachtung verdienen vaskuläre Probleme und Komplikationen, die durch das chirurgische Vorgehen bei der Resektion des Tumors bedingt sind.

Eine präoperative klinisch-angiologische Status-Erhebung wird unerwartete Komplikationen vermeiden helfen, die z. B. durch die intraoperative Unterbrechung eines Kollateralkreislaufes beim Aortenverschluß bzw. beim Verschluß eines Mesenterialgefäßes verursacht werden.

Aus all den genannten Gründen ist bei der Aufklärung des Patienten über den anstehenden operativen Eingriff am Darm immer auch auf die vaskulären Komplikationsmöglichkeiten hinzuweisen.

10.2.2 Tumorbedingte Komplikationen

Im allgemeinen kann gesagt werden, daß sowohl benigne wie auch maligne Tumoren die großen Gefäße nur in seltenen Fällen und dann erst in einem weit fortgeschrittenen Stadium des Tumorwachstums tangieren. Vor allem die arterielle Gefäßwand stellt dem komprimierenden und infiltrierenden Wachstum eines Tumors lange Zeit einen wirksamen Widerstand entgegen, der durch die Pulsation und den beträchtlichen Innendruck der Arterie bedingt ist. Dennoch kann ein fortgeschrittener Tumor das Gefäßlumen im Sinne einer Stenose einengen, wenn er das Gefäß zirkulär umgibt oder es gegen eine Knochenkante oder -fläche drückt. Häufiger sind Venen durch das Tumorwachstum betroffen, wobei es in erster Linie zu einer Verdrängung und Kompression der Gefäße, seltener auch zur Infiltration der Gefäßwand kommt.

Erfahrungsgemäß bricht der Tumor, der ein Gefäß ummauert, nur in seltenen Fällen in das Lumen ein, wobei es dann zur Embolie von Tumoranteilen oder zur profusen Blutung kommen kann. Dies ist vor allem bei zerfallenden und verjauchenden Tumoren oder tumorösen Lymphknoten in der Leistenregion der Fall, wo die Arrosion der Femoralgefäße zu einer lebensbedrohlichen Blutung führt.

Man kann davon ausgehen, daß ein Tumor, der bereits die Gefäße seiner Umgebung in sein Wachstum einbezogen hat, häufig wegen der zusätzlichen Infiltration anderer Organsysteme oder wegen einer bereits erfolgten Fernmetastasierung als inoperabel angesehen werden muß. Aus diesen Gründen ist die Indikation zum erweiterten operativen Eingriff, welcher die zusätzliche Resektion und aufwendige Rekonstruktion eines großen Gefäßes erfordert, nur in seltenen Fällen gegeben [816]. Eine ausreichende Radikalität ist durch dieses mit einer erhöhten Komplikationsrate belastete Verfahren selten zu erzielen und es bleibt immer fraglich, ob der Eingriff dadurch onkologisch sinnvoller wird [40, 647].

10.2.3 Thromboembolische Komplikationen

Die Inzidenz thromboembolischer Komplikationen beim kolorektalen Karzinom ist deutlich höher als bei allgemein-chirurgischen Patienten [646]. De Palma konnte in seinem Patientengut bei 14% der Fälle klinisch eine tiefe Beinvenenthrombose mit und ohne Lungenembolie feststellen.

Die Entstehung einer venösen Thrombose in der Bein- und Beckenetage beim Kolonkarzinom ist meist auf die Immobilisation des tumorkranken Patienten und evtl. auf ein paraneoplastisches Syndrom zurückzuführen. Als weitere wichtige Ursache ist die durch den Tumor bedingte venöse Abflußbehinderung im Becken- und Cavabereich anzusehen. Aus diesen Gründen sollte immer eine Thromboseprophylaxe mit Low-dose-Heparin in Betracht gezogen werden, vor allem dann, wenn eine Kompression großer Venen nachgewiesen wurde und auch andere allgemeine Risiken für ein thromboembolisches Geschehen bestehen [694].

Läßt sich nach einem bereits abgelaufenen Pulmonalinfarkt eine Emboliestreuquelle in Form einer tiefen Bein- und Beckenvenenthrombose oder eines flottierenden Thrombus nachweisen, so stellt sich die Frage, wie ein Embolierezidiv, das eine lebensbedrohende Gefahr darstellt, verhindert werden kann. Hierfür gibt es mehrere therapeutische Möglichkeiten, deren Valenzen auch im Hinblick auf das Tumorgeschehen und die angestrebte Operation gegeneinander abgewogen werden müssen:

10.2.3.1 Konservative Therapie

Diese besteht in erster Linie aus der Immobilisierung des Patienten und dem Anlegen von Kompressionsstrümpfen. Eine zusätzliche Antikoagulation ist nur dann durchführbar, wenn keine Kontraindikationen bestehen, wie hämorrhagische Diathese oder Blutung aus dem Tumor.

10.2.3.2 Systemische Lyse

Auch bei dieser Behandlungsform ist eine große Anzahl von Kontraindikationen anzuführen [413]. Neben der hämorrhagischen Diathese und der Tumorblutung sowie der Gefahr, einen flottierenden Thrombus abzulösen, sind vorangegangene i. m. Injektionen bzw. Operationen sowie das progressive Tumorleiden besonders hervorzuheben.

10.2.3.3 Venöse Thrombektomie

Eine Indikation zum chirurgischen Vorgehen ergibt sich vor allem bei der Phlegmasia coerulea dolens und bei der frischen Bein-Beckenvenenthrombose, aber auch bei Lysekontraindikationen oder nach einer erfolglosen Lysebehandlung.

Immer dann, wenn ein tumorbedingtes Abflußhindernis im Becken besteht, bzw. durch die Operation nicht behoben werden kann, kommt es mit einer hohen Wahrscheinlichkeit auch nach einer erfolgreichen Lysetherapie oder Thrombektomie bald zum Thromboserezidiv.

10.2.3.4 Kava-Sperroperation

Kann nach Ausschöpfen aller konservativer und chirurgischer Behandlungsmöglichkeiten eine Emboliequelle nicht saniert werden, dann muß die Blockierung des Embolieweges in die Lunge erwogen werden. Heute hat sich der Kimray-Greenfield-Kava-Filter [350] weitgehend durchgesetzt. Auch das seit kurzem zur Verfügung stehende perkutan einführbare und daher wenig aufwendige Kava-Filter-Set nach Günther [363] ist sehr praktikabel und hat sich in unserem Krankengut als ebenso effektiv erwiesen. Beide Filter sollten möglichst über die V. jugularis interna und nicht über den unteren Zugangsweg in die infrarenale V. cava eingesetzt werden, um ein Abstreifen von Thromben durch das Einführungsbesteck zu vermeiden.

In Übereinstimmung mit anderen Autoren sehen wir folgende Indikationen zur Implantation eines Kava-Filters bei rezidivierenden Pulmonalembolien [944]:

1. Unbekannte Emboliequelle,
2. Kontraindikation für Antikoagulation oder Fibrinolyse,
3. Komplikationen nach Antikoagulation oder Fibrinolyse,
4. rezidivierende Lungenembolien trotz Antikoagulation,
5. operativ nicht sanierbarer Emboliestreuherd,
6. als Rezidivprophylaxe nach erfolgreicher Pulmonalembolektomie,
7. evtl. als Rezidivprophylaxe im Anschluß an eine venöse Thrombektomie bei abgelaufener Lungenembolie,
8. Kontraindikation zur Thrombektomie.

10.2.4 Generalisierte Arteriosklerose

Ein hoher Prozentsatz der Patienten, die wegen eines Neoplasmas des Kolons zur Behandlung kommen, haben bereits das sechste Lebensjahrzehnt überschritten und bieten die klinischen Zeichen der Arteriosklerose. Dieser Koinzidenz der Erkrankungen ist bei den Vorbereitungen für die operative Resektionsbehandlung des Tumors eine besondere Bedeutung beizumessen.

Zur Beurteilung der funktionellen Operabilität ist daher in der präoperativen Untersuchung das Ausmaß der Erkrankung des Gefäßsystems abzuklären. Insbesondere sind der zerebrovaskuläre Kreislauf und das Koronarsystem, aber auch die Bauchaorta mit ihren viszeralen und renalen Ästen sowie die Extremitätenarterien im Hinblick auf hämodynamisch wirksame Veränderungen zu untersuchen. Dadurch kann das perioperative Risiko besser abgeschätzt und durch entsprechende Maßnahmen abgesenkt werden.

Beim Vorliegen einer hochgradigen Carotis-interna-Abgangsstenose ist die Gefahr einer zerebralen Ischämie bei Blutdruckschwankungen während der Operation oder im unmittelbar postoperativen Verlauf deutlich erhöht. Daher muß in einer solchen Situation das Risiko einer verzögerten Tumoroperation gegenüber dem Risiko einer akuten zerebrovaskulären Insuffizienz abgewogen werden. Sind bereits transitorische ischämische Attacken (TIA) in der Anamnese zu erheben und mittels Doppler-Ultraschall- und Duplex-Scan-Untersuchung oder Angiographie eine Carotis-Stenose nachweisbar, so empfiehlt es sich in allen Fällen, die Thrombendarteriektomie und Patchplastik der Halsschlagader an die erste Stelle zu stellen.

Ähnliche Überlegungen gelten bei der belastungsabhängigen und instabilen Angina pectoris, die durch eine Koronarangiographie exakt abgeklärt werden muß, um operationswürdige Gefäßveränderungen der Herzkranzgefäße feststellen zu können.

Bei allen Patienten, die einem großen abdominellen Eingriff entgegensehen, ist auch die Abklärung und Dokumentation der Durchblutungssituation der Extremitäten von Wichtigkeit. Ein Fehlen des Brachialis- bzw. Radialispulses kann Hinweis für das Vorliegen eines Subclavian-Steal-Syndroms bzw. -Phänomens sein, dessen klinische Wertigkeit für eine zerebrale Minderdurchblutung präoperativ abgeklärt werden sollte. Aber auch die Minderdurchblutung der unteren Extremitäten, mit abgeschwächten oder fehlenden Pulsen, kann perioperativ zu vaskulären Komplikationen führen. So ist damit zu rechnen, daß eine durch konsequentes Gehtraining gerade noch kompensierte Durchblutungsstörung wegen einer verzögerten postoperativen Mobilisierung des Patienten relativ schnell dekompensiert wird.

Die Lagerung auf dem Operationstisch verlangt für eine abdominosakrale Resektion eines Rektumkarzinoms die Steinschnittlage mit Elevation der Beine. Bei längerer Operationsdauer ist daher eine ischämische Schädigung der unteren Extremität durch die langdauernde Verminderung des Perfusionsdruckes in dem arteriosklerotisch veränderten Gefäßbezirk durchaus möglich. Eine Hypovolämie wird diesen Pathomechanismus zusätzlich verstärken, weswegen eine ausgeglichene Flüssigkeits- und Blutungsbilanz von entscheidender Bedeutung ist. Während der Operation und in der ersten postoperativen Phase muß daher eine ausreichende Flüssigkeitszufuhr gewährleistet sein und für eine optimale Diurese gesorgt werden. Aus den erwähnten Gründen ist bei diesem Patientengut meist eine intensivmedzinische Überwachung erforderlich.

Kommt es im Anschluß an den abdominalchirurgischen Eingriff zu einer akuten Ischämie der Beine, sollte sofort eine Überprüfung der Flüssigkeitsbilanz erfolgen und – wenn erforderlich – mit einer adäquaten Infusionstherapie begonnen werden. Wenn die Hypovolämie ausgeglichen ist und etwaige Blutdruckprobleme behoben sind, kann bei raschem Wiedererlangen der Homöostase die Ischämie durchaus noch reversibel sein. Wenn jedoch ein akuter gefäßchirurgischer Eingriff in der postoperativen Phase notwendig wird, dann ist mit einer hohen Morbidität und Mortalität zu rechnen.

Aus diesen Gründen empfiehlt es sich, nach einer ausgedehnten Karzinomoperation bei älteren Patienten nur absolut notwendige, die Extremität erhaltende gefäßchirurgische Eingriffe vorzunehmen. Aufwendige und komplikationsreiche Mehretagen-Rekonstruktionen sind hingegen möglichst zu vermeiden.

Falls das Angiogramm einen segmentalen Arterienverschluß bei gutem Run-off, also offenen distalen Gefäßen, zeigt, dann sollte bei einer postoperativ aufgetretenen Ischämie lediglich der Versuch unternommen werden, durch eine kurzdauernde Thrombembolektomie oder Thrombendarteriektomie in Regionalanästhesie eine Verbesserung der Durchblutungssituation herbeizuführen. Auch kann eine hämodynamisch wirksame Profunda-Stenose bei gleichzeitigem Verschluß der A. femoralis superficialis durch eine relativ schnell durchführbare Profunda-Plastik behoben und damit ein verbesserter Einstrom in die Kollateralzirkulation des Oberschenkels ermöglicht werden. Voraussetzung dafür ist jedoch ein offenes Poplitea-Aufnahmesegment ohne Stenosen der einmündenden Kollateralgefäße.

Bei einer nicht unbeträchtlichen Anzahl von Patienten mit einem kolorektalen Karzinom stehen die klinischen Beschwerden einer peripheren arteriellen Verschlußerkrankung sehr oft deutlich im Vordergrund. Da bei Karzinompatienten aber häufig eine Hyperkoagulabilität [423] besteht, sollte man sich darauf beschränken, die Gefäßsituation vorerst lediglich angiologisch oder angiographisch abzuklären . Jeder nicht unbedingt dringliche gefäßchirurgische Eingriff ist zu vermeiden und die Revaskularisation auf einen geeigneten späteren Zeitpunkt nach der Tumoroperation zu verschieben. Die Ergebnisse einer frühen Gefäßrekonstruktion im Bereich der unteren

Extremität beim Tumorpatienten sind schlecht und man muß mit einer hohen Reverschlußrate rechnen. Aus diesem Grunde hat es sich als vorteilhaft erwiesen, den Eingriff an den Beinarterien erst einige Zeit nach der Resektion des malignen Tumors durchzuführen, sofern dies die klinische Situation zuläßt. Inzwischen kann durch konservative angiologische Maßnahmen mit Hämodilution und Gabe von vasoaktiven Substanzen versucht werden, die Kollateralzirkulation zu verbessern. Das Gehtraining ist, sobald dies nach der Operation möglich ist, wieder aufzunehmen.

Als Konsequenz der Beobachtung, daß Karzinompatienten eine Hyperkoagulabilität zeigen, die häufig zur arteriellen Thrombose führt, sollten Patienten, die primär dem Angiologen oder Gefäßchirurgen vorgestellt werden, auch im Hinblick auf ein okkultes Neoplasma untersucht werden. Bis heute stehen uns jedoch leider noch immer keine Gerinnungstests zur Verfügung, die repräsentativ wären für den Nachweis einer erhöhten Gerinnungsbereitschaft beim malignen Tumor.

10.2.5 Bauchaortenaneurysma

In der Altersgruppe, in welcher im allgemeinen ein Aneurysma der Bauchaorta bemerkt bzw. diagnostiziert wird, besteht gleichzeitig eine erhöhte Inzidenz für das Vorliegen eines malignen Tumors. Szilagyi [926] fand unter 803 Fällen mit Bauchaortenaneurysma 31 Patienten, die zusätzlich ein Malignom aufwiesen. Dies entspricht einer Häufigkeit von 3,9%. Tilson [950] ist sogar der Meinung, daß ein Kolonkarzinom weitaus häufiger mit einem Bauchaortenaneurysma assoziiert ist als mit einer Verschlußerkrankung im aortoiliakalen Bereich.

Das Zusammentreffen zweier potentiell lebensgefährdender Erkrankungen birgt eine Reihe von Problemen, insbesondere auch bezüglich der Planung des weiteren therapeutischen Vorgehens [926]. Vor allem ist zu klären, in welcher Reihenfolge die Resektion von Aneurysma und Kolontumor erfolgen soll.

Die gleichzeitige operative Versorgung wird im allgemeinen abgelehnt, da eine Kontamination des Prothesenimplantates mit Darmkeimen zu befürchten ist, die zu der gefürchteten Protheseninfektion führen kann. Im Gegensatz dazu gibt es jedoch vereinzelte Berichte in der Literatur, welche die simultane Resektion befürworten, vor allem dann, wenn der Tumor im Colon descendens lokalisiert ist und ein chronisches Verschlußsyndrom der Eingeweidearterien besteht. In einem solchen Fall könnte durch die primäre Resektion der abdominellen Aorta gelegentlich eine Durchblutungsstörung des linken Kolons auftreten, wenn die A. mesenterica inferior nicht in die Rohrprothese reimplantiert wird oder wegen des Tumors oder der Lymphknotenmetastasen nicht reimplantiert werden kann. Voraussetzung für solch ein Vorgehen ist jedoch, daß die Aortenprothese mit Peritoneum und Omentum majus gut abgedeckt wird, um eine Infektion des Implantates zu vermeiden.

Beim üblichen zweizeitigen operativen Vorgehen wird die Reihenfolge der operativen Eingriffe durch die Größe des Aneurysmas und durch die Komplikationsneigung des Tumors bestimmt. Eine absolute Indikation für die primäre Resektion des Aneurysmas sind die klinischen Zeichen einer drohenden Ruptur. Auch ein sehr großes, jedoch klinisch noch unauffälliges Bauchaortenaneurysma sollte zeitlich vor der Tumoroperation versorgt werden, wenn das Tumorleiden dies noch zuläßt. Swanson [924] befürwortet ausdrücklich die primäre Aneurysmaresektion und begründet diese mit einer sog. „kollagenolytischen Anlage" der Aneurysma-Patienten, die dafür verantwortlich ist, daß eine vorangegangene Laparotomie die Gefahr einer Aneurysmaruptur signifikant erhöht.

Eine absolute Indikation zur primären Resektion des Tumors ist natürlich immer dann gegeben, wenn es bereits zu Komplikationen, wie Blutung, Perforation oder Ileus, gekommen ist. Wenn jedoch keine absolute Indikation für das eine oder andere Vorgehen besteht, dann sollte das Aneurysma, wenn es groß ist, als erstes angegangen werden. Das Karzinom wird hingegen immer primär operativ entfernt, wenn das Aneurysma noch klein ist. Als Grenze ist hier ein Aneurysma-Durchmesser von 4 cm anzusehen.

10.2.6 Mesenteriale Kollateralzirkulation

Wird ein Aneurysma zeitlich vor dem Kolontumor operiert, dann muß das Augenmerk darauf gerichtet sein, einen ausreichenden Druck und Flow im Stromgebiet der A. mesenterica inferior zu erhalten. Da arteriosklerotische Gefäßveränderungen der Mesenterialarterien bei den meist älteren Patienten nicht primär auszuschließen sind, zusätzlich aber auch immer mit Variationen in der Blutversorgung des Darmes zu rechnen ist, müssen die für die Versorgung des linken Kolons so wesentlichen Gefäßarkaden geschont werden. Diese sind nämlich wichtige Bindeglieder einer Kollateralzirkulation, die das Stromgebiet der A. mesenterica superior mit dem der A. mesenterica inferior verbindet (Riolansche Anastomose). Bei der Darstellung eines Bauchaortenaneurysma ist daher jede unnötige Dissektion im Mesocolon zu vermeiden, um diese Gefäßverbindungen nicht zu gefährden [334].

Die Inzision des dorsalen Peritoneums sollte unmittelbar über dem Aneurysma und die Eröffnung desselben rechts der Mittellinie erfolgen, um den linksseitigen Abgang der A. mesenterica inferior von der Aorta zu schonen. Das Ostium des Mesenterialgefäßes wird dann von der Innenseite des Aneurysmasackes umstochen, um eine retrograde Blutung zu vermeiden.

Da bei Patienten dieser Altersgruppe ein suffizienter Kollateralkreislauf von der A. mesenterica superior nicht immer gewährleistet ist, empfiehlt sich immer dann, wenn die ausreichende Durchblutung des linken Kolons nicht eindeutig zu klären ist, die Reimplantation der A. mesenterica inferior in das Protheseninterponat (Abb.10.2.1).

Ergibt sich aus irgendwelchen Gründen die Notwendigkeit, den Stamm der A. mesenterica inferior zu durchtrennen oder zu ligieren, dann ist es für die Kollateralzirkulation des Dickdarmes von wesentlicher Bedeutung, daß dies unmittelbar am Abgang von der Aorta geschieht. Eine Ligatur, die weiter distal in oder nach der Aufzweigung des Gefäßes durchgeführt wird, verschließt den Abgang der einzelnen

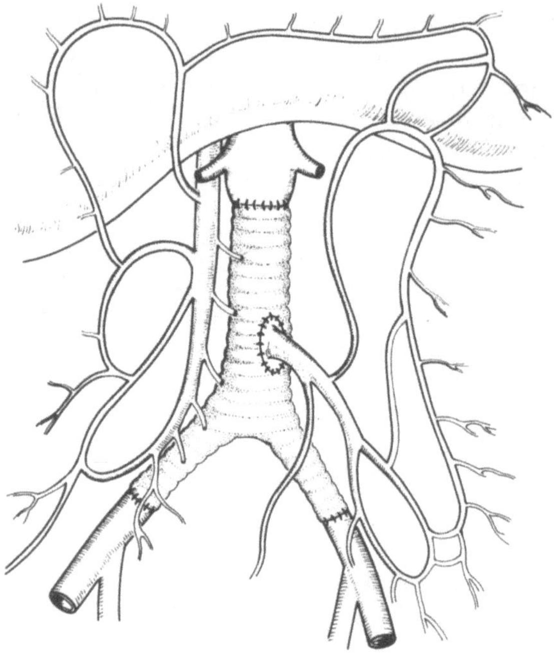

Abb. 10.2.1: Reimplantation der Arteria mesenterica inferior in das aortoiliakale Prothesenimplantat

Segmentarterien (A. colica sinistra, A. sigmoidea, A. haemorrhoidalis superior) und unterbricht somit jede Kollateralisationsmöglichkeit (Abb. 10.2.2).

Eine weitere Kollateralzirkulation kann sich bei Bedarf zwischen dem Stromgebiet der beiden Mesenterialarterien und der A. iliaca interna ausbilden. Bei einem Verschlußprozeß im aortoiliakalen Bereich gewährleistet dieser Umgehungskreislauf eine gerade noch ausreichende Durchblutung der unteren Extremität [550]. Wenn eine funktionsfähige Riolansche Anastomose besteht, kann der Abgang der A. mesenterica inferior von der Aorta verschlossen sein, das Gefäß muß aber in seinem weiteren Verlauf durchgängig sein, um die Zirkulation in das kleine Becken zu ermöglichen (Abb. 10.2.3). Voraussetzung für die Durchblutung der Beine ist, neben der Endastverbindung zwischen der A. colica media und sinistra (Riolan) eine unveränderte A. iliaca interna und ein offenes Gefäßsystem distal der Iliakagabel. Der Umgehungskreislauf wird im allgemeinen nicht nur von den Viszeralarterienästen, sondern auch von den Ästen der Intercostal- und Lumbalarterien gebildet [278, 665, 669].

Werden nun bei der Resektion des linken Kolons diese Kollateralgefäße ligiert und durchtrennt, dann resultiert als Folge eine akute Ischämie der Beine [201, 821, 157]. Um dieser seltenen, aber durchaus möglichen Komplikation zu begegnen, muß jeder Patient mit einem Tumor im linken Kolon, bei dem die beiden Leistenpulse wegen eines Aortenverschlusses nicht nachweisbar sind, exakt angiographisch abgeklärt werden.

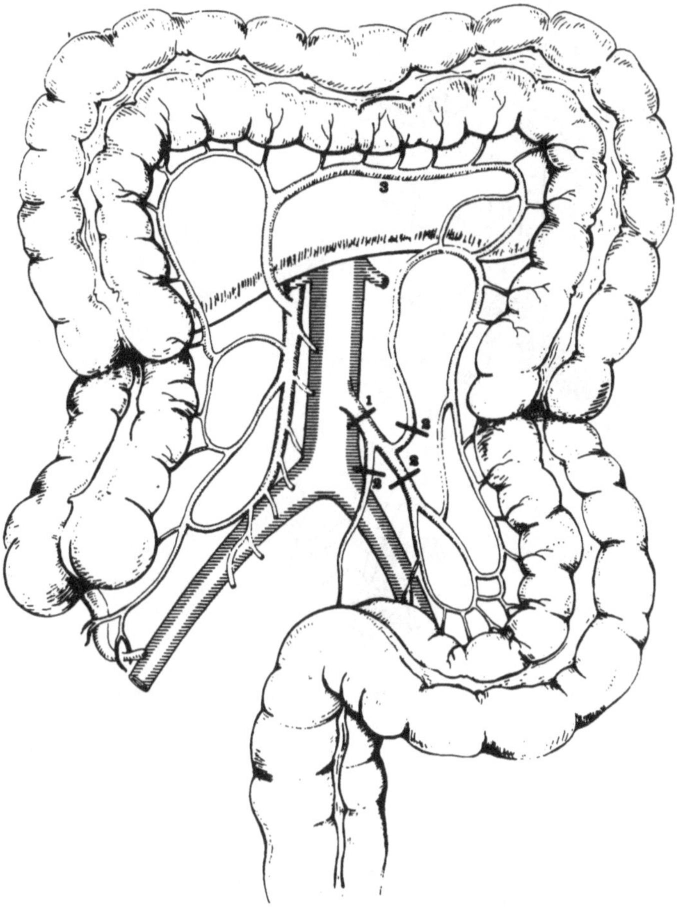

Abb. 10.2.2: Arterielle Versorgung des Dickdarmes mit kollateraler Verbindung der Mesenterialarterien über die Riolansche Anastomose (3).
Um eine Unterbrechung der Kollateralzirkulation zu vermeiden, sollte die Ligatur der Arteria mesenterica inferior nur am Stamm (1) und nicht nach ihrer Aufzweigung (2) erfolgen

Wenn ein Umgehungskreislauf vom Versorgungsgebiet der Mesenterialarterien zur A. iliaca interna besteht, kann daher die operative Entfernung des Tumors erst nach Rekonstruktion der Gefäße des aortoiliakalen Bereiches durchgeführt werden. Aus denselben Gründen wie bei der Versorgung des Aortenaneurysmas sollten auch diese beiden Eingriffe zweizeitig erfolgen.

Falls dem Tumorpatienten wegen seines reduzierten Allgemeinzustandes die Implantation einer aorto-biiliakalen oder aorto-bifemoralen Y-Prothese nicht mehr zugemutet werden kann, besteht die Möglichkeit, einen extraanatomischen Bypass in Form des axillo-bifemoralen Bypasses anzulegen (Abb. 10.2.4). Hierbei ist jedoch bei der Pla-

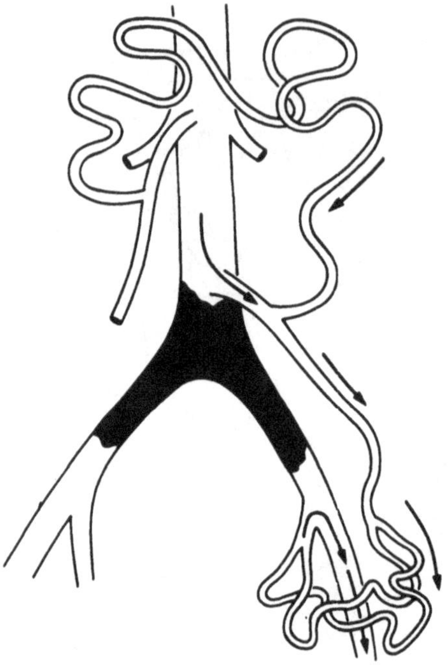

Abb. 10.2.3: Mesenterikoiliakaler Kollateralkreislauf bei Verschlußprozessen im Bereich der Aortenbifurkation. Bei Belastung der unteren Extremität kann es zu einem mesenterialen Blutentzug im Sinne eines iliofemoralen Steal-Syndroms kommen. Die Unterbrechung des Umgehungskreislaufes führt zur Mangeldurchblutung der unteren Extremität

nung der subkutanen Streckenführung der Kunststoffprothese darauf zu achten, daß die später durchzuführende Laparotomie nicht durch den Prothesenverlauf behindert wird.

10.2.7 Intraoperative Komplikationen

Bei der Resektion eines tumortragenden Darmabschnittes ist auf eine ausreichende Durchblutung der Resektionsränder zu achten. Um eine komplikationslose Anastomosenheilung zu gewährleisten, ist zu fordern, daß aus der durchtrennten Darmwand hellrotes Blut austritt. Wenn dies nicht der Fall ist, muß der Darm nachreseziert werden. Das Ausmaß der Darmresektion kann im übrigen meist schon vorher durch Probeklemmung der Segmentarterien und Palpation der pulsierenden Gefäßarkaden bestimmt werden.

Da bei der operativen Behandlung des Colon-descendens- und Sigmakarzinoms aus onkologischen Gründen die A. mesenterica inferior direkt am Abgang von der Aorta ligiert und durchtrennt werden sollte, wird das Ausmaß der linken Hemikolektomie immer von der Leistungsfähigkeit der Kollateralzirkulation einerseits aus dem Gebiet der A. colica media, andererseits aus dem der A. rectalis inferior bestimmt.

Die häufigste Gefäßkomplikation stellt die akute intraoperative Blutung dar. Meist handelt es sich dabei um eine venöse Blutung aus dem präsakralen Venenplexus, die nicht einfach zu beherrschen ist. Aus diesem Grunde ist bei der Präparation im kleinen Becken immer diese Gefahr zu beachten und das operative Vorgehen entsprechend auszurichten.

Im Gegensatz zur arteriellen stellt die venöse Blutung eine ausgesprochen gefährliche Situation dar, da in den meisten Fällen eine schnelle und wirkungsvolle Blutstillung vorerst unmöglich erscheint. Blindes Klemmen und ungezielte Umstechungen in dem ständig ansteigenden Blutsee sind nicht zielführend und bewirken sehr häfig ein weiteres Einreißen der zartwandigen venösen Gefäße.

Sobald eine schwere venöse Blutung auftritt, sollte der Patient in eine Trendelenburg-Position mit Beckenhochlagerung gebracht und der weitere Blutverlust durch Kompression mit heißen Tüchern kontrolliert werden. Erst dann kann die Blutungsquelle durch gezieltes Vorgehen lokalisiert werden. Handelt es sich um einen Einriß im Bereich der großen Beckenvenen oder der V. cava inferior, wird die Gefäßläsion mit einem monofilen Faden der Stärke 6–7/0 in fortlaufender Nahttechnik versorgt. Es genügt in den meisten Fällen, das Gefäß proximal und distal der Verletzungsstelle mit Stieltupfer zu komprimieren, um einen weiteren Blutverlust zu vermeiden und die Naht unter Sicht exakt durchführen zu können. Falls die untere Hohlvene auf eine längere Strecke eingerissen ist, ist es meist notwendig, das Gefäß sowie die zuführenden Äste anzuschlingen und mit einem Tourniquet zu drosseln. Wenn die kraniale Blutungskontrolle der V. cava aus anatomischen Gründen nicht mehr möglich ist, dann kann ein Ballonkatheter vorgeschoben und intracaval geblockt werden.

Eine Blutungsquelle aus dem präsakralen Venengeflecht kann so gut wie in keinem Fall dargestellt und chirurgisch durch Ligatur oder Naht versorgt werden. Hier hilft nur eine langdauernde Kompression mit heißen Bauchtüchern sowie die Anwendung von Hämostyptika und Fibrinkleber.

Die Verletzung eines großen arteriellen Gefäßes im Rahmen der Kolonchirurgie kann zu einem ernsten Problem werden, wenn die Läsion in kontaminiertem Gebiet liegt und nicht durch eine einfache Gefäßnaht behoben werden kann. Die Verwendung eines Kunststoffinterponates zur Gefäßrekonstruktion sollte wegen der Gefahr einer Protheseninfektion und septischen Nachblutung immer vermieden werden. Unter Umständen kann in einem Gebiet, das nicht oder nur in geringem Ausmaß mit Darmkeimen in Berührung gekommen ist, der Versuch unternommen werden, die Überbrückung eines kurzstreckigen arteriellen Defektes mit einem gedoppelten V.-saphena-Interponat durchzuführen. Dabei ist darauf zu achten, daß diese Rekonstruktion mit Omentum majus gut umhüllt wird, um einer Infektion vorzubeugen.

Wenn die A. iliaca interna oder einer ihrer Äste verletzt ist, können diese meist folgenlos ligiert werden. Die Ligatur beider Aa. iliacae internae hingegen führt in vielen Fällen zur Ischämie und Nekrose im Glutealbereich. Das postoperative Auftreten einer vaskulär bedingten Impotentia coeundi ist ebenfalls auf die gestörte Hämodynamik im Beckenbereich nach Interna-Ligatur zurückzuführen.

Nach Ligatur der A. iliaca interna muß immer überprüft werden, ob trotz dieser Maßnahme weiterhin eine ungestörte Durchblutung des linken Kolons gegeben ist.

Falls die Rekonstruktion der A. iliaca communis oder externa nicht möglich bzw. wegen der Infektionsgefahr nicht durchführbar ist, werden diese Gefäße ligiert, übernäht und mit Omentum majus abgedeckt. Bereits zu diesem Zeitpunkt sollten 5000 – 10 000 E Heparin systemisch verabreicht werden, um eine Thrombosierung des von der Zirkulation ausgeschlossenen distalen Gefäßbezirkes zu verhindern. Erst nach Beendigung des Eingriffes und Verschluß der Bauchdecken sowie nach neuerlicher Desinfektion und Abdeckung wird dann mittels eines extraanatomischen Bypass-Verfahrens die Durchblutung wiederhergestellt.

Hierbei ergeben sich mehrere Möglichkeiten des Anschlusses an ein Spendergefäß (Abb. 4). Neben dem axillofemoralen oder -bifemoralen Bypass, der die A. axillaris

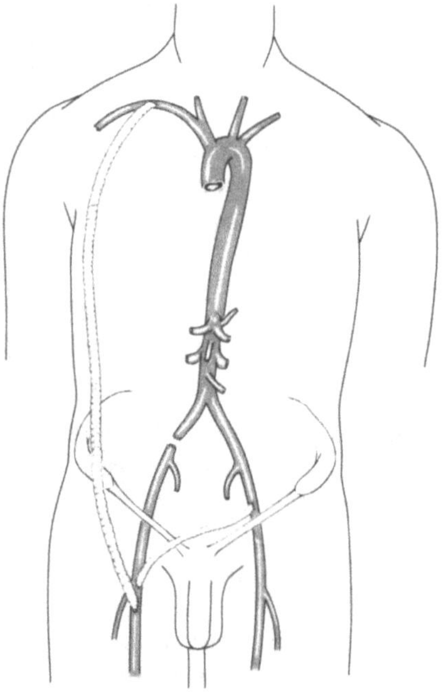

Abb. 10.2.4: Extraanatomische Überbrückung einer tumorbedingten Unterbrechung der Beckenarterie durch einen axillofemoralen oder iliakofemoralen Cross-over-Bypass mit einer 8-mm-Gefäßprothese

im Mohrenheimschen Dreieck anzapft und über eine subkutan verlaufende dicklumige und ringverstärkte Prothese das Blut bis in die A. femoralis bringt, hat sich vor allem der Cross-over-Bypass oder femoro-femorale Bypass wegen seines kurzstreckigen Verlaufes bewährt. Die Prothese wird End-zu-Seit mit der A. iliaca externa über dem Leistenband und extraperitoneal oder direkt mit der A. femoralis communis anastomosiert, kreuzt dann subkutan vor den Schambeinästen die Seite, um mit der Empfängerarterie, der A. femoralis communis, End-zu-Seit anastomosiert zu werden. Damit ist die Blutversorgung sowohl retrograd in die kranial verschlossene Beckenarterie wie auch in die Peripherie wieder gewährleistet.

10.2.8 Zusammenfassung

Gefäßkomplikationen in der Dickdarmchirurgie sind vielfältiger Natur. Sie können durch das verdrängende und infiltrierende Wachstum des Tumors selbst bedingt sein, sie können sich aber auch allgemein z. B. in thromboembolischen Ereignissen manifestieren, die nicht unbedingt in örtlichem Zusammenhang mit dem Tumor stehen müssen.

Da der Tumorpatient in der Mehrzahl der Fälle bereits ein Alter erreicht hat, in dem die generalisierte Arteriosklerose einen deutlichen Krankheitswert besitzt, muß immer mit kardiovaskulären Komplikationen in der perioperativen Phase gerechnet werden. Stenosen und Verschlußprozesse im aortoiliakalen Bereich sowie in den mesenterialen Gefäßen zwingen den Organismus zu Umgehungskreisläufen, um eine ausreichende Perfusion des Darmes, aber auch der Beinarterien zu gewährleisten. In Unkenntnis dieser Zusammenhänge kann der Chirurg durch seine präparativen und resezierenden Maßnahmen großen Schaden anrichten. Aus diesen Gründen ist es auch für den ausschließlich in der Abdominalchirurgie Tätigen von großer Bedeutung, Kenntnisse in der angiologischen Diagnostik und in der gefäßchirurgischen Technik zu besitzen, um bereits vor dem Eingriff die möglichen Komplikationen abschätzen und intraoperativ beherrschen zu können. Durch eine exakte präoperative Erhebung des Gefäßstatus ist es in den meisten Fällen möglich, eine gleichzeitig vorliegende wertige Carotisstenose, ein rupturgefährdetes Aortenaneurysma oder einen Verschluß der Aorta abdominalis rechtzeitig zu erkennen und in der Planung des therapeutischen Procedere entsprechend zu berücksichtigen.

Mit Gefäßkomplikationen im Sinne einer intraoperativ auftretenden Blutung muß immer gerechnet werden. In den meisten Fällen sind diese von einem geübten Chirurgen zu beherrschen, doch wird die Resektion oder Ligatur eines großen und für die periphere Durchblutung wichtigen Gefäßes rekonstruktive Maßnahmen erfordern, die Kenntnisse in der Gefäßchirurgie voraussetzen.

Von entscheidender Wichtigkeit für die Vermeidung und Beherrschung von Gefäßkomplikationen in der Dickdarmchirurgie ist das Wissen um die pathophysiologischen Zusammenhänge von Tumor- und Gefäßerkrankung, die sorgfältige Durchuntersuchung des Patienten sowie eine gewebeschonende, sichere und effektive chirurgische Technik.

11 Nachsorge

G. A. Fantini

11.1 Einleitung

Sinn der Tumornachsorge ist die Entdeckung eines Tumorrückfalls zu einer Zeit, zu der eine erneute Behandlung in potentiell kurativer Absicht noch möglich ist. Während in früheren Berichten die Resektabilität eines rezidivierenden Kolonkarzinoms mit ca. 10% [758 a] angegeben wurde, zeigen neuere Studien nach programmierten Second-look-Operationen bei selektionierten Patientenpopulationen eine Resektabilitätsrate von bis zu 59% [632]. Auch die erkrankungsfreie 5-Jahres-Überlebensrate stieg von 30 auf 56%.

Die mediane Überlebenszeit nach Entdeckung eines Rezidivtumors liegt ohne Behandlung bei nur 5 Monaten [758 a]. Die chirurgische Therapie ist die alleinige potentiell kurative Behandlungsmöglichkeit eines Rezidivtumors, während die Chemotherapie und die Radiotherapie lediglich palliative Maßnahmen darstellen.

Aus der Literatur ergeben sich kaum Hinweise darauf, daß Patientenpopulationen, die bereits ein kolorektales Karzinom hatten, ein höheres Risiko für die Entwicklung einer metachronen Läsion besitzen. Eine Prädisposition für die Entwicklung multipler Karzinome ist außer beim Mamma-, Ovarial- und Uteruskarzinom nicht nachweisbar [858 a]. Vielmehr spiegelt das Risiko der Entwicklung eines metachronen Karzinoms die kumulative altersspezifische Inzidenz der Population wider; die Inzidenz erhöht sich exponentiell mit dem Alter [898 b]. Deshalb ist die Notwendigkeit der Nachsorge, die auf die Entdeckung neuer primärer Karzinome bei ehemaligen Tumorpatienten abzielt, nur schwer zu rechtfertigen, obwohl dieser Aspekt in der Literatur kontrovers beurteilt wird (s. Kap. 4.1).

Bei Patienten mit lokal fortgeschrittener Erkrankung (Dukes-B2-und -C-Läsionen der Astler-Coller-Modifikation) ist eine Rezidivrate von über 50% bekannt [52 a, 594]. Die Organisation der Nachsorge muß sich am zeitlichen Verlauf der Rezidiventwicklung orientieren. 50% aller Rezidive nach primärer kurativer Resektion treten in den ersten 18 Monaten auf. Die verbleibende Hälfte entwickelt sich innerhalb der nächsten 5 bis 6 Jahre [898 b].

11.2 Untersuchungsmethoden bei der Nachsorge

11.2.1 Anamnese und körperliche Untersuchung

Trotz der Entwicklung neuer bildgebender Verfahren und der Bestimmung von Tumormarkern haben einige prospektive Studien in 21 – 48% der Fälle die Erstmanifestation eines Tumorrezidivs durch klinische Symptome nachweisen können [921, c, d, 200 a, 54 a]. Daher sollte die Nachsorge immer eine sorgfältige Anamneseerhebung und körperliche Untersuchung beinhalten. Auf das Vorliegen eines Tumorrückfalls weisen Husten, abdominelle oder pelvine Schmerzen, Änderungen des Stuhlverhaltens, peranale Blutungen, Gewichtsverlust, Anorexie und Krankheitsgefühl hin.

11.2.2 Leberfunktionstest

Der häufigste Manifestationsort eines kolorektalen Tumorrückfalls ist die Leber. Die Bestimmung der alkalischen Serumphosphatase wird als der sensitivste Indikator einer Leberbeteiligung angesehen. Eine Studie zeigte bei 13 von 20 Patienten mit dokumentierten Lebermetastasen erhöhte alkalische Phosphatasespiegel [54 a]. Jedoch sind Erhöhungen der Phosphatasespiegel als Spätsymptom aufzufassen [921 c, d, 200 a]. Allerdings werden auch Fälle mit exzessiver Lebermetastasierung und normalen Leberfunktionstest beobachtet, so daß die Sensitivität der Leberenzymbestimmungen im Hinblick auf eine Leberfilialisierung limitiert scheint [274].

11.2.3 Okkultes Blut im Stuhl

Der Nachweis von okkultem Blut im Stuhl hat sich als effektive und preisgünstige Screening-Methode für primäre kolorektale Karzinome bewährt. Dies gilt auch für metachrone Läsionen. Dagegen ist die Methode bei der Diagnostik lokoregionärer Rezidive von begrenztem Wert, weil die Rezidive überwiegend extraluminal auftreten und daher nicht die Kontinuität der Kolonmukosa unterbrechen. Eine Ausnahme bilden Anastomosenrezidive. So konnte in einer Studie mit 48 Patienten mit rezidivierendem kolorektalem Karzinom lediglich in 6 Fällen okkultes Blut im Stuhl nachgewiesen werden [54 a].

11.2.4 Röntgen-Kontrastuntersuchung und Koloskopie

Die Röntgen-Doppelkontrastuntersuchung kam in der Vergangenheit bei Nachsorgeuntersuchungen am häufigsten zur Anwendung, obwohl ihre Effizienz noch weitgehend unbewiesen ist. Ein prospektiver Vergleich verschiedener Überwachungsmethoden bei 66 Patienten mit hohem Risiko für die Entwicklung eines Rezidivs zeigte, daß die Röntgen-Doppelkontrastuntersuchung niemals als erstes Diagnostikum das Tumorrezidiv nachwies [921 c, d]. Die Koloskopie ist der Röntgen-Doppelkontrastuntersuchung bei der Diagnostik primärer Kolonneoplasien überlegen und wurde daher als nützliches Diagnostikum eines Tumorrezidivs propagiert [966 a]. Daten, die diese Hypothese unterstützen, fehlen zur Zeit noch. Die Stärke beider Methoden liegt bei der Entdeckung von neuen oder metachronen Läsionen mit Mukosabeteiligung. Ähnlich wie beim Hämoccult-Test ist der Wert der Röntgen-Doppelkontrastuntersuchung und der Koloskopie beim extraluminären Rezidiv begrenzt.

11.2.5 Weitere bildgebende Verfahren

Bildgebende Verfahren im Rahmen der Nachsorge umfassen außerdem Röntgen-Thoraxuntersuchung, die Tomographie der Lungen, die intravenöse Urographie, die Computertomographie und Sonographie des Abdomens, die Leber- und Knochenszintigraphie. Keine dieser Untersuchungsmethoden ist ein verläßlicher und frühzeitiger Indikator eines Tumorrezidivs [921 c, d, 200 a, 54 a]. Eine prospektive Untersuchung zeigte, daß lediglich 4 von 33 Rezidiven durch bildgebende Verfahren nachgewiesen wurden (2 durch abdominelles CT und je 1 durch Knochenszintigraphie und Lungentomographie) [921 c, d].

In der Mehrzahl der Fälle manifestierte sich das Tumorrezidiv durch einen progressiven Anstieg des carcino-embryonalen Antigens (bei 22 Patienten) und durch Auffälligkeiten in der Anamnese und körperlichen Untersuchung (bei 7 Patienten). Daher scheint die routinemäßige Anwendung der aufwendigen bildgebenden Verfahren als Screening-Methoden in der Nachsorge nicht gerechtfertigt zu sein.

Liegt der Verdacht auf ein Tumorrezidiv anhand ansteigender Serum-CEA-Werte nahe, so sind auch aufwendige bildgebende Verfahren gerechtfertigt, um die Resektabilität abzuklären. In einer erst kürzlich erschienenen Studie wurde bei 10 von 50 Patienten mit erhöhten Serum-CEA-Spiegeln mittels Röntgenthoraxuntersuchung und Knochenszintigraphie ein nicht resektables extraabdominelles Rezidiv nachgewiesen [712 a].

Die Anwendungsmöglichkeiten der Kernspintomographie in der Nachsorge des kolorektalen Karzinoms werden zur Zeit intensiv untersucht. Dazu liegen noch keine endgültigen Ergebnisse vor.

11.2.6 Carcino-embryonales Antigen

Die Bestimmung des carcino-embryonalen Antigens ist als Screening-Methode für ein kolorektales Karzinom ungeeignet. Die Höhe des CEA gilt jedoch als prognostischer Indikator, wobei diese Information bis jetzt keine Verbesserung der Behandlungserfolge herbeiführen konnte [52 a].

Der größte Nutzen der Plasma-CEA-Bestimmung liegt darin begründet, daß ein progressiver postoperativer Anstieg des CEA ein relativ sensitiver Indikator eines Tumorrezidivs ist. Nach kompletter Resektion des Karzinoms fallen präoperativ erhöhte Plasma-CEA-Spiegel bei nahezu allen Patienten auf Normwerte ab [30 a]. Bleibt ein Abfall aus, so ist eine inkomplette Resektion anzunehmen. Der Abfall des Plasma-CEA-Spiegels entwickelt sich innerhalb eines Monats postoperativ; es können jedoch auch bis zu 4 Monate vergehen [582 a].

Die Verläßlichkeit der Plasma-CEA-Spiegel als Indikator eines Tumorrezidivs wurde in einer Serie von 60 Patienten demonstriert, bei denen die Indikation zur Reoperation alleine aufgrund postoperativer Erhöhungen der Plasma-CEA-Spiegel gestellt wurde. Bei 93,3% der Patienten konnte ein Tumorrezidiv nachgewiesen werden [594 a].

Die Anstiegsgeschwindigkeit des postoperativen CEA-Spiegels soll ein noch genauerer Parameter für die Entwicklung eines Tumorrezidivs sein [85 a]. In einer prospektiven Beurteilung von Tumorüberwachungstechniken bei 66 Patienten mit hohem Rezidivrisiko konnte ein progressiver Anstieg des seriell bestimmten Serum-CEAs als der genaueste Indikator eines Tumorrezidivs herausgestellt werden. Bei 22 von 33 Patienten (67%) war ein Anstieg des Serum-CEAs der erste Anhalt für ein Tumorrezidiv [921 c, d].

11.2.7 Second-look-Operationen

Das Konzept der Second-look-Operation während des ersten Jahres nach einer potentiell kurativen Resektion wurde von Wangensteen [984 a] propagiert. Obwohl dieses Konzept darauf basiert, daß ein rezidivierendes kolorektales Karzinom wahrscheinlich am effektivsten durch erneute Resektion bei möglichst frühzeitiger Entdeckung behandelt werden kann, hat es nie weite Verbreitung gefunden. Ursache hierfür ist zum einen, daß bei der Laparotomie oft kein Rezidiv gefunden werden konnte und zum zweiten die assoziierte Morbidität und Letalität.

CEA-Bestimmungen als Basis für Second-look-Operationen haben in neuerer Zeit wieder Interesse an dieser Methode geweckt [632, 594 a, 32]. Verschiedene Studien [921 c, d, 85 a] lassen vermuten, daß die konsequente Durchführung der CEA-dirigierten Second-look-Operationen zu einer verbesserten Langzeitüberlebensrate führen könnte. Es wird geschätzt, daß durch postoperative CEA-Bestimmungen etwa 4 1/2 Monate bis zur Entdeckung des Tumorrezidivs durch andere Verfahren gewonnen werden [85 a]. Die Resektabilitätsrate der Tumorrezidive beträgt nach neueren Untersuchungen bis zu 59%, wenn die programmierte Second-look-Operation bei ausgewählten Patienten zur Anwendung kommt [632]. Die Patientenauswahl für CEA-dirigierte Reoperationen muß nichtresektable Metastasen ausschließen. 28% aller postoperativen Serum-CEA-Anstiege bei asymptomatischen Patienten können auf irresektable Tumorrezidive oder benigne Erkrankungen zurückgeführt werden [712 a].

Literatur

[1] Abdel-Nabi, H. H., A. A. Schwartz, C. S. Schwartz et al.: Colorectal carcinoma: Detection with Indium-111 anticarcinoembryonic-antigen-monoclonal antibody ZCE-025. Radiology **164** (1987) 617.

[2] Aberg, T., L. Ling, U. Breland et al.: Does flexible sigmoidoscopy have any justification as compared with complete colonoscopy? Endoscopy **17** (1985) 133.

[3] Abrams, J. S., H. D. Reines: Increasing incidence of right-sided lesions in colorectal cancer. Am. J. Surg. **137** (1979) 522.

[4] Abrams, J. S.: A second look at colonoscopy. Indications, failures, and costs. Arch. Surg. **117** (1982) 913.

[5] Ackerman, N. B.: Primary arterial ligation in resection of cancer of the colon. Am. J. Surg. **133** (1977) 73.

[6] Adalsteinsson, B., B. Glimelius, S. Graffman et al.: Computed tomography in staging of rectal carcinoma. Acta Radiol. [Diagn.] **26** (1985) Fasc. 1.

[7] Adolphson, C., J. Ajani, J. Strochlein et al.: Phase II trial of acivicin in patients with advanced colorectal carcinoma. Am. J. Clin. Oncol. **9** (1986) 189.

[8] Adson, M. A., J. A. Van Heerden: Major hepatic resection for metastatic colorectal cancer. Ann. Surg. **191** (1980) 376.

[9] Adson, M. A., J. A. Van Heerden, M. H. Adson et al.: Resection of hepatic metastases from colorectal cancer. Arch. Surg. **119** (1984) 674.

[10] Adson, M. A.: Resection of liver metastases – when is it worthwile? World J. Surg. **11** (1987) 511.

[11] Aigner, K. R., H. Walther, J. O. Tonn et al.: Die isolierte Leberperfusion bei fortgeschrittenen Metastasen kolorektaler Karzinome. Onkologie 7 (1984) 13.

[12] Albano, W. A., H. T. Lynch: Clinical management of hereditary colon cancer. In: P. M. Lynch (Hrsg.): Colon Cancer Genetics, S. 99. Von Nostrand Reinhold, New York 1985.

[13] Alderson, P. D., D. E. Adams, B. J. Mc Neil et al.: Computerized tomography, ultrasonography and scintigraphy of the liver in patients with colon or breast carcinoma: a prospective comparison. Radiol. **49** (1983) 225.

[14] Aldis, A. S.: Carcinoma of the colon following transplantation of the ureteres at the site of the transplantation. Proc. R. Soc. Med. **54** (1961) 159.

[15] Allee, P. E., L. L. Gunderson, J. E. Munzenrider: Postoperative radiation therapy for residual colorectal carcinoma. Int. J. Radiat. Oncol. Biol. Phys. 7 (1981) 1208.

[15a] Allgöwer, M.: Das Colon Karzinom. In Allgöwer M., F. Harder, L. F. Hollender, H.-J. Peiper, J. R. Siewert, A. L. Blum, W. Creutzfeldt (Hrsg.). Chirurgische Gastroenterologie, S. 776. Springer, Berlin, Heidelberg, New York 1981.

[16] Allred, H. W., R. J. Spencer: Hemangiomas of the colon, rectum and anus. Mayo Clin. Proc. **49** (1974) 739.

[17] Almagro, U. A.: Primary signet-ring carcinoma of the colon. Cancer **52** (1983) 1453.

[18] American Cancer Society: Guidelines for the cancer-related checkup. Recommendations and rationale. CA. **30** (1980) 4.

[19] American Cancer Society: Inc. Cancer Facts and Figures. American Cancer Society, New York 1982.

[20] American Cancer Society: 1985 Cancer Facts and Figures. American Cancer Society, New York 1986.

[21] American Joint Committee for cancer staging and end results reporting: Manual for staging of cancer. American Joint Committee, Chicago 1977.

[22] American Joint Committee for cancer staging and end results reporting: Manual for staging of cancer. American Joint Committee, Chicago 1983.

[23] Anderberg, B., P. Enblad, R. Sjodahl et al.: Recurrent rectal carcinoma after anterior resection and rectal stapling. Brit. J. Surg. **70** (1983) 1.

[24] Angermann, B., F. P. Gall, E. Muehe: Ergebnisse nach chirurgischer Behandlung von Lebermetastasen. In: R. Häring (Hrsg.): Chirurgie der Leber, Edition Medizin Weinheim 1983.

[25] Angermann, B., F. P. Gall, M. Schweiger, S. Hoferichter: Ergebnisse und Prognosen nach Resektion von Lungen- und Lebermetastasen. Langenbecks Arch. Chir. **361** (1983) 727.

[26] Ansfield, F. J., J. M. Schroeder, A. R. Curreri: Five years clinical experience with 5-fluorouracil. JAMA **181** (1962) 295.

[27] Ansfield, F., J. Klotz, T. Nealon et al.: A phase III study comparing the clinical utility for four regimes of 5-fluorouracil. A preliminary report. Cancer **39** (1977) 33.

[28] Appleton, D. R., J. P. Sunter, M. S. B. DeRodriquez et al.: Cell proliferation in the mouse large bowel, with details of the analyses of the experimental data. In: D. R. Appleton, J. P. Sunter, A. J. Watson (Hrsg.): Cell proliferation in the gastrointestinal tract, S. 40. Pitman Medical, Tunbridge Wells, Kent 1980.

[29] Arabi, Y., F. Dimock, D. W. Burdon et al.: Influence of bowel preparation and antimicrobials on colonic microflora. Br. J. Surg. **65** (1978) 555.

[30] Argenta, L. C., E. K. Manders: Mitomycin C extravasation injuries. Cancer **51** (1983) 1080.

[30a] Arnaud, J. P., C. Koehl, M. Adloff: Carcinoembryonic antigen (CEA) in diagnosis and prognosis of colorectal carcinoma. Dis. Colon. Rect. **23** (1980) 141.

[31] Astler, V. B., F. A. Coller: The prognostic significance of direct extension of carcinoma of the colon and rectum. Ann. Surg. **139** (1954) 846.

[32] Attiyeh, F. F., H. J. Wanebo, M. W. Stearns: Hepatic resection for metastases from colorectal cancer. Dis. Colo Rectum **21** (1978) 160.

[33] August, D. A., R. T. Ottow, P. H. Sugarbaker: Clinical perspective of human colorectal cancer metastasis. Cancer Metastasis Rev. **3** (1984) 303.

[34] August, D. A., P. H. Sugarbaker, R. T. Ottow et al.: Hepatic resection of colorectal metastases. Ann. Surg. **201** (1985) 210.

[35] Ault, G. W.: A technique of cancer isolation and extended dissection for cancer of the distal colon and rectum. In: R. Maingott (Hrsg.): Abdominal Operations. Appleton-Century-Crofts, New York 1974.

[36] Bacon, H. F., P. V. Martin: The rationale of palliative resection for primary cancer of the colon and rectum complicated by liver and lung metastasis. Dis. Colon. Rectum **7** (1964) 211.

[37] Bacon, H. E., F. Dirbas, T. B. Myers et al.: Extensive lymphadenectomy and high ligation of the inferior mesenteric artery for carcinoma of the left colon and rectum. Dis. Colon. Rectum **1** (1978) 457.

[38] Baker, W. N. W.: Ileo-rectal anastomosis for Crohn's disease of the colon. Gut **12** (1977) 427.

[39] Balch, C., M. M. Urist, S. Soong et al.: A prospective phase II clinical trial of continuous FUDR regional chemotherapy for colorectal metastases to the liver using a totally implantable drug infusion pump. Ann. Surg. **198** (1983) 567.

[40] Barber, H. R. K., A. Brunschwig: Excision of major blood vessels at the periphery of the pelvis in patients receiving pelvic exenteration: common and/or iliac arteries and veins 1947 to 1964. Surgery **62** (1967) 426.

[41] Bares, R. J., S. Fass, Truong et al.: Radio-Immunszintigraphie mit SPECT: Methodik, Probleme und klinische Erfahrungen. Nucl. Med. **26** (1987) 202.

[42] Barnes, J. P.: Physiologic resection of the right colon. Surg. Gynecol. Obstet. **94** (1952) 723.

[43] Bartholdson, L., A. Hultborn, L. Hulten et al.: Lymphdrainage from the upper and middle third of the rectum as demonstrated by Au 198. Acta Radiologica Therapy Physics Biology **16** (1977) 352.

[44] Bartkowski, R., M. R. Berger, L. A. Anguiar et al.: Experiments on the efficacy and toxicity of locoregional chemotherapy of liver tumors with 5-Fluoro-2'-Deoxyuridine (FUDR) and 5-Fluorouracil (5-FU) in an animal model. J. Cancer Res. Clin. Oncol. **111** (1986) 42.

[45] Bartram, C. I.: Imaging. Br. J. Surg. **72** (Suppl.) (1985) 49.

[46] Baserga, R., G. C. Henega, W. E. Kisieleski et al.: Uptake of tritiated thymidine by human tumors in vivo. Lab. Invest. **11** (1962) 360.

[47] Bassermann, R.: Angiogenese und Vascularisation in Metastasen. Verh. Dtsch. Ges. Path. **68** (1984) 124.

[48] Bauer, J. J., I. M. Gelernt, B. A. Salky et al.: Proctectomy for inflammatory bowel disease. Am. J. Surg. **151** (1986) 157.

[49] Bauer, W. M., R. Wirsching, B. Sommer et al.: Indication for, and valuation of computed tomography following anterior resection of the rectum. Europ. J. Radiol. **2** (1987) 35.

[50] Baum, R. P., G. Hör: Immunszintigraphie: Entwicklung, derzeitiger Stand und Ausblick. Nucl. Med. **25** (1986) 157.

[51] Baum, R. P., M. Lorenz, G. Hör: Radioimmunszintigraphie bei colo-rectalen Carcinomen – Stellenwert in der Rezidivdiagnostik nach 2 Jahren klinischer Erfahrung. Nuklearmediziner **10** (1987) 219.

[52] Beahrs, O. H.: Colorectal cancer staging as a prognostic feature. Cancer **50** (1982) 2615.

[52a] Beahrs, O. H.: Staging and prognostic features of cancer of the colon and rectum. In: O. H. Beahrs, G. A. Higgins, J. J. Weinstein (Hrsg.): Colorectal Tumors S. 113. JB Lippincott Company Philadelphia, 1986.

[53] Bear, H. D., J. MacIntyre, H. J. G. Burns et al.: Colon and rectal carcinoma in the west of Scottland. Am. J. Surg. **147** (1984) 441.

[54] Beart, R. W., O. H. Beahrs, K. A. Kelly et al.: The continent ileostomy: a viable alternative. Mayo Clin. Proc. **54** (1979) 643.

[54a] Beart, R. W. Jr., M. J. O'Connell: Postoperative follow-up of patients with carcinoma of the colon. Mayo Clin. Proc. **58** (1983) 361.

[55] Beaton, H. L.: Carcinoid tumors of the alimentary tract. CA Cancer J. Clinicians **32** (1982) 92.

[56] Becker, J. M., J. L. Raymond: Ileal pouch-anal anastomotic. A single surgeons's experience with 100 consecutive cases. Ann. surg. **204** (1986) 375.

[57] Bedikian, A. Y., T. T. Chen, M. A. Malahy et al.: Prognostic factors influencing survival of patients with advanced colorectal cancer: Hepatic artery infusion versus systemic intravenous chemotherapy for liver metastases. J. Clin. Oncol. **2** (1986) 174.

[58] Bengmark, S., L. Hafström: The natural history of primary and secondary malignant tumors of the liver. I. The prognosis for patients with hepatic metastases from colonic and rectal carcinoma verified by laparotomy. Cancer **23** (1969) 198.

[59] Bengmark, S., L. Halfstroem, B. Jeppson: Metastatic disease in the liver from colorectal cancer: an appraisal of liver surgery. World J. Surg. **6** (1982) 61.

[60] Bengmark, S., B. Jeppsson: Hepatic dearterialization. In: L. M. Nyhus (Hrsg.): Surgery Annual, Vol. 20, Appleton & Lange, Norwalk 1982.

[61] Bengtsson, G., G. Carlsson, L. Hafström et al.: Natural history of patients with untreated liver metastases from colorectal cancer. Am. J. Surg. **141** (1981) 586–589.

[62] Berci, G., J. F. Panish, M. Scharpio et al.: Complications of colonoscopy and polypectomy. Report of the Southern California Society for Gastrointestinal Endoscopy. Gastroenterology **67** (1974) 584.

[63] Berg, J. W., M. A. Howell: The geographic pathology of bowel cancer. Cancer **34** (1974) 807.
[64] Berglund, B., N. G. Kock, H. E. Myrvold: Volume capacity and pressure characteristics of the continent ileostomy reservoir. Scand. J. Gastroenterol. **19** (1984) 683.
[65] Bernfield, M. S., G. W. Changus: Peutz-Jeghers Syndrome. Report of a case of small intestinal polyposis and carcinoma associated with melanin pigmentation of the lip and buccal mucosa. Gastroenterol. **35** (1958) 534.
[66] Bess, M. A., M. A. Adson, L. R. Elveback: Rectal cancer following colectomy for polyposis. Arch. Surg. **115** (1980) 460.
[67a] Beynon, J., N. J. Mortensen, D. M. A. Foy et al.: Endorectal sonography: laboratory and clinical experience in Bristol. Int. J. Colorect. Dis. **1** (1986) 212.
[67b] Beynon, J., N. J. Mortensen, D. M. A. Foy et al.: Preoperative assessment of local invasion in rectal cancer: digital examination, endoluminal sonography or computed tomography. Br. J. Surg. **73** (1986) 1015.
[68] Biasco, G., M. Migliolo, A. Minarini et al.: Rectal cell renewal as biological markers of cancer risk in ulcerative colitis. In: P. Sherlock, B. C. Morson, L. Barbara, V. Veronesi (Hrsg.): Precancerous lesions of the gastrointestinal tract, S. 261. Raven Press, New York 1983.
[69] Biersack, H. J., A. Bockisch, J. Vogel et al.: Szintigraphischer Malignomnachweis mit radioaktiv markierten Tumorantikörpern – Klinische Ergebnisse auf der Basis immunhistochemischer Untersuchungen. Dtsch. Med. Wschr. **112** (1987) 341.
[70] Billesbolle, P., F. Burcharth, H. Badeb: Resection of liver metastases. Ugeskr. Laeger **147** (1985) 3978.
[71] Bingham, S. A.: Epidemiology of dietary fiber and colorectal cancer: Current status of the hypothesis. In: G. V. Vahouny, D. Kritchevsky: Dietary Fiber: Basic and Clinical Aspects, S. 523. Plenum Press, New York 1986.
[72] Bismuth, H., D. Castaing, D. Houssin: Die Leberresektion, Indikationen und Ergebnisse. Chirurg. **56** (1985) 203.
[73] Bjerknes, M., H. Cheng: The stem cell of the small intestinal epithelium. I. Evidence from Paneth cells in the adult mouse. Am. J. Anat. **160** (1981) 51.
[74] Black, W. C., L. V. Ackerman: Carcinoma of the large intestine as a late complication of pelvic radiotherapy. Clin. Radiol. **16** (1965) 278.
[75] Blackstone, M. D., R. H. Riddell, B. H. Gerald Rogers et al.: Dysplasia-associated lesion or mass (DALM) detected by colonoscopy in long-standing ulcerative colitis: An indication for colectomy. Gastroenterology **80** (1981) 366.
[76] Blair, J. B., E. A. Holyoke, R. R. Best: A Note on the Lymphatics of the Middle and Lower Rectum and Anus. Anat. Record **108** (1950) 635.
[77] Bland, K. I., H. C. J. Polk: Therapeutic measures applied for the curative and palliative control of colorectal cancer. In: L. M. Nyhus (Hrsg.): Surgery Annals. S. 123. Appleton-Century Crofts, Norwald 15 (1983).
[78] Blasel, U., K. Neidl, E. Blasel: Prospektive vergleichende Studie der Vorbereitung zur Colon-doppelkontrastuntersuchung mit Einläufen gegenüber oraler Mannit/Na.-Picosulfat-Gabe bei gleicher Diät. Radiologe **24** (1984) 520.
[79] Bleiberg, H., P. Mainguet, P. Galand et al.: Cell renewal in the human rectum: In vitro autoradiographic study on active ulcerative colitis. Gastroenterology **53** (1970) 851.
[80] Bleiberg, H., P. Malnguet, P. Galand: Cell renewal in familial polyposis. Comparison between polyps and adjacent healthy mucosa. Gastroenterology **63** (1972) 240.
[81] Bleiberg, H., P. Galand: In vitro autoradiographic determination of cell kinetic parameters in adenocarcinoma and adjacent healthy mucosa of the human colon and rectum. Cancer Res. **36** (1976) 325.
[82] Bleiberg, H., A. Salhadin, P. Galand: Cell cycle parameters in human colon. Cancer **39** (1977) 240.

[83] Bleiberg, H., M. Buyse, P. Galand: Cell kinetic indicators of premalignant stages of colorectal cancer. Cancer **56** (1985) 124.

[84] Block, G. E., W. E. Enker: Survival after operation for rectal carcinoma in patients over 70 years of age. Ann. Surg. **174** (1971) 521.

[85] Boey, J., J. Wong, G. B. Ong: Pelvic exenteration for locally advanced colorectal carcinoma. Ann. Surg. **195** (1981) 513.

[85a] Boey, J., H. C. Cheung, C. K. Lai et al.: A prospective evaluation of serum carcinoembryonic antigen (CEA) levels in the management of colorectal carcinoma. World J. Surg. **8** (1984) 279.

[86] Bohlman, T., R. Katon, G. Lipshutz et al.: Fiberoptic pansigmoidoscopy. An evaluation and comparison with rigid sigmoidoscopy. Gastroenterology **72** (1977) 644.

[87] Bohndorf, W., E. Richter, H. Aydin: CT-Diagnostik und Strahlentherapie lokaler Rezidive nach Operation eines Rektumkarzinoms. Strahlentherapie **160** (1984) 318.

[88] Bond, J. H., V. A. Gilbertsen: Early detection of colonic carcinoma by mass screening for a occult stool blood. Preliminary report. Gastroenterology **72**, A-8 (1977) 1031.

[89] Bonnevie, O., P. Riis, P. Anthonisien: An epidemiological study of ulcerative colitis in Copenhagen County. Scand. J. Gastroenterol. **3** (1968) 432.

[90] Bordos, D. C., R. R. Baker, J. L. Cameron: An evaluation of palliative abdomino-perineal resection for carcinoma of the rectum. Surg. Gynecol. Obstetr. **139** (1974) 731.

[91] Bories-Azeau, L., J. Flaisler, A. Bories-Azeau: Postoperative recurrences of colic cancer. Coloproctology **6** (1984) 293.

[92] Bouwman, D. L., A. J. Walt: Current status of resection for hepatic neoplasms. Seminars in liver disease **3** (1983) 193.

[93] Boyd, J. B., B. Bradford, A. L. Watne: Operative risk factors of colon resection in the elderly. Ann. Surg. **192** (1980) 743.

[94] Boyle, P., D. G. Zaridze, M. Smans: Descriptive epidemiology of colorectal cancer. Int. J. Cancer **36** (1985) 9.

[95] Bozzetti, F., P. Bignami, A. Morabito et al.: Patterns of failure following surgical resection of colorectal cancer liver metastases. Ann. Surg. **205** (1987) 264.

[96] Bradpiece, H. A., I. S. Benjamin, A. Halevy et al.: Major resection for colorectal liver metastases. Br. J. Surg. **74** (1987) 324.

[97] Bristol, J. B., P. M. Emmett, K. W. Heaton et al.: C. N. Sugar, fat and the risk of colorectal cancer. Br. Med. J. **291** (1985) 1467.

[98] Brown, P. W., J. J. Terz, J. Lawrence Jr. et al.: Survival after palliative surgery for advanced intraabdominal cancer. Am. J. Surg. **134** (1977) 575.

[99] Bruckner, H. W., C. J. Cohen, J. D. Goldberg et al.: Improved chemotherapy for ovarian cancer with cisdiamminedichloroplatinum and adriamycin. Cancer **47** (1981) 2288.

[100] Brühl, P., M. Henrich: Harnleiterverletzungen in der Rektumchirurgie, Zent.bl. Chir. **111** (1986) 1125.

[101] Brunschwig, A., W. Daniel: Pelvic exenteration operations. Ann. Surg. **151** (1960) 571.

[102] Buchmann, P., J.-J. Brugger: Ist die starre Rectoskopie obsolet? Chirurg. **56** (1985) 403.

[103] Budd, G. T., T. R. Fleming, R. M. Bukowski et al.: 5-Fluorouracil and folinic acid in the treatment of metastatic colorectal cancer: a randomized comparison. A Southwest Oncology Group Study. J. Clin. Oncol. **5** (1987) 272.

[104] Bueß, G., F. Hutterer, J. Theiß et al.: Das System für die transanale endoskopische Rectum-operation. Chirurg **55** (1984) 677.

[105] Bueß, G., R. Theiß, M. Günther et al.: Transanale endoskopische Mikrochirurgie. Leber Magen Darm **15** (1985) 271.

[106] Bukowski, R. M., J. Cunningham: Efficacy of 5-fluorouracil in combination with leucovorin in patients with colorectal carcinoma: Continuous infusion of low doses. In: H. W. Bruckner,

Y. M. Rustum (Hrsg.): The Current Status of 5-fluorouracil-leucovorin calcium combination, S. 69 – 72. Wiley, New York 1984.

[107a] Bundrick, Th., S. R. Cho, A. Ammann, W. Walsh: Intraperitoneal carcinomatosis incidence of its radiographic findings and description of a new sign. Br. J. Radiol. **56** (1983) 13.

[107b] Bures, Z., F. Rehak et al.: Elektrokoagulation in der operativen Behandlung des tiefen Rektumkarzinoms. Colo-proctology **3** (1984) 164.

[108] Burkitt, D. P.: Epidemiology of cancer of the colon and rectum. Cancer **28** (1971) 3.

[109] Burkitt, D. P., H. C. Trowell: Refined carbohydrate foods and disease: Some implications of dietary fiber. Academic Press, New York 1975.

[110] Burns, F. J.: Synchronous and Metachronous Malignancies of the Colon and Rectum. Dis. Colon. Rectum. **23** (1980) 578.

[111] Buroker, T. R., N. Nigro, G. Bradley et al.: Combined therapy for cancer of the anal canal. A follow-up report. Dis. Colon. Rectum. **20** (1977) 677.

[112] Burt, R. W., T. Bishop, L. A. Cannon et al.: Dominant inheritance of adenomatous colonic polyps and colorectal cancer. N. Engl. J. Med. **312** (1985) 1540.

[113] Buset, M., M. Lipkin, S. Winawer et al.: Inhibition of human colonic epithelial cell proliferation in vivo and in vitro by calcium.

[114] Bussey, H. J., M. H. Wallace, B. C. Morson: Metachronous carcinoma of the large intestine and intestinal polyps. Proc. R. Soc. Med. **60** (1967) 208.

[115] Bussey, H. J. R.: Familial Polyposis Coli. Family studies, histopathology, differential diagnosis and results of treatment. The Johns Hopkins University Press, Baltimore 1975.

[116] Busuttil, R. W., R. P. Foglia, W. P. Longmire: Treatment of carcinoma of the sigmoid colon and upper rectum. Arch. Surg. **112** (1977) 920.

[117] Butcher, H. R., Jr., H. J. Spjut: An evaluation of pelvic exenteration for advanced carcinoma of the lower colon. Cancer **12** (1959) 681.

[118] Butler, J., F. Attiyeh, J. M. Daly: Hepatic resection for metastases of the colon and rectum. Surg. Gynecol. Obstet. **162** (1986) 109.

[119] Butt, J. H., B. C. Morson: Dysplasia and cancer in inflammatory bowel disease (editorial). Gastroenterology **80** (1981) 865.

[120] Buyse, M.: Combination of results of published randomised trials on adjuvant therapy of colorectal cancer. EORTC Data Centre. Proc EORTC Symposium on Gastrointestinal Tract Cancer: Update on Combined Modality Therapy, Heidelberg 1986.

[121] Buyse, M., A. Zeleniuch-Jacquotte, T. C. Chalmers: Adjuvant therapy of colorectal cancer. Why we still don't know. JAMA **259** (1988) 3571.

[122] Byers, T., S. Graham: The epidemiology of diet and cancer. Adv. Cancer Res. **41** (1984) 1.

[123] Cady, B., D. O. Monson, N. W. Swintin: Survival of patients after colonic resection for carcinoma with simultaneous liver metastases. Surg. Gynecol. Obstetr. **131** (1970) 697.

[124] Cady, B., R. A. Oberfield: Regional Infusion Chemotherapy of Hepatic Metastases from Carcinoma of the Colon. Am. J. Surg. **127** (1974) 220.

[125] Cady, B., A. V. Persson, D. O. Monson et al.: Changing patterns of colorectal carcinoma. Cancer **33** (1974) 422.

[126] Cady, B., W. V. McDermott: Major hepatic resection for metachronous metastases from colon cancer. Ann. Surg. **201** (1985) 204.

[127] Calabrese, C. T., Y. G. Adam, H. Volk: Geriatric colon cancer. Am. J. Surg. **125** (1973) 181.

[128] Camplejohn, R. S., G. Bone: Cell proliferation in rectal carcinoma and rectal mucosa. A stathmokinetic study. Europ. J. Cancer **9** (1973) 577.

[129] Canobbio, L., M. T. Nodile, A. Ardizzoni et al.: Phase II study of sequential methotrexate and 5-FU combination in the treatment of advanced colorectal cancer. Cancer Treat Rep. **70** (1986) 419.

[130] Canobbio, L., M. T. Nodile, E. Galligioni et al.: Randomized trial of 5-fluorouracil (5-FU) alone or combined with high dose folinic acid (FA) in advanced colorectal cancer patients. Proc. Am. Soc. Clin. Oncol. **6** (1987) 97.

[131] Cass, A. W., R. R. Million, W. W. Pfaff: Patterns of recurrence following surgery alone for adenocarcinoma of the colon and rectum. Cancer **37** (1976) 2861.

[132] Castro, E. B., M. W. Stearns: Lipoma of the large intestine: A review of 45 cases. Dis. Colon. & Rectum **15** (1972) 441.

[133] Castro, E. B., P. P. Rosen, S. H. Quan: Carcinoma of large intestine in patients irradiates for carcinoma of cervix and uterus. Cancer **21** (1973) 45.

[134] Cebul, R. D., W. G. Kussmaul: Preoperative pulmonary evaluation and preparation. In: D. R. Goldmann (Hrsg.): Medical Care of the Surgical Patient, S. 371. Philadelphia, JB Lippincott 1982.

[135] Chang, A. E., P. D. Schneider, P. H. Sugarbaker et al.: A prospective randomized trial of regional versus systemic continuous 5-fluorodeoxyuridine chemotherapy in the treatment of colorectal liver metastases. Ann. Surg. **206** (1987) 685.

[136] Chang, A. E., P. D. Schneider, P. H. Sugarbaker et al.: A prospective randomized trial of regional versus systemic continuous 5-Fluorodeoxyuridine chemotherapy in the treatment of colorectal liver metastases. Progress in Regional Cancer Therapy I, Wien 1988.

[137] Chang, W. W. L., K. M. Mak, P. M. D. MacDonald: Cell population kinetics of 1,2-dimethylhydrazine induced neoplasms and their adjacent colonic mucosa in the mouse. Virchows Archiv (Cell Pathol) **30** (1979) 349.

[138] Chapuis, P. H., O. F. Dent, K. J. Goulston: Clinical Accuracy in the Diagnosis of Small Polyps Using the Flexible Fiberoptic Sigmoidoscope. Dis. Colon. Rectum. **25** (1982) 669.

[139] Chapuis, P. H., O. F. Dent, R. Fisher et al.: A multivariate analysis of clinical and pathological variables in prognosis after resection of large bowel cancer. Br. J. Surg. **72** (1985) 698.

[140] Chatal, J. F., J. C. Saccavini, P. Fumoleau et al.: Immunoszintigraphy of Colon-Carcinoma. J. Nucl. Med. **25** (1984) 307.

[141] Chen, H. S. G., J. F. Gross: Intraarterial infusion of anticancer drugs: Theoretic aspects of drug delivery and review of responses. Cancer Treat. Rep. **64** (1980) 31.

[142] Chen, J. M., D. J. Ott, N. T. Wolfmann et al.: Recurrent colorectal carcinoma evaluation with barium enemas examination and CT. Radiology **163** (1987) 307.

[143] Chen, Y. L.: The diagnosis of colorectal cancer with cytologic brushings under direct vision at fiberoptic colonoscopy. Dis. Colon. Rectum. **30** (1987) 342.

[144] Chen Ming-chai, Hu Jen-chun, Chang Pei-yu et al.: Pathogenesis of carcinoma of the colon and rectum in schistosomiasis japonica. Chin. Med. J. **84** (1965) 513.

[145] Chen Ming-chai, Chen Wang Shanh-chi, Chang pei-yu et al.: Granulomatous disease of the large intestine secondary to schistosome infestation. Chin. Med. J., New Series **4** (1978) 371.

[146] Chen Ming-chai, Chuang Chi-yuan, Chang Pei-yu et al.: Evolution of colorectal cancer in schistosomiasis! Transitional mucosal changes adjacent to large intestinal carcinoma in colectomy specimens. Cancer **46** (1980) 1661.

[147] Christie, J. P.: Malignant Colon Polyps – Cure by Colonoscopy or Colectomy? Am. J. Gastroenterol. **79** (1984) 543.

[148] Ciatto, S., P. Pacini: Radiation therapy of recurrences of carcinoma of the rectum and sigmoid after surgery. Acta Radiol. Oncol. **21** (1982) 105.

[149] Cohen, Z., T. Berk: Treatment and follow-up of affected family members with familial polyposis. In: J. R. F. Ingall, A. J. Mastromarino (Hrsg.): Prevention of Hereditary Large Bowel Cancer, S. 157. Alan R. Liss, New York 1983.

[150] Cohen, Z., R. S. McLeod, H. Stern et al.: The pelvic pouch and ileoanal anastomosis procedure. Am. J. Surg. **150** (1985) 601 – 607.

[151] Cole, W. H., D. Packard, H. W. Southwick: Carcinoma of the colon with special reference to prevention of recurrence. JAMA **155** (1954) 1549.

[152] Cole, J. W., A. McKalen: Observations of cell renewal in human rectal mucosa in vivo with thymidine-H3. Gastroenterology **41** (1961) 122.

[153] Cole, J. W., A. McKalen: Studies on the morphogenesis of adenomatous polyps in the human colon. Cancer **16** (1963) 998.

[154] Collins, J. M.: Pharmacologic Rationale for Hepatic Arterial Therapy. In: C. Herfarth, P. Schlag, P. Hohenberger (Hrsg.): Therapeutic Stragies in Primary and Metastatic Liver Cancer. Recent Results in Cancer Research 100. S. 140. Springer-Verlag, Berlin – Heidelberg 1986.

[154a] Collins, R. H., M. Feldman, J. S. Fordtran: Colon cancer, dysplasia and surveillance in patients with ulcerative colitis: A critical review. N. Engl. J. Med. **316** (1987) 1654.

[155] Collins, V. P., R. K. Loeffler, H. Tivey: Observations on growth rates of human tumors. Am. J. Roentgenol. **76** (1956) 988.

[156] Comittee on Diet, Nutrition and Cancer. In: Diet, Nutrition and Cancer, Assembly of Life Sciences, National Research Council, S. 73. National Academy Press, Washington 1982.

[157] Conolly, J. E., E. A. Stemmer: Intestinal gangrene as the result of mesenteric arterial steal. Am. J. Surg. **126** (1973) 197.

[158] Cooper, J. S.: Cryogenic surgery, a new method of destruction or extirpation of New Engl. J. Med. **268** (1963) 73.

[159] Cooper, J. C., D. Jones, N. S. Williams: Outcome of colectomy and ileorectal anastomosis in Crohn's disease. Ann. R. Surg. Eng. **68** (1986) 279.

[160] Coppa, G. F., K. Eng, J. H. C. Ranson: Hepatic resection for metastatic colon and rectal cancer. An evaluation of preoperativ and postoperativ factors. Ann. Surg. **202** (1985) 203.

[161] Correa, P., W. Haenzel: The epidemiology of large bowel cancer. Adv. Cancer Res. **26** (1978) 1.

[162] Couinaud, C.: Distribution L'Artere Hepatique Dans Le Foie. Acta anat. **22** (1954) 49.

[163] Counsell, P. B., C. E. Dukes: The association of chronic ulcerative colitis and carcinoma of the rectum and colon. Br. J. Surg. **39** (1952) 485.

[164] Courtnay-Luck, N., A. A. Epentos, A. E. Hallnam et al.: Hammersmith oncology group and the imperial cancer – research fund: Antibody guided radiation of malignant lesions: Three cases illustrating in new method of treatment. Lancet **1** (1984) 1441.

[165] Craft, C. F., G. Mendelsohn, H. S. Cooper et al.: Colonic "precancer" in Crohn's disease. Gastroenterology **86** (1981) 578.

[166] Crapp, A. R., E. S. R. Hughes: Accuracy of lymph node assessment in carcinoma of the rectum. Proc. Roy. Soc. Med. **68** (1975) 666.

[167] Crile, G.: Dangers of conservative surgery in abdominal emergencies. Surgery **35** (1954) 122.

[168] Crile, G., R. B. Turnbull: The role of electrocoagulation in the treatment of carcinoma of the rectum. Surg. Gynecol. Obstetr. **135** (1972) 391.

[169] Crissman, J. D.: Adenosquamous and squamous cell carcinoma of the colon. Am. J. Surg. Path. **2** (1978) 47.

[170] Crohn, B. B., M. Rosenberg: Sigmoidoscopic picture of chronic ulcerative colitis. Am. J. Med. Sci. **170** (1920) 220.

[171] Cummings, B. J., W. D. Rider, A. R. Harwood et al.: Radical external beam radiation therapy for adenocarcinoma of the rectum. Dis. Colon. Rectum **26** (1983) 30.

[172] Cunningham, D., M. Soukop, N. L. Gilchrist et al.: Randomized trial of intravenous high dose metaclopramide and intramuscular chlorpromazine in controlling nausea and vomiting induced by cytotoxic drugs. Br. Med. J. **290** (1985) 604.

[173] Czembirek, H., G. Sommer, G. Wittich et al.: Ergebnisse der Colon-Doppelkontrast-Untersuchungen. Radiologe **23** (1983) 304.

[174] Czerniak, B., F. Herz, L. G. Koss et al.: Iras Oncogene p21 as a tumor marker in the cytodiagnosis of gastric and colonic carcinoms. Cancer **60** (1987) 2432.

[175] Daland, E. M., C. E. Welch, I. Nathanson: One hundred untreated cancers of the rectum. New Engl. J. Med. **214** (1936) 451.

[176] Dales, L. G., G. D. Friedman, S. Ramcharan et al.: Multiphasic checkup evaluation study. 3. Out-patient clinic utilization, hospitalization, and mortality experience after 7 years. Prev. Med. **2** (1973) 221.

[177] Daly, D. W., B. N. Brooke: Ileostomy and excision of the large intestine for ulcerative colitis. Lancet **2** (1967) 62.

[178] Daly, J. M., J. Butler, N. Kemeny et al.: Predicting Tumor Response in Patients with Colorectal Hepatic Metastases. Ann. Surg. **202** (1985) 384.

[179] Davies, G. C., H. Ellis: Radical surgery in locally advanced cancer of the large bowel. Clin. Oncol. **1** (1975) 21.

[180] Davis, G. R., H. J. Smith: Double-contrast examination of the colon after preparation with golytely (a balanced lavage solution). Gastrointest. Radiol. **8** (1983) 173.

[181] Davis, H. L.: Chemotherapy of large bowel cancer. Cancer **50** (1982) 2638.

[182] Day, D. W.: Epidemiology of colorectal cancer. In: R. A. Malt, R. C. N. Williamson (Hrsg.): Colonic Carcinogenesis, S. 135. MTP Press Limited, Lancaster 1982.

[183] Deckers, P. J., C. Olson, L. A. Williams et al.: Pelvic exenteration as palliation of malignant disease. Am. J. Surg. **131** (1976) 509.

[184] Deddish, M. R.: Therapeutic trends and management in advanced carcinoma of the colon and rectum. NY State J. Med. **50** (1950) 2047.

[185] de Heer, K., B. Rauchenberger, A. Eggert: Eine Analyse beeinflußbarer Faktoren in der Alterschirurgie. Langenbecks Arch. Chir. **344** (1977) 7.

[186] De Mascarel, A., J. M. Coindre, I. De Mascarel et al.: The prognostic significance of specific histologic features of carcinoma of the colon and rectum. Surg. Gynecol. Obstetr. **153** (1981) 511.

[187] DeRubertis, F. R., P. A. Craven, R. Saito: Bile salt stimulation of colonic epithelial proliferation. Evidence for involvement of lipooxygenase products. J. Clin. Invest. **74** (1984) 1614.

[188] Deschner, E. E., C. M. Lewis, M. Lipkin: In vitro study of human epithelial cells. I. Atypical zone of H3-thymidine incorporation in mucosa of multiple polyposis. J. Clin. Invest. **42** (1963) 1922.

[189] Deschner, E. E.: Observations on the Paneth cell in human ileum. Exp. Cell. Res. **47** (1967) 624.

[190] Deschner, E. E., M. Lipkin: Proliferative patterns in colonic mucosa in familial polyposis. Cancer **35** (1975) 413.

[191] Deschner, E. E.: Early proliferative defects induced by six weekly injections of 1,2-dimethylhydrazine in epithelial cells of mouse distal colon. Zeitschrift Krebsforschung **91** (1978) 205.

[192] Deschner, E. E., B. I. Cohen, R. F. Raicht: Acute and chronic effect of dietary cholic acid on colonic epithelial cell proliferation. Digestion **21** (1981) 290.

[193] Deschner, E. E., R. F. Raicht: Kinetic and morphologic alterations in the colon of a patient with multiple polyposis. Cancer **47** (1981) 2440.

[194] Deschner, E. E., B. I. Cohen, R. F. Raicht: Kinetics of the protective effect of beta sitosterol against MNU induced colonic neoplasia. J. Cancer Res. Clin. Oncol. **103** (1982) 49.

[195] Deschner, E. E., L. W. Wattenberg: The proliferative ellect of butylated hydroxyanisole on MAM treated colonic mucosa. Cancer Lett. **16** (1982) 197.

[196] Deschner, E. E., A. P. Maskens: Significance of the labeling index and labeling distribution as kinetic parameters in colo-rectal mucosa of cancer patients and DMH treated animals. Cancer **50** (1982) 1136.

[197] Deschner, E. E., N. Alcock, T. Okamura et al.: Tissue concentrations and proliferative effects of massive doses ascorbis acid in the mouse. Nutrition and Cancer **4** (1983) 241.

[198] Deschner, E. E., H. T. Lynch: The influence of age and genetic risk for colon cancer on colonic epithelial cell proliferation. Proc. AACR **28** (1987) 129.

[199] DeSimone, P., F. Greco, H. Lessner et al.: Phase II evaluation of anguidine (NSC 141537) in 5 day courses in colorectal adenocarcinoma. Am. J. Clin. Oncol. **9** (1986) 187.

[200] Deucher, F., W. Munz: Palliativmaßnahmen beim incurablen Colon-Rektum-Carcinom. Langenbecks Arch. Chir. **329** (1971) 328.

[200a] Deveney, K. E., L. W. Way: Follow-up of patients with colorectal cancer. Am. J. Surg. **148** (1984) 717.

[201] Devine, T. J., K. A. Myers, G. P. Slattery: Severe leg ischaemia caused by anterior resection of the rectum. Br. J. Surg. **67** (1980) 52.

[202] Devlin, H. B., J. A. Plant, D. Morris: The significance of the symptoms of carcinoma of the rectum. Surg. Gynecol. Obstet. **137** (1973) 399.

[203] Devroede, C. J., M. D. Dockerty, W. G. Save et al.: Cancer of the colon in patients with ulcerative colitis since childhood. Can. J. Surg. **15** (1972) 369.

[204] Devroede, G. J., W. F. Taylor, W. G. Sauer et al.: Cancer risk and life expectancy of children with ulcerative colitis. N. Engl. J. Med. **1** (1973) 17.

[205] Dionne, L.: The pattern of blood borne metastases from carcinoma of the rectum. Cancer **18** (1965) 775.

[206] Dixon, A. K., I. Kelsey Fry, B. C. Morson et al.: Pre-operative computed tomography of carcinoma of the rectum. Br. J. Radiol. **54** (1981) 655–659.

[207] Dixon, J. A., R. W. Burt, R. H. Rotering et al.: Endoscopic Argon Laser Photocoagulation of Small Sessile Colonic Polyps. Gastrointest. Endosc. **28** (1982) 162–165.

[208] Doll, R., R. Peto: The causes of cancer: Qualitative estimates of avoidable risks of cancer in the United States today. JNCI **66** (1981) 1191.

[209] Doroshow, J. H., M. Bertrand, P. Multhauf et al.: Prospective randomized trial comparing 5-FU versus (vs) 5-FU and high dose folinic acid. (HDFA) for treatment of advanced colorectal cancer Proc. Am. Soc. Clin. Oucol. **6** (1987) 96.

[210] Dosoretz, D. E., L. L. Gunderson, S. Hedberg et al.: Preoperative irradiation for unresectable rectal and rectosigmoid carcinomas. Cancer **52** (1983) 814.

[211] Dowling, R. A., J. N. Corriere, C. M. Sandler: Iatrogenic Ureteral Injury. J. Urol. **135** (1986) 912.

[212] Dozois, R. R., E. S. Judd, D. C. Dahlin et al.: The Peutz-Jeghers syndrome: is there is predisposition to the development of intestinal malignancy? Arch. Surg. **98** (1969) 509.

[213] Dozois, R. R.: Alternatives to conventional ileostomy. Year Book. Medical publishers Inc., Chicago 1985.

[214] Dripps, R. D., A. Lamont, J. E. Eckenhoff: The role of anaesthesia in surgical mortality. JAMA **778** (1961) 261.

[215] Dripps, R. D., M. V. Deming: Postoperativeatelectasis and pneumonia. Ann. Surg. **124** (1964) 94.

[216] Dudley, H. A. F., A. G. Radcliffe: Intraoperative Irrigation of Colon to permit primary anastomosis. Br. J. Surg. **67** (1980) 80.

[217] Dukes, C. E.: The classification of cancer of the rectum. J. Path. Bact. **35** (1932) 323.

[218] Dukes, C. E.: Cancer of the rectum: an analysis of 1000 cases. J. Pathol. Bacteriol. **50** (1940) 527.

[219] Dukes, C. E.: Familial intestinal polyposis. Ann. Royal. Coll. Surg. Eng. **10** (1952) 293.

[220] Dukes, C. E., H. J. R. Bussey: The spread of rectal cancer and its effects on prognosis. Br. J. Cancer **12** (1958) 309.

[221] Duncan, W., A. N. Smith, L. S. Freedman et al.: The evaluation of low dose preoperative X-ray therapy in the management of operable rectal cancer; results of a randomly controlled trial. Br. J. Surg. **71** (1984) 21.

[222] Durand, R. E.: Flow cytometry studies of intracellular adriamycin in multicell spheroids in vitro. Cancer Res. **41** (1981) 3495.

[223] Duttenhaver, J. R., R. B. Hoskins, L. L. Gunderson et al.: Adjuvant postoperative radiation therapy in the management of adenocarcinoma of the colon. Cancer **57** (1986) 955.

[224] Dwight, R. W., G. A. Higgins, R. J. Keehn: Factors influencing survival after resection in cancer of the colon and rectum. Am. J. Surg. **117** (1969) 512.

[225] Eastwood, G. L., J. S. Trier: Epithelial cell renewal in cultured rectal biopsies. Gastroenterology **64** (1973) 383.

[226] Eckhauser, F. E., S. M. Lindenauer, M. D. Morley: Pelvic exenteration for advanced rectal carcinoma. Am. J. Surg. **138** (1979) 411.

[227] Eder, M.: Die Metastasierung: Fakten und Probleme aus humanpathologischer Sicht. Verh. Dtsch. Ges. Pathol. **68** (1984) 1.

[228] Edward, F. C., S. C. Truelove: The course and prognosis of ulcerative colitis. Part IV. Gut **5** (1964) 15.

[229] Ehrlich, C. E., L. W. Einhorn, S. D. Williams et al.: Chemotherapy for Stage III – IV epithelial ovarian cancer with cis-duchlorodiammineplatinum (II), adriamycin and cyclophosphamide: a preliminary report. Cancer Treat Rep. **63** (1979) 281.

[230] Ehrlichman, C., S. Fine, A. Wong et al.: A randomized trial of fluorouracil and folinic acid in patients with metastatic colorectal carcinoma. J. Clin. Oncol. **6** (1988) 469.

[231] Eibl-Eibesfeldt, B., Ch. Bernutz, D. Wilker et al.: Prolonged temporal microembolization with encymatically degradable starch microspheres and metachronous intraarterial chemotherapy in the treatment of solitary liver metastases – Clinical results. Blut **53** (1986) 249.

[232] Eibl-Eibesfeldt, B., V. Storz, J. Kummermehr et al.: Basic Investigations on Interaction of 5-Fluorouracil and Tumor Ischemia in the Treatment of Liver Malignancies. Recent Results in Cancer Research **110** (1988) 187.

[233] Ekberg, H.: Colorectal Liver Cancer. Resection and Regional Chemotherapy. Doctoral Dissertation Stockholm.

[234a] Ekberg, H., K. Tranberg, R. Andersson et al.: Determinants of survival in liver resection for colerectal secondaries. Br. J. Surg. 73 (1986) 727 – 731.

[234b] Ekberg, H., K.-G. Transberg, Ph. D. Andersson et al.: Pattern of recurence in liverresection for colorectal secondaries. World J. Surg. **11** (1987) 541.

[235] Ekelund, G. R.: Cancer risk with single and multiple adenomas: Synchronous and metachronous tumors. In: S. J. Winawer, D. Schottenfeld, P. Sherlock (Hrsg.): Progress in Cancer Research and Therapy, Vol. 13. Colorectal Cancer: Prevention, Epidemiology and Screening. Raven Press 151, New York 1980.

[236] Ekelund, G. R., B. Pihl: Multiple carcinomas of the colon and rectum. Cancer **33** (1984) 1630.

[237] El-Domeiri, A., H. W. Whitely Jr.: Prognostic significance of abdominal wall involvement in carcinoma of cecum cancer. Cancer **26** (1970) 552.

[238] Ellis, H.: Curative and palliative surgery in advanced carcinoma of the large bowel. Br. Med. J. **3** (1971) 291.

[239] Enker, W. E., U. T. H. Laffer, G. E. Block: Enhanced survival of patients with colon and rectal cancer is based upon wide anatomic resection. Ann. Surg. **190** (1979) 350.

[240a] Enker, W. E., M. L. Heilweil, E. Hertz et al.: En bloc pelvic lymphadenectomy and sphincter preservation in the surgical management of rectal cancer. Ann. Surg. **203** (1986) 426.

[240b] Enker, W. E., M. W. Stearns Jr., A. J. Janov: Peranal coloanal anastomosis following low anterior resection for rectal carcinoma. Dis. Col. Rect. **28** (1985) 576.

[241] Ensminger, W., A. Rosowsky, V. Raso et al.: A clinical-pharmacological evaluation of hepatic arterial infusions of 5-Fluoro-2′-deoxyuridine and 5-Fluorouracil. Cancer Res. **38** (1978) 3784.

[242] Ensminger, W. D., J. W. Gyves: Clinical pharmacology of hepatic arterial chemotherapy. Seminars in Oncology **10** (1983) 176.

[243] Erbe, R. W.: Current concepts in genetics. Inherited gastrointestinalpolyposis syndromes. N. Eng. J. Med. **294** (1976) 1101.

[244] Eßer, G.: Routinemäßige Langzeitunterbrechung der Leberdurchblutung durch Occlusion des Ligamentum hepato-duodenale bei Leberresektionen. Diskussionsbeitrag, Tagung Mittelrheinischer Chirurgen, Konstanz 1974.

[245] Evans, H. L.: Smooth muscle tumors of the gastrointestinal tract. Cancer **56** (1985) 2242.

[246] Evans, R. M., J. D. Laskin, M. T. Hakala: Effects of Excess Folates and Deoxyinosine on the Activity and Site of Action of 5-Fluorouracil. Cancer Res. **41** (1981) 3283.

[247] Eyrich, K.: Kriterien der Operabilität aus anästhesiologischer Sicht. Chirurg. **51** (1980) 134.

[248] Falkson, G., D. Vorobiof: Phase II study of 4′-deoxydoxorubicin in advanced colorectal cancer. Invest. New Drugs **4** (1985) 165.

[249] Farrands, P. A., K. D. Vellacott, S. S. Amar et al.: Flexible Fiberoptic Sigmoidoscopy and Double-contrast Barium-enema Examination in the Identification of Adenomas and Carcinoma of the Colon. Dis. Colon Rectum. **26** (1983) 727.

[250] Fatemi, S. H., G. E. Cullen, J. G. Sharp: Evaluation of the effects of pentagastrin, gastrin and pancreatic glucagon on cell proliferation in the rat gastrointestinal tract. Cell Tissue Kinet **17** (1984) 119.

[251] Fath, R. B., E. E. Deschner, S. J. Winawer et al.: Degraded carrageenan-induced colitis in CF1 mice. A clinical histopathological and kinetic analysis. Digestion **29** (1984) 197.

[252] Fazio, V. W., R. B. Turnbull Jr.: Ulcerative colitis and Crohn's disease of the colon. A review of surgical options. Med. Clin. N. Am. **64** (1980) 157.

[253] Feifel, G.: Kryotherapie beim inoperablen Rektumkarzinom. In: J. Lange, W. Theisinger: Aktuelle Therapie des Rektumkarzinoms, S. 77. Thieme, Stuttgart – New York 1982.

[254] Feigenbaum, H. A.: Elective electrocoagulation of low-lying cancer of the rectum: Report of six cases. Dis. Colon. Rectum **18** (1975) 613.

[255] Fenoglio, C. M., N. Lane: The anatomical precursor of colorectal carcinoma. Cancer **34** (1974) 819.

[256] Fenoglio, C. M.: Premalignant lesions of the colorectum. In: J. R. F. Ingall, A. J. Mastromarino (Hrsg.): Progress in Clinical and Biological Research, Volume 1986, S. 23. Alan R. Liss Inc., New York 1985.

[257] Fenoglio-Preiser, C. M., R. V. P. Hutter: Colorectal polyps: Pathologic Diagnosis and clinical Significance. CA-A Cancer Journal for Clinicians **35** (1985) 322.

[258] Fermor, B., H. C. Umpleby, J. V. Lever et al.: Proliferative and metastatic potential of exfoliated colorectal cancer cells. J. Natl. Cancer Inst. **76** (1986) 347.

[259] Finan, J., J. K. Ritchie, R. Hawley et al.: Synchronous and "early" metachronous carcinomas of the colon and rectum. Br. J. Surg. **74** (1987) 945.

[260] Finlay, I. G., G. F. Brunton, D. Meek et al.: Rate of growth of hepatic metastasis in colorectal carcinoma. Br. J. Surg. **69** (1982) 689 (abstr.).

[261] Finlay, I. G., D. R. Meek, J. G. Duncan et al.: Incidence and detection of occult hepatic metastases in colorectal cancer. Br. Med. J. **284** (1982) 803.

[262] Finlay, I. G., C. S. McArdle: Effect of occult hepatic metastases on survival after curative resection for colorectal carcinoma. Gastroenterology **85** (1983) 596.

[263] Fischerman, K., C. F. Petersen, S. Lindkaer Jensen et al.: Survival among patients with liver metastases from cancer of the colon and rectum. Scand. J. Gastroenterol. Supp. 37 (1976) 111.

[264] Fisher, B., N. Wolmark, H. Rockette et al.: Adjuvant chemotherapy or post-operative radiation for rectal cancer: 5 year results of NSABP R-01. Proc. ASCO **6** (1987) 359.

[265] Fisher, E. R., R. B. Turnbull Jr.: The cytological demonstration and significance of tumor cells in the mesenteric venous blood in patients with colorectal carcinoma. Surg. Gynecol. Obstet. **100** (1955) 102.

[266] Fitzgerald, R. H.: What is the Dukes' System for carcinoma of the rectum? Dis. Colon. Rectum. **25** (1982) 474.

[267] Fitzgibbons, R. J., H. T. Lynch, G. V. Stanislav et al.: Recognition and treatment of patients with hereditary nonpolyposis colon cancer (Lynch syndromes I and II). Ann. Surg. **206** (1987) 289.

[268] Flore, J., N. Kemeny, V. Raymond et al.: Phase II trial of esorubicin in patients with advanced colorectal carcinoma. Cancer Treat Rep. **70** (1986) 1241.

[269] Forde, K. A., M. R. Treat: Colonoscopy in the Evaluation of Strictures. Dis. Colon. Rectum. **28** (1985) 699.

[270] Fortner, J. G., D. K. Kim, B. J. McLean et al.: Major hepatic resektion for neoplasia: Personal experience in 108 patients. Ann. Surg. **188** (1978) 363.

[271] Fortner, J. G., J. S. Silva, R. Golbey et al.: Multivariate Analysis of a Personal Series of 247 Consecutive Patients with Liver Metastases from Colorectal Cancer. I. Treatment by Hepatic Resection. Ann. Surg. **199** (1984) 306.

[272] Fortner, J. G., J. S. Silva, E. A. Cox et al.: Multivariate analysis of a personal Series of 247 consecutive patients with liver metastases from colorectal cancer. II. Treatment by intrahepatic chemotherapy. Ann. Surg. **199** (1984) 317.

[273] Fortner, J. G.: Recurrence of colorectal cancer after hepatic resection. Am. J. Surg. **155** (1988) 378.

[274] Foster, J. H., M. M. Berman: Laboratory, radiographic, radionuclide, and other aids in the diagnosis of solid liver tumors. In: J. H. Foster, M. M. Berman (Hrsg.): Solid Liver Tumors. W. B. Saunders Company 28, Philadelphia 1977.

[275] Foster, J. H.: Survival after liver resection for secondary tumors. Am. J. Surg. **135** (1978) 389.

[276] Foster, J. H., J. Lundy: Liver metastases. Curr. Probl. Surg. **18** (1981) 157.

[277] Frank, W., G. Kost: Liquid nitrogen in palliative treatment of low rectal and anal carcinoma. In: J. C. Givel, F. Saegesser (Hrsg.): Colo-Proctology, S. 102. Springer, Berlin 1984.

[278] Friedenberg, M. J., C. A. Perez: Collateral circulation in aorto-ilio-femoral occlusive disease; as demonstrated by a unilateral percutaneous common femoral artery needle injection. Am. J. Roentgenol. Radium. Ther. Nucl. Med. **94** (1965) 145.

[279] Friedman, P., J. L. Garb, W. C. Park et al.: Survival following moderate dose preoperative radiation therapy for carcinoma of the rectum. Cancer **55** (1985) 967.

[280a] Fritsch, A., W. Seidl, C. Walzel et al.: Palliative and adjunctive measures in rectal cancer. World J. Surg. **6** (1982) 569.

[280b] Fritsch, A., J. M. Funovics, A. Priesching: Leberresektion bei Metastasen. Ergebnisse. Langenbecks Arch. Chir. **361** (1983) 531.

[281] Frühmorgen, P., G. Laudage, W. Matek: Ten years of colonoscopy. Endoscopy **13** (1981) 162.

[282] Gabriel, W. B., C. Dukes, H. J. Bussey: Lymphatic spread in cancer of the rectum. Br. J. Surg. **23** (1935) 395.

[283] Gage, A. A.: Cryotherapy for inoperable rectal cancer. Dis. Colon. Rect. **11** (1968) 36.

[284a] Gall, F. P.: Die tubuläre Rectum- und Colonresektion. Chirurg. **53** (1982) 489.

[284b] Gall, F. P., J. Scheele: Maligne Tumoren des Rectums. In: F. P. Gall, P. Hermanek, J. Tonak (Hrsg.): Chirurgische Onkologie. Springer-Verlag, Berlin – Heidelberg – New York 1986.

[285] Gall, F. P.: Die operative Therapie von Lebermetastasen. Referat auf dem Metastasensymposium, Kassel 1986.

[286] Gall, F. P., J. Tonak, A. Altendorf: Multivisceral resections in colorectal cancer. Dis. Colon. Rectum. **3** (1987) 337.

[287] Gall, F. P., P. Hermanek: Die erweiterte Lymphknotendissektion beim Magen- und colorectalen Carcinom. Nutzen und Risiken. Chirurg. **59** (1987) 202.

[288] Gall, F. P., J. Scheele: Die operative Therapie von Lebermetastasen. In: F. W. Schildberg (Hrsg.): Chir. Behandlung von Tumormetastasen, S. 223. Bibliomed, Mediz. Verlags-Ges., Melsungen 1987.

[289] Galloway, J. A., C. R. Shuman: Diabetes and surgery. A study of 667 cases. Am. J. Med. **34** (1963) 177.
[290] Garabrant, D. H., J. M. Peter, T. M. Mack et al.: Job activity and colon cancer risk. Am. J. Epidemiol. **119** (1985) 1005.
[291] Gardner, B., J. Dotan, L. Shaikh et al.: The influence of age upon the survival of adult patients with carcinoma of the colon. Surg. Gyn. Obst. **153** (1981) 366.
[292] Garland, C., R. B. Shekelle, E. Barrett-Connor et al.: Dietary vitamin D and calcium and risk of colorectal cancer: A 19-year prospective study in men. Lancet **1** (1985) 307.
[293] Gastrointestinal Tumor Study Group (GITSG): Prolongation of the disease-free interval in surgically treated rectal carcinoma. N. Engl. J. Med. **312** (1985) 1465.
[294] Gebhardt, Ch.: Maligne Tumoren der Leber. In: F. P. Gall, P. Hermanek, J. Tonak (Hrsg.): Chirurgische Onkologie, S. 461. Springer Verlag, Heidelberg 1986.
[295] Geginat, G.: Die Prognose des Rektumkarzinoms bei primärer Behandlung mit Kobalt-60-Gamma- und ultraharten Röntgenstrahlen des Betatrons. Strahlentherapie **141** (1971) 375.
[296] Gelfand, D. W.: Complications of gastrointestinal radiologic procedures. I. complications of routine fluroscopic studies. Gastrointest. Radiol. **5** (1980) 293.
[297] Gelfant, S.: A new concept of tissue and tumor cell proliferation. Cancer Res. **37** (1977) 3845.
[298] Gennari, L., R. Doci, F. Bozzetti et al.: Surgical treatment of hepatic metastases from colorectal cancer. Ann. Surg. **203** (1986) 49.
[299] Gerard, A., J. L. Berrod, F. Pene et al.: Adjuvant preoperative radiotherapy and radical surgery as combined treatment in rectal cancer. In: E. O. R. T. C. Symposium on Gastrointestinal Tract Cancer: Update on Combined Modality Therapy, Heidelberg 1986.
[300] Gerhardsson, M., S. E. Norell, H. Kiviranta et al.: Sedentary jobs and colon cancer. Am. J. Epidemiol. **123** (1986) 775.
[301] Gerhardt, P., E. Glück, A. Proussalis: Bildgebende Diagnostik bei Lebermetastasen. Münch. Med. Wschr. **124** (1982) 306.
[302] Gerota, D.: Die Lymphgefäße des Rectums und des Anus. Arch. Anat. Physiol. (1895) 241.
[303] Ghazi, A., M. Grossman: Complications of Colonoscopy and Polypectomy. Surg. Clin. N. Am. **62** (1982) 889.
[304] Ghossein, N. A., E. C. Samala, S. Alpert et al.: Elective postoperative radiotherapy after incomplete resection of colorectal cancer. Dis. Colon. Rectum **24** (1981) 252.
[305] Giacchero, A., H. Aste, P. Baracchini et al.: Primary signet-ring carcinoma of the large bowel. Cancer **56** (1985) 2723.
[306] Gianola, F. J., A. Dwyer, E. Jones et al.: Prospective studies of laboratory and radiologic tests in the management of colon and rectal cancer patients: I. Dis. Colon. Rectum. **27** (1984) 811.
[307] Gianola, F. J., P. H. Sugarbaker, I. Barofsky et al.: Toxicity studies of adjuvant intravenous versus intraperitoneal 5-FU in patients with advanced primary colon or rectal cancer. Am. J. Clin. Oncol. **9** (1986) 403.
[307a] Gilbert, I. M., I. Jeffrey, M. Evans et al.: Sites of recurrent tumor after "curativ colorectal surgery": implications for adjuvant therapy. Br. J. Surg. **71** (1984) 203.
[308] Gilbert, S. G.: Symptomatic local tumor failure following abdomino-perineal resection. Int. J. Radiat. Oncol. Biol. Phys. **4** (1978) 801.
[309] Gilbertsøn, V. A.: Adenocarcinoma of the rectum: incidence and locations of recurrent tumor following present day operations performed for cure. Ann. Surg. **151** (1960) 340.
[310] Gilbertsen, V. A.: Improving the prognosis for patients with intestinal cancer. Surg. Gynecol. Obstet. **124** (1967) 1253.
[311] Gilbertsen, V. A. (1974) Proctosigmoidoscopy and polypectomy in reducing the incidence of rectal cancer. Cancer, 34: 936.
[312] Gilbertson, V. A.: Colon cancer screening: The Minnesota experience. Gastrointest. Endosc. **26** (1980) 31.

[313] Gilbertsen, V. A., R. Mc Hugh, L. Schuman et al.: The earlier detection of colorectal cancers. Cancer **45** (1980) 2899.

[314] Gillespie, P. E., T. J. Chambers, K. W. Chan et al.: Colonic adenomas – a colonoscopic survey. Gut. **20** (1979) 240.

[315] Gillot, C., J. Hureau, C. Aaron et al.: The Superior Mesenteric Vein; J. Int. Coll. Surg. **41** (1964) 339.

[316] Gingold, B. S., D. G. Jagelman, R. B. Turnbull: Surgical management of familial polyposis and Gardner's syndrome. Am. J. Surg. **137** (1979) 54.

[317] Gingold, B. S., D. G. Jagelman: Sparing the rectum in familial polyposis: Causes for failure. Surgery **89** (1981) 314.

[318] Glass, R. E., J. K. Ritchie, H. R. Thomson et al.: The results of surgical treatment of cancer of the rectum by radical resection and extended abdominoiliac lymphadenectomy. Br. J. Surg. **72** (1985) 599.

[319] Glenn, F., C. K. McSherry: Obstruction and perforation in colorectal cancer. Ann. Surg. **173** (1971) 983.

[320] Glober, G. A., S. M. Peskoe: Outpatient screening for gastrointestinal lesions using guaiac-impregnated slides. Dig. Dis. **19** (1974) 399.

[321] Glotzer, D. J.: The Risk of cancer in Crohn's disease. Gastroenterology **89** (1985) 439.

[322] Goldenberg, S.: Lymphatic connections between the ascending and descending colon and the corresponding kidneys: anatomical study. Acta Anat. **39** (1959) 264.

[323] Goldman, G. D., S. A. Miller, D. S. Furman et al.: Does Bacteremia Occur during Flexible Sigmoidoscopy? Am. J. Gastroenterol. **80** (1985) 621.

[324] Goldman, L., D. L. Caldera et al.: Multifactorial index of cardiac risk in noncardiac surgical procedures. N. Engl. J. Med. **297** (1977) 845.

[325] Goldman, L., D. L. Caldera et al.: Cardiac risk factors and complications in noncardiac surgery. Medicine **57** (1978) 357.

[326] Goldman, L., D. L. Caldera: Risk of general anesthesia and elective operations in the hypertensive patient. Anesthesiology **50** (1979) 285.

[327] Goldman, S. L., J. L. Rombeau: The continent ileostomy: a collective review. Dis. Colon. Rectum **21** (1978) 594.

[328] Goligher, J. C., C. E. Dukes, H. J. Bussey: Local recurrences after sphincter-saving excisions for carcinoma of the rectum and rectosigmoid. Br. J. Surg. **39** (1951) 199.

[329] Goligher, J. C.: The Dukes A, B and C categorization of the extent of spread of carcinomas of the rectum. Surg. Gynecol. Obstetr. **143** (1976) 793.

[330] Goligher, J. C.: Results of operations for large bowel cancer. Large Bowel Cancer 1, Churchill Livingstone 1981.

[331] Goligher, J. C., H. Duthie, H. Nixon: Surgery of the anus, rectum and colon. Balliere Tindall, London 1983.

[332] Goligher, J. C.: Surgery of the anus, rectum and colon. Bailliere Tindall, London 1984.

[333] Goligher, J. C.: Eversion technique for distal mucosal proctectomy in ulcerative colitis: a preliminary report. Br. J. Surg. **71** (1984) 26.

[334] Gonzales, L. L., M. S. Jaffe: Mesenteric arterial insufficiency following abdominal aortic resection. Arch. Surg. **93** (1966) 10.

[335] Goodwin, D. A.: Pharmacokinetics and Antibodies. J. Nucl. Med. **28** (1987) 1358.

[336] Goodman, Z. D., J. H. Yardley, F. D. Milligan: Pathogenesis of colonic polyps in multiple juvenile polyposis. Report of a case associated with gastric polyps and carcinoma of the rectum. Cancer **43** (1979) 1906.

[337] Goslin, R., G. Steele, J. MacIntyre et al.: The use of preoperative plasma CEA levels for the stratification of patients after curative resection of colorectal cancer. Ann. Surg. **192** (1980) 747.

[338] Goslin, R., M. J. O'Brien, G. Steele et al.: Correlation of plasma CEA and CEA tissue staining in poorly differentiated colorectal cancer. Am. J. Med. **71** (1981) 246.

[339] Goslin, R., G. Steele Jr., N. Zamcheck et al.: Factors influencing surial in patients with hepatic metastases from adenocarcinoma of the colon or rectum. Dis. Colon. Rectum **25** (1982) 749.

[340] Gould, V. E., G. Chejfec: Neuroendocrine carcinomas of the colon. Am. J. Surg. Path. **2** (1978) 31.

[341a] Grabbe, E., R. Buurmann, R. Winkler et al.: Computertomographische Befunde nach Rektumamputation. Fortschr. Röntgenstr. **131** (1979) 135.

[341b] Grabbe, E., W. Lierse, R. Winkler: Die Hüllfaszien des Rektums. Fortschr. Röntgenstr. **136**, 6 (1982) 653.

[342] Grabbe, E., W. Lierse, R. Winkler: The Perirectal Fascia: Morphology and use in Staging of rectal carcinoma. Radiology **149** (1983) 241.

[343] Grage, T. B., G. J. Mill, G. N. Cornell et al.: Adjuvant chemotherapy in large bowel cancer: An update analysis of single agent chemotherapy. In: S. E. Jones, S. E. Salmon (Hrsg.): Adjuvant therapy of cancer II: Proceedings of the Second International Conference on the Adjuvant Therapy of Cancer, Tuscon, Arizona, S. 587. Grune & Stratton, New York 1979.

[344] Grage, T. B., C. Vassilopoulos, W. W. Shingleton et al.: Results of a prospective randomized study of hepatic artery infusion with 5-fluorouracil versus intravenous 5-fluorouracil in patients with hepatic metastases from colorectal cancer: A Central Oncology Group study. Surgery **86** (1979) 550.

[345] Granqvist, S.: Distribution of Polyps in the Large Bowel in Relation to Age. Scand. J. Gastroent. **16** (1981) 1025.

[346] Greegor, D. H.: Diagnosis of large-bowel cancer in the asymptomatic patient. J. Am. Med. Ass. **201** (1967) 943.

[347] Gregg, R. O.: Diskussionsbemerkung in: Szilagyi DE Coincidental malignancy and abdominal aortic aneurysm. Arch. Surg. **95** (1967) 412.

[348] Greenburg, A. G., R. P. Saiki, J. J. Coyle et al.: Mortality and gastrointestinal surgery in the aged. Elective vs. emergency procedures. Arch. Surg. **116** (1981) 788.

[349] Greenburg, A. G., R. P. Saik, D. Pridham: Influence of age on mortality of colon surgery. Am. J. Surg. **150** (1985) 65.

[350] Greenfield, L. J., R. Peyton, S. Crute et al.: Greenfield vena cava filter experience. Late results in 156 patients. Arch. Surg. **116** (1981) 1451.

[351] Greenstein, A. J., D. D. Sachar, H. Smith et al.: Cancer in universal and left-sided ulcerative colitis: Factors determining risk. Gastroenterology **79** (1976) 290.

[352] Greenstein, A. J., D. B. Sachar, M. Smith et al.: Patterns of neoplasia in Crohn's disease and ulcerative colitis. Cancer **46** (1980) 403.

[353] Greenstein, A. J., D. B. Sachar, H. Smith et al.: A comparison of cancer risk in Crohn's disease and ulcerative colitis. Cancer **48** (1981) 2742.

[354] Greenway, B.: Hepatic metastases from colorectal cancer: resection or not. Br. J. Surg. **75** (1988) 513.

[355] Griffiths, J. D., J. A. McKinna, H. D. Rowbotham et al.: Carcinoma of the colon and rectum: circulating malignant cells and five year survival. Cancer **31** (1973) 226.

[356] Grinnell, R. S.: The grading and prognosis of carcinoma of the colon and rectum. Ann. Surg. **109** (1939) 500.

[357] Grinnel, R. S.: Distal intramural spread of carcinoma of the rectum and rectosigmoid. Surg. Gynecol. Obstet. **99** (1954) 421.

[358] Grinnell, R. S., N. Lane: Benign and malignant adenomatous polyps and papillary adenomas of the colon and rectum: an analysis of 1.856 tumors in 1.335 patients. Int. Abstr. Surg. **106** (1958) 519.

[359] Grinnell, R. S.: Results of ligation of inferior mesenteric artery at the aorta in resections of carcinoma of the descending and sigmoid colon and rectum. Surg. Gynecol. Obstet. **120** (1965) 1031.

[360] Grinnell, R. S.: Lymphatic block with atypical and retrograde lymphatic metastasis and spread in carcinoma of the colon and rectum. Ann. Surg. **163** (1966) 272.

[360a] Grötzinger, U., F. Harder: Colostomie. In Allgöwer, M., F. Harder, L. F. Hollender, H.-J. Peiper, J. R. Siewert, A. L. Blum, W. Creutzfeldt (Hrsg.). Chirurgische Gastroenterologie, S. 821. Springer, Berlin, Heidelberg, New York 1981.

[361] Grundmann, R., H. Pichlmeier: Leberresektion – Indikationen, Möglichkeiten und Ergebnisse. Dtsch. Ärztebl. **80** (1983) 50.

[362] Gryska, P. v. R., A. M. Cohen: Screening asymptomatic patients at high risk for colon cancer with full colonoscopy. Dis. Colon. Rectum **30** (1987) 18.

[363] Günther, R., H. Schild, S. Störkel et al.: Tierexperimentelle Ergebnisse mit einem neuen Kavafilter. RöFo **142** (1985) 208.

[364] Gunderson, L. L., H. Sosin: Areas of failure found at reoperation (second or symptomatic look) following curative surgery for adeno-carcinoma of the rectum: Clinicopathologic correlations and implications for adjuvant therapy. Cancer **34** (1974) 1278.

[365] Gunderson, L. L., D. E. Dosoretz, S. E. Hedberg et al.: Low dose preoperative irradiation, surgery and elective postoperative radiation therapy for resectable rectum and rectosigmoid carcinoma. Cancer **52** (1983) 446.

[366] Gunderson, L. L., A. C. Cohen, D. D. Dosoretz et al.: Residual unresectable or recurrent colorectal cancer: External beam irradiation and intraoperative electron beam boost ± resection. Int. J. Radiat. Oncol. Biol. Phys. **9** (1983) 1597.

[367] Gunderson, L. L., J. E. Tepper, D. E. Dosoretz et al.: Patterns of failure after treatment of gastrointestinal cancer. In: J. Cox (Hrsg.): Proceedings of CROS – NCI Conference on Patterns of Failure After Treatment of Cancer. Cancer Treatment Symposium, 1984.

[368] Gunderson, L. L., H. Sosin, S. Levitt: Extrahepatic colon cancer, areas of failure in a reoperation series: Implications for adjuvant therapy. Int. J. Radiat. Oncol. Biol. Phys. **11** (1985) 731.

[369] Gunderson, L. L., J. K. Martin, R. W. Beart et al.: External beam and intraoperative electron irradiation for colorectal cancer. Int. J. Radiat. Oncol. Biol. Phys. **12** (1986) Suppl. 1, 147.

[370] Gunderson, L. L.: Colorectal cancer. In: C. A. Perez, L. W. Brady (Hrsg.): Principles and Practice of Radiation Oncology, S. 813. J. B. Lippincott Company 1987.

[371] Gupta, I., J. Baptista, W. R. Bruce et al.: Structure of fecapentaenes, The mutagens of bacterial origin isolated from human feces. Biochemistry **22** (1983) 241.

[372] Guthy, E., P. Kiefhaber, G. Nath et al.: Infrarot-Kontakt-Koagulation, Klinische Anwendung an der Leber. Langenbecks Arch. Klin. Chirurgie **348** (1979) 105.

[373] Gyde, S. N., P. Prior, J. C. Macartney et al.: Malignancy in Crohn's disease after diversionary surgery. Gut. **21** (1980) 1024.

[374] Haberer, H. v.: Verbesserung der Resultate bei Dickdarm Resektion, namentlich im subakuten und akuten Ileus. Arch. Klin. Chir. **167** (1931) 443.

[375] Haenszel, W.: Migrant studies. In: D. Schottenfeld, J. F. Fraumeni Jr. (Hrsg.): Cancer Epidemiology and Prevention, S. 194. WB Saunders Co., Philadelphia 1982.

[376] Häring, R.: Reintervention beim Rectumcarcinom. Langenbecks Arch. Chir. **342** (1976) 251.

[377a] Häring, R.: Passagestörungen des Dünn- und Dickdarms. Dringliche Bauchchirurgie. Thieme Verlag, Stuttgart 1982.

[377b] Häring, R., K.-J. Bauknecht, J. Boese-Landgraf: Chirurgie der Lebermetastasen. In: Pichlmayr, R., Schumpelik, V. (Hrsg): Chirurgie der Leber, Springer-Verlag, Heidelberg 1987.

[378] Hager, Th., F. P. Gall, P. Hermanek: Local excision of cancer of the rectum. Dis. Col. Rect. **26** (1983) 149.

[379] Halter, F., A. Dolder, P. Meyrat et al.: The value of cytology in the diagnosis of colonic cancer. In: E. Grundmann (Hrsg.): Colon Cancer. S. 74. Gustav Fischer Verlag, Stuttgart – New York (1978).

[380] Hamada, Y., M. Yamamura, K. Hioki: Immunohistochemical study of carcinoembryonic antigen in patients with colorectal cancer. Cancer 55 (1985) 136 – 141.

[381] Hamilton, S. R.: Pathologic diagnosis of colorectal and anal malignancies: Classification and prognostic features of pathologic findings. In: O. H. Beahrs, G. A. Higgins, J. J. Weinstein (Hrsg.): Colorectal Tumors, S. 107. J. B. Lippincott, Philadelphia 1986.

[382] Hammer, E.: Cancer du colon sigmoide dix ans apres implantation des ureters d'une vesse exstrophiee. J. Urol. Nephrol. (Paris) **28** (1929) 260.

[383] Hansen, H.: Ersatz der Rectumampulle. Langenbecks Arch. Chir. **366** (1985) 273.

[384] Hansen, H. H., F. Stelzner: Zur chirurgischen Anatomie der Arterienversorgung der Dickdarmwand. Langenbeck's Arch. Klin. Chir. **340** (1975) 6374.

[385] Harbrecht, P. J., R. N. Garrison, D. E. Fry: Role of infection in increased mortality associated with age in laparotomy. Am. Surg. **49** (1983) 173.

[386] Hartmann, H.: Chirurgie du rectum. Masson, Paris 1931.

[387] Hauss, J., H. Bünte, W. H. Hauss: Alterschirurgie. In: R. Zenker, F. Deucher, W. Schink (Hrsg.): Chirurgie der Gegenwart, Bd. I: Allgemeine Chirurgie, S. 1. Urban & Schwarzenberg, München – Wien – Baltimore 1978.

[388] Havelaar, I. J., P. H. Sugarbaker, M. Vermess et al.: Rate of growth of intraabdominal metastases from colorectal cancer. Cancer **54** (1984) 163.

[389] Hawley, R. R.: Commentary: Does rectal endosonography influence rectal cancer treatment. Int. J. Colorect. Dis. **1** (1986) 224.

[390] Heald, R. J., H. J. R. Bussey: Clinical experience at St. Mark's Hospital with multiple synchronous cancers of the colon and rectum. Dis. Colon. Rectum **18** (1975) 6.

[391] Heald, R. J., E. M. Husband, D. Ryall: The mesorectum in rectal cancer surgery – the clue to pelvic recurrence? Br. J. Surg. **69** (1982) 613.

[392] Heald, R. J., D. R. Allen: Stapled ileo-anal anastomosis: a technique to avoid mucosal proctectomy in the ileal pouch operation. Br. J. Surg. **73** (1986) 571.

[393] Heberer, G., H. Denecke, N. Demmel et al.: Local procedures in the management of rectal cancer World J. Surg. 11 (1987) 499.

[394] Heidelberger, C., N. K. Chaudhari, P. Danneberg et al.: Flourinated pyrimidines. A new class of tumour inhibitory compounds. Nature **179** (1957) 663.

[395] Heiken, J. P., A. F. Kenneth, R. P. Gold: Computed tomography as a difinitive method for diagnosis gastrointestinal Lipomas. Radiology **142** (1982) 409.

[395a] Hell, K., M. Allgöwer: Die Colonresektion. Springer, Berlin, Heidelberg, New York 1976.

[396] Hellriegel, W.: Strahlentherapie des Rektumkarzinoms. Strahlentherapie **145** (1973) 243.

[397] Henderson, B. E. (Hrsg.): Fourth Symposium on Epidemiology and Cancer Registries in the Pacific Basin. NCI Monograph 69. Government Printing Office, Washington D. C. 1985.

[398] Hendriksen, C., S. Kreiner, V. Binder: Long-term prognosis in ulcerative colitis – Based on results from a regional patient group from the county of Copenhagen. Gut **26** (1985) 158.

[399] Hentschel, M.: Akuter Darmverschluß. In: R. Häring: Dringliche Bauchchirurgie. Thieme, Stuttgart 1982.

[400] Hentschel, M.: Praxis der Chirurgie des Ileus. Enke, Stuttgart 1984.

[401] Herfarth, C., N. M. Merkle: Die Rolle der Operationstoleranz für die Radikaloperation des Rektum-Krebspatienten. In: M. Reifferscheid: Rektumkarzinom sphinktererhaltende Operationsverfahren, S. 30. Thieme, Stuttgart 1983.

[402] Herfarth, C., P. Schlag, P. Hohenberger: Surgical strategies in locoregional recurrences of gastrointestinal carcinoma. World J. Surg. **11** (1987) 504.

[403] Hermanek, P.: Zur pathohistologischen Begutachtung kolorektaler Polypen. Beitr. Path. **161** (1977) 203.

[404] Hermanek, P., F. P. Gall: Der aborale Sicherheitsabstand bei der sphinctererhaltenden Rectumresection. Chirurg **52** (1981) 25.

[405] Hermanek, P., F. P. Gall, A. Altendorf: Lokalrezidive nach Rectumcarcinom. Langenbecks Arch. Chir. **356** (1982) 289.

[406] Hermanek, P.: Pathologie und Stadieneinteilung des Rektumkarzinoms. In: J. Lange, W. Theisinger: Aktuelle Therapie des Rektumkarzinoms, S. 13. Thieme, Stuttgart – New York 1982.

[407] Hermanek, P., O. Scheibe, B. Spiessl, G. Wagner: TNM-Klassifikation maligner Tumoren. Springer, Berlin 1987.

[408] Hermanek, P.: Staging. In: F. P. Gall, P. Hermanek: Chirurgie Onkologie. Springer, Berlin 1987.

[409] Hermanek, P.: Typing and Grading. In: F. P. Gall, P. Hermanek: Chirurgische Onkologie. Springer, Berlin 1987.

[410] Herrmann, R., J. Spehn, J. H. Beyer et al.: Sequential methotrexate and 5-fluorouracil. Improved response rate in metastatic colorectal cancer. J. Clin. Oncol. **2** (1984) 591.

[411] Herrmann, R.: Chemotherapie des inoperablen kolorektalen Karzinoms. Wien med. Wschr. **13** (1988) 310.

[412] Hertz, R. E. L., M. R. Deddish, E. Day: Value of periodic examination in detecting cancer of the rectum and colon. Postgrad. Med. **27** (1960) 290.

[413] Hess, H.: Lokale Thrombolyse. In: G. Heberer, R. J. A. M. van Dongen (Hrsg.): Gefäßchirurgie. Springer Verlag, Berlin 1987.

[414] Hickey, W. F., J. M. Corson: Squamous cell carcinoma arising in a duplication of the colon: Case report and literature review of squamous cell carcinoma of the colon and of malignancy complicating colonic duplication. Cancer **47** (1981) 602.

[415] Hickey, W. F., M. W. Seiler: Ultrastructural markers of colonic adenocarcinoma. Cancer **47** (1981) 140.

[416] Higgins, G. A., J. H. Conn, P. H. Jordan et al.: Preoperative radiotherapy for colorectal cancer. Ann. Surg. **181** (1975) 624.

[417] Higgins, G. A., R. C. Donaldson, E. W. Humphrey et al.: Adjuvant therapy for large bowel cancer: Update of Veterans Administration Surgical Oncology Group trials. Surg. Clin. North Am. **61** (1981) 1311.

[418] Hildebrandt, U., G. Feifel: Pre-operative staging of rectal cancer by intrarectal ultrasound. Dis. Colon. Rectum. **28** (1985) 42.

[419] Hildebrandt, U., G. Feifel, H. P. Schwarz, O. Scherr: Endorectal ultrasound: Instrumentation and clinical aspects. Int. J. Colorect. Dis. **1** (1986) 203.

[420] Hildebrandt, U., G. Feifel, H. P. Schwarz: Endosonographie des Rektums. Bereicherung für Staging und Nachsorge von Rektumkarzinomen. In: M. Gebel, A. Megiwski, R. Brunkhorst (Hrsg.): Sonographie in der Gastroenterologie. Springer, Berlin – Heidelberg 1988.

[421] Hintze, R. E., N. Bethge, K. Sterry: Das Risiko in der gastro-enterologischen Endoskopie. Komplikationen bei über 39000 endoskopischen Eingriffen (Abstract). Z. Gastroenterologie (1985) 447.

[422] Hirai, N., D. G. I. Kingston, R. L. VanTassell et al.: Structure elucidation of a potent mutagen from human feces. J. Am. Chem. Soc. **104** (1982) 6149.

[423] Hirsh, J.: Hypercoagulability. Semin. Hematol. **14** (1977) 409.

[424] Hobler, K. E.: Colon surgery for cancer in the very elderly. Ann. Surg. **203** (1986) 129.

[425] Hör, G., R. P. Baum, F. D. Maul et al.: Immunszintigraphie bei Rezidiven kolorektaler Karzinome und deren Metastasen – Erste Frankfurter Erfahrungen. Dtsch. Ärztebl. **83** (1986) 2862.

[426] Hoff, G., A. Foerster, M. H. Vatn, E. Gjone: Epidemiology of Polyps in the Rectum and Sigmoid Colon. Scand. J. Gastroenterol. **20** (1984) 677.

[427] Hoff, G., M. Vatn: Epidemiology of Polyps in the Rectum and Sigmoid Colon. Endoscopic Evaluation of Size and Localization of Polyps. Scand. J. Gastroenterol. **20** (1985) 356.

[428] Hoffman, J., J. Post: In vivo studies of DNA synthesis in human normal and tumor cells. Cancer Res. **27** (1967) 898.

[429] Hohenberger, P., P. Schlag, V. Schwarz, Ch. Herfarth: Leberresektion bei Patienten mit Metastasen colorectaler Karzinome – Ergebnisse und prognostische Faktoren. Chirurg **59** (6) (1988) 410.

[430] Hohenberger, P., P. Schlag, R. Herrmann, U. Räth: Intraarterial 5-FU retreatment of liver metastases of colorectal cancer being progressive under previous systemic chemotherapy. Am. J. Clin. Oncol. (im Druck).

[431] Hohenberger, P., V. Schwarz, C. O. Köhler, P. Schlag: Evaluation of a decision making system in the treatment of colorectal liver metastases. Theor. Surg. (in Vorbereitung).

[432] Hohenberger, P., P. Schlag, V. Schwarz, Ch. Herfarth: Tumour recurrence following liver resection for colorectal metastases – Implications and results of further treatment. Br. J. Surg. (submitted for publication).

[433] Hohn, D., R. Stagg, M. Friedman et al.: The NCOG randomized trial of intravenous vs. hepatic intraarterial FUdR for colorectal cancer metastatic to the liver. Proc. Am. Soc. Clin. Oncol. **6** (1987) 85.

[434] Hojo, K., Y. Koyama, Y. Morya: Lymphatic spread and its prognostic value in patients with rectal cancer. Am. J. Surg. **144** (1982) 350.

[435] Hojo, K., Y. Koyama: The effectiveness of wide anatomical resection and radical lymphadenectomy for patients with rectal cancer. Jap. J. Surg. **12** (1982) 111.

[436] Hornbostel, H.: Kriterien der Operabilität aus internistischer Sicht. Chirurg **51** (1980) 140.

[437] Hoskins, R. B., L. L. Gunderson, D. E. Dosoretz et al.: Adjuvant postoperative radiotherapy in carcinoma of the rectum and rectosigmoid. Cancer **55** (1985) 61.

[438] Hottenrott, C., K. Nagel, M. Lorenz: Regionale Chemotherapie der Leber und Extremitäten. Kehrer Verlag, Freiburg 1986.

[439] Hottenrott, C., M. Lorenz, A. Encke: Kann der Erfolg einer lokalen Chemotherapie der Leber durch zusätzliche systemische Zytostase verbessert werden. Langenbecks Archiv Chir., Kongreßbericht 1987.

[440] Hottenrott, C., M. Lorenz: Stellenwert der regionalen Chemotherapie der Leber. Z. Gastroenterol. **25** (7) (1987) 367.

[441] Howard, A., S. R. Pelc: Synthesis of desoxyribonucleic acid in normal and irradiated cells and its relation to chromosome breakage. Heredity **6** Suppl. (1953) 261.

[442] Howell, M. A.: The association between colorectal cancer and breast cancer. Journal of Chronic Diseases **29** (1976) 243.

[443] Hozak, J. A., W. E. Watkins, W. R. Jewell: Neoplastic stomal obstruction – A complication of ureterosigmoidostomy. J. Urol. **96** (1966) 691.

[444] Hryniuk, W. M.: The importance of dose intensity in the outcome of chemotherapy in: V. T. DeVita (Hrsg.): Important Advances in Oncology, S. 121. Lippincott Company, Philadelphia 1988.

[444a] Huber, A., A. H. C. v. Hochstätter, M. Allgöwer: Transsphinktere Rektumchirurgie. Springer, Berlin, Heidelberg, New York 1983.

[445] Hughes, K., R. Simon, S. Songhorabodi et al.: Resection of the liver for colorectal carcinoma metastases – A multiinstitutional study of patterns of recurrence. Surgery **100** (8) (1986) 278.

[446] Hughes, K. S., R. Rosenstein, R. Simon et al.: Resection of the liver for colorectal carcinoma metastases – A multiinstitutional study of long-term survivors. Dis. Colon Rectum **31** (1) (1988) 1.

[447] Hughes, K. S., R. Rosenstein, R. Simon et al.: Resection of the liver for colorectal carcinoma metastases – A multiinstitutional study of indication for resection. Surgery **103** (1988) 278.

[448] Huguet, C., D. Gallot, G. Offenstadt: Normothermic complete hepatic vascular exclusion for extensive resection of the liver. N. Engl. J. Med. **51** (1976) 294.

[449] Hultén, L., J. Kewenter, C. Ahren: Precancer and carcinoma in chronic ulcerative colitis: a histopathological and clinical investigation. Scand. J. Gastroenterol. **7** (1972) 663.

[450] Öresland, T., S. Fasth, S. Nordgren, L. Hultén: The clinical and functional outcome in restorative protocolectury – A prospective study in 100 patients. Int. J. Colorect. Dis. 1989; **4** 50–56.

[450a] Hultén, L.: The continent ileostomy (Kock's pouch) versus the restorative proctocolectomy (pelvic pouch). World J. Surg. **6** (1985) 952.

[450b] Hultén, L. A. G.: Restorative proctocolectomy with ileal reservoir. Symposium. Int. J. Colorect. Dis. **1** (1986) 2.

[451] Husband, J. E., N. J. Hodson, C. A. Parsons: The use of computed Tomography in recurrent rectal tumors. Radiology **134** (1980) 677.

[452a] International Union against cancer (UICC). TNM classification of malignant tumors. UICC, Geneva 1966.

[452b] International Union against cancer (UICC). TNM classification of malignant tumors. UICC, Geneva 1974.

[452c] International Union against cancer (UICC). TNM classification of malignant tumors. UICC, Geneva 1979.

[452d] International Union against cancer (UICC). TNM classification of malignant tumors. UICC, Geneva 1987.

[453] Irvin III, G. L., J. S. Horsley, J. A. Caruana: The morbidity and mortality of emergent operations for colorectal disease. Ann. Surg. **199** (1984) 598.

[454] Irvin III, G. L., D. S. Robinson, S. Hubbard: Operative risk in patients with colorectal cancer. Am. Surg. **51** (1985) 418.

[455] Irvin, T. T.: Prognosis of colorectal cancer in the elderly. Br. J. Surg. **75** (1988) 419.

[456] Isler, J. T., P. C. Brown, F. G. Lewis, R. P. Billingham: The role of preoperative colonoscopy in colorectal cancer. Dis. Colon. Rectum **30** (1987) 435.

[457] Iwatsuki, S., B. Shaw, T. Starzl: Experience with 150 liver resections. Ann. Surg. **197** (1983) 247.

[458] Iwatsuki, S., C. O. Esquivel, R. D. Gordon, T. E. Starzl: Liver resection for metastatic colorectal cancer. Surgery **100** (1986) 804.

[459] Jackman, R. J., C. W. Maxo: The adenoma-carcinoma sequence in cancer of the colon. Surg. Gynecol. Obstetr. **93** (1951) 327.

[460] Jacobs, L. R., B. O. Schneeman: Effects of dietary wheat bran on rat colonic structure and mucosal cell growth. J. Nutr. **111** (1981) 798.

[461] Jacobs, L. R.: Relationship between dietary fiber and cancer: Metabolic, physiologic and cellular mechanisms. Proc. Soc. Exp. Biol. Med. **183** (1986) 299.

[462] Jaffe, B. M., W. L. Donegan, F. Watson et al.: Factors influencing survival in patients with untreated hepatic metastases. Surg. Gynecol. Obstetr. **127** (1968) 1.

[463] Jain, M., G. M. Cook, F. G. Davis et al.: A case-control study of diet and colorectal cancer. Int. J. Cancer **26** (1980) 757.

[464a] James, R. D., R. J. Johnson: Eddleston et al.: Prognostic factors in locally recurrent rectal carcinoma treated by radiotherapy. Br. J. Surg. **70** (1983) 469.

[464b] James, R. D., P. F. Schofield: Resection of "inoperable" rectal cancer following radiotherapy. Br. J. Surg. 72 (1985) 279.

[465] Jamieson, J. K., J. F. Dobson: The lymphatics of the colon. Proc. Roy. Soc. Med., March (1909) 149.

[466] Japenese Research Society for Cancer of the Colon and Rectum: General rules for clinical and pathological studies on cancer of the colon, rectum and anus. Jpn. J. Surg. **13** (1983) 557.

[467] Jeevanandam, V., M. R. Treat, K. A. Forde: A comparison of direct brush cytology and biopsy in the diagnosis of colorectal cancer. Gastrointest. Endosc. **33** (1987) 370.

[468] Jensen, H. E., J. Nielsen, I. Balslev: Carcinoma of the colon in old age. Ann. Surg. **171** (1979) 107.

[469] Jensen, O. M.: The epidemiology of large bowel cancer. In: B. S. Reddy, L. A. Cohen (Hrsg.): Diet, Nutrition and Cancer: A Critical Evaluation, S. 27. CRC Press, Boca Raton 1986.

[470] Jinnai, D., M. Yasutomi: Cancer of the colon and rectum. Gann. Monogr. Cancer Res. **22** (1919) 89.

[471] Joffe, S. N.: Laser therapy for lower gastro-intestinal tract. In: S. M. Shapslay (Hrsg.): Endoscopic laser surgery handbook, S. 255. Marcel Dekker, New York 1987.

[472a] Johnson, Ch. D., H. C. Carlson, W. F. Taylor, L. P. Weiland: Barium Enemas of carcinoma of the colon: Sensitivity of double- and single-contrast studies. Am. J. Radiol. **140** (1983) 1143.

[472b] Johnson, L. P., S. E. Rivkin: The Implanted Pump in Metastatic Colorectal Cancer of the Liver – Risk versus Benefit. Am. J. Surg. **149** (1985) 595.

[473] Johnson, W. R., F. T. Mc Dermott, E. Pihl et al.: Palliative operative mangement in rectal carcinoma. Dis. Colon Rectum **24** (1981) 606.

[474] Johnson, W. R., F. T. Mc Dermott, E. S. R. Hughes et al.: Carcinoma of the colon and rectum in inflammatory disease of the intestine. Surg. Gynecol. Obstet. **156** (1983) 193.

[475] Johnston, D., P. J. Holdsworth, D. G. Nasmyth et al.: Preservation of the entire anal canal in conservative proctocolectomy for ulcerative colitis. Br. J. Surg. **74** (1987) 940.

[476] Jones, R. B., J. M. Collins, C. E. Myers et al.: High volume intraperitoneal chemotherapy with methotrexate in patients with cancer. Cancer Res. **41** (1981) 55.

[477] Kaplan, E. L., P. Meier: Nonparametric estimation from incomplete observations. J. Am. Statist. Assoc. 53 (1958) 456.

[478] Kaplan, W. D., W. D. Ensminger, S. E. Come et al.: Radionuclide angiography to predict patient response to hepatic artery chemotherapy. Cancer Treatm. Rep. **64** (1980) 1217.

[479] Karavias, Th., A. Hirner, R. Häring: Probleme der Klassifikation kolorektaler Karzinome der Dukes A B C-Systeme. Coloproctology **4** (1980) 241.

[480] Karavias, Th., R. Häring: Elektrochirurgische Eingriffe bei Rektumtumoren. Indikation, Technik und Ergebnisse. In: M. Reifferscheid, S. Langer (Hrsg.): Der Mastdarmkrebs, S. 80. Thieme, Stuttgart 1980.

[481] Karmali, R. A.: Omega-3 fatty acid and cancer: A review. In: W. E. M. Lands (Hrsg.): Proceedings of the AOCS Short Course on Polyunsaturated Fatty Acids and Eicosanoids. American Oil Chemists Society, 1986.

[482] Kartz, W. J., W. C. Meyers, J. B. Hanks et al.: Hepatic resection for metastatic cancer. Ann. Surg. **199** (1984) 182.

[483] Kato, I., S. Tominaga, T. Kuroiski: Per capita foods/nutrients intake and mortality from gastrointestinal cancers in Japan. Jpn. J. Cancer Res. **78** (1987) 453.

[484] Katzka, I., R. S. Brody, E. Morris, S. Katz: Assessment of colorectal cancer risk in patients with ulcerative colitis: Experience from a Private Practice. Gastroenterology **85** (1983) 22.

[485] Kaye, G. I., R. R. Pascal, N. Lane: The colonic pericryptal fibroblast sheath: Replication, migration and cytodifferentiation of a mesenchymal cell system in adult tissue. III. Replication and differentiation in human hyperplastic and adenomatous polyps. Gastroenterol. **60** (1971) 515.

[486a] Keighley, M. R. B., D. Matheson: Functional results of rectal excision and endo-anal anastomosis. Br. J. Surg. **67** (1980) 757.

[486b] Keighley, M. R. B.: Abdominal mucosectomy reduces the incidence of soiling and sphincter damage after restorative proctocolectomy. Dis. Colon. Rectum **30** (1987) 386.

[487] Keller, C. E., R. D. Halpert, P. J. Feczko, St. M. Simms: Radiologic recognition of colonic diverticula simulating polyps. Am. J. Radiol. **143** (1984) 93.

[488] Kelley, C. J., C. J. H. Ingoldby, J. I. Blenkharn, C. B. Wood: Colonoscopy related endotoxemia. Surg. Gynecol. Obstet. **161** (1985) 332.

[489] Kelly, K. A.: Ileal pouch-anal anastomosis after proctocolectomy. Surgical Rounds January (1985) 48.

[490a] Kelvin, F. M., M. Korobkin, D. K. Heaston et al.: The pelvis after surgery for rectal carcinoma: Serial CT observations with emphasis on nonneoplastic features. Am. J. Radiol. **141** (1983) 956.

[490b] Kelvin, F. M., R. Gardiner: Clinical imaging of the colon and rectum. Raven Press, New York 1987.

[491] Kemeny, M. M., D. Goldberg, D. Beatty et al.: Results of a prospective randomized trial of continuous regional chemotherapy and hepatic resection as treatment of hepatic metastases from colorectal primaries. Cancer **57** (1986) 492.

[492] Kemeny, N., J. Daly, P. Oderman et al.: Hepatic artery pump infusion: Toxicity and results in patients with metastatic colorectal carcinoma. J. Clin. Oncol. **2** (6) (1984) 595.

[493] Kemeny, N., B. Reichmann, P. Oderman et al.: Update of a randomized study of intrahepatic (H) vs. systemic (S) infusion of Fluorodeoxyuridime (FUDR) in patients with liver metastases from colorectal carcinoma (CRC). Proc. ASCO **5** (1986) 345.

[494] Kemeny, N., J. Daly, B. Reichman et al.: Intrahepatic or Systemic Infusion of Fluorodeoxyuridine in patients with liver metastases from colorectal carcinoma. Ann. Int. Med. **107** (1987) 459.

[495] Kern, E.: Kriterien der Operabilität aus chirurgischer Sicht. Chirurg. **51** (1980) 129.

[496] Keynes, W. M.: Implantation from the bowel lumen in cancer of the large intestine. Ann. Surg. **153** (1961) 357.

[497] Kiefhaber, P., K. Kiefhaber, F. Huber et al.: Endoscopic applications of Neodymium-YAG-laser radiation in the gastrointestinal tract. In: S. N. Joffe (Hrsg.): Neodymium-YAG-Laser in Medicine and Surgery, S. 5. Elsevier, New York 1983.

[498] Kipping, T. A., T. Rowntree: Crohn's disease of the colon with carcinoma of the rectum. Proc. R. Soc. Med. **63** (1970) 753.

[499] Kirklin, J. W., M. B. Dockerty, J. M. Waugh: The role of the peritoneal reflection on the prognosis of carcinoma of the rectum and sigmoid colon. Surg. Gynecol. Obstetr. **88** (1949) 326.

[500] Kiselow, M., H. R. Butcher, E. M. Bricker: Results of the radical surgical treament of advanced pelvic cancer: a fifteen-year-study. Ann. Surg. **166** (1967) 428.

[501] Klappenbach, R. S., R. J. Kurman, C. F. Sinclair: Composite carcinoma-carcinoid tumors of the gastrointestinal tract. A. J. C. P. **84** (1985) 137.

[502] Klass, A.: Lasers in Disease of the Digestive Tract. In: T. A. Fuller (Hrsg.): Surgical Lasers Macmillan, S. 170. New York 1987.

[503] Kligerman, M. M., N. Urdaneta, A. Knowleton et al.: Preoperative irradiation of rectosigmoid carcinoma including its regional lymph nodes. Am. J. Roentgenol. Rad. Ther. Nucl. Med. **114** (1972) 498.

[504] Kligerman, M. M., N. Urdaneta-Laffee: Observations on fifteen inoperable/nonresectable cases of rectal cancer given preoperative irradiation. Amer. J. Roentgenology **120** (1974) 624.

[505] Knudsen, I. (Hrsg.): Genetic toxicology of the diet. Alan R. Liss, New York 1986.

[506] Kutson, C. O., M. H. Max: Diagnostic and therapeutic colonoscopy. Arch. Surg. **114** (1979) 430.

[507] Kock, N. G., N. Darle, L. Hulten et al.: Ileostomy. Curr. Probl. Surg. **24** (1977) 1.

[508] Kock, N. G., H. E. Myrvold, L. O. Nilsson et al.: Continent ileostomy. An account of 314 patients. Acta Chir. Scand. **147** (1981) 67.
[509] Kock, N. G., M. D. Myrvold, L. O. Nilsson et al.: Continent ileostomy: The Swedish experience. In: R. R. Dozois (Hrsg.): Alternatives to conventional ileostomy, S. 163. Year Book Medical Publishers, Chicago 1985.
[510] Kolonel, L. N., L. Le Marchand: The epidemiology of colon cancer and dietary fat. Prog. Clin. Biol. Res. **222** (1986) 69.
[511] Kopelson, G.: Long-term survivors after preoperative pelvic radiation therapy for locally unresectable rectal and sigmoid carcinoma. An assessment of late results. Dis. Colon. Rectum **25** (1982) 644.
[512] Korelitz, B. I.: Carcinoma of the intestinal tract in Crohn's disease: results of a survey conducted by the National Foundation for Ileitis and Colitis. Am. J. Gastroenterol. **78** (1983) 44.
[513] Kramann, B., U. Hildebrandt: Computed tomography versus endosonography in the staging of rectal carcinoma: a comparative study. Int. J. Colorect. Dis. **1** (1986) 216.
[514] Kraske, P.: Zur Exstirpation hochsitzender Mastdarmkrebse. Verh. Dtsch. Ges. Chir. **14** (1885) 464.
[515] Kremer, H.: Sonographische Diagnostik innerer Erkrankungen. Urban u. Schwarzenberg, München – Wien, 1982.
[516] Kritchevsky, D., M. M. Weber, C. L. Buck et al.: Calories, fat and cancer. Lipids **21** (1986) 272.
[517] Kroes, R., R. B. Beems, M. C. Bosland et al.: Nutritional factors in lung, colon and prostate carcinogenesis in animal models. Fed. Proc. Fed. Am. Soc. Exptl. Biol. **45** (1986) 136.
[518] Kronborg, O., O. Baker, M. Sprechler: Acute Obstruction in Cancer of Colon and Rectum. Dis. Col. Rect. **18** (1975) 22.
[519] Kronborg, O., E. Hage: Hyperplasia or neoplasia. Macroscopic versus microscopic appearance of colorectal polyps. Scand. J. Gastroenterol. **20** (1985) 512.
[520] Kune, S., G. A. Kune, L. F. Watson: Case-control study of dietary etiological factors: The Melbourne colorectal cancer study. Nutr. Cancer **9** (1987) 21.
[521] Kyle, J.: An epidemiological study of ulcerative colitis in Northeast Scotland. Gastroenterology **61** (1971) 826.
[522] Lahr, C. J., G. J. Soong, G. Cloud et al.: A multifactoral analysis of prognostic factors in patients with liver metastases from colorectal carcinoma. J. Clin. Oncol. **1** (1983) 720.
[523] Langer, S., G. Brockamp: Indikation, Technik und Ergebnisse der Kryotherapie beim Mastdarmkrebs. In: M. Reifferscheid, S. Langer (Hrsg.): Der Mastdarmkrebs, S. 53. Thieme, Stuttgart 1980.
[524] Langevin, J. M., S. Nivatvongs: The true incidence of synchronous cancer in the large bowel A prospective study. Am. J. Surg. **147** (1984) 330.
[525] Lasser, A.: Synchronous primary adenocarcinoma of the colon and rectum. Dis. Colon. Rectum **21** (1978) 20.
[526a] Laufer, I., N. C. Smith, J. E. Mullens: The radiological demonstration of colorectal polyps undetected by endoscopy. Gastroenterology **70** (1976) 167.
[526b] Laufer, I.: Double contrast gastrointestinal radiology with endoscopic correlation. W. B. Saunders Co., Philadelphia – London – Toronto 1979.
[527] Laufman, L. R., K. A. Krzeczowski, R. Roachh, M. Segal: Leucovorin plus 6-fluorouracil: an effective treatment for metastatic colorectal cancer. J. Clin. Oncol. **5** (1987) 1394.
[528] Lea, A. J.: Neoplasms and environmental factors. Ann. R. Coll. Surg. Engl. **42** (1967) 432.
[529] Leblond, C. P., B. E. Walker: Renewal of cell populations. Physiol. Rev. **36** (1956) 255.
[530] Leder, L.-D., H. J. Richter: Zur pathologischen Anatomie der Dickdarmkarzinome. In: F. W. Eigler, F. Beersiek (Hrsg.): Aktuelle Probleme der kolo-rektalen Tumorchirurgie, S. 39. Schattauer, Stuttgart – New York 1981.

[531] Ledesma, E. J., S. Bruno, A. Mittleman: Total pelvic exenteration in colorectal disease – a 20 year experience. Ann. Surg. **194** (1981) 701.

[532] Lee, E. C. G., B. L. Dowling: Perimuscular excision of the rectum for ulcerative colitis and Crohn's disease. Brit. J. Surg. **59** (1972) 29.

[533] Leff, R., J. Thompson, D. Jonhson et al.: Phase II trial of high dose melphalan and autologous bone marrow transplantation for metastatic colon carcinoma. J. Clin. Oncol. **4** (1986) 1586.

[534] Lefor, A. T., K. H. Hughes, E. Shiloni et al.: Intra-abdominal extrahepatic disease in patients with colorectal hepatic metastases. Dis. Colon Rectum **31** (2) (1988) 100.

[535] Lehner, B., U. Kretzschmar, B. Bubeck et al.: Results of liver angiography and perfusion scintigraphy do not correlate with response to hepatic artery infusion chemotherapy. J. Surg. Oncol. **39** (1988) 73.

[536] Lehy, T., M. Mignon, J. L. Abitbol: Epithelial cell proliferation in the rectal stumpf of patients with ileorectal anastomosis for ulcerative colitis. Gut. **24** (1983) 1048.

[537] Leone, B., A. Romero, M. Rabinovich et al.: Sequential therapy with methotrexate and 5-fluorouracil in the treatment of advanced colorectal carcinoma. J. Clin. Oncol. **4** (1986) 23.

[538] Lesher, S., L. M. Schaffer, M. Phanse: Human colonic tumor cell kinetics. Cancer **40** (1977) 2706.

[539] Leutenegger, A. F.: Ernährungszustand und Operationsrisiko. Therapeutische Umschau **44** (1987) 503.

[540] Lev, R., R. Grover: Precursors of human colon carcinoma: A serial section of colectomy specimens. Cancer **47** (1981) 2007.

[541] Lew, E. A., L. Garfinkel: Variations in mortality by weight among 750,000 men and women. J. Chronic Dis. **32** (1979) 563.

[542] Lewi, H. J., D. C. Carter, J. G. Ratcliffe et al.: Second laparotomy following curative resection for colorectal cancer. Ann. R. Coll. Surg. (Eng) **65** (1983) 314.

[543] Lewin, K. J., M. Ranchod, R. F. Dorfman: Lymphomas of the gastrointestinal tract: A study of 117 cases presenting with gastrointestinal disease. Cancer **42** (1978) 693.

[544] Lieb, L. M., H. Lisco: In vitro uptake of tritiated thymidine by carcinoma of the human colon. Cancer Res. **36** (1966) 733.

[545] Lifton, L. J., J. Kreiser: False-positive stool occult blood test caused by iron preparations. A controlled study and review of literature. Gastroenterology **83** (1982) 860.

[546] Lightdale, C. J., P. Sherlock: Cancer in Crohn's disease: Memorial hospital experience and review of the literature. In: S. Winawer, D. Schottenfeld, P. Sherlock (Hrsg.): Colorectal cancer: prevention, epidemiology and screening, S. 341. Raven Press, New York 1980.

[547] Lightdale, C., M. Lipkin, E. Deschner: In vivo measurements in familial polyposis: Kinetics and location of proliferating cells in colonic adenomas. Cancer Res. **42** (1982) 4280.

[548] Liljequist, J. H.: Personal communication 1986.

[549] Lin, T. Y., K. Y. Hsu, C. M. Hsieh, C. S. Chen: Study of lobectomy of the liver: A new technical suggestion on hemihepatectomy and reports of 3 cases of primary hepatoma treated with left lobectomy of the liver. J. Formosan. Med. Assoc. **57** (1958) 742.

[550] Lindstrom, B. L.: The value of the collateral circulation from the inferior mesenteric artery in obliteration of the lower abdominal aorta. Acta Chir. Scand. **100** (1950) 367.

[551] Lipkin, M., B. Bell, P. Sherlock: Cell proliferation kinetics in the gastrointestinal tract of man. I. Cell renewal in colon and rectum. J. Clin. Invest. **42** (1963) 767.

[552] Lipkin, M., H. Quastler: Cell population kinetics in the colon of the mouse. J. Clin. Invest. **41** (1966) 141.

[553] Lipkin, M., E. E. Deschner: Comparative analysis of cell renewal in the gastrointestinal tract of newborn hamsters. Exp. Cell. Res. **49** (1968) 1.

[554] Lipkin, M., H. Newmark: Effect of added dietary calcium on colonic epithelial cell proliferation in subjects at high-risk or familial colon cancer. N. Engl. J. Med. **313** (1985) 4956.

[555] Lipkin, M., E. Friedman, S. Winawer et al.: Biomarker of colonic cancer risk modified by calcium. Clin. Res. **35** (1987) 589 A.

[556] Lipkin, M., W. F. Enker, S. J. Winawer: Tritiated-thymidine labeling of rectal epithelial cells in "non-prep" biopsies of individuals at increased risk for colonic neoplasia. Cancer Lett. **37** (1987) 153.

[557] Little, J. M.: Hepatic secondaries. Minimal tumor and resectable tumor. World J. Surg. **8** (1984) 753.

[558] Localio, S. A., K. Eng, G. F. Coppa: Abdominosacral resection for midrectal cancer. Ann. Surg. **198** (1983) 320.

[559] Lockhart-Mummery, H. E.: Surgery in patients with advanced carcinoma of the colon and rectum. Dis. Colon. Rectum **2** (1959) 36.

[560] Lockhart-Mummery, H. E., J. K. Ritchie, P. R. Hawley: The results of surgical treatment for carcinoma of the rectum at St. Mark's Hospital from 1948 to 1972. Br. J. Surg. **63** (1976) 673.

[561] Lockhart-Mummery, J. P.: Twohundred cases of cancer of the rectum treated by perineal excision. Br. J. Surg. **14** (1926) 110.

[562] Loehrer, P. J. sr., S. Turner, P. Kubilis et al.: A prospective randomized trial of fluorouracil versus fluorouracil plus cisplatin in the treatment of metastatic colorectal cancer: a Hoosier Oncology Group trial. J. Clin. Oncol. **6** (1988) 642.

[563] Logan, S. E., S. J. Meier, K. P. Ramming et al.: Hepatic resection of metastatic colorectal carcinoma – a ten year experience. Arch. Surg. **117** (1982) 25.

[564] Lokich, J. J.: Systemic infusional chemotherapy for liver metastasis: An improved schedule for 5-Fluorouracil. In: C. Herfarth, P. Schlag, P. Hohenberger (Hrsg.): Therapeutic Strategies in Primary and Metastatic Liver Cancer. Springer-Verlag, Berlin 1986.

[565] Lokich, J., D. Gillings, J. Gullo et al.: Bolus versus infusion 5-fluorouracil (5fu): a randomized clinical trial in advanced measureable colorectal cancer. Proc. Am. Soc. Clin. Oncol. **5** (1986) 83.

[566] Lopez, J. A., J. G. Krikorian, S. D. Reich et al.: Clinical pharmacology of intraperitoneal cisplatin. Gynecol. Oncol. **20** (1985) 1.

[567] Lopez, M. J., W. G. Kraybill, R. S. Downey et al.: Exenterative surgery for locally advanced rectosigmoid cancers. Is ist worthwile? Surgery **102** (1987) 644.

[568] Lorenz, M., C. Hottenrott: Ergebnisse der reginalen Therapie colorectaler Lebermetastasen – Frankfurt. In: C. Hottenrott, K. Nagel, M. Lorenz (Hrsg.): Regionale Chemotherapie der Leber und Extremitäten. Kehrer Verlag, Frankfurt 1986.

[569] Los, G., P. M. A. Mutsaers, J. O. Nagel et al.: The advantage of intraperitoneal chemotherapy shown by drug penetration in intraperitoneal tumors. In: K. G. Tranberg (Hrsg.): Peritoneum and Peritoneal Access. Lund, Sweden 1987.

[570] Love, R. R., J. F. Morrissey: Colonoscopy in asymptomatic individuals with a family history of colorectal cancer. Arch. Intern. Med. **144** (1984) 2209.

[571] Lue, T. R., S. J. Zeineh, R. A. Schmidt, E. A. Tanagho: Neuroanatomy of penile erection, its relevance to iatrogenic impotence. J. Urol. **131** (1984) 273.

[572] Lüning, M., G. Liess: Bildgebende Diagnostik abdominaler Erkankungen. VEB G. Thieme, Leipzig 1986.

[573] Luke, M., P. Kirkegaard, A. Lendorf, J. Chrisiansen: Pelvic recurrence rate after abdomino-perineal resection and low anterior resection for rectal cancer before and after introduction of the stabling technique. World J. Surg. **7** (1983) 616.

[574] Lynch, H. T., P. M. Lynch, K. Follett et al.: Familial polyposis coli: Heterogenous polyp expression in two kindreds. J. Med. Genet. **16** (1979) 1.

[575] Lynch, H. T., P. M. Lynch: The cancer-family syndrome: A pragmatic basis for syndrome identification. Dis. Colon. Rectum **22** (1979) 106.

[576a] Lynch, H. T., P. Rozen, G. S. Schuelke et al.: Hereditary colorectal cancer review: Colonic polyposis and nonpolyposis cancer. Surg. Dig. Dis. 2 (1984) 244.

[576b] Lynch, H. T., P. Rozen, G. S. Schuelke: Hereditary colon cancer: Polyposis and non-polyposis variants. CA-Cancer J. for. Clinicians **35** (1985) 95.

[577] Lynch, P. M., H. T. Lynch, R. E. Herns: Hereditary proximal colon cancer: Clinical implications. Dis. Colon Rectum **20** (1977) 661.

[578] Lynch, P. M., H. T. Lynch (Hrsg.): Colon cancer genetics, S. 99. V. N. Reinhold, New York 1985.

[579] Lynen, F. K., R. Philip: Zur Frage unbeabsichtigter Verletzungen und bewußter Resektionen von Harnleiter und Blase bei Operationen von Rektum- und Rektumsigmoidcarcinomen. Zent.bl. Chir. **34** (1968) 1168.

[580] Lyss, A. P., J. J. Thompson, J. H. Glick: Adenocarcinoid tumor ot the colon arising in preexisting ulcerative colitis. Cancer **48** (1981) 833.

[581] Mac Dougall, I. M. P.: The cancer risk in ulcerative colitis. Lancet **2** (1964) 655.

[582] Mach, J. P., F. Buchegger, M. Forni et al.: Use of radiolabelled monoclonal anticarcinoembryonic-antigen-antibodies for the detection of human carcinoms by external photoscanning and tomoscintigraphy. Immunol. Today **2** (1981) 239.

[582a] Mach, J. P., J. Vienny, P. Jaeger et al.: Long-term follow-up of colorectal carcinomata patients by repeat CEA radioimmunoassay. Cancer **42** (1978) 1439.

[583] Mach, J. P., J. F. Chatal, J. D. Lumbrosa et al.: Tumor localization in patients by radiolabelled monoclonal antibodies against colon-carcinoma. Cancer Res. **43** (1983) 5593.

[584] Machover, D., L. Schwarzenberg, E. Goldschmidt et al.: Treatment of advanced colorectal and gastric adenocarcinomas with 5-FU combined with high-dose folinic acid: A pilot study. Cancer Treatm. Reports **66** (1982) 1803.

[585] Machover, D., E. Goldschmidt, P. Chollet et al.: Treatment of advanced colorectal and gastric adenocarcinoma with 5-fluorouracil and high folinic acid. J. Clin. Oncol. **4** (1986) 685.

[586] Machy, J., H. Isomoto, Y. Yamashita et al.: Intraoperative ultrasonography in the screening for liver metastases from colorectal cancer: Comparative accuracy with traditional procedures. Surgery **101** (1987) 678.

[587] MacLennan, R., O. M. Jensen, J. Mosbech, H. Vuori: Diet, transit time, stool weight and colon cancer in two Scandinavian populations. Am. J. Clin. Nutr. **31** (1978) 239.

[588] Macrae, F. A., K. G. Tan, C. B. Williams: Towards safer colonoscopy: A report on the complications of 5000 diagnostic or therapeutic colonoscopies. Gut. **24** (1983) 376.

[589] Madajewicz, S., N. Petrelli, Y. M. Rustum et al.: Phase I – II trial of high-dose calcium leucovorin and 5-fluorouracil in advanced colorectal cancer. Cancer Res. **44** (1984) 4677.

[590] Madden, J. L., S. Kandalaft: Clinical evaluation of electrocoagulation in the treatment of cancer of the rectum. Am. J. Surg. **122** (1971) 347.

[591] Madsen, P. M., O. Braendstrup: Carcinoma recti: The predictive value diagnostic biopsies for histologic grading. Dis. Colon. Rectum **28** (1985) 676.

[592] Mäkela, J., M. I. Karialuoma: Reoperation for colorectal cancer. Acta Chir. Scand. **152** (1986) 151.

[593] Mak, K. M., W. W. L. Chang: Pentagastrin stimulates epithelial cell proliferation in duodenal and colonic crypts in fasted rats. Gastroenterology **71** (1976) 1117.

[594] Malcolm, A. W., N. P. Perencevich, R. M. Olson et al.: Analysis of recurrence patterns following curative resection for carcinoma of the colon and rectum. Surg. Gynecol. Obstet. **152** (1981) 131.

[594a] Martin, E. W. Jr., M. Cooperman, L. C. Carey et al.: Sixty second-look procedures indicated primarily by rise in serial carcinoembryonic antigen. J. Surg. Res. **28** (1980) 389.

[595] Martin, L. W., C. LeCoultre, W. K. Schubert: Total colectomy and mucosal proctectomy with preservation of continence in ulcerative colitis. Ann. Surg. **186** (1977) 477.

[596] Martin, W. E. Jr.: Reoperation for colon cancer. In: D. E. Frey (Hrsg.): Reoperative surgery of the abdomen. Marcel Dekker, Inc., New York – Basel 1986.

[597] Martinez, I., R. Torres, Z. Frias et al.: Factors associated with adenocarcinomas of large bowel in Puerto Rico. In: Advances in Medical Oncology, Research and Education, Vol. 3, S. 45. Epidemiology. Pergamon Press, New York 1979.

[598] Marx, G. F., C. V. Matea, L. R. Orkin: Computer analysis of postanesthesia deaths. Anesthesiology **39** (1973) 54.

[599] Maskens, A. P., E. E. Deschner: Tritiated thymidine incorporation into epithelial cells of normal-appearing colorectal mucosa of cancer patients. J. Natl. Cancer Inst. **58** (1977) 1221.

[600] Maskens, A. P.: Mathematical models of carcinogenesis and tumor growth in an experimental rat colon adenocarcinoma. In: M. Lipkin, R. A. Good (Hrsg.): Gastrointestinal Cancer, S. 361. Plenum Medical Book Co., New York 1978.

[601] Maskens, A. P.: Histogenesis of adenomatous polyps in the human large intestine. Gastroenterology **77** (1979) 1245.

[602] Maskens, A. P., R. Dujardin-Loits: Kinetics of tissue proliferation in colorectal mucosa during post-natal growth. Cell Tissue Kinet. **14** (1981) 467.

[603] Mason, A. Y.: The place of local resection in the treatment of rectal carcinoma. Proc. R. Soc. Med. **63** (1970) 91.

[604] Mason, A. Y.: Malignant tumours of the rectum: local excision. Clin. Gastroenterol. **4** (1975) 582.

[605] Mason, A. Y.: Cancer of the colon and rectum: Carcinoma of the lower two thirds of the rectum. Dis. Colon Rectum **19** (1976) 11.

[606] Mayes, G. B., J. Zornoza: Computed tomography of colon carcinoma. Am. J. Radiol. **135** (1980) 43 – 46.

[607] Maxfield, R. G.: Colonoscopy as a routine preoperative procedure for carcinoma of the colon. Am. J. Surg. **147** (1984) 477 – 479.

[608] McCallum, R. W., C. T. Meyer, P. Marignani et al.: Flexible sigmoidoscopy: Diagnostic yield in 1015 Patients. Am. J. Gastroenterol. **79** (1984) 433 – 437.

[609] McDermott, F. T., E. S. R. Hughes, E. Pihl et al.: Local recurrence after potentially curative resection for rectal cancer in series of 1008 patients. Br. J. Surg. **72** (1985) 34.

[610] McElwain, J. W., H. E. Bacon, H. D. Trimpi: Lymph node metastasis: Experience with aortic ligation of inferior mesentary artery in cancer of the rectum. Surgery **35** (1954) 513.

[611] McKeown-Eyssen, G. E., E. Bright-See: Dietary factors in colon cancer: International relationships. An update. Nutr. Cancer **7** (1985) 251.

[612] McLeod, R. S., V. W. Fazio: The continent ileostomy. In: D. G. Jagelman (Hrsg.): Mucosal ulcerative colitis, S. 241. Futura Publishing, Mount Kiscor – New York, 1986.

[613] McMichael, A. J., M. G. McCall, J. M. Hartshorne et al.: Patterns of gastro-intestinal cancer in European migrants to Australia: The role of dietary change Int. J. Cancer **25** (1980), 431.

[614] McSherry, C. K., G. N. Cornell, F. Glenn: Carcinoma of the colon and rectum. Ann. Surg. **169** (1969) 502.

[615] McVie, J. E., T. Dukhoff, J. van der Heide et al.: Tissue concentration of platinum after intraperitoneal cisplatin administration in patients. Proc. Am. Assoc. Cancer Res. **20** (1985) 162.

[616] Mecklin, J.-P., H. J. Järvinen, P. Peltokallio: Identification of Cancer Family Syndrome. Gastroenterology **90** (1986) 1099.

[617] Mekhjian, H. S., D. M. Switz, C. S. Melynk et al.: Clinical features and natural history of Crohn's disease. Gastroenterology **77** (1979) 898.

[618] Mendenhall, W. M., R. R. Million, W. W. Pfaff: Patterns of recurrence in adenocarcinoma of the rectum and rectosigmoid treated with surgery alone: implications in treatment planning with adjuvant radiation therapy. Int. J. Radiat. Oncol. Biol. Phys. **9** (1983) 977.

[619] Mendenhall, W. M., K. I. Bland, W. W. Pfaff et al.: Initially unresectable rectal adenocarcinoma treated with preoperative irradiation and surgery. Ann. Surg. **205** (1987) 41.

[620] Metcalf, A. M., R. R. Dozois, L. A. Kelly et al.: Ileal pouch-anal anastomosis without temporary, diverting ileostomy. Dis. Colon. Rectum **29** (1986) 33.

[621] Metzger, U., K. Bronz, R. Siebemann et al.: Die CEA-gesteuerte Indikation zur Rezidivoperation beim Dickdarmkarzinom. Helv. Chir. Acta **51** (1984) 61.

[622] Meves, M., K. Fischer: Röntgenuntersuchung des Kolons. Münch. Med. Wschr. **126** (1984) 367.

[623] Meyer, J. E., D. E. Dosoretz, L. L. Gunderson et al.: CT Evaluation of locally advanced carcinoma of the distal Colon and Rectum. J. Computer Assisted Tomography **7,2** (1983) 265 – 267.

[624] Meyer, J. S., P. G. Prioleau: S-Phase fractions of colorectal carcinomas related to pathologic and clinical features. Cancer **48** (1981) 1221.

[625] Meyers, M. A.: Computed tomography of the gastrointestinal tract. Springer Verlag, New York – Berlin – Heidelberg – Tokyo 1987.

[626] Michels, N. A.: Blood supply and anatomy of the upper abdominal organs. Pitmann, London 1955.

[627] Miles, W. E.: A method of performing abdominoperineal excision for carcinoma of the rectum and the terminal portion of the pelvic colon. Lancet **2** (1908) 1812.

[628] Miller, A. B., G. R. Howe, M. Jain: Food items and food groups as risk factors in a case-control study of diet and colon cancer. Int. J. Cancer **32** (1983) 155.

[629] Miller, L. J., L. G. Batholomew, R. R. Dozois: Adenocarcinoma of the rectum arising in a hamartomatous polyp in a patient with Peutz-Jeghers syndrome. Dif. Dis. Sci. **28** (1983) 1047.

[630] Miller, R. R., H. J. Sumner: Argyrophilic cell hyperplasia and an atypical carcinoid tumor in chronic ulcerative colitis. Cancer **50** (1982) 2920.

[631] Minton, J. P.: Colon Cancer: Special surgical considerations. Cancer **50** (1982) 2624.

[632] Minton, J., J. Hoehn, Erber et al.: Results of a 400-patient carcinoembryogenic antigen second-look colorectal cancer study. Cancer **55** (1985) 1284.

[633] Mir-Madjlessi, S. H., R. G. Farmer, K. A. Easley, G. J. Beck: Colorectal and extracolonic malignancy in ulcerative colitis. Cancer **58** (1986) 1569.

[634] Mivish, S. S.: Ascorbic acid inhibition of N-nitroso compound formation in chemical food and biological systems. In: M. S. Zedeck, M. Lipkin (Hrsg.): Inhibition of Tumor Induction and Development, S. 101. Plenum Publishing Corp., New York 1981.

[635] Modan, B., V. Barell, F. Lubin et al.: Low-fiber intake as an etiologic factor in cancer of the colon. J. Natl. Cancer Inst. **55** (1975) 15.

[636] Modlin, J., H. S. Walker: Palliative resection in cancer of the colon and rectum. Cancer **2** (1949) 767.

[637] Moertel, C. G., D. S. Childs, R. J. Reitemeir et al.: Combined 5-fluorouracil and supervoltage radiation therapy of locally unresectable gastrointestinal cancer. Lancet **11** (1969) 865.

[638] Moertel, C. G., J. R. Hill, M. A. Adson: Management of multiple polyposis of the alrge bowel. Cancer **28** (1971) 160.

[639] Moertel, C. G.: Chemotherapy of gastrointestinal cancer. N. Engl. J. Med. **299** (1978) 1049.

[640] Mohiuddin, M., J. Derdel, G. Marks, S. Kramer: Results of adjuvant rediation therapy in cancer of the rectum. Thomas Jefferson University Hospital experience. Cancer **55** (1985) 350.

[641] Mohiuddin, M., G. Marks, S. Kramer, T. Pajak: Adjuvant radiation therapy for rectal cancer. Int. J. Radiat. Oncol. Biol. Phys. **10** (1986) 977.

[642] Moldofsky, P. J., J. Powe, C. B. Mulhern et al.: Metastatic colon carcinoma detected with radiolabelled F(ab)2 monoclonal antibody fragments. Radiology **149** (1983) 549.

[643] Monk, M., A. I. Mendelhoff, C. I. Siegel et al.: An epidemiological study of ulverative colitis and regional enteritis among adults in Baltimore. I. Hospital incidence and prevalence, 1960 – 1963. Gastroenterology **53** (1967) 198.

[644] Monson, J. R. T., C. Ramsden, P. J. Guillou: Decreased interleukin-2 production in patients with gastrointestinal cancer. Br. J. Surg. **73** (1986) 483.

[645] Moon, R. C., D. L. McCormick, R. G. Mehta: Inhibition of carcinogenesis by retinoids. Cancer Res. **43** (1983) 2469 s.

[646] Moore, F. D. Jr., R. T. Osteen, D. D. Karp: Anticoagulants, venous thromboembolism, and the cancer patient. Arch. Surg. **116** (1981) 405.

[647] Moore, S. W.: A report upon a patient five years following resection of the abdominal aorta for recurrent carcinoma. Surg. Gynecol. Obstet. **107** (1958) 709.

[648] Moran, M. R., D. A. Rothenberger, C. J. Lahr et al.: Palliation for rectal cancer Resection? Anastomosis? Arch. Surg. **122** (1987) 640.

[649] Moreaux, J., M. Catala: Carcinoma of the colon: Long-term survival and prognosis after surgical treatment in a series of 798 patients. World. J. Surg. **11** (1987) 804.

[650] Morgan, C. N.: Trends in the treatment of tumors of the rectum, rectosigmoid and left colon. J. Roy. Coll. Surg. Edin. **1** (1955) 112.

[651] Morgan, C. N.: The comparative results and treatment for cancer of the rectum. Postgrad. Med. **26** (1959) 135.

[652] Morowitz, D. A., J. B. Kirsner: Ileostomy in ulcerative colitis: A questionnaire study of 1803 patients. Am. J. Surg. **141** (1981) 370.

[653] Morrow, C. E., T. B. Grage, D. E. R. Sutherland et al.: Hepatic resection for secondary neoplasms Surgery **92** (1982) 610.

[654] Morson, B. C.: Factors influencing the prognosis of early cancer of the rectum. Proc. R. Soc. Med. **59** (1966) 607.

[655] Morson, B. C.: In Wright GP and Symers W StC, Systemic Pathology, S. 547. American Elsevier Publishing Co., Inc., New York 1966.

[656] Morson, B. C., L. S. C. Pang: Rectal biopsy as an aid to cancer control in ulcerative colitis. Gut. **8** (1967) 423.

[657] Morson, B. C.: Evolution of cancer of the colon and rectum. Cancer **34** (1974) 845.

[658] Morson, B. C.: The polyp-cancer sequence in the large bowel. Proc. R. Soc. Med. **67** (1974) 451.

[659] Morson, B. C.: Genesis of colorectal cancer. Clin. Gastroenterol. **5** (1976) 505.

[660] Morson, B. C., L. H. Sobin: Histological typing of intestinal tumours. International histological classification of tumours Nr. 15. World Health Organization, Geneva 1976.

[661] Morson, B. C., J. R. Bussey, S. Samoorian: Policy of local excision for early cancer of the colorectum. GUT **18** (1977) 1045.

[662] Morson, B. C., I. M. P. Dawson: Gastrointestinal pathology. Second Edition. Blackwell Scientific Publications 1979.

[663] Morson, B. C., J. E. Whiteway, E. A. Jones et al.: Histopathology and prognosis of malignant colorectal polyps treated by endoscopic polypectomy. Gut. **25** (1984) 437.

[664] Mortensen, N. J. McM., W. K. Eltringham, R. A. Mountford et al.: Direct vision brush cytology with colonoscopy. An aid to the accurate diagnosis of colonic strictures. Br. J. Surg. **71** (1984) 930.

[665] Moskowitz, M., H. Zimmerman, B. Felson: The meandering mesenteric artery of the colon. Am. J. Roentgenol. Radium. Ther. Nucl. Med. **92** (1964) 1088.

[666] Moss, A. A., R. F. Thoeni, P. Schnyder, A. R. Margulis: Value of computed tomography in the detection and staging of recurrent rectal carcinomas. J. Computer Assisted Tomography **5,6** (1984) 870.

[667] Moynihan, B. G. A.: The surgical treatment of cancer of the sigmoid flexure and rectum. Surg. Gynecol. Obstet. **6** (1908) 463.

[668] Mueller, C. E., J. R. Thornberry: Adenocarcinomas of the colon complicating ureterosigmoidostomy – A case report and review of the literature. J. Urol. **109** (1973) 225.

[669] Muller, R. F., M. M. Figley: The arteries of the abdomen, pelvis and thigh: I. Normal roentgenographic anatomy. II. Collateral circulation in obstructive arterial disease. Am. J. Roentgenol. Radium Ther. Nucl. Med. **94** (1957) 145.

[670] Munz, D. L.: Immunszintigraphie mit monoklonalen Antikörpern – Erfahrungen und Perspektiven. Dtsch. Med. Wschr. **112** (1987) 649.

[671] Muto, T., H. J. R. Bussey, B. C. Morson: The evolution of cancer of the colon and rectum. Cancer **36** (1975) 2251.

[672] Muto, T., J. Kamiya, T. Sawada et al.: Colonoscopic polypectomy in diagnosis and treatment of early carcinoma of the large intestine. Dis. Colon. Rectum **23** (1980) 68.

[673] Myers, C. E., J. M. Collins: Pharmacology of intraperitoneal chemotherapy. Cancer Invest. **1** (1983) 395.

[674] Nagasue, N., H. Yukaya, Y. Ogawa et al.: Segmental and subsegmental resections of the cirrhotic liver under hepatic inflow and outflow occlusion. Br. J. Surg. **72** (1985) 565.

[675] Narisawa, T., M. Sato, M. Tani et al.: Inhibition of development of methylnitrosourea-induced rat colon tumors by indomethacin treatment. Cancer Res. **41** (1981) 1954.

[676] National Cancer for Health Statistics: United States 1984. DHHS Pub. No. (PHS) 85-1232, Public Health Service. US Government Printing Office, Washington 1985.

[677] Neal, D. E., N. S. Williams, D. Johnston: Rectal, bladder and sexual function after mucosal protectomy with and without a pelvic ileal reservoir for colitis and polyposis. Br. J. Surg. **69** (1982) 599.

[678] Neale, A. V., R. Y. Demers, H. Budev et al.: Physician accuracy in diagnosing colorectal polyps. Dis. Colon. Rectum **30** (1987) 247.

[679] Neuhaus, P., Ch. E. Broelsch, B. Ringe et al.: Chirurgische Behandlung von Lebertumoren – Indikation, Vorgehen, Ergebnisse. Langenbecks Arch. Chir. **364** (1984) 450.

[680] Neuhaus, P., B. Ringe, W. Bechstein et al.: Ergebnisse und Bedeutung der Resektion von Lebermetastasen colorectaler Tumoren. Langenbecks Arch. Chir. **369** (1986) 789.

[681] Neville, R., P. Fielding, C. A. Mendola: Local tumor recurrence after curative resection for rectal cancer. Dis. Colon. Rectum **30** (1987) 12.

[682] Newland, R. C., P. H. Chapins, M. T. Pheils et al.: The relationship of survival to staging and grading of colorectal carcinoma: a prospective study of 503 cases. Cancer **47** (1981) 1424.

[683] Newmark, H., W. Mergens: A Tocopherol (vitamin E) and its relationship to tumor induction. In: M. S. Zedeck, M. Lipkin (Hrsg.): Inhibition of Tumor Induction and Development, S. 127. Plenum Publishing Corp., New York 1981.

[684] Newmark, H. L., M. J. Wargovich, W. R. Bruce: Colon cancer and dietary fat, phosphate and calcium: A hypothesis. JNCI **72** (1984) 1323.

[685] Newton, C. R., W. N. W. Baker: Comparison of bowel function after ileorectal anastomosis for ulcerative colitis and colonic polyposis. Gut. **16** (1975) 785.

[686] Nicholls, R. J., A. Y. Mason, B. C. Morson et al.: The clinical staging of rectal cancer. Br. J. Surg. **69** (1982) 404.

[687] Nicholls, R. J.: The appearances on computed Tomography after abdomino-perineal resection for carcinoma of the rectum: a comparison between the normal appearances and those of recurrence. Br. J. Radiol. **56** (1982) 237.

[688] Nicholls, J., M. Pescatori, R. W. Motson et al.: Restorative proctocolectomy with a three-loop reservoir for ulcerative colitis and familial adenomatous polyposis. Ann. Surg. **199** (1984) 383.

[689] Nicholls, R. J., D. J. Galloway, A. Y. Mason et al.: Clinical local staging of rectal cancer. Br. J. Surg. **72** (Suppl.) (1985) 51.

[690] Nicholls, R. J., M. E. Pezim: Restorative proctocolectomy with ileal reservoir for ulcerative colitis and familial adenomatous polyposis: a comparison of three reservoir designs. Br. J. Surg. **72** (1985) 470.

[691] Nicholls, R. J., D. Z. Lubowski: Restorative proctocolectomy: the four loop (W) reservoir. Br. J. Surg. **74** (1987) 564.

[692] Nicholls, R. J., D. Z. Lubowski: Treatment of neoplasia in the distal 8 cm of rectum. In: J. J. Decosse, I. P. Todd (Hrsg.): Anorectal surgery. Churchill Livingstone, Edinburgh – Melbourne – New York 1988.

[693] Nichols, R. L.: Use of prophylactic antibiotics in surgical practice. Am. J. Med. **70** (1981) 686.

[694] Nicolaides, A. N., P. Dupont, N. Douglas: Small doses subcutaneous heparin in preventing deep vein thrombosis in major surgery. Br. J. Surg. **59** (1972) 11.

[695a] Nieburgs, H. E.: The cytologic basis for classification of lung tumors. Cancer Detect. Prevent. **5** (1982) 407.

[695b] Nieburgs, H. E.: Malignancy associated cellular markers. Compendium on Diagnostic Cytology IV. A. S. C. P. (1983) 18.

[696] Niederhuber, J., W. Ensminger, J. Gyves et al.: Regional chemotherapy of colorectal cancer metastatic to the liver. Cancer **53** (1984) 1336.

[697] Nielsen, F. M., J. R. Schenken, L. P. Cawley: Primary colonic plasmacytoma. Cancer **30** (1972) 261.

[698] Nielsen, J., I. Balslev, H. E. Jensen: Carcinoma of the colon with liver metastases. Acta Chir. Scand. **137** (1971) 463.

[699] Nigro, N. D., V. K. Vaitkevicius, B. Considine: Combined therapy for cancer of the anal canal: a preliminary report. Dis. Colon. Rectum **17** (1974) 354.

[700] Nigro, N. D., D. V. Singh, R. L. Campbell: Effect of dietary beef fat on intestinal tumor formation by azoxymethane in rats. J. Natl. Cancer Inst. **54** (1975) 439.

[701] Nissen, R.: Demonstrationen aus der operativen Chirurgie. Zunächst einige Beobachtungen aus der plastischen Chirurgie. Zentralbl. Chir. **60** (1933) 883.

[702] Nivatvongs, S., D. S. Fryd, D. Fang: How Difficult is Total Colonoscopy? (Abstract). Gastrointest. Endosc. **28** (1982) 140.

[703] Nivatvongs, S.: Management of polyps containing invasive carcinoma. In: I. J. Kodner, R. D. Fry, J. P. Roe (Hrsg.): Colon, rectal and anal surgery. Current techniques and controversies. St. Louis: CV Mosby **173** (1985).

[704] Nivatvongs, S.: Complications in colonoscopic polypectomy. Dis. Colon. Rectum **29** (1986) 825.

[705] Nomura, A., L. K. Heilbrun, G. N. Stemmermann: Body mass index as a predictor of cancer in man. J. Natl. Cancer Inst. **74** (1985) 319.

[706] Nordlinger, B., M.-A. Quilichini, R. Parc et al.: Surgical resection of liver metastases from colorectal cancers. Int. Surg. **72** (1987) 70.

[707] Norgren, J., J. O. Svensson: Anal implantation metastasis from carcinoma of the Sigmoid colon and rectum – a risk when performing anterior resection with EEA stapler. Br. J. Surg. **72** (1985) 602.

[708] Oakley, J. R., D. G. Jagelman, V. W. Fazio et al.: Complications and quality of life after ileorectal anastomosis for ulcerative colitis. Am. J. Surg. **149** (1985) 23.

[709] Oberfield, R., J. McCaffrey, J. Polio et al.: Prolonged and continuous percutaneous intraarterial hepatic infusion chemotherapy in advanced metastatic liver adenocarcinoma from colorectal primary. Cancer **44** (1979) 414.

[710] O'Connell, M. J., M. A. Adson, A. J. Schutt et al.: Clinical trial of adjuvant chemotherapy after surgical resection of colorectal cancer metastatic to the liver. Mayo Clin. Proc. **60** (1985) 517.

[711] O'Connell, P. R., D. R. Rankin, L. H. Weiland et al.: Enteric bacteriology, absorption, morphology and emtying after ileal pouch-anal anastomosis. Br. J. Surg. **73** (1986) 909.

[712] O'Connell, P. R., S. J. Stryker, A. M. Metcalf et al.: Anal pressure and motility after ileal pouch anal anastomosis. Gastroenterology **90** (1986) 1569.

[712a] O'Dwyer, P. J., C. Mojzisik, D. P. McCabe et al.: Reoperation directed by carcinomembryonic antigen level: the importance of a through preoperative evaluation. Am. J. Surg. **155** (1988) 227.

[713] Oehr, P., J. Westermann, H. J. Biersack: Szintigraphische Darstellungen von Tumoren durch in-vivo Applikation biotinilisierter Antikörper und radioaktiv markiertes Avidin. 18. Gasteiner Symposium „Radioaktive Isotope in Klinik und Forschung". Hrsg. v. R. Höfer, H. Bergmann, F. K. Schaltauer (im Druck) 1988.

[714] Okike, N., L. H. Werland, M. J. Anderson et al.: Stromal invasion of cancer in pedunculated adenomatous colorectal polyps. Arch. Surg. **112** (1977) 527.

[715] Olmsted, W. W., P. R. Ros, L. H. Sobin, A. H. Dachman: The solitary colonic polyp: Radiologic-histologic differentiation and significance. Radiology **160** (1986) 9.

[716] Ota, D. M., B. Drewinko: Growth kinetics of human colorectal carcinoma. Cancer Res. **45** (1985) 2128.

[717] Ott, D. J., D. W. Gelfand, W. C. Wu, D. S. Ablin: Colon polyp morphology on double-contrast barium enema. Am. J. Radiol. **141** (1983) 965.

[718] Oxley, E. M., H. Ellis: Prognosis of carcinoma of the large bowel in the presence of liver metastases. Br. J. Surg. **56** (1969) 149.

[719] Ozols, R. F., G. Y. Locker, J. H. Doroshow et al.: Pharmacokinetcs of adriamycin and tissue penetration in murine ovarian cancer. Cancer Res. **39** (1979) 3209.

[720] Ozols, R. F., R. C. Young, J. L. Speyer et al.: Phase I and pharmacologic studies of adriamycin administered intraperitoneally to patients with ovarian cancer. Cancer Res. **42** (1982) 4265.

[721] Pagana, T. J., E. J. Ledesma, A. Mittelman et al.: The use of colonoscopy in the study of synchronous colorectal neoplasms. Cancer **53** (1984) 356.

[722] Palmer, J. P., D. W. Spratt: Pelvic carcinoma following irradiation for benign gynecological disease. Am. J. Obstetr. Gynecol. **72** (1959) 497.

[723] Palmtag, H., J. Schneider, P. Schneider et al.: Urodynamische Untersuchungen vor und nach sacroabdomineller Rektumexstirpation. Verh. Ber. Dt. Ges. Urol. **26** (1974) 242.

[724] Palmtag, H.: Postoperative Blasenentleerungsstörungen nach allgemein-chirurgischen Operationen. In: R. Pichlmayr (Hrsg.): Postoperative Komplikationen, Springer 1976.

[725] Panish, J. A., M. B. Kansten, A. T. McRae et al.: Segmental Crohn's colitis associated with adenocarcinoma. Am. J. Surg. **115** (1968) 371.

[726] Papillon, J.: Intracavitary irradiation of early rectal cancer for cure. A series of 186 cases. Cancer **36** (1975) 696.

[727] Papillon, J., J. F. Montbarbon, J. P. Gérard: La curiethérapie interstitielle à l'iridium 192, appliquée aux cancers du rectum. J. Radiol. Electrol. **56** (1975) 439.

[728] Papillon, J.: New prospects in the conservative treatment of rectal cancer. Dis. Col. Rect. **27** (1984) 695.

[729] Papillon, J.: The future of external beam irradiation as initial treatment of rectal cancer. Br. J. Surg. **74** (1987) 449.

[730] Papillon, J.: The failure of external beam irradiation as initial treatment of rectal cancer. Br. J. Surg. **74** (1987) 449.

[731] Paquet, K.-J.: Primaere Lebertumoren und Metastasen – Chirurgische Therapie. X. Internationales Kissinger Kolloquium. Fortbildungskurs Bad Kissingen 11.05.85.

[732] Park, C. H., J. R. Reid: Adenocarcinoma of the colon with choriocarcinoma in its metastases. Cancer **46** (1980) 570.

[733] Parks, A. G.: A technique of excising extensive villous papillomatous change in the lower rectum. Proc. R. Soc. Med. **61** (1968) 441.

[734a] Parks, A. G., R. J. Nicholls: Proctocolectomy without ileostomy for ulcerative colitis. Br. Med. J. **2** (1978) 85.

[734b] Parks, A. G., J. P. Percy: Resection and sutured colo-anal anastomosis for rectal carcinoma. Br. J. Surg. **69** (1982) 301.

[735] Patt, Y. Z., R. E. Peters, V. P. Chuang et al.: Effective retreatment of patients with colorectal cancer and liver metastases. Am. J. Med. **75** (1983) 237.

[736] Patt, Y. Z., A. W. Boddie, C. Charnsangavej et al.: Hepatic Arterial Infusion with Floxuridine and Cisplatin: Overriding Importance of Antitumor Effect Versus Degree of Tumor Burden as Determinants of Survival Among Patients With Colorectal Cancer. J. Clin. Oncol. **4** (1986) 1356.

[737] Patt, Y. Z., C. McBride, F. Ames et al.: Adjuvant Perioperative Hepatic Arterial Mitomycin C and Floxuridine Combined with Surgical Resection of Metastatic Colorectal Cancer in the Liver. Cancer **59** (1987) 867.

[738] Peck, D. A.: Rectal mucosal replacement. Ann. Surg. **191** (1980) 294.

[739] Pedrosa, P., H. K. Deininger: Modifiziertes Vorbereitungsverfahren zur Doppelkontrastuntersuchung des Kolons. Röntgenpraxis **41** (1988) 78.

[740a] Pemberton, J. H., S. F. Phillips, R. R. Dozois et al.: Current clinical results (of conventional ileostomy). In: R. R. Dozois (Hrsg.): Alternatives to conventional ileostomy, S. 40. Year Book Medical Publishers, Chicago 1985.

[740b] Pemberton, J. H., K. A. Kelly, R. W. Beart Jr. et al.: Ileal pouch-anal anastomosis for chronic ulcerative colitis. Long-term results. Ann. Surg. **200** (1987) 504.

[741a] Pennington, L., S. R. Hamilton, T. M. Bayless et al.: Surgical management of Crohn's disease: Influence of disease at margin of resection. Ann. Surg. **192** (1980) 311.

[741b] Perlemuter, L., J. Waligora: Cahiers d'Anatomie, Abdomen II. Masson & Cie, Paris 1975.

[741c] Perlman, N. W., R. E. Donohue, G. V. Stiegmann et al.: Pelvic or sacropelvic exenteration for locally advanced or recurrent anorectal cancer. Arch. Surg. **122** (1987) 537.

[742a] Perzin, K. H., M. F. Bridge: Adenomatous and carcinomatous changes in hamartomatous polyps of the small intestine (Peutz-Jeghers syndrome): Report of a case and review of the literature. Cancer **49** (1982) 971.

[742b] Pestana, C., R. J. Reitemeier, C. G. Moertel et al.: The natural history of carcinoma of the colon and rectum. Am. J. Surg. **108** (1964) 826.

[743] Petrelli, N. J., R. N. Nambisan, L. Herrera et al.: Hepatic resection for isolated metastasis from colorectal carcinoma. Am. J. Surg. **149** (1958) 205.

[744] Petrelli, N., L. Herrera, Y. Rustum et al.: A prospective randomized trial of 5-fluorouracil versus 5-fluorouracil and high-dose leucovorin versus 5-fluorouracil and methotrexate in previously untreated patients with advanced colorectal carcinoma. J. Clin. Oncol. **5** (1987) 1559.

[744a] Petrelli, N., H. O. Douglass jr., L. Herrera et al.: The modulation of fluorouracil with leucovorin in metastatic colorectal carcinoma: a prospective randomized phase III trial. J. Clin. Oncol. 7 (1989) 1419.

[745] Pettavel, J., F. Morgenthaler: Protracted arterial chemotherapy of liver tumors: An experience of 107 cases over a 12-Year period. Prog. Clin. Cancer 7 (1978) 217.

[746] Pezim, M. E., R. J. Nicholls: Survival after high or low ligation of the inferior mesenteric artery during curative surgery for rectal cancer. Ann. Surg. **200** (1984) 729.

[747a] Phillips, R. K. S., R. Hittinger, L. Blesovsky et al.: Local recurrence following "curative" surgery for large bowel cancer I. The overall picture. Br. J. Surg. **71** (1984) 12.

[747b] Phillips, R. K. S., R. Hittinger, L. Blesovsky et al.: Local recurrence following "curative" resection for large bowel cancer: II. The rectum and rectosigmoid. Br. J. Surg. **71** (1984) 17.

[748] Phillips, R., D. A. Snowdon: Dietary relationships with fatal colorectal cancer among Seventh-Day Adventists. JNCI **74** (1985) 307.

[749] Pichlmayr, R., A. J. Coburg, W. G. Laprell: Maligne Tumoren des Kolons und Rektums. In: G. Heberer, L. Schweiberer (Hrsg.): Indikation zur Operation, S. 564. Springer, Berlin – Heidelberg – New York 1981.

[750] Pihl, E., E. S. R. Hughes, F. T. McDermott et al.: I.: Carcinoma of the rectum and rectosigmoid: Cancer specific long term survival. A series of 1061 cases treated by one surgeon. Cancer **45** (1980) 2902.

[751] Pikren, J. W., Y. Tsukada, W. Lane: Liver metastases: analysis of autopsy data. In: L. Weiss, H. A. Gilbert (Hrsg.): Liver Metastases, S. 2. Hall, Boston 1984.

[752] Pilch, S. M.: Physiological effects and health consequences of dietary fiber. In: S. M. Pilch (Hrsg.): Life Sciences, Research Office Federation of American Societies for Experimental Biology. Bethesda, Maryland 1987.

[753] Pilepich, M. V., J. E. Munzenrider, W. K. Tak et al.: Preoperative irradiation of primarily unresectable colorectal carcinoma. Cancer **42** (1978) 1077.

[754] Pilipshen, S., M. Heilweil, S. H. Quan et al.: Patterns of pelvic recurrence following definitive resections of rectal cancer. Cancer **53** (1984) 1354.

[755] Pitluk, H., S. M. Poticha: Carcinoma of the colon and rectum in patients less than 40 years of age. Surg. Gynecol. Obstet. **157** (1983) 335.

[756] Plummer, S. M., R. C. Grafstrom, L. L. Ynag et al.: Fecapentaene-12 causes DNA damage and mutations in human cells. Carcinogenesis **7** (1986) 1607.

[757] Plummer, S. M., T. Kakefuda, C. C. Harris: Further studies with fecapentaene 12. Progr. Clin. Biol. Res. **206** (1987) 338.

[758] Pokieser, H.: Diagnostik primärer Lebertumoren vermittels bildgebender Verfahren – Anforderungen und Leistungsbreite. Acta Chirurgica Austriaca **19** (1987) 216.

[758a] Polk, H. C. Jr., J. S. Spratt Jr.: Recurrent colorectal carcinoma: Detection, treatment and other considerations. Surgery **69** (1971) 9.

[759] Polk, H. C. Jr.: Exended resection for selected adenocarcinomas of the large bowel. Ann. Surg. **175** (1972) 892.

[760] Pollard, M., P. H. Luckert, G. Y. Pan: Inhibition of intestinal tumorigenesis in methylazoxymethanol-treated rats by dietary restriction. Cancer Treat. Rep. **68** (1984) 405.

[761] Pollet, W. G., R. J. Nicholls: The relationship between the extent of distal clearance and survival and local recurrence rates after curative anterior resection for carcinoma of the rectum. Ann. Surg. **198** (1983) 159.

[761a] Poon, M. A., M. J. O'Connell, C. G. Moertel et al.: Biochemical modulation of Fluorouracil: Evidence of significant improvement of survival and quality of life in patients with advanced colorectal carcinoma. J. Clin. Oncol. **7** (1989) 1407.

[762] Porter, D., S. Tuttle, D. Bucci et al.: Distribution of B72.3 antigen in primary and metastatic colorectal carcinoma. Lab. Invest. **56** (1987) 61 A.

[763] Posen, J. A., J. A. Bar-maor: Leiomyosarcoma of the colon in an infant. Cancer **52** (1983) 1458.

[764] Potter, D. J., A. J. McMichael: Diet and cancer of the colon and rectum. J. Natl. Cancer Inst. **76** (1986) 557.

[765] Prager, E. D., N. W. Swinton, J. L. Young et al.: Follow-up Study of patients with benign mucosal polyps discovered by proktosigmoidoscopy. Dis. Colon. Rectum **17** (1974) 322.

[766] Pressman, D., D. Korngold: The in-vivo localization of anti-Wagner osteogenic sarcoma antibodies. Cancer **6** (1953) 619.

[767] Priesching, A.: Leberresektion, Chirurgische Anatomie, Indikationen, Technik. Urban & Schwarzenberg Verlag, München – Wien – Baltimore 1986.

[768] Puthawala, A. A., A. M. Nisar Syed, T. C. Gates et al.: Definitive treatment of extensive anorectal carcinoma by external and interstitial irradiation. Cancer **50** (1982) 1746.

[769] Putzki, H., A. Student, M. Jablonski et al.: Comparison of the tumor markers CEA, TPA, and CA19-9 in colorectal carcinoma. Cancer **59** (1987) 223.

[770] Quagliuolo, V., P. Bignami, R. Doci et al.: Continuous artery infusion of floxuridine for metastatic colorectal cancer. Proceedings ECCO-4, Abstr. 179 (1987).

[771] Qualheim, R. E., E. A. Gall: Is histologic grading of colon carcinoma a valid procedure? Arch. Pathol. **56** (1953) 466.

[772] Quentmeier, A., P. Schlag, Ch. Herfarth: Schlüsselrolle des CEA-Testes für die Diagnostik und chirurgische Therapie des rezidivierten colorektalen Carcinoms. Chirurg. **57** (1986) 83.

[773] Rafla, S., S. Turner, F. Meleka et al.: The role of radiotherapy in the definitive management of rectal carcinoma. A. J. Roentgenol. **127** (1976) 841.

[774] Ragland, J. J., A. M. Londe, J. S. Spratt: Correlation of the prognosis of obstructing colorectal carcinoma with clinical and pathologic variables. Am. J. Surg. **121** (1971) 552.

[775] Rajpal, S., K. S. Dasmahapatra, E. J. Ledesma et al.: Extensive resections of isolated metastasis from carcinoma of the colon and rectum. Surg. Gynecol. Obstet. **155** (1982) 813.

[776] Ramsey, W. H.: Treatment of inoperable cancer of the rectum by fulguration. Dis. Colon. Rectum **6** (1963) 114.

[777] Rankin, F. W., A. C. Broders: Factors influencing prognosis in carcinoma of the rectum. Surg. Gynecol. Obstetr. **46** (1928) 660.

[778] Rankin, F. W., J. A. Bargen, L. A. Buie et al.: The colon, rectum and anus. Saunders, Philadelphia 1932.

[779] Rao, A. R., A. R. Kagan, P. M. Chan et al.: Effectiveness of local radiotherapy in colorectal carcinoma. Cancer **42** (1978) 1082.

[780] Rao, A. R., A. R. Kagan, P. M. Chan et al.: Patterns of recurrence following curativ resection alone for adenocarcinoma of the rectum and sigmoid colon. Cancer **48** (1981) 1492.

[781] Raute, M., M. Trede: Metastasenchirurgie im Bereich der Abdominalorgane. Chirurg. **54** (1983) 505.

[782] Ravitch, M. M., D. C. Sabiston: Anal ileostomy with preservation of the sphincter: a proposed operation in patients requiring total colectomy for benign lesions. Surg. Gynecol. Obstet. **84** (1947) 1095.

[783] Ravikumar, T. S., R. Kane, B. Cady et al.: Hepatic cryosurgery with intraoperative ultrasound monitoring for metastatic colon carcinoma. Arch. Surg. **122** (1987) 403.

[784] Reasbeck, P. G., A. Manktelow, A. M. McArthur et al.: On evaluation of pelvic lymphoscintigraphy in the staging of colorectal carcinoma. Br. J. Surg. **71** (1984) 936.

[785] Reasbeck, P. G.: Colorectal cancer – the case for endoscopic screening. Br. J. Surg. **74** (1987) 12.

[786] Recio, P., H. J. Bussey: The pathology and prognosis of carcinoma of the rectum in the young. Proc. R. Soc. Lond. **58** (1965) 789.

[787] Reddy, B. S., A. R. Hedges, K. Laakso et al.: Metabolic epidemiology of large bowel cancer: Fecal bulk and constituents of high risk North American and low risk Finnish populations. Cancer **42** (1978) 2832.

[788] Reddy, B. S., H. Mori: Effect of dietary wheat bran and dehydrated citrus fiber on 3,2-dimethyl-4-aminobiphenyl-induced intestinal carcinogenesis in F 344 rats. Carcinogenesis **2** (1981) 21.

[789] Reddy, B. S.: Tumor promotion in colon carcinogenesis. In: T. J. Slaga (Hrsg.): Mechanisms of Tumor Promotion, Vol. 2, Tumor Promotion in Internal Organs, S. 107. CRC Press, Boca Raton, Florida 1983.

[790] Reddy, B. S., Y. Maeura, M. Wayman: Effect of dietary corn bran and autohydrolyzed lignin on 3,2'dimethyl-4-aminobiphenyl-induced intestinal carcinogenesis in male F344 rats. J. Natl. Cancer Inst. **72** (1983) 419.

[791] Reddy, B. S., G. Ekelund, M. Bohe et al.: Metabolic epidemiology of colon cancer: Dietary pattern and fecal sterol concentrations in three populations. Nutr. Cancer 5 (1983) 34.
[792] Reddy, B. S., Y. Maeura: Tumor promotion by dietary fat in azoxymethane-induced colon carcinogenesis in female F 344 rats: influence of amount and source of dietary fat. J. Natl. Cancer Inst. 72 (1984) 745.
[793] Reddy, B. S., C. Sharma, L. Mathews et al.: Metabolic epidemiology of colon cancer: fecal mutagens in healthy subjects from rural Kuopio and urban Helsinki, Finnland. Mutation Res. **152** (1985) 97.
[794] Reddy, B. S.: Colon cancer: Future directions. In: G. V. Vahouny, D. Kritchevsky (Hrsg.): Dietary Fiber: Basic and Clinical Aspects, S. 543. Plenum Press, New York 1986.
[795] Reddy, B. S.: Diet and colon cancer: Evidence from human and animal model studies. In: B. S. Reddy, L. A. Cohen (Hrsg.): Diet, Nutrition and Cancer: A Critical Evaluation, Vol. 1, S. 47. CRC Press, Boca Raton – Florida 1986.
[796] Reddy, B. S., H. Maruyama: Effect of different levels of dietary corn oil and lard during the initiation phase of colon carcinogenesis in F344 rats. J. Natl. Cancer Inst. 77 (1986) 815.
[797] Reddy, B. S.: Fecal mutagens as a function of diet. In: I. Knudsen (Hrsg.): Genetic Toxicology of the Diet, S. 213. Alan R. Liss, New York 1986.
[798] Reddy, B. S., H. Maruyama: Effect of dietary fish oil on azoxymethane-induced colon carcinogenesis in male F344 rats. Cancer Res. **46** (1986) 3367.
[799] Reddy, B. S., C. Sharma, B. Simi et al.: Metabolic epidemiolog of colon cancer. Effect of dietary fiber on fecal mutagens and bile acids in healthy subjects. Cancer Res. **47** (1987) 644.
[800] Reddy, B. S., C. Wang, H. Maruyama: Effect of restricted caloric intake on azoxymethane-induced colon tumor incidence in male F344 rats. Cancer Res. **47** (1987) 1226.
[801] Reifferscheid, M.: Darmchirurgie. Thieme, Stuttgart 1962.
[802] Reilly, J. C., L. C. Rusin, F. J. Theuerkauf: Coloscopy: Its role in cancer of the colon and rectum. Dis. Colon. Rectum **25** (1982) 532.
[803] Rex, D. K., G. A. Lehman, J. C. Lappas, R. E. Miller: Sensitivity of double-contrast barium study for left-colon polyps. Radiology **158** (1986) 69.
[804] Reybard, J. F.: Memoire sur une tumeur cancereuse affectant e'iliaque du colon: Ablation de la tumeur et de l'intestin. Bull. Acad. Natl. Med. (Paris) **9** (1844) 1031.
[805] Rich, T., L. L. Gunderson, J. J. Galdabini et al.: Clinical and pathologic factors influencing local failure after curative resection of carcinoma of the rectum and rectosigmoid. Int. J. Radiat. Oncol. Biol. Phys. (Proc. ASTR) **4** (1978) 135.
[806] Rich, T., L. L. Gunderson, R. Lew et al.: Patterns of recurrence of rectal cancer after potentially curative surgery. Cancer **52** (1983) 1317.
[807] Richards, F., D. Case, D. White et al.: Combination chemotherapy (5-fluorouracil, methyl-CCNU, mitomycin C) versus 5-fluorouracil alone for advanced previously untreated colorectal carcinoma. A phase III study of the Piedmont Oncology Association. J. Clin. Oncol. **4** (1986) 565.
[808] Richmond, R. E., J. Rickabaugh, J. Huffman et al.: Colorectal cancer mortality and incidence in Campbell County, Kentucky. South Med. J. **80** (1987) 953.
[809] Riddell, R. H.: Dysplasia in inflammatory bowel disease. Clin. Gastro. **9** (1980) 439.
[810] Riddell, R. H., H. Goldman, D. F. Ransohoff et al.: Dysplasia in inflammatory bowel disease: Standardized classification with provisional clinical applications. Hum. Pathol. **14** (1983) 931.
[811] Rider, W. D., J. A. Palmer, L. S. Mahoney et al.: Preoperative irradiation in operable cancer of the rectum: report of the Toronto trial. Can. J. Surg. **20** (1977) 335.
[812] Rifkin, M. D., R. J. Wechsler: A comparison of computed tomography and endorectal ultrasound in staging rectal cancer. Int. J. Colorect. Dis. **1** (1986) 219.
[813] Rimar, S. D., G. A. Howells: Hepatic resection for metastatic colorectal carcinoma William Beaumont Hospital experience. Ann. Surg. **50** (1984) 377.

[814] Ritchie, J. W.: Ileostomy and excisional surgery for chronic inflammatory disease of the colon. A survey of one hospital region. Gut. **12** (1971) 528.

[815] Ritchie, J. K., H. E. Lockhart-Mummery: Non-restorative surgery in the treatment of Crohn's disease of the large bowel. Gut. **14** (1973) 263.

[816] Rob, C. G., J. F. Vollmar: Die Chirurgie der Bauchaorta. Ergebn. Chir. Orthop. **42** (1959) 569.

[817] Rogers, K. E., B. I. Carr, Z. A. Tokes: Cell surface-mediated cytotoxicity of polymer bound adriamycin against drug resistant hepatocytes. Cancer Res. **43** (1983) 2741.

[818] Rohde, H., E. Rau, B. Gebbensleben: Zuverlässigkeit der prä-, intra- und postoperativ-pathologischen Stadieneinteilung beim Magenkarzinom entsprechend den C-Kategorien. In: H. Rohde, H. Troidl (Hrsg.): Das Magenkarzinom. Thieme, Stuttgart 1984.

[819] Romani, G., P. de Rose, G. Vallone et al.: Intrarectal ultrasound and computed tomography in the pre- and postoperative assessment of patients with rectal cancer. Br. J. Surg. **72** (Suppl.) (1985) 117.

[820] Rosai, J.: Ackerman's Surgical Pathology, S. 540. C. V. Mosby Co., St. Louis 1981.

[821] Rosenman, L. D.: Diskussionsbemerkung. In: J. E. Conolly, E. A. Stemmer: Intestinal gangrene as the result of mesenteric arterial steal. Am. J. Surg. **126** (1973) 197.

[822] Rosenstock, E., R. G. Famer, R. Petras et al.: Surveillance for colonic carcinoma in ulcerative colitis. Gastroenterology **89** (1985) 1342.

[823] Rosenwaike, I., D. Shai: Trends in cancer mortality among Puerto Rican-born migrants to New York City. Int. J. Epidemiol. **15** (1986) 30.

[824] Rosi, P. A., W. J. Cahill, J. Carey: A ten year study of hemicolectomy in the treatment of carcinoma of the left half of the colon. Surg. Gynecol. Obstet. **114** (1962) 15.

[825] Ross, J. S.: Experimental large intestinal adenocarcinoma induced by hydrazines and human colorectal cancer: A comparative study. In: R. A. Malt, R. C. N. Williamson (Hrsg.): Colonic Carcinogenesis, S. 187. MTP Press Limited, Lancaster 1981.

[826] Rothenberger, D. A., F. D. Vermeulen, C. E. Christiensen et al.: Restorative proctocolectomy with ileal reservoir and ileoanal anastomosis. Am. J. Surg. **145** (1983) 82.

[827] Rothmund, M., R. Brückner, E. Keller et al.: Regionale Chemotherapie bei Lebermetastasen kolorektaler Karzinome mit implantierbaren Gasdruckpumpen. Dtsch. Med. Wschr. **111** (1986) 652–658.

[828] Rouviere, H.: Anatomy of the human lymphatic system. A compendium, translated by M. J. Tabias, S. 188. Ann. Arbor. Mich. Edward Brothers Inc. 1938.

[829] Rowejones, D. C., S. O. Aylett: Delay in treatment of carcinoma of the colon and rectum. Lancet **II** (1965) 973.

[830] Rozen, P., M. Baratz: Familial juvenile colonic polyposis with associated colon cancer. Cancer **49** (1982) 1500.

[831] Rozen, P., Z. Fireman, Y. Wax et al.: Oral calcium suppresses increased colonic mucosal proliferation of persons at risk for colorectal neoplasia. Gastroenterology **92** (1987) 1603.

[832] Rozhin, J., P. S. Wilson, A. W. Bull et al.: Ornithine decarboxylase activity in the rat and human colon. Cancer Res. **44** (1984) 3226.

[833] Runhaar, G. A., A. T. van Oosterom, E. A. de Bruijn et al.: Intraperitoneal chemotherapy in ovarian carcinoma. Netherlands J. Med. **30** (1987) 94.

[834] Russel, A. H., D. Tong, L. E. Dawson et al.: Adenocarcinoma of the proximal colon. Sites of initial dissemination and patterns of recurrence surgery alone. Cancer **53** (1984) 360.

[835] Rustum, Y. M., J. M. Campbell, F. Trave: Begründung der Kombination 5-Fluorouracil/Leucovorin in: H. M. Trampert (Hrsg.): 5-Fluorouracil/Leucovorin – Ein neues Behandlungsprinzip in der Onkologie?, S. 7. W. Zuckschwerdt Verlag, München – Bern – Wien 1988.

[836] Ryan, M. E., K. Parent, J. B. Wyman et al.: Barium enema and colonoscopic follow-up of diminuitive colorectal polyps found at flexible sigmoidoscopy (Abstract). Gastrointest. Endosc. **31** (1985) 149.

[837] Ryan, M. E., K. Parent, J. B. Wyman et al.: Significance of diminuitive colorectal polyps in 3281 flexible sigmoidoscopic examinations (Abstract). Gastrointest. Endosc. **31** (1985) 149.

[838a] Sákaguchi, M., Y. Hiramatsu, H. Takada et al.: Effect of dietary unsaturated fats on azoxymethane-induced colon carcinogenesis in rats. Cancer Res. **44** (1984) 1472.

[838b] Salvati, E. P., R. J. Rubin: Electrocoagulation as primary therapy for rectal carcinoma. Am. J. Surg. **132** (1976) 583.

[839] Sanfelippo, P. M., O. H. Beahrs: Factors in the prognosis of adenocarcinoma of the colon and rectum. Arch. Surg. **104** (1972) 401.

[840] Saraga, P., J. Hurlimann, L. Ozzello: Lymphomas and pseudolymphomas of the alimentary tract: An immunohistochemical study with clinicopathologic correlations. Hum. Pathol. **12** (1981) 713.

[841] Sauer, I., H. E. Bacon: Influence of lateral spread of cancer of the rectum or radicability of operation and prognosis. Am. J. Surg. **80** (1951) 111.

[842] Sauer, I., H. E. Bacon: A new approach for excision of carcinoma of the lower portion of the rectum and anal canal. Surg. Gynecol. Obstet. **95** (1952) 229.

[843] Schabel, F. M. Jr., M. W. Tader, W. R. Laster Jr. et al.: Cisdichlorodiammineplatinum (II): combination chemotherapy and cross resistance studies with tumors of mice. Cancer Treat. Rep. **63** (1979) 1459.

[844] Schafmayer, A., E. Imschweiler, W. Peitsch et al.: Der Stellenwert des Gastrografin-Einlaufs in der Ileusdiagnostik. Langenbecks Arch. Chir. **366** (1985) 569.

[845] Schalhorn, A., G. Payerl, W. Heinlein et al.: Hepatic artery infusion with 5-fluorouracil: dependence of the systemic 5-fluorouracil levels on the infusion rate. Blut **55** (1987) 228.

[846] Schalhorn, A., J. Lerner, K. Possinger et al.: Folinic acid/5-fluorouracil in pretreated patients with far advanced colorectal carcinoma. J. Cancer Res. Clin. Oncol. **114** (Suppl.) (1988) 25.

[847] Scheele, J., M. Torka, F. Wopfner et al.: Indikation, Verfahrenswahl und Ergebnisse der operativen Behandlung von Lebermetastasen colorectaler Carcinome. Langenbecks Arch. Chir. **364** (1984) 450.

[848] Scheele, J., F. P. Gall, P. Hermanek: Lokale Tumorentfernung beim Rectumkarzinom. In: R. Winkler (Hrsg.): Anorectale Kontinenz. W. Zuckschwerdt Verlag, München – Bern – Wien 1985.

[849] Scheele, J., F. P. Gall, A. Altendorf et al.: Die kurative Metastasenresektion an der Leber bei colorectalem Carcinom – Indikationen, Technik, Grenzen. Langenbecks Arch. Chir. **366** (1985) 626.

[850] Schein, P. S. et al.: Adjuvant chemotherapy and radiotherapy following rectal surgery: An interim report from the Gastrointestinal tumor study group (GITSG). In: S. E. Jones, S. E. Salmon (Hrsg.): Adjuvant therapy of cancer. Grune und Stratton, New York 1981.

[851] Schiessel, R., M. Wunderlich, F. Herbst: Local recurrence of colorectal cancer: effect of early detection and aggressive surgery. Br. J. Surg. **73** (1986) 342.

[852] Schildberg, F. W., V. Lange, E. Thies et al.: Zur Therapie der Rezidive colorectaler Carcinome. Chirurg. **56** (1985) 509.

[853] Schlag, P., P. Hohenberger: Therapie von Lebermetastasen. Muench. Med. Wschr. **128** (16) (1986) 301.

[854] Schlag, P., H. Feil, G. Ruoff et al.: Onkologische Behandlung zu Hause: Erfahrungen mit einer ambulanten intraarteriellen Chemotherapie von Lebermetastasen. Schweiz. Med. Wschr. **117** (1987) 1342.

[855] Schlag, P., M. Berger: Neue Konzepte in der Behandlung von Lebermetastasen kolorektaler Karzinome. Thieme Cypothek 1987.

[856] Schlag, P., P. Hohenberger: Regionale Chemotherapie von Lebertumoren – Eine Situationsanalyse. Chirurg. **59** (1988) 218 – 224.

[857] Schlag, P., P. Hohenberger, V. Schwarz et al.: Intraarterielle 5-Fluorouracil-Chemotherapie bei Lebermetastasen kolorektaler Karzinome. Medizinische Klinik **83** (1988) 705–709.

[858] Schmidt, H., R.-P. Müller, D. Hildebrand: Ergebnisse der Strahlenbehandlung bei Rezidiven kolorektaler Tumoren. Strahlentherapie **160** (1984) 288.

[858a] Schoenberg, B. S., M. H. Myers: Statistical methods for studying multiple primary malignant neoplasm. Cancer **40** (1977) 1892.

[859] Schoentag, R., V. Williams, W. Kuhns: The distribution of blood group substance H and CEA in colorectal carcinoma. Cancer **53** (1984) 503.

[860] Schottenfeld, D., J. W. Berg, B. Vitsky: Incidence of multiple primary cancers. II. Index cancers arising in the stomach and lower digestive system. J. Natl. Cancer Inst. **43** (1969) 77.

[861] Schreiber, H. W., R. Winkler: Obstruktion des Colons in Dickdarm, Kap. 8, Springer Verlag, Berlin–Heidelberg 1982.

[862] Schrock, T. R.: Complications of the continent ileostomy. Am. J. Surg. **138** (1979) 162.

[863] Schrock, T. R.: Large intestine: Current surgical diagnosis and treatment. Lange, Los Altos, Calif. 1981.

[864] Schüle-Hein, K., H. Sack: Die palliative Strahlenbehandlung von Lokalrezidiven des Rektumkarzinoms. In: H. P. Heilmann (Hrsg.): Palliative Therapie. Indikation, Probleme, Ergebnisse, S. 73. Aktuelle Onkologie 23, Zuckschwerdt Verlag 1985.

[865] Schulz, U.: Kolorektale Tumoren. In: E. Scherer (Hrsg.): Strahlentherapie. Radiologische Onkologie, S. 632. Springer Verlag, 3. Auflage 1987.

[866] Schwarz, V., P. Hohenberger, C. O. Köhler: Setting up a decision support system with decision tables. Meth. Inf. Med. (im Druck 1989).

[867] Schweiberer, B., I. Funke, G. Schlimok et al.: Immuncytochemische Früherfassung disseminierter Tumorzellen im Knochenmark (Abstr.). Z. Gastroenterol. **26** (1988) 551, Abstr. 17.

[868] Schweiger, M., F. P. Gall: Maligne Tumoren des Kolons. In: F. P. Gall, P. Hermanek, J. Tonak (Hrsg.): Chirurgische Onkologie, S. 495. Springer, Berlin 1986.

[869] Schwemmle, K., H. Link, B. Rieck: Rationale and indication for perfusion in liver tumors: Current data. World J. Surg. **II** (1987) 534.

[870] Seaman, W. B., J. Wells: Complications of the barium enema. Gastroenterol. **48** (1965) 728.

[871] Sedlack, R. E., F. T. Norrega, L. T. Kurland et al.: Inflammatory colon disease in Rochester, Minnesota, 1935–1964. Gastroenterology **62** (1975) 342.

[872] Segal, I., A. R. Walker: Low-fat intake with falling fiber intake commensurate with rarity of noninfective bowel disease in blacks in Soweto, Johannesburg, South Africa. Nutr. Cancer **8** (1986) 186.

[873] Serafine, E. P., A. P. Kirk, T. J. Chambers: Rate and pattern of epithelial cell proliferation in ulcerative colitis. Gut. **22** (1981) 648.

[874] Sesto, M. E., D. P. Vogt, R. E. Herrmann: Hepatic resection in 128 patients: a 24-year experience. Surgery **102** (1987) 846.

[875] Shamsuddin, A. K. M., R. M. Phillips: Preneoplastic and neoplastic changes in colonic mucosa in Crohn's disease. Arch. Pathol. Lab. Med. **105** (1981) 283.

[876] Shepard, K., B. Levin, R. Karl et al.: Therapy for metastatic colorectal cancer with hepatic artery infusion chemotherapy using a subcutaneous implanted port. J. Clin. Oncol. **3** (1985) 161.

[877] Sherlock, P., M. Lipkin, S. J. Winawer: Predisposing factors in colon carcinoma. In: G. H. Stollerman (Hrsg.): Advances in Internal Medicine. Chicago Year Book Medical Publishers **20** (1975) 121.

[878] Sherlock, P., M. Lipkin, S. J. Winawer: Predisposing factors in carcinoma of the colon. Adv. Intern. Med. **20** (1975) 121.

[879] Sherlock, P., M. Lipkin, S. J. Winawer: The prevention of colon cancer. A combined clinical and basic science seminar. Am. J. Med. **68** (1980) 917.

[880] Shindo, K., M. Yasutomi, T. Takahashi et al.: The pros and cons of lymphadenectomy in association with rectal excision for carcinoma of the rectum. Dig. Surg. **2** (1985) 158.
[881] Shingleton, W. W., L. R. Prosnitz: Adjuvant therapy of colorectal cancer. Curr. Probl. Cancer **9** (1985) 1.
[882] Shinya, H., W. I. Wolff: Morphology, anatomic distribution and cancer potential of colonic polyps. An analysis of 7000 polyps endoscopically removed. Ann. Surg. **190** (1979) 679.
[883] Silberberg, E., J. A. Lubera: Cancer statistics. Ca. **38** (1988) 5.
[884] Simon, R. M.: Making sense of the literature: The clinical interpretation of clinical trials data. Proc. ASCO **6** (1987).
[885] Sischy, B.: The place of radiotherapy in the management of rectal adenocarcinoma. Cancer **50** (1982) 2631.
[886] Sischy, B.: The use of radiation therapy combined with chemotherapy in the management of squamous cell carcinoma of the anus and marginally resectable adenocarcinoma of the rectum. Int. J. Radiat. Oncol. Biol. Phys. **11** (1985) 1587.
[887] Six, P.: Beurteilung der Operabilität bei geriatrischen Patienten. Therapeutische Umschau **44** (1987) 508.
[888] Slanetz, C. A. Jr., F. P. Herter, R. S. Grinell: Anterior resection versus abdominoperineal resection for cancer of the rectum and rectosigmoid. An analysis of 524 cases. Am. J. Surg. **123** (1972) 110.
[889] Slater, G., A. Greenstein, A. H. Aufses Jr.: Anal carcinoma in patients with Crohn's disease. Ann. Surg. **199** (1984) 348.
[890a] Smith, T. J., M. M. Kemeny, P. H. Sugarbaker et al.: A prospective study of hepatic imaging in the detection of metastatic disease. Ann. Surg. **195** (1982) 486.
[890b] Smith, W. G.: The cancer family syndrome and familial clustering of solitary colorectal carcinoma: Surgical and theoretical considerations. Dis. Colon Rectum **19** (1976) 126.
[891] Snow, J. H., H. M. Goldstein, S. Wallace: Comparisons of scintigraphy, sonography and computerized tomography in the evaluation of hepatic neoplasms. Am. J. Roentgenol. **132** (1979) 915.
[892] Southwick, H. W., W. H. Harridge, W. H. Cole: Recurrence at the suture line following resection for carcinoma of the colon. Incidence following preventative measures. Am. J. Surg. **103** (1962) 80.
[893] Spängler, H. P., J. Holle, F. Braun: Die Verklebung experimenteller Leberverletzungen mittels hochkonzentriertem Fibrin. Acta Chir. Austriaca **7** (1975) 89.
[894] Speyer, J. L., J. M. Collins, R. L. Dedrick et al.: Phase I and pharmacological studies of 5-fluorouracil administered intraperitoneally. Cancer Res. **40** (1980) 567.
[895] Speyer, J. L., P. H. Sugarbaker, J. M. Collins et al.: Portal levels and hepatic clearance of 5-fluorouracil after intraperitoneal administration in humans. Cancer Res. **41** (1981) 1916.
[896] Spjut, H. J., N. B. Frankel, M. F. Appel: The small carcinoma of the large bowel. Am. Surg. Pathol. **3** (1979) 39.
[897] Sporn, M. B., A. B. Roberts: The role of retinoids in differentiation and carcinogenesis. Cancer Res. **43** (1983) 3034.
[898] Spratt, J. S., Jr. H. J. Spjut: Prevelance and prognosis of individual clinical and pathological variables associated with colorectal cancer. Cancer **20** (1967) 1976.
[898a] Spratt, J. S. Jr.: Multiple primary cancers: Review of clinical studies from two Missouri hospitals. Cancer **40** (1977) 1806.
[898b] Spratt, J. S. Jr., H. C. Polk: Screening and follow-up. In: J. S. Spratt Jr. (Hrsg.): Neoplasms of the Colon, Rectum and Anus, S. 54. W. B. Saunders Company, Philadelphia 1984.
[899] Stearns, M. W. Jr., G. E. Binkley: Palliative surgery for cancer of the rectum and colon. Cancer **7** (1954) 1016.

[900] Stearns, M. W., M. Deddish: Five year results of abdominopelvic lymph node dissection for carcinoma of the rectum. Dis. Col. Rect. **2** (1959) 169.

[901] Stearns, M. W., D. Schottenfeld: Techniques for the management of colon cancer. Cancer **28** (1971) 165.

[902] Steel, G. G.: Growth kinetics of tumors, S. 81. Clarendon Press, Oxford, England 1977.

[903] Steele, G. Jr., R. T. Osteen, R. E. Wilson et al.: Patterns of failure after surgical cure of large liver tumors. Am. J. Surg. **147** (1984) 554.

[904] Stein, M. et al.: Pulmonary evaluation of surgical patients. JAMA **181** (1962) 103.

[905] Steinberg, S. M., K. W. Barwick, D. W. Stablein: Importance of tumor pathology and morphology in patients with surgically resected colon cancer. Cancer **58** (1986) 1340.

[906] Steinbrich, W., U. Mödder, J. Rosenberger, G. Friedmann: Computertomographische Diagnostik lokaler Rezidive nach Operationen von Rektumkarzinomen. Fortschr. Röntgenstr. **131** (1979) 499.

[906a] Stelzner, F., H. Hansen: Begründung und Ergebnisse der knappen Rectumkontinenzresektion beim Carcinom. Langenbecks Arch. Chir. **363** (1984) 17.

[906b] Stelzner, F.: Die Begründung, die Technik und die Ergebnisse der knappen Kontinenzresektion. Langenbecks Arch. Chir. Suppl. II (1989) (Kongreßbericht 1989) 675.

[907] Stemmermann, G. N., A. M. Y. Nomura, L. Heilbrunn: Dietary fat and the risk of colorectal cancer. Cancer Res. **44** (1984) 4633.

[908] Stemper, T. J., T. H. Kent, R. W. Summers: Juvenile polyposis and gastrointestinal carcinoma. Ann. Int. Med. **83** (1975) 639.

[909] Stern, H. S., S. M. Goldberg, D. A. Rothenberger et al.: Segmental versus total colectomy for large bowel Crohn's disease. World J. Surg. **8** (1984) 118.

[910] Stevens, K. R., C. V. Allen, W. S. Fletcher: Preoperative radiotherapy for adenocarcinoma of the rectosigmoid. Cancer **37** (1976) 2866.

[911] Stewart, F. W., J. W. Spies: Biopsy histology in the grading of rectal carcinoma. Am. J. Pathol. **5** (1929) 109.

[912] Strauss, A. W., S. F. Strauss, R. A. Crowford et al.: Surgical diathermy of carcinoma of the rectum. JAMA **104** (1935) 1480.

[913] Strohmeyer, T., G. Haugeberg, W. Lierse et al.: Die Blutversorgung und Angioarchitektur von Lebermetastasen. Z. Gastroenterologie **XXV** (1987) 47.

[914] Stryker, S. J., B. G. Wolff, C. E. Culp et al.: Natural history of untreated polyps. Gastroenterology **93** (1987) 1009.

[915] Sugarbaker, P. H.: Carcinoma of the colon – prognosis and operative choice. Current Problems in Surgery **18** (1981) 755.

[916] Sugarbaker, P. H., S. Curlew: Influence of surgical techniques on survival in patients with colorectal cancer. Dis. Col. Rect. **25** (1982) 545.

[517] Sugarbaker, P. H., J. S. Macdonald, L. L. Gunderson: Colorectal cancer. In: V. T. De Vita, S. Hellmann, S. A. Rosenberg (Hrsg.): Cancer: Principles and Practice of Oncology, Lippincott, Philadelphia 1982.

[918] Sugarbaker, P. H.: Quality of Life and Cost Effectiveness. Issues in the Management of Patients with Hepatic Metastases from Colorectal Carcinoma. In: A. Mastromarino (Hrsg.): Biology and Treatment of Colorectal of Colorectal Metastases, S. 83. Nijhoff, Boston 1984.

[919] Sugarbaker, P. H., L. L. Gunderson, R. E. Wittes: Colorectal cancer. In: V. T. De Vita, S. Hellman, S. A. Rosenberg (Hrsg.): Cancer Principles and Practice of Oncology, S. 795. J. B. Lippincott, Philadelphia (1985 a).

[920] Sugarbaker, P. H., F. J. Gianola, J. L. Speyer, R. A. Wesley et al.: Prospective randomized trial of intravenous versus intraperitoneal 5-fluorouracil in patients with advanced primary colon or rectal cancer. Semin. Oncol. **12** (1985 b) 101.

[921a] Sugarbaker, P. H., F. J. Gianola, I. Barofsky et al.: 5-fluorouracil chemo and pelvic radiation in the treatment of large bowel cancer. Decreased toxicity in combined treatment with 5-fluorouracil administration through the intraperitoneal route. Cancer **58** (1986) 826.

[921b] Sugarbaker, P. H., R. W. Klecker, F. J. Gianola et al.: Prolonged treatment schedules with intraperitoneal 5-fluorouracil diminish the local-regional nature of drug distribution. Am. J. Clin. Oncol. **9** (1986) 1.

[921c] Sugarbaker, P. H., F. J. Gianola, A. Dwyer et al.: A simplified plan for follow-up of patients with colon and rectal cancer supported by prospective studies of laboratory and radiologic test results. Surgery **102** (1987) 79.

[921d] Sugarbaker, P. H., K. Kern, E. Lack: Malignant pseudomyxoma of colonic origin. Natural history and presentation of a curative approach to treatment. Dis. Colon Rectum **30** (1987) 772.

[922] Sugimura, T.: Carcinogenicity of mutagenic heterocyclic amines formed during the cooking process. Mutat. Res. **150** (1985) 33.

[923] Sunter, J. P.: Experimental carcinogenesis and cancer in the rodent gut. In: D. R. Appleton, J. P. Sunter, A. J. Watson (Hrsg.): Cell Proliferation in the Gastrointestinal Tract, S. 255. Pitmann Medical, Turnbridge Wells, Kent, England 1980.

[924] Swanson, R. J., F. N. Littooy, T. K. Hunt et al.: Laparotomy as a precipitating factor in the rupture of intra-abdominal aneurysms. Arch. Surg. **115** (1980) 299.

[925] Symmonds, D. A., A. L. Vickery: Mucinous carcinoma of the colon and rectum. Cancer **37** (1976) 1891.

[926] Szilagyi, D. E., J. P. Elliot, R. Berguer: Coincidental malignancy and abdominal aortic aneurysm. Arch. Surg. **95** (1967) 402.

[927] Tajima, K., K. Hirose, N. Nakagawa: Urban-rural difference in the trend of colo-rectal cancer mortality with special reference to the subsites of colon cancer in Japan. Gann. **76** (1985) 717.

[928] Takaki, H. S., G. T. Ujiki, T. S. Shields: Palliative resections in the treatment of primary colorectal cancer. Am. J. Surg. **133** (1977) 548.

[929] Takagi, H., T. Morimoto, M. Yasue et al.: Total pelvic exenteration for advanced carcinoma of the colon. J. Surg. Oncol. **28** (1985) 59.

[930] Takano, S., M. Matsushima, E. Erturk et al.: Early induction of rat colonic epithelial ornithine and S-adenosyl-L-methionine decarboxylase activities by N-methyl-N'nitroso-N-nitrosoguanidine and bile salts. Cancer Res. **41** (1981) 624.

[931] Talbot, I. C., S. Ritchie, M. H. Leighton et al.: The clinical significance of invasion of veins by rectal cancer. Br. J. Surg. **67** (1980) 439.

[932] Tanaka, T., W. E. Barnes, J. H. Weisburger et al.: Multipotential carcinogenicity of the fried food mutagen 2-amino-3-methylimidazol (4,5-f)quinoline (IQ) in rats. Jpn. J. Cancer Res. (Gann) **76** (1985) 570.

[933] Tannenbaum, A.: The dependence of tumor formation on the composition of the calorie-restricted diet as well as on the degree of restriction. Cancer Res. **5** (1945) 616.

[934] Tarhan, S. et al.: Myocardial infarction after general anesthesia. JAMA **220** (1972) 1451.

[935] Tauber, R., E. Groos: Palliative treatment in terminally ill, cancer patients: quality – adjusted life expectancy and the ethical problems of nephrostomy. Theor. Surg. **1** (1986) 148.

[936] Taylor, B. M., R. W. Beart Jr., R. R. Dozois et al.: Straight ileoanal anastomosis v. ileal-anal anastomosis after colectomy and mucosal proctectomy. Arch. Surg. **118** (1983) 696.

[937] Taylor, B. M., B. Langer, R. E. Falk, U. Ambos: Role of resection in the management of metastases to the liver. Ca. J. Surg. **26** (1983) 215.

[938] Taylor, B. M., B. Cranley, K. A. Kelly et al.: A clinico-physiological comparison of ileal pouch-anal and straight ileoanal anastomoses. Ann. Surg. **198** (1983) 462.

[939] Taylor, F. W.: Cancer of the colon and rectum. A study of routes of metastases and death. Surgery **52** (1962) 305.

[940] Teefey, Sh. A., H. C. Carlson: The fluoroscopic barium enema in colonic polyp detection. Am. J. Radiol. **141** (1983) 1279.

[941] Telander, R. L., J. Perrault: Colectomy with rectal mucosectomy and ileoanal anastomosis in young patients: its use for ulcerative colitis and familial polyposis. Arch. Surg. **116** (1981) 623.

[942] Tepper, J. E.: Adjuvant irradiation of gastrointestinal malignancies: impact on local control and tumor cure. Int. J. Radiat. Oncol. Biol. Phys. **12** (1986) 667.

[943] Terz, J. J., H. P. Curatchet, W. Lawrence: Analysis of the cell kinetics of human solid tumors. Cancer **28** (1971) 1100.

[944] Thetter, O., H. F. Welter, B. Steckmeier et al.: Indikation und Ergebnisse der Cavasperroperation mit dem Kimray-Greenfield-Filter. Langenbecks Arch. Chir. **369** (1986) 493.

[945] Theuerkauf, F. J.: Rectal and colonic polyp relationships via colonoscopy and fibersigmoidoscopy. Dis. Colon Rectum **21** (1978) 2.

[946] Thoeni, R. F., A. A. Moss, P. Schnyder, A. R. Margulis: Cancer by computed tomography. Radiology **141** (1981) 135.

[947] Thomson, J. P. S.: Personal communication. In: J. Goligher (Hrsg.): Surgery of the anus, rectum and colon, S. 415. Bailliere Tindall, London 1984.

[948] Thompson, H., R. Tompkins, W. P. Longmire: Major hepatic resection. Ann. Surg. **197** (1983) 375.

[949] Thoms, D. B., M. R. Karagas: Cancer in first and second generation Americans. Cancer Res. **47** (1987) 5771.

[950] Tilson, D.: Personal communication. In: R. G. DePalma, G. C. Oliver: Vascular complications of colorectal surgery. In: Oliver Beahrs, Colorectal Cancer, Lippincott 1984.

[951] Tio, T. L., G. N. J. Tytgat: Atlas of transintestinal Ultrasonography. Smith Klinik u. French. Rigswijk, The Netherland 1986.

[952] Tisi, G. M.: Preoperative pulmonary function. Validity, indications and benefits. Am. Rev. Respir. Dis. **119** (1979) 293.

[953] Tobe, T.: Hepatectomy in patients with cirrhotic livers: clinical and basis observations. Surg. Annu. **16** (1984) 177.

[954] Tompkins, M. J., J. F. Artusio: Myocardial re-infarction and surgery – A five year study. Anesth. Analg. Curr. Res. **43** (1964) 716.

[955] Traube, J., S. Simpson, R. H. Riddell et al.: Crohn's disease and adenocarcinoma of the bowel. Dig. Dis. Sci. **25** (1980) 939.

[956] Traul, D. G., C. B. Davis, J. C. Pollock et al.: Flexible fiberoptic sigmoidoscopy – The Monroe Clinic experience. Dis. Colon Rectum **26** (1983) 161.

[957] Treat, J., J. D. Ahlgren, P. V. Woolley: Cancers of the large bowel and hepatobiliary system. In: H. M. Pinedo, D. L. Longo, B. A. Chabner (Hrsg.): Cancer Chemotherapy and Biological Response Modifiers Annual 9, S. 264. Elsevier, Amsterdam 1987.

[958] Trede, M., M. Raute: Möglichkeiten der chirurgischen Therapie bei Lebermetastasen. Dtsch. med. Wschr. 106 (1981) 492.

[959] Trede, M., M. Raute: Lebermetastasenresektion: Technik, Fehler und Gefahren. Langenbecks Arch. Chir. Band **361** (1983) 525.

[960] Trede, M., M. Raute, W. Presting: Resektionsbehandlung kolorektaler Lebermetastasen. Reg. Chemother. Leber u. Extremitäten, Kehrer Verlag, Freiburg 1988.

[961] Tsuruo, T., H. Iida, M. Nojiri et al.: Circumvention of vincristine and adriamycin resistance in vitro and in vivo by calcium influx blockers. Cancer Res. **43** (1983) 2905.

[962] Turell, R., H. R. Brodman: Adenomas of the colon and rectum. In: R. Turell (Hrsg.): Disease of the colon and anorectum, S. 326. W. B. Saunders, Philadelphia 1959.

[963] Turnbull, R. B. Jr., K. Kyle, F. R. Wastson et al.: Cancer of the colon: the influence of the no-touch isolation technique on survival rates. Ann. Surg. **166** (1967) 420.

[964] Tuyns, A. J.: A case control study on colorectal cancer in Belgium: Preliminary results. Soz. Praventiumed. **31** (1986) 81.

[965] Umpleby, H. C., B. Fermor, M. O. Symes: Viability of exfoliated colorectal carcinoma cells. Br. J. Surg. **71** (1984) 659.

[966] Umpleby, H. C., R. C. N. Williamson: Anastomotic recurrence in large bowel cancer. Br. J. Surg. **74** (1987) 873.

[966a] Unger, S. W., H. J. Wanebo: Colonoscopy: An essential monitoring technique after resection of colorectal cancer. Am. J. Surg. **145** (1983) 71.

[967] Urdaneta, L. F., D. Duddell, C. D. Creevy et al.: Late development of primary carcinoma of the colon following ureterosigmoidostomy. Am. Surg. **164** (1966) 503.

[968] Urdaneta-Lafee, N., M. M. Kligerman, A. H. Knowlton: Evaluation of palliative irradiation in rectal carcinoma. Radiology **104** (1972) 673.

[969] Utsunomiya, J., T. Iwama, M. Imajo et al.: Total colectomy, mucosal proctectomy, and ileoanal anastomosis. Dis. Colon Rectum **23** (1980) 459.

[970] Utsunomiya, J.: Heterogeneity and population genetics of the gastrointestinal polyposes. In: Proceedings of the workshop on genetic and heterogeneity of common gastrointestinal disorders. Indians Wells 1980.

[971] Valiente, M. A., H. E. Bacon: Construction of pouch using "pantaloon" technic for pull-through of ileum following total colectomy: a report of experimental work and results. Am. J. Surg. **90** (1955) 742.

[971a] Valone, E. H., M. A. Friedman, B. S. Wittlinger et al.: Treatment of patients with advanced colorectal carcinomas with fluorouracil alone, high-dose leucovorin plus fluorouracil, or sequential methotrexate, fluorouracil, and leucovorin: a randomized trial of the Northern California Oncology Group. J. Clin. Oncol. **7** (1989) 1427.

[972] Van de Velde, C.: The staging of hepatic metastases arising from colorectal cancer. In: C. Herfarth, P. Schlag, P. Hohenberger (Hrsg.): Therapeutic strategies in primary and metastatic liver cancer, S. 85. Recent Results in Cancer Research Bd. 100, Springer-Verlag, Berlin – Heidelberg 1986.

[973] Vassilopoulos, P. P., J. M. Yoon, E. J. Ledesma et al.: Treatment of recurrence of adenocarcinoma of the colon and rectum at the anastomotic site. Surg. Gynecol. Obstet. **152** (1981) 777.

[974] Vena, J. E., S. Graham, M. Zielezmy et al.: Lifetime occupational exercise and colon cancer. Am. J. Epidemiol. **122** (1985) 357.

[975a] Viajem, A., T. J. Slaga, M. Wigler et al.: Effects of antiinflammatory agents on mouse skin tumor promotion, epidermal DNA synthesis, phorbol ester-induced cellular proliferation, and production of plasminogen activator. Cancer Res. **37** (1977)1530.

[975b] Vongtama, V., H. O. Douglas, R. H. Moore et al.: End results of radiation therapy, alone and combination with 5-fluorouracil in colorectal cancers. Cancer **36** (1975) 2020.

[975c] Wadler, S., E. L. Schwartz, M. Goldman et al.: Fluorouracil and recombinant alpha-2a-interferon: an active regimen against advanced colorectal carcinoma. J. Clin. Oncol. 7 (1989) 1769.

[976] Wagner, J. S., M. A. Adson, J. A. Van Heerden et al.: The natural history of hepatic metastases from colorectal cancer, a comparison with resective treatment. Ann. Surg. **199** (1984) 502.

[977] Waldron, R. P., I. A. Donovan, J. Drumm et al.: Emergency presentation and mortality from colorectal cancer in the elderly. Br. J. Surg. **73** (1986) 214.

[978] Walzel, C.: Der heutige Stand der Kryochirurgie. Chirurg. **49** (1978) 202.

[979] Waltzel, C.: Kryochirurgische Tumorbehandlung. In: H. Denck, K. Karrer (Hrsg.): Chirurgische Onkologie. Edition Medizin, Weinheim – Deerfield Beach – Basel 1984.

[980] Wanebo, H. J., C. Semoglon, F. Attiyeh et al.: Surgical management of patients with primary operable colo-rectal cancer and synchronos liver metastases. Am. J. Surg. **135** (1978) 81.

[981] Wanebo, H. J., B. Rao, C. M. Pinsky et al.: Preoperative carcinoembryonic antigen level as a prognostic indicator in colorectal cancer. N. Engl. J. Med. **299** (1978) 448.

[982] Wanebo, H. J.: Diskussionsbeitrag. Ann. Surg. **199** (1984) 508.

[983] Wanebo, H. J., D. L. Gaker, R. Whitehill et al.: Pelvic recurrence of rectal cancer. Ann. Surg. **205** (1987) 482.

[984] Wang, C. C., M. D. Schulz: The role of radiation therapy in the management of carcinoma of the sigmoid, rectosigmoid, and rectum. Radiology **79** (1962) 1.

[984a] Wangensteen, O. H., F. J. Lewis, L. A. Tongen: The "second-look" in cancer surgery. Lancet **71** (1951) 303.

[985] Warden, M. J., N. J. Petrelli, L. Herrera et al.: The role of colonoscopy and flexible sigmoidoscopy in screening for colorectal carcinoma. Dis. Colon Rectum **30** (1986) 52.

[986] Warren, K. S.: The pathology of schistosoma infections. Helminthological Abstracts **42** (1973) 592.

[987] Warren, R., K. W. Barwick: Crohn's colitis with carcinoma and dysplasia. Am. J. Surg. Pathol. **7** (1983) 151.

[988] Warren, S., S. C. Sommers: Pathogenesis of ulcerative colitis. Am. J. Pathol. **25** (1949) 657.

[989] Warthin, A. S.: The further study of a cancer family. Journal of Cancer Research **9** (1925) 279.

[990] Watanabe, K., B. S. Reddy, J. H. Weisburger et al.: Effect of dietary alfalfa, pectin and wheat bran on azoxymethane- or methylnitrosourea-induced colon carcinogenesis in F344 rats. J. Natl. Cancer Inst. **63** (1979) 141.

[991] Watts, J. M., F. T. deDombal, J. C. Goligher: Long-term complications and prognosis following major surgery for ulcerative colitis. Br. J. Surg. **53** (1966) 1014.

[992] Waugh, J. M., J. W. Kirklin: The importance of the level of the lesion in the prognosis and treatment of carcinoma of the rectum and low sigmoid colon. Ann. Surg. **129** (1949) 22.

[993] Waydhas, Ch., K. H. Duswald, B. Steckmeier et al.: Die Operation des alten Menschen: Belastungen und Risiken. Z. Allg. Med. **61** (1985) 921.

[994] Waye, J. D., I. Kreel, J. J. Bauer et al.: The continent ileostomy: diagnosis and treatment of problems by means of operative fiberoptic endoscopy. Gastrointest. Endosc. **23** (1977) 196.

[995] Waye, J. D., S. Braunfeld: Surveillance intervalls after colonoscopic polypectomy. Endoscopy **14** (1982) 79.

[996] Waxman, S., H. Bruckner: The enhancement of 5-fluorouracil antimetabolic activity by leucovorin, menadione, and alpha-tocopherol. Eur. J. Cancer Clin. Oncol. **18** (1982) 685.

[997] Webb, W. A., L. McDaniel, L. Jones: Experience with 1000 colonoscopic polypectomies. Ann. Surg. **201** (1985) 626.

[998] Weedon, D. D., R. G. Shorter, D. M. Ilstrup et al.: Crohn's disease and cancer. N. Engl. J. Med. **289** (1973) 1099.

[999] Weill, F. G.: Ultraschalldiagnostik in der Gastroenterologie. Springer Verlag, Berlin – Heidelberg – New York – London – Paris 1987.

[1000] Wein, M. A., N. Spector, H. M. Robinson: Regional ileitis complicated by adenocarcinoma. Am. J. Gastro. **41** (1964) 58.

[1001] Weisburger, J. H., B. S. Reddy, G. R. Newell: Potential for personal modification of risk for developing colon cancer. Cancer Detect. Prev. **8** (1985) 399.

[1002] Weisburger, J. H., E. L. Wynder: Etiolog of colorectal cancer with emphasis on mechanism of action and prevention. In: V. T. DeVita, S. Hellman, S. A. Rosenberg (Hrsg.): Important Advances in Oncology, S. 197. J. B. Lippincott Co., Philadelphia 1987.

[1003] Weiss, N. S., J. R. Daling, W. H. Chow: Incidence of cancer of the large bowel in women in relation to reproductive and hormonal factors. JNCI **67** (1981) 57.

[1004] Welch, J. D., G. A. Donaldson: Perforative carcinoma of the colon and rectum. Ann. Surg. **180** (1974) 734.

[1005] Welch, J. P., G. A. Donaldson: Management of severe obstruction of the large bowel due to malignant disease. Am. J. Surg. **127** (1974) 492.

[1006] Welch, J. P., G. A. Donaldson: The clinical correlation of an autopsy study of recurrent colorectal cancer. Ann. Surg. **189** (1979) 496.

[1007] Welin, S., J. Youker, J. S. Spratt et al.: The rates and patterns of growth of 375 tumors of the large intestine and rectum observed serially by double contrast enema study (Malmo technique). Am. J. Roentgenol. Rad. Ther. Nucl. Med. **90** (1963) 673.

[1008] Welin, S.: Results of the Malmo technique of colon examination. JAMA **19** (1967) 369.

[1009] West, D. W., J. L. Lyon, J. W. Gardner: Cancer risk factors: An analysis of Utah Mormons and non-Mormons. JNCI **65** (1980) 1083.

[1010] Westbrook, K. C., N. P. Lang, J. R. Broadwater et al.: Posterior surgical approach to the rectum. Ann. Surg. **195** (1982) 677.

[1011] Wheat, M. W. Jr., L. V. Ackermann: Villous adenomas of the large intestine. Ann. Surg. **147** (1958) 476.

[1012] Whiteley, H. W. Jr.: Advanced colon and rectum cancer. In: M. W. Stearns Jr. (Hrsg.): Neoplasms of the colon, rectum and anus, S. 101. Wiley, New York 1980.

[1013] Whiteway, J., R. J. Nicholls, B. C. Morson: The role of surgical local excision in the treatment of rectal cancer. Br. J. Surg. 72 (1985) 694.

[1014] Whittaker, M., J. C. Goligher: The prognosis after surgical treatment for carcinoma of the rectum. Br. J. Surg. **63** (1976) 384.

[1015] Wickramanayake, D., H. O. Klein, S. Pape et al.: Chemotherapie-Protokoll für das metastasierende kolorektale Karzinom. Dtsch. med. Wschr. **110** (1985) 487.

[1016] Wiebecke, B., V. Krey, V. Lohrs et al.: Morphological and autoradiographical investigations on experimental carcinogenesis and polyp development in the intestinal tract of rats and mice. Virchows Archiv (Pathol. Anat.) **360** (1973) 179.

[1017] Wilking, N., N. J. Petrelli, L. Herrera-Ornelas et al.: A comparison of the 25-cm rigid proctosigmoidoscope with the 65-cm flexible endoscope in the screening of patients for colorectal carcinoma. Cancer **57** (1986) 669.

[1018] Willett, C. G., J. E. Tepper, T. R. Cohen et al.: Local failure following curative resection of colonic adenocarcinoma. Int. J. Radiat. Oncol. Biol. Phys. (ASTR Proc.) **9** (1983) 100.

[1019] Willet, C., J. Tepper, A. Cohen et al.: Failure patterns following curative resection of colonic carcinoma. Ann. Surg. **200** (1984) 685.

[1020] Willett, C., J. E. Tepper, A. Cohen et al.: Local failure following curative resection of colonic adenocarcinoma. Int. J. Radiat. Oncol. Biol. Phys. **10** (1984) 645.

[1021] Williams, C. B., R. H. Hunt, H. Loose et al.: Colonoscopy in the management of colonic polyps. British Journal of Surgery **61** (1974) 673.

[1022] Williams, C. B., G. Tan: Complications of colonoscopy and polypectomy (Abstract). Gut. **20** (1979) A903.

[1023] Williams, C. B., F. A. Macrae, C. T. Bartram: A prospective study of diagnostic methods in adenoma follow-up. Endoscopy **14** (1982) 74.

[1024] Williams, I. G., I. M. Shulman, I. P. Todd: Treatment of recurrent carcinoma of the rectum by supervoltage X-ray therapy. Brit. J. Surg. **44** (1956) 506.

[1025] Williams, N. S., M. F. Dixon, D. Johnston: Reappraisal of the 5 centrimetre rule of distal excision for carcinoma of the rectum: a study of distal intramural spread and of patients survival. Br. J. Surg. 70 (1983) 150.

[1026] Williams, N. S.: The rationale for preservation of the anal sphincter in patients with low rectal cancer. Br. J. Surg. 71 (1984) 575.

[1027] Williams, N. S., D. Johnston: The current status of mucosal proctectomy and ileo-anal anastomosis in the surgical treatment of ulcerative colitis and adenomatous polyposis. Br. J. Surg. 72 (1985) 159.

[1028] Williams, N. S., P. Durdey, P. Quirke et al.: Preoperative staging of rectal neoplasm and its impact on clinical management. Br. J. Surg. 72 (1985) 868.

[1029] Williams, N. S., P. Durdey, D. Johnston: The outcome following sphincter-saving resection and abdomino-perineal resection for low rectal cancer. Br. J. Surg. 72 (1985) 595.

[1030] Williams, S. M., R. N. Berk, R. K. Havned: Radiologic features of multinodular lymphoma of the colon. Am. J. Radiol. **143** (1984) 87.

[1031] Wilson, S. M., O. H. Beahrs: The curative treatment of carcinoma of the sigmoid rectosigmoid and rectum. Ann. Surg. **183** (1976) 556.

[1032] Wilson, S. M., M. A. Adson: Surgical treatment of hepatic metastases from colorectal cancers. Arch. Surg. **111** (1976) 330.

[1033] Winawer, S. J., S. D. Leidner, S. I. Hajdu et al.: Colonoscopic biopsy and cytology in the diagnosis of colon cancer. Cancer **42** (1978) 2849.

[1034] Winawer, S. J.: Screening for colorectal cancer: An overview. Cancer **45** (1980) 1093.

[1035] Winawer, S. J., M. Andrews, B. Sehinger et al.: Progress report on a controlled trial of fecal occult blood testing for detection of colorectal neoplasia. Cancer **45** (1980) 2959.

[1036] Winawer, S. J.: Detection and diagnosis of colorectal cancer. Cancer **51** (1983) 2519.

[1037] Winkler, C.: Über die Nutzung gerinnungsphysiologischer und immunologischer Probleme zur Radioaktivitätsanreicherung in Tumoren. In: Radionuklide in der klinischen und experimentellen Onkologie. (2. Jahrestagung der bes. nucl. Med. 1964.) Hrsg. C. G. Hoffmann und K. E. Scheer, F. K. Schattauer Verlag 349, 1965.

[1038] Winkler, R., G. Marx: Das Lokalrezidiv des Rektumkarzinoms nach abdominoperinealer Rektumexstirpation. Zbl. Chirurgie **106** (1981) 1277.

[1039] Wolff, H., H. Lippert, P. Sperling: Die chirurgische Therapie von Lebertumoren. Klinikarzt **14** (1985) 610.

[1040] Wolff, W. I., H. Shinya, A. Geffen et al.: Comparison of colonoscopy and the contrast enema in five hundred patients with colorectal disease. Am. J. Surg. **129** (1975) 181.

[1041] Wolff, W. I., H. Shinya: Definitive treatment of malignant polyps of the colon. Ann. Surg. **182** (1975) 516.

[1042] Wolmark, N., C. Ildefonso, C. K. Redmond et al.: Tumor size and regional lymph node metastasis in colorectal cancer. Cancer **51** (1983) 1315.

[1043] Wolmark, N., B. Fisher: An analysis of survival and treatment failure following abdominoperineal and sphincter-saving resection in Dukes B and C rectal cancer. A report of NSABP clinical trials. Ann. Surg. **204** (1986) 480.

[1044] Wolmark, N., R. Fischer et al.: Adjuvant therapy in carcinoma of the colon: Five-year results from NSABP protocol C-01. Proc. ASCO **6** (1987) 358.

[1045] Wood, C. B., C. R. Gillis, L. H. Blumgart: A retrospective study of the natural history of patients with liver metastases from colorectal cancer. Clin. Oncol. **2** (1976) 285.

[1046] Wood, C. B., C. R. Gillis, D. Hole et al.: Local tumor invasion as a prognostic factor in colorectal cancer. Br. J. Surg. **68** (1981) 326.

[1047] Wood, D. A.: Tumors if the Intestine. Atlas of tumor pathology Sect. 4, Fasc. 22. Armed Forces Institute if Pathology, Washington D. C., 1967.

[1048] Wood, D. A., G. F. Robbins, C. Zippin et al.: Staging of cancer of the colon and rectum. Cancer **43** (1979) 961.

[1049] Woolam, G. L., R. J. Jackman, R. F. Ramirez et al.: Scirrhous carcinoma of the lower intestine. Surg. Gynecol. Obstet. **121** (1965) 753.

[1050] Wunderlich, M., J. Karner-Hanusch, R. Schiessel: Results of coloanal anastomosis. A prospective study. Int. J. Colorect. Dis. **1** (1986) 157.

[1051] Wynder, E. L., T. Shigematsu: Environmental factors of cancer of the colon and rectum. Cancer **20** (1967) 1520.

[1052] Wynder, E. L., T. Kajitani, S. Ishikawa et al.: Environmental factors of the colon and rectum. Japanese epidemiological data. Cancer **23** (1969) 1210.

[1053] Wynder, E. L.: Large bowel cancer: Prospects for control. Cancer Detect. Prev. **8** (1985) 413.

[1054] Yamasaki, S., H. Hasegawa, M. Mukuchi et al.: Hepatectomy for metastatic liver tumor. Jpn. J. Clin. Oncol. **15** (1) (1985) 121.

[1055] Zaunbauer, W., M. Haertel, W. A. Fuchs: Computed tomography in carcinoma of the rectum. Gastrointest. Radiol. **6** (1981) 79.

[1056] Ziegler, R. G., S. S. Devesa, J. F. Fraumeni: Epidemiologic patterns of colorectal cancer. In: V. T. DeVita, S. Hellman, S. A. Rosenberg (Hrsg.): Important Advances in Oncology, S. 209. J. B. Lippincott Co., Philadelphia 1986.

[1057] Zinman, L. M., J. A. Libertino, R. A. Roth: Management of operative ureteral injury. Urology **12** (1978) 290.

Sachverzeichnis

Liste der erstgenannten Autoren

Aronne, L. J., M. D.
Assistant Professor of Medicine, Dept. of Internal Medicine, Cornell University Medical College, New York Hospital, New York, NY 10028, 525 East 68th Street, USA

Biersack, H. J., Prof. Dr. med.
Institut für Nuklearmedizin, Universität Bonn, Siegmund-Freud-Str. 25, 5300 Bonn, BRD

Cuncliffe, W. J., M. D., Professor of Surgery
Dept. of Surgery, The Winship Cancer Center, Emory University, School of Medicine, Atlanta Georgia 30322, 1327 Clifton Rd., NE, USA

Deschner, E. E., Ph. D.
Memorial Sloan-Rettering Cancer Center, Laboratory of Digestive Tract Carcinogenesis, New York, NY 10028, 1275 York Av., USA

Eibl-Eibesfeldt, B., Dr. med.
Chirurgische Klinik Innenstadt der Ludwig-Maximilians-Universität München, Nußbaumstr. 20, 8000 München 2, BRD

Eßer, G., Prof. Dr. med.
Chirurgische Klinik, Krankenhaus Mariahilf GmbH Mönchengladbach, Sandradstr. 43, 4050 Mönchengladbach 1, BRD

Fantini, G. A., M. D.
Dept. of Surgery, The New York Hospital, Cornell Medical Center, 525 East 68th Street, New York, NY 10028, USA

Feintuch, J. S., M. D.
Assistant Professor of Medicine, Anderson Hospital and Tumor Institute, 6723 Bertner Avenue, Houston Texas 77030, USA

Fleshner, Ph. R., M. D., Professor of Surgery
Dept. of Surgery, Mount Sinai School of Medicine of the City of New York and the Mount Sinai Hospital, 1 Gustave L. Levy Place, New York, NY 10029, USA

Geissler, K., Dr. med.
Chirurgische Klinik und Poliklinik der Ludwig-Maximilians-Universität München, Nußbaumstr. 20, 8000 München 2, BRD

Goldenberg, S., M. D., Professor
Dept. of Surgery, Escola Paulista de Medicina, Rua Botucatu 720 cep 04023, Sao Paulo, Brazil

Hallek, M., Dr. med.
Medizinische Klinik Innenstadt, Ludwig-Maximilians-Universität München, Ziemssenstr. 1, 8000 München 2, BRD

Hamilton, S. R., Associate Professor
Dept. of Pathology, The Johns Hopkins University School of Medicine, The Johns Hopkins Hospital, 505 North Broadway Baltimore MD 21205, Baltimore, USA

Hansen, H., Prof. Dr. med.
Chirurgische Universitätsklinik, Universität Bonn und Evangel. u. Johanniter Krankenanstalten Duisburg-Nord/Oberhausen, Fahrnerstr. 133, 4100 Duisburg 11, BRD

Hohenberger, P., Dr. med.
Chirurgische Universitätsklinik Heidelberg, Grabengasse 1, 6900 Heidelberg, BRD

Hultén, L., M. D., Professor of Surgery
Dept. of Surgery II, Sahlgrenska sjukhuset, University of Göteborg, 41345 Göteborg, Schweden

Karavias, Th., Prof. Dr. med.
Chirurgische Klinik und Poliklinik, Universitätsklinikum Steglitz, Hindenburgdamm 30, 1000 Berlin 45, BRD

Mastromarino, A. J., M. D.
University of Texas, Anderson Cancer Center, 6723 Bertner Avenue, Houston Texas 77030, USA

Miskovitz, P., M. D., Associate Professor
The New York Hospital, Cornell Medical Center, 525 East 68th Street, New York, NY 10028, USA

Nieburgs, H. E., M. D., Prof.
Department of Pathology, University of Massachusetts Medical School at Berkshire Medical Center, Pittsfield MA 01201, 725 Northstreet, Pittsfield, USA

Pfeifer, K. J., Prof. Dr. med.
Röntgenabteilung der Chirurgischen Klinik der Ludwig-Maximilians-Universität München, Nußbaumstr. 20, 8000 München 2, BRD

Reddy, B. S., M. D.
Division of Nutrition and Endocrinology, Naylor Dana Institute for Disease Prevention, American Health Foundation, Dana Road Valhalla, New York, NY 10595, USA

Rohloff, R., Prof. Dr. med.
Radiologische Poliklinik der Ludwig-Maximilians-Universität München, Kölner Platz 40, 8000 München 40, BRD

Slater, G., M. D., Professor of Surgery
Mount Sinai School of Medicine, The Mount Sinai Hospital, Gustave L. Levy Place, New York, NY 10029, USA

Takahashi, T., M. D., Professor of Surgery
Dept. of Surgery, Tokyo Metropolitan Komagome Hospital, 3-18-22,
Honkomagome Bunkyo-ku, Tokyo 113, Japan

Tauber, R., Prof. Dr. med.
Urologische Klinik Krankenhaus Hamburg-Barmbek, Rübenkamp 148,
2000 Hamburg 60, BRD

Thetter, O., PD Dr. med.
Chirurgische Klinik und Poliklinik der Ludwig-Maximilians-Universität München,
Nußbaumstr. 20, 8000 München 2, BRD

Waydhas, Ch., Dr. med.
Chirurgische Klinik Innenstadt der Ludwig-Maximilians-Universität München,
Nußbaumstr. 20, 8000 München 2, BRD

Kolibri 360 GmbH
Ferdinand-Jühlke-Straße 7
99095 Erfurt, Deutschland
produktsicherheit@kolibri360.de